《醫宗金鑒》
心法精要

(清)吳謙 等原著

盧祥之 余瀛鰲 李佳瑜 盧紫曄編選

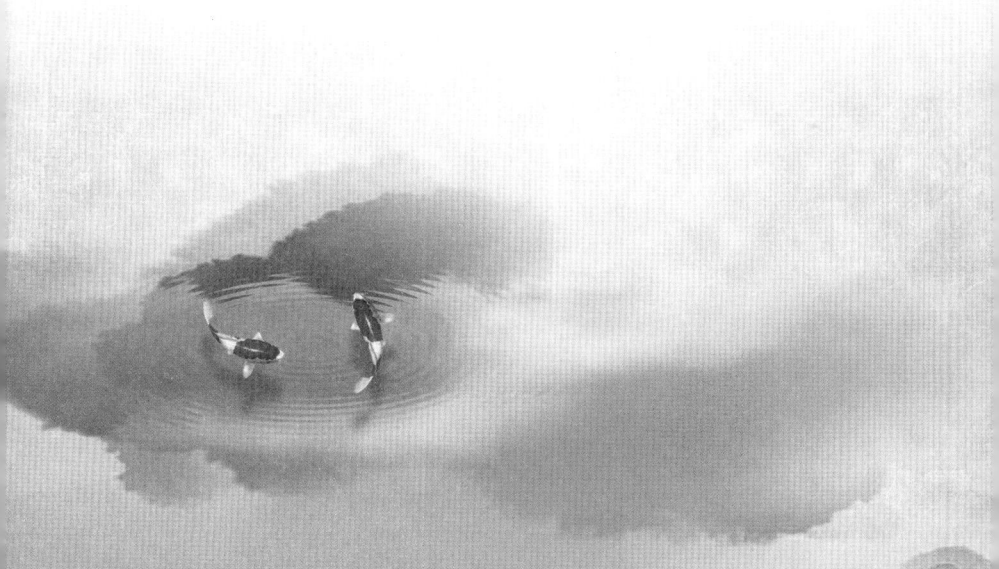

前　言

　　半個多世紀以來，中醫研究的內容與方法有了長足的發展，有些學者將其分為五個方面：

　　1. 文獻研究：從上世紀50年代至60年代中期，對中醫古代醫籍進行了大量的收集、保存、點校、注釋、語釋、影印和出版。這一階段的文獻整理研究，給20世紀後期、21世紀初的中醫作了「留種」的工作。

　　2. 理論研究：上世紀50年代以來，由衛生部和教育行政部門組織、許多院校集體編寫了高等中醫院校統編教材。從1958年到上世紀末，共編寫了六版教材，對中醫基礎理論進行了系統的闡釋。幾十年來，一代又一代的中醫學子，主要就是靠這套教材學習中醫。

　　3. 臨床研究：集中在對證的研究（證本質、證候學），再如辨證論治的規範化研究、中醫病名研究、治則治法研究、方藥研究等，都具有一定規模和影響。

　　4. 多學科研究：從古代哲學角度研究中醫，如周易與中醫、道學與中醫；從哲學方法研究中醫，用控制論、訊息論、系統論、生物全息理論等解釋中醫理論。還有的從天文學、氣象學、太陽黑子活動週期來研究五運六氣；還有的從數學研究製作五行的數學模型等。

　　5. 實驗研究：採用西醫的若干理論指標分析驗證中醫藥的療效。如清熱解毒、養陰生津方藥對一些傳染病、感染性疾病的療效；通裡攻下方藥對某些急腹症的療效；活血化瘀方藥對冠心病的療效等。在實驗結果比照基礎上進一步深入到探討八綱辨證的病理解剖學基礎等，從早期的抑菌抑毒實驗，到多方法、多層面以至到分子水平上更為微觀的研究，對中醫藥理論和臨床方藥機理的探討，採用了化學分析、分子生物學、分子

物理學的途徑和方法。

　　從內容上看，這些研究工作，對某一理論、某些具體的理法方藥的理論研究較多，從整體研究和構建中醫學理論體系者少；從發展趨勢上，以現代醫學思路和方法指導者越來越多，以中醫思路為指導，從中醫理論自身發展規律研究者少，從中國醫學之所以能悠久不衰的實踐根基入手的研究，則更少。

　　近年來，許多青年學生和初涉臨床工作的年輕醫生，提出閱讀古籍，結合臨床實用，感覺無從下手，在古今結合、理論與實踐結合、書本與臨床結合上有許多不便。有鑒於此，中國出版工作者協會國際合作出版促進委員會研究中心早在2003年便開始組織中國中醫科學院（原中國中醫研究院），山東、江蘇、山西、湖南、四川等地中醫文獻研究、臨床教學人士編寫了「中醫經典古籍」，此套叢書包括：《儒門事親》點校、《外臺秘要》精選、《證治準繩・類方》精選、《金匱要略》校注、《脾胃論》校注、《黃帝內經・素問》校注、《黃帝內經・靈樞》校注、《神農本草經》校注、《溫病條辨》校注、《三指禪》校注、《脈貫》校注、《醫醇賸義》校注、《辨證奇聞》、桂林古本《傷寒雜病論》、《醫宗金鑒》心法精要等。選取這些古籍中涉及臨床和對臨床有指導意義的內容，對其進行點校、評註，並收集近年來的臨床應用和一些創新應用。立足在不僅是給古醫籍點校做一番「整容」，而且是以古籍為基礎，在臨床研究與實踐上，做些印證、檢索和說明，同時邀請著名的中醫文獻研究家余瀛鰲先生為本套叢書的主編。此舉第一是對古籍保護、流傳有所促進；第二為初涉臨床者和青年中醫學生提供深入研究的一些線索。這也是一種嘗試，這種嘗試，對於繁榮中醫文獻，也許有一定益處。

　　該套叢書的點校、評註和補綴工作，歷時兩年有餘，始見端倪。寄望叢書，能對後學有所裨益。

編者

目　錄

前言 …………………………003

雜病心法要訣

卷三十九 …………………023
中風總括 …………………023
中風死候 …………………024
　中風篇方藥的臨床新用 ……028
類中風總括 ………………031
傷風總括 …………………033
　傷風篇方藥的臨床新用 ……034
痙病總括 …………………036
痙病死證 …………………036
　痙病篇方藥的臨床新用 ……037
破傷風 ……………………037
　破傷風篇方藥的臨床新用 …038
痹病總括 …………………038
周痹 ………………………039
痹病生死證 ………………039
痹入臟腑證 ………………040
　痹證篇方藥的臨床新用 ……042
痿病總括 …………………045
痿痹辨似 …………………045
痿病治法 …………………045
　痿證篇方藥的臨床新用 ……046
腳氣總括 …………………050
腳氣死證 …………………050

卷四十 ……………………051
內傷總括 …………………051
內傷外感辨似 ……………051
　內傷篇方藥的臨床新用 ……057
虛勞總括 …………………059
虛勞死證 …………………061
虛勞治法 …………………061
　虛勞篇方藥的臨床新用 ……066
瘵瘵總括 …………………067
瘵瘵治法 …………………067
自汗盜汗總括 ……………068
　自汗盜汗篇方藥
　　的臨床新用 …069
失血總括 …………………070
失血死證 …………………070
失血治法 …………………070
　失血篇方藥的臨床新用 ……073
消渴總括 …………………074
消渴生死 …………………074
消渴治法 …………………075
　消渴篇方藥的臨床新用 ……075

卷四十一 …………………077
神之名義 …………………077
神之變化 …………………077
五臟神情 …………………077
神病治法 …………………078

神志病篇方藥的臨床新用 …078
癲癇總括 …080
　癲癇篇方藥的臨床新用 …081
諸氣總括 …084
諸氣辨證 …084
諸氣治法 …085
遺精總括 …086
　遺精篇方藥的臨床新用 …087
濁帶總括 …089
　濁帶篇方藥的臨床新用 …090
痰飲總括 …090
　痰飲篇方藥的臨床新用 …092
咳嗽總括 …093
　咳嗽篇方藥的臨床新用 …095
喘吼總括 …096
喘急死證 …096
　喘證篇方藥的臨床新用 …097
腫脹總括 …099
諸脹脹單腹脹膚脹鼓脹 …100
腸覃石瘕 …100
水脹石水風水 …100
脹滿水腫死證 …100
水腫治法 …101
　腫脹篇方藥的臨床新用 …103

卷四十二 …104
瘧疾總括 …104
日作間作 …105
瘧晝夜作 …105
瘧早晏作 …106
瘧疾治法 …106
久瘧虛瘧勞瘧 …107

痎瘧瘧母 …108
霍亂總括 …108
　霍亂篇方藥的臨床新用 …109
噎膈反胃總括 …109
　噎膈反胃篇方藥
　　的臨床新用 …110
嘔吐噦總括 …111
諸泄總括 …112
泄瀉死證 …112
痢疾總括 …113
痢疾死證 …114
五色痢休息痢治法 …116
　痢疾篇方藥的臨床新用 …116
疸證總括 …116
疸病死證 …117
　疸證篇方藥的臨床新用 …118
積聚總括 …119
積聚難證 …119
積聚治法 …120
　積聚篇方藥的臨床新用 …120
疝證總括 …121
疝證同名異辨 …121
諸疝治法 …122
　疝證篇方藥的臨床新用 …123

卷四十三 …124
頭痛眩暈總括 …124
頭痛眩暈死證 …124
　頭痛眩暈篇方藥
　　的臨床新用 …125
眼目總括 …127
外障病證 …127

內障病證……128
內外障治……128
　眼目病篇方藥的臨床新用……129
牙齒口舌總括……130
口舌證治……131
　牙齒口舌病篇方藥
　　的臨床新用……132
咽喉總括……133
　咽喉病篇方藥的臨床新用……134
肩背總括……136
心腹諸痛總括……136
　心腹諸痛篇方藥
　　的臨床新用……137
胸脇總括……139
　胸脇諸痛篇方藥
　　的臨床新用……139
腰痛總括……141
小便閉癃遺尿不禁總括……142
小便閉遺尿死證……142
治癃閉熨吐汗三法……142
小便不通……143
　小便病篇方藥的臨床新用……144
大便燥結總括……145
結燥治法……145
　大便乾結篇方藥
　　的臨床新用……146

婦科心法要訣

卷四十四……147
　調經門……147
　婦科總括……147
天癸月經之原……147
婦人不孕之故……147
月經正常……148
月經異常……148
外因經病……148
內因經病……148
不內外因經病……149
血色不正病因……149
氣穢清濁病因……149
愆期前後多少……149
經行發熱時熱……150
經行寒熱身痛……150
經行腹痛……150
經行瀉吐……150
錯經妄行成吐衄崩……150
經水過多兼時下白帶……151
調經證治……151
先期證治……152
過期證治……153
經行發熱證治……153
經行身痛證治……153
經行腹痛證治……153
經行吐瀉證治……154
經行吐衄證治……154
調經門匯方……155
　月經病篇方藥的臨床新用……157
經閉門……159
血滯經閉……159
血虧經閉……160
血枯經閉……160
久嗽成勞……160

婦人經斷復來 …………… 161
室女經來復止 …………… 161
師尼室寡經閉 …………… 161
血滯經閉證治 …………… 161
血枯血虧經閉證治 ……… 162
經閉久嗽成勞證治 ……… 162
婦人經斷復來 …………… 162
室女師尼寡婦經閉證治 … 163
婦病難治 ………………… 163
診看婦人須先問
　　經期妊娠 …………… 164
經閉門匯方 ……………… 164
　閉經篇方藥的臨床新用 … 165

卷四十五 …………… 166
崩漏門 ………………… 166
崩漏總括 ……………… 166
崩漏證治 ………………… 167
崩漏門匯方 ……………… 168
　崩漏篇方藥的臨床新用 … 168
帶下門 ………………… 170
五色帶下總括 ………… 170
帶下證治 ………………… 170
帶下門匯方 ……………… 171
　帶下病篇方藥的臨床新用 … 172
癥瘕痃癖諸證門 ……… 174
癥瘕積聚痞瘀血
　　血蠱總括 …………… 174
癥瘕證治 ………………… 174
食癥證治 ………………… 174
血癥證治 ………………… 175
痞證治 …………………… 175

積聚證治 ………………… 175
瘀血血蠱證治 …………… 175
　癥瘕積聚痞瘀血血蠱病篇
　　方藥的臨床新用 …… 176
痃癖疝證總括 ………… 177
痃癖證治 ………………… 177
疝病證治 ………………… 178
治諸積大法 ……………… 178
癥瘕積痞血門匯方 ……… 178
嗣育門 ………………… 179
胎孕之原 ………………… 179
男女完實 ………………… 180
種子時候 ………………… 180
分男女論 ………………… 180
雙胎　品胎 ……………… 181
脈見有子 ………………… 181
胎男女辨 ………………… 181
辨別孕病 ………………… 181
分經養胎 ………………… 182
受孕分房靜養 …………… 182
安胎母子二法 …………… 182
胎前用藥三禁 …………… 183
安胎審宜調治 …………… 183
嗣育門匯方 ……………… 183
　安胎嗣育篇方藥的
　　臨床新用 … 184

卷四十六 …………… 185
胎前諸證門 …………… 185
胎前總括 ……………… 185
惡阻總括 ……………… 186
惡阻證治 ………………… 186

胞阻總括 ……………………187
胞阻證治 ……………………187
子腫子氣子滿脆腳
　　　皺腳總括 ………188
子腫子氣子滿脆腳
　　　皺腳證治 ……188
子煩證治 ……………………188
子懸胎上逼心證治 …………189
子癇證治 ……………………189
子嗽證治 ……………………189
轉胞證治 ……………………189
子淋證治 ……………………190
激經胎漏尿血總括 …………190
激經胎漏尿血證治 …………190
胎不安小產墮胎總括 ………191
胎不安小產墮胎證治 ………191
墮胎下血不止
　　　血瘀不出證治 ……191
子死腹中總括 ………………192
子死腹中證治 ………………192
辨子母存亡 …………………192
胎兼癥瘕 ……………………192
胎不長證治 …………………193
子瘖證治 ……………………193
子啼腹內鐘鳴證治 …………193
臟躁證治 ……………………193
鬼胎總括 ……………………193
腸覃石瘕證治 ………………194
胎前母子盛衰 ………………194
胎前門匯方 …………………195

卷四十七 ……………………197
生育門 ………………………197
臨產 …………………………197
產室 …………………………198
擇收生婆 ……………………198
驚生 …………………………198
試胎　弄胎 …………………198
坐草 …………………………198
臨盆 …………………………199
交骨不開 ……………………199
盤腸生 ………………………199
難產 …………………………199

卷四十八 ……………………200
產後門 ………………………200
胞衣不下證治 ………………200
產門不閉證治 ………………200
血暈證治 ……………………200
惡露不下證治 ………………201
惡露不絕證治 ………………201
頭疼證治 ……………………201
心胃痛證治 …………………201
腹痛證治 ……………………202
少腹痛證治 …………………202
脅痛證治 ……………………203
腰痛症治 ……………………203
遍身疼痛證治 ………………203
腹中塊痛證治 ………………203
筋攣證治 ……………………204
傷食嘔吐證治 ………………204
呃逆證治 ……………………204
氣喘證治 ……………………205

浮腫證治…………………205
發熱總括…………………205
發熱證治…………………206
寒熱總括…………………206
寒熱證治…………………207
自汗頭汗總括……………207
自汗頭汗證治……………207
中風證治…………………208
痙病證治…………………208
瘛瘲抽搐證治……………208
不語證治…………………208
驚悸恍惚證治……………209
妄言見鬼發狂證治………209
虛煩證治…………………209
發渴證治…………………210
咳嗽證治…………………210
衄血證治…………………210
痢證總括…………………211
痢疾證治…………………211
瘧疾………………………212
蓐勞虛羸總括……………212
蓐勞虛羸證治……………213
血崩………………………213
大便秘結…………………214
小便淋閉…………………214
小便頻數不禁淋瀝………214
大便出血…………………214
敗血成癰…………………215
產後虛實宜審……………215
產後門匯方………………215
　產後病證篇方藥

的臨床新用……218
卷四十九…………………220
乳證門……………………220
乳汁不行證治……………220
乳汁自湧證治……………220
乳證總括…………………221
乳癰證治…………………221
吹乳證治…………………221
乳岩證治…………………222
妒乳乳懸證治……………222
乳證門匯方………………223
　乳證篇方藥的臨床新用……223
前陰諸證門………………225
陰腫證治…………………225
陰痛證治…………………225
陰癢證治…………………225
陰挺證治…………………226
陰瘡證治…………………226
陰痔證治…………………226
陰冷證治…………………227
陰吹證治…………………227
交接出血證治……………227
前陰諸證門匯方…………227
　前陰諸證篇方藥的
　　　臨床新用…228
雜證門……………………232
熱入血室…………………232
血分水分總括……………234
血分證治…………………234
水分證治…………………234
夢與鬼交證治……………234

梅核氣證治……234
血風瘡證治……235
臁瘡證治……235
足跟痛證治……235
雜證門匯方……236
    雜證篇方藥的臨床新用……236

幼科雜病心法要訣

卷五十……239
  四診總括……239
  察色……239
  聽聲……240
  審病……241
  切脈……242
  虎口三關部位脈紋形色……243
  初生門（上）……244
  拭口（附：下胎毒法）……244
  斷臍……245
  浴兒……246
  藏胎衣法……246
  天德月空……246
  剃頭……246
  不啼……247
  不乳……247
  眼不開……248
  吐不止……248
  不小便……249
  不大便……249
  大小便不通……250
  肛門內合……250
  噤口……251

撮口……252
臍濕臍瘡……252
臍突……252
臍風……253
天釣……254
內釣……255
盤腸氣痛……255
    初生兒病症篇方藥
    的臨床新用…255

卷五十一……256
  初生門（下）……256
  目爛……256
  懸癰……257
  重齦……257
  鵝口……257
  吐舌……258
  弄舌……258
  重舌……258
  木舌……259
  齂乳……259
  夜啼……260
  胎黃……260
  胎赤……261
  赤遊風……261
  初生無皮……262
  變蒸……263
    初生兒病症篇方藥
    的臨床新用…264
驚風門……266
驚風總括……266
驚風八候……267

通關急救法 …………………267	鼻疳 ………………………284
急驚風 ………………………267	牙疳 ………………………284
急驚後調理法 ………………269	脊疳 ………………………285
慢驚風 ………………………269	蛔疳 ………………………286
夾熱夾痰慢驚 ………………270	無辜疳 ……………………286
慢脾風 ………………………271	丁奚疳 ……………………287
小兒驚風病症篇方藥	哺露疳 ……………………287
的臨床新用 …271	疳證篇方藥的臨床新用 ……288
癇證門 …………………274	**吐證門** …………………289
癇證總括 ……………………274	吐證總括 …………………289
陰癇 …………………………274	辨嘔吐噦證 ………………289
陽癇 …………………………274	傷乳吐 ……………………289
驚癇 …………………………275	傷食吐 ……………………290
痰癇 …………………………275	夾驚吐 ……………………290
食癇 …………………………276	痰飲吐 ……………………291
風癇 …………………………276	蟲吐 ………………………291
卷五十二 ………………277	虛吐 ………………………291
疳證門 ………………………277	實吐 ………………………292
疳證總括 ……………………277	寒吐 ………………………292
脾疳 …………………………277	熱吐 ………………………292
疳瀉 …………………………278	吐證篇方藥的臨床新用 ……293
疳腫脹 ………………………278	**瀉證門** …………………294
疳痢 …………………………279	瀉證總括 …………………294
肝疳 …………………………279	傷乳食瀉 …………………294
心疳 …………………………280	中寒瀉 ……………………295
疳渴 …………………………280	火瀉 ………………………295
肺疳 …………………………281	驚瀉 ………………………295
腎疳 …………………………281	臍寒瀉 ……………………296
疳熱 …………………………282	脾虛瀉 ……………………296
腦疳 …………………………282	飧瀉 ………………………296
眼疳 …………………………283	水瀉 ………………………297

瀉證篇方藥的臨床新用……297
卷五十三……300
感冒門……300
感冒風寒總括……300
傷風……300
傷寒……301
感冒夾食……301
感冒夾熱……302
感冒夾驚……302
　　小兒感冒篇方藥的
　　　　臨床新用…303
瘟疫門……304
瘟疫總括……304
溫病……305
風溫……305
熱病……305
瘟疫……306
瘟癍疹痧……306
　　瘟疫篇方藥的臨床新用……307
暑證門……308
暑證總括……308
中暑……308
傷暑……309
暑風……309
暑厥……310
　　暑證篇方藥的臨床新用……310
霍亂門……311
霍亂總括……311
濕霍亂……312
乾霍亂……312
痢疾門……312

痢疾總括……312
寒痢……313
熱痢……313
時痢……314
噤口痢……314
　　痢疾篇方藥的臨床新用……314
瘧疾門……316
瘧疾總括……316
寒瘧風瘧……316
食瘧……317
瘧痰瘧飲……317
咳嗽門……318
咳嗽總括……318
肺寒咳嗽……318
肺熱咳嗽……318
食積咳嗽……319
風寒咳嗽……319
　　小兒咳嗽篇方藥的
　　　　臨床新用…320
喘證門……321
喘證總括……321
火熱喘急……321
肺虛作喘……322
風寒喘急……322
痰飲喘急……323
馬脾風……323
　　小兒喘證篇方藥的
　　　　臨床新用…324
卷五十四……325
痰證門……325
痰證總括……325

燥痰 ································325
濕痰 ································325
　小兒痰證篇方藥的
　　臨床新用···326
疝證門 ····························326
疝證總括 ························326
寒疝 ································327
濕熱感寒疝 ····················327
胎疝 ································328
陰腫 ································328
小腸氣 ····························329
　疝證篇方藥的臨床新用······330
淋證門 ····························331
淋證總括 ························331
寒淋 ································331
熱淋 ································331
石淋 ································332
血淋 ································332
　淋證篇方藥的臨床新用······332
頭痛門 ····························333
頭痛總括 ························333
風寒頭痛 ························334
內熱頭痛 ························334
腹痛門 ····························334
腹痛總括 ························334
食痛 ································335
寒痛 ································335
蟲痛 ································335
內食外寒腹痛 ················336
黃疸門 ····························336
黃疸總括 ························336

陽黃 ································336
陰黃 ································337
水腫門 ····························337
水腫總括 ························337
風水腫 ····························338
濕水腫 ····························338
風濕腫 ····························339
陽水 ································339
陰水 ································340
　水腫證篇方藥的臨床新用···340
腹脹門 ····························343
腹脹總括 ························343
虛脹 ································343
實脹 ································343
　腹脹證篇方藥的臨床新用···344

卷五十五 ·······················345
發熱門 ····························345
諸熱總括 ························345
表熱 ································345
裡熱 ································345
虛熱 ································346
實熱 ································346
　發熱證篇方藥的臨床新用···347
積滯門 ····························351
積滯總括 ························351
乳滯 ································351
食滯 ································351
　積滯證篇方藥的臨床新用···351
癖疾門 ····························354
癖疾總括 ························354
癖疾 ································354

汗證門……355	胸腹脊背歌……370
汗證總括……355	手膊臂外內歌……370
自汗……355	足膝外內歌……371
盜汗……356	肺經歌……371
汗證篇方藥的臨床新用……356	大腸經歌……371
失血門……359	胃經歌……371
失血總括……359	脾經歌……372
衄血……359	心經歌……372
吐血……360	小腸經歌……372
便血……361	膀胱經歌……372
尿血……362	腎經歌……373
雜證門……362	心包絡經歌……373
二便秘結……362	三焦經歌……373
氣虛脫肛……362	膽經歌……373
肛腫翻肛……363	肝經歌……373
龜胸……363	任脈歌……374
龜背……364	督脈歌……374
五軟……364	脈訣……374
五硬……365	浮沉脈歌……375
五遲……365	**十二經氣血多少歌**……380
鶴膝風……366	**癰疽總論歌**……380
解顱……366	癰疽陽證歌……382
囟陷……367	癰疽陰證歌……382
囟填……367	癰疽半陰半陽歌……382
中惡……368	癰疽五善歌……383
外科心法要訣	癰疽七惡歌……383
	癰疽順證歌……383
卷六十一……369	癰疽逆證歌……384
十二經循行部位歌……369	癰疽辨腫歌……384
頭前正面歌……370	癰疽辨痛歌……385
頭後項頸歌……370	癰疽辨膿歌……385

癰疽辨癢歌…………386	額疽…………429
癰疽辨暈歌…………387	勇疽…………429
癰疽總論治法歌…387	鬢疽…………430
內消治法歌…………388	夭疽　銳毒…………430
內托治法歌…………388	耳後疽…………421
虛實治法歌…………389	耳發…………431
癰疽針法歌…………389	耳根毒…………431
癰疽砭法歌…………390	玉枕疽…………432
癰疽灸法歌…………390	腦後發…………432
癰疽烙法歌…………392	腦鑠…………433
神燈照法歌…………393	油風…………433
桑柴火烘法歌………393	白屑風…………434
牛膠蒸法歌…………394	禿瘡…………434
藥筒拔法歌…………394	螻蛄癤…………435
癰疽證篇方藥的臨床新用…395	髮際瘡…………436
	頭風傷目…………437
卷六十二…………396	頭部疽瘡癤證篇方藥
腫瘍主治類方………396	的臨床新用…438
腫瘍敷貼類方………403	**面部**…………443
潰瘍主治類方………408	顴瘍　顴疽…………443
洗滌類方……………413	顴疔…………443
膏藥類方……………414	面發毒…………444
麻藥類方……………420	面遊風…………444
去腐類方……………420	痄腮…………445
生肌類方……………422	頰瘍…………446
腫瘍證篇方藥的臨床新用…425	骨槽風…………447
卷六十三…………427	發頤…………448
頭部…………427	時毒…………448
百會疽…………427	鳳眉疽…………449
透腦疽…………428	眉心疽…………449
侵腦疽…………428	龍泉疽…………449
佛頂疽…………428	

虎髭毒 ……………… 449
燕窩瘡 ……………… 450
雀斑 ………………… 450
黑痣 ………………… 451
黧黑皯䵣 …………… 452
　　面部瘡瘍證篇方藥
　　　的臨床新用 … 452

卷六十四 …………… 458
項部 ………………… 458
腦疽　偏腦疽 ……… 458
天柱疽 ……………… 458
魚尾毒 ……………… 459
百脈疽 ……………… 459
結喉癰 ……………… 459
夾喉癰 ……………… 460
瘰癧 ………………… 460
上石疽 ……………… 469
失榮證 ……………… 470
紐扣風 ……………… 471
背部 ………………… 472
上中下發背 ………… 472
上搭手 ……………… 472
中搭手 ……………… 473
下搭手 ……………… 474
蓮子發 ……………… 474
蜂窩發 ……………… 475
陰陽二氣疽 ………… 475
串疽 ………………… 476
酒毒發 ……………… 476
連珠發 ……………… 476
丹毒發 ……………… 477

禽疽 ………………… 477
痰注發 ……………… 477
黃瓜癰 ……………… 478
　　項背癰疽證篇方藥
　　　的臨床新用 … 479
腰部 ………………… 483
腎俞發 ……………… 483
中石疽 ……………… 483
纏腰火丹 …………… 483
　　腰部證篇方藥的臨床新用 … 484

卷六十五 …………… 486
眼部 ………………… 486
眼胞菌毒 …………… 486
眼丹 ………………… 487
針眼 ………………… 488
眼胞痰核 …………… 488
椒瘡　粟瘡 ………… 489
皮翻證 ……………… 489
漏睛瘡 ……………… 490
目中努肉 …………… 490
　　眼部證篇方藥的臨床新用 … 491
鼻部 ………………… 492
鼻疽 ………………… 492
鼻疔 ………………… 493
鼻淵 ………………… 493
鼻䘌瘡 ……………… 494
鼻瘡 ………………… 494
鼻痔 ………………… 495
肺風粉刺 …………… 495
酒渣鼻 ……………… 496
　　鼻部證篇方藥的臨床新用 … 497

耳部 ················· 499
　黑疔 ················· 499
　耳疳 ················· 500
　耳衄 ················· 500
　耳痔　耳蕈　耳挺 ······· 501
　旋耳瘡 ··············· 501
　　耳部證篇方藥的臨床新用 ··· 502
口部 ················· 504
　大人口破 ············· 504
　鵝口瘡 ··············· 505
　口糜 ················· 505
唇部 ················· 506
　反唇疔　鎖口疔 ········· 506
　唇疽 ················· 506
　繭唇 ················· 507
　唇風 ················· 507
　　口唇部證篇方藥的
　　　　臨床新用 ··· 508
齒部 ················· 511
　牙衄 ················· 511
　牙宣 ················· 512
　鑽牙疳 ··············· 514
　牙疔 ················· 514
　牙癰 ················· 515
　走馬牙疳 ············· 515
　齒䘌 ················· 517
　齒齲 ················· 517
　　齒部證篇方藥的臨床新用 ··· 518
卷六十六 ············· 522
　舌部 ··············· 522
　紫舌脹 ··············· 522

　痰包 ················· 522
　舌衄 ················· 522
　重舌　痰核
　　　　重齶　舌疔 ······· 523
　舌疳（附：瘰癧風）······ 524
喉部 ················· 525
　緊喉風（附：纏喉風）··· 525
　慢喉風 ··············· 526
　喉閉（附：酒毒喉閉）··· 527
　啞瘴喉風 ············· 528
　弄舌喉風 ············· 528
　喉疳 ················· 529
　喉癬 ················· 530
　上齶癰 ··············· 530
　鎖喉毒 ··············· 531
　乳蛾 ················· 532
　喉瘤 ················· 532
　　舌喉部證篇方藥的
　　　　臨床新用 ··· 533
胸乳部 ··············· 534
　甘疽 ················· 534
　膻中疽 ··············· 535
　脾發疽 ··············· 535
　井疽 ················· 538
　蜂窩疽 ··············· 538
　蠹疽 ················· 538
　㾬瘑癧 ··············· 539
　內外吹乳 ············· 539
　乳疽　乳癰 ··········· 540
　乳發　乳漏 ··········· 541
　乳中結核 ············· 542

乳勞……………………542
乳岩……………………543
 胸部證篇方藥的臨床新用…545

卷六十七……………………546
腹部……………………546
幽癰……………………546
中脘疽…………………547
嚇癰……………………548
沖疽……………………548
臍癰（附：臍中出水）…548
少腹疽…………………549
腹皮癰…………………550
緩疽……………………550
腋部……………………550
腋癰……………………550
腋疽……………………551
黯疔……………………551
肋部……………………552
肋疽……………………552
淵疽……………………552
內發丹毒………………553
脇癰（附：疽）………553
內癰部……………………554
肺癰……………………554
大小腸癰………………556
胃癰……………………557
脾癰……………………558
肝癰……………………559
心癰……………………559
腎癰……………………560
三焦癰…………………560

內癰總論………………560
驗內癰法………………561
 內癰證篇方藥的臨床新用…561

卷六十八……………………566
肩部……………………566
肩中疽　乾疽　過肩疽…566
髎疽　肩風毒…………566
樂疽……………………567
臑部 自肩至肘曰臑……568
臑癰（附：藕包毒）…568
魚肚發…………………568
石榴疽…………………568
肘癰……………………569
臂部 自肘至腕曰臂……569
臂癰（附：疽）………569
腕癰……………………570
兌疽……………………570
穿骨疽…………………570
骨螻疽…………………571
螻蛄串…………………571
手部……………………571
手發背…………………571
掌心毒…………………572
虎口疽（附：合谷疔）…572
病鰕……………………573
手丫發…………………573
調疽……………………573
蛇頭疔　天蛇毒………573
蛇眼疔　蛇背疔　蛀節疔
　　蛇腹疔　泥鰍疽…574
代指……………………575

蛴螂蛀 …………………… 575
瘑瘡 ………………………… 576
狐尿刺 ……………………… 576
鵝掌風 ……………………… 577
　　肩臑臂手部癰疽證篇方藥
　　　　的臨床新用 …… 578

卷六十九 ………………… 580
下部 ……………………… 580
懸癰 ………………………… 580
穿襠發 ……………………… 581
跨馬癰 ……………………… 582
便毒 ………………………… 582
疳瘡 ………………………… 583
陰蝕瘡 ……………………… 586
腎囊癰 ……………………… 587
腎囊風 ……………………… 588
婦人陰瘡 …………………… 589
　　下部癰疽證篇方藥
　　　　的臨床新用 … 590
臀部 ……………………… 593
鸛口疽 ……………………… 593
坐馬癰 ……………………… 594
臀癰 ………………………… 594
上馬癰　下馬癰 …………… 594
湧泉疽 ……………………… 595
臟毒 ………………………… 595
痔瘡 ………………………… 596
坐板瘡 ……………………… 600
　　臀部癰疽證篇方藥
　　　　的臨床新用 … 601

卷七十 …………………… 602
股部 ……………………… 602
附骨疽　咬骨疽 …………… 602
股陰疽 ……………………… 604
橫痃疽　陰疽 ……………… 605
伏兔疽 ……………………… 605
股陽疽　環跳疽 …………… 605
肚門癰　箕門癰 …………… 606
腿遊風 ……………………… 607
青腿牙疳 …………………… 607
青腿牙疳不治證 …………… 609
膝部 ……………………… 609
膝癰　楗疽 ………………… 609
膝眼風 ……………………… 610
鶴膝風 ……………………… 610
下石疽 ……………………… 611
緩疽 ………………………… 612
委中毒 ……………………… 612
上水魚 ……………………… 613
人面瘡 ……………………… 613
　　股膝部病癰疽篇方藥
　　　　的臨床新用 … 613

卷七十一 ………………… 616
脛部 ……………………… 616
三里發 ……………………… 616
腓腨發 ……………………… 617
黃鰍癰 ……………………… 617
青蛇毒 ……………………… 617
接骨發 ……………………… 618
附陰疽 ……………………… 618
內踝疽　外踝疽 …………… 618

穿踝疽 619	結核 650
濕毒流注	瘤發 651
（附：瓜藤纏） 619	瘭疽 651
腎氣遊風 620	烏白癩 652
臁瘡 621	疔瘡流注瘰瘤等證篇方藥
鱔漏 623	的臨床新用 653
四彎風 623	**卷七十三 656**
風疽 623	**發無定處（中） 656**
足部 624	大麻風 656
足發背 624	楊梅瘡 659
湧泉疽 624	楊梅結毒 662
脫疽 625	赤白遊風 664
敦疽 627	紫白癜風 665
甲疽 628	白駁風 666
足跟疽 628	癧瘍風 666
厲癰　四淫 629	丹毒 667
臭田螺 629	粟瘡作癢 668
牛程蹇 630	枯筋箭 669
土栗 630	丹毒等證篇方藥
冷疔 631	的臨床新用 669
腳氣瘡 631	**卷七十四 673**
田螺疱 632	**發無定處（下） 673**
肉刺 633	疥瘡 673
脛足部癰疽篇方藥	癬 675
的臨床新用 633	黃水瘡 676
卷七十二 639	暑令瘍毒小癤 677
發無定處（上） 639	瘡疽 677
疔瘡 639	產後癰疽 677
流注 645	翻花瘡 678
瘰瘤 647	血風瘡 679
多骨疽 650	痦瘟 679

浸淫瘡……680
火赤瘡……680
貓眼瘡……681
魚脊瘡……681
骨瘻瘡……682
風疳……682
血疳……682
白疕……683
漆瘡……683
血箭……683
血痣……684
腋痛……685
瘡口誤入毒水……685
諸瘡生蠅蛆……685

   疥癬等證篇方藥
      的臨床新用……686

雜病心法要訣

卷三十九

中風總括

風從外中傷肢體,痰火內發病心官,體傷不仁與不用,心病神昏不語言。當分中絡經腑臟,更審虛實寒熱痰,脫證撒手為脾絕,開口眼合是心肝,遺尿腎絕鼾聲肺,閉證握固緊牙關,初以通關先取嚏,痰壅不下吐為先。

註 風,謂虛邪,賊風從外而中傷人四肢軀體,故名曰中風。痰火,謂痰火從內而發,病人心主之官,故名曰痰火。體中風邪,輕則頑麻不仁,重則癱瘓不用。心病痰火,輕則舌強難語,重則痰壅神昏。此證或內或外,單病輕,兼病重,當細辨其中絡、中經、中腑、中臟,及中經絡兼中腑臟。並細審其兼虛、兼實、兼寒、兼熱、兼痰,與夫脫證、閉證之淺深緩急而治之。凡初中宜先用通關散取嚏,有嚏可治,無嚏多死。口噤者,用開關散,擦牙軟之。痰涎壅盛,用諸吐法湧之。若口噤不開,湯藥不能下咽者,則將應服之藥,隨引調如麵茶,含在不病人口內,用葦管或筆管插入病人鼻孔,使氣連藥吹之,其藥自能入咽。不可用金器撬之,恐傷齒也。

按 中風一證,分中血脈、中腑、中臟,始自李東垣。中血脈者,大秦艽湯;中腑者,小續命湯;中臟者,三化湯。然從未見有三化湯中臟之證,惟《金匱》書中分為四證:曰絡、曰經、曰腑、曰臟,其說最為得當,可為後世法。蓋口眼喎斜,肌膚不仁,邪在絡也;左右不遂,筋骨不用,邪在經也;昏不識人,便尿阻隔,邪在腑也;神昏不語,唇緩涎出,邪在臟也。學者細閱諸家之論,自知不謬云爾。

● 中風死候

寸口脈平卒中死，生氣獨絕暴脫之，五臟幾息呼吸泯，譬如墮溺豈能期。脈來一息七八至，不大不小尚能醫，大小浮晝沉夜死，脈絕不至死何疑。脫證並見皆死候，搖頭上竄氣長噓，喘汗如油痰拽鋸，肉脫筋痛髮枯直。

註 寸口脈平，謂寸、關、尺脈俱平之人，忽然卒中而死者，皆因中邪太甚，閉塞九竅天真之氣，不能與人之生氣相通，則獨絕於內也。譬如墮跌溺水，豈能預期其死耶！脈來一息七、八至者，不大不小雖困可治。若大而無倫，小而如纖，浮主晝死，沉主夜死，不可治也。五臟脫證，若三臟、四臟並見，及搖頭上竄等證，皆死候也。

通關散　開關散　薰鼻法　解語法：通關星皂細荷半，開關烏梅冰片南，巴油紙皂煙薰鼻，龜尿舌下點難言。

註 通關散：南星、皂角、細辛、薄荷、生半夏為末，吹鼻有嚏可治。開關散：烏梅肉、冰片、生南星為末，擦牙，其噤可開。巴豆油紙捲皂角末，燒煙薰入鼻內，人事自省。取龜尿點在舌下，言語自易。

三聖散　瓜蒂散　全蠍散　五元散　巴礬丸：無汗吐宜防藜蒂，有汗瓜蒂入蠍全，重劑藜豆礬皂膽，痰壅吐以巴礬丸。

註 痰涎壅盛，無汗表實，用三聖散，即防風、藜蘆、瓜蒂吐之。有汗裡實，用瓜蒂散，即瓜蒂、赤小豆，或用全蠍散，即瓜蒂散加全蠍吐之。此皆吐之輕劑也，甚則用五元散，乃藜蘆、赤小豆、白礬、皂角、膽礬、巴礬丸，即巴豆、枯白礬吐之。

烏藥順氣散：烏藥順氣實中絡，喎斜頑麻風注疼，麻黃枳桔烏蠶共，白芷乾薑陳草芎。

註 實中絡，謂風邪中絡之人，形氣實者也。喎斜，口眼喎斜也。頑麻，肌膚麻木也。風注疼，風氣攻注骨節疼也。是方麻黃、枳殼、桔梗、烏藥、僵蠶、白芷、陳皮、乾薑、甘草、川芎也。

大秦艽湯：大秦艽湯虛中絡，喎斜偏廢減參珍，秦艽生地

石膏共，羌獨防芷細辛芩。

註 虛中絡，謂風邪中絡之人，形氣虛者也。偏廢，謂半身不遂也。減參珍，謂八珍湯減去人參，加入秦艽、生地、石膏、羌活、獨活、白芷、防風、細辛、黃芩也。偏廢是中經之證，而亦可治之者，以此方能養血榮筋，為久病風人調理之劑。

換骨丹：中經氣實宜換骨，喎斜癱瘓芷芎防，冰麝朱香槐苦味，仙人麻首蔓蒼桑。

註 中經氣實，謂風邪中經之人，形氣實也。癱，左不用也；瘓，右不用也。換骨丹：白芷、川芎、防風、冰片、麝香、硃砂、木香、槐角、苦參、五味子、威靈仙、人參、麻黃膏、何首烏、蔓荊子、蒼朮、桑皮也。麻黃膏者，以麻黃熬成膏，和煎藥為丸，硃砂滾衣也。

小續命湯：小續命湯虛經絡，八風五痺總能全，麻杏桂芍通營衛，參草歸芎氣血宣，風淫防風濕淫己，黃芩熱淫附子寒，春夏石膏知母入，秋冬桂附倍加添。

註 虛經絡，謂風邪中經、中絡之人，形氣虛也。八風，謂八方之邪風中人為病也。五痺，詳見痺門要訣中。

黃耆五物湯：黃耆五物虛經絡，偏廢虛風無力癱，心清語蹇因舌軟，舌強神濁是火痰，補衛黃耆起不用，益營芍桂棗薑煎，左加當歸下牛膝，筋瓜骨虎附經添。

註 黃耆五物湯，治因虛召風，中人經絡而病半身不遂者。然審其人若舌強難言，神氣不清，則是痰火為病，不宜此方。若心清語蹇，舌軟無力難言者，乃是營衛不足之病，宜用此方。《經》曰：衛虛則不用，營虛則不仁。此方君黃耆而補衛，以起不用；臣桂枝、白芍而益營，以治不仁；佐生薑、大棗以和營衛也。不仁不用在右者屬氣，宜倍加黃耆；在左者屬血，則加當歸。在下兩腿兩膝軟者，則加牛膝；骨軟不能久立者，則加虎骨；筋軟難於屈伸者，則加木瓜；周身或左或右經絡不宣通者，則加炮附子，有寒者亦加之。此方屢試屢效者，其功力專於補外，所以不用人參補

內、甘草補中也。

三化湯　搜風順氣丸：三化氣實風中腑，昏冒閉滿小承羌。形氣俱虛及風燥，搜風順氣自然康。

　　[註]　氣實風中腑，謂風邪中腑之人，形氣實也。昏冒，謂神昏不知人也。閉滿，謂二便阻隔腹滿脹也。小承羌，謂小承氣湯（厚朴、枳實、大黃）加羌活，即三化湯也。若其人形氣俱虛，則當以搜風順氣丸緩緩治之，自然康也。久病風之人，大便多結燥，謂之風燥。或用續命湯汗過，三化湯下過，津液枯乾，以至結燥。凡病不論中經絡臟腑，但有二便阻隔，形氣不足，難堪攻下者，均宜此法，以搜六腑之風，通腸胃中之氣，二便自利矣。

牛黃清心丸：牛黃清心實中藏，痰壅神昏不語言，口眼喎斜形氣盛，兩手握固緊牙關。

　　[註]　牛黃清心丸，治風邪中臟之人，形氣俱實。其證痰涎壅塞，神昏不能言語，口眼喎斜，形氣滿盛，兩手握固，牙關緊急之閉證，皆可服之。

參附湯：參附湯治虛中臟，唇緩涎出不語言，昏不知人身偏廢，五脫證見倍參煎。

　　[註]　參附湯，即人參、附子也。治風邪中臟之人，形氣俱虛，其證唇緩不收，痰涎流出，神昏不語，身肢偏廢，或與五藏脫證並見，宜大倍人參，先固虛脫，次治風邪可也。

千金還魂湯：經絡閉證卒中惡，氣促神昏不識人，無汗拘急身偏痛，肉桂麻草杏還魂。

　　[註]　經絡閉證，謂風邪中經絡之閉證也。氣促，謂氣粗盛也。無汗四肢拘急，身體偏痛，乃表邪固閉，宜用肉桂、麻黃、甘草、杏仁，即還魂湯以開之。

奪命散：臟腑閉證腹滿閉，昏噤痰結在喉間，危急湯藥不能下，奪命巴芷半葶南。

　　[註]　臟腑閉證，謂風邪中臟腑之閉證也。腹滿閉，謂腹滿二便閉也。兼之神昏口噤不開，結痰喉間不下，宜用是方吐下之，巴豆、白芷、半夏、葶藶、生南星也。

三生飲：三生飲治中風寒，厥逆沉伏湧氣痰，星香烏附俱生用，氣虛加參脫倍添。

註　中風寒，謂不論經絡臟腑、風邪中臟寒之人也。厥逆，謂四肢冷也。沉伏，謂六脈沉伏也。是方生南星、生川烏、生附子、木香也。惟寒盛氣實者宜之。若氣虛者加人參，虛極將脫者大倍人參，始可用之而無倒戈之害也。

祛風至寶湯：祛風至寶中風熱，浮數面赤熱而煩，通聖加蠍天麻細，白附羌獨連柏蠶。

註　中風熱，謂不論經絡臟腑，風邪中腑熱之人也。浮數，謂六脈浮數也。熱而煩，謂身熱心煩也。通聖，謂防風通聖散。方中加全蠍、天麻、細辛、白附、羌活、獨活、黃柏、黃連、僵蠶也。防風通聖散，詳在傷寒門。

青州白丸子：青州白丸中風痰，喎斜癱瘓湧痰涎，小兒驚痰為妙藥，白附烏星半夏丸。

註　中風痰，謂不論經絡臟腑、風邪中表，有痰飲之人也。湧痰涎，謂痰涎湧盛也。是方生白附子、生川烏、生南星、生半夏，法製為丸也。

羌活愈風湯：羌活愈風治外中，手足無力語出難，肌肉微掣不仁用，大秦艽湯參再添，官桂黃耆杜防己，知枳柴荷蔓菊前，蒼麻半朴杞地骨，調理諸風症可安。

註　治外中，謂風從外中之病也，此病之來，必有先兆，如手足無力，語言蹇澀，時有肌肉微動牽掣，大指次指麻木不用，皆風邪外中之先兆也，宜用此湯。大秦艽湯參再添，謂大秦艽湯方中，再添人參、官桂、黃耆、杜仲、防己、知母、枳殼、柴胡、薄荷、蔓荊子、菊花、前胡、蒼朮、麻黃、半夏、厚朴、枸杞、地骨皮也。調理諸風證可安，謂凡中風內邪將除，外邪漸盡，更服此藥調理，以行導諸經，久則大風悉去，清濁自分，榮衛自和矣。

清熱化痰湯：清熱化痰治內發，神短忽忽語失常，頭眩腳軟六君麥，芩連菖枳竹星香。

註　治內發，謂痰火內發之病也。此病之來，必有先

兆，如神短忽忽，言語失常，上盛下虛，頭眩腳軟，皆痰火內發之先兆也，宜用此湯，即人參、白朮、茯苓、甘草、橘紅、半夏、麥冬、黃芩、黃連、石菖蒲、枳實、竹茹、南星、木香也。

地黃飲子：四肢不收無痛痱，偏枯身偏不用疼，其言不變志不亂，邪在分腠五物能。甚不能言為喑痱，奪厥入臟病多凶，地黃桂附蓉巴遠，萸斛冬味薄菖苓。

註 風痱、偏枯、喑痱三病，皆屬外中，而有微甚淺深之別也。風痱，謂四肢不收，身無痛處。偏枯，謂半身不遂，身有痛處。其言不變志不亂，乃邪微淺，病在分腠榮衛之間，以黃耆五物湯能補榮衛而散風邪也。甚者不能言，志亂神昏，則為喑痱，乃腎虛內奪，少陰不至而厥，其邪已入於臟，故曰病多凶也。地黃飲子是治腎虛內奪之方，是方熟地、肉桂、附子、肉蓯蓉、巴戟、遠志、山萸、石斛、麥冬、五味子、薄荷、石菖蒲、茯苓也。

滌痰湯：滌痰內發迷心竅，舌強難言參蒲星，溫膽熱盛芩連入，神昏便閉滾痰攻。

註 內發，謂痰火內發，迷人心竅，令人精神恍惚，舌強難言也。滌痰湯，即人參、菖蒲、南星合溫膽湯也。溫膽湯，橘紅、半夏、茯苓、甘草、竹茹、枳實也。熱盛加黃芩、黃連，大小二便閉，用礞石滾痰丸攻之可也。

中風篇方藥的臨床新用

1. 補陽還五湯化裁治療中風偏癱50例臨床總結

50例患者臨床主要表現為半身不遂，肢軟無力，均經CT檢查確診為腦血栓形成、腦溢血、腦栓塞患者。

【基本方藥】補陽還五湯：黃耆60g，當歸10g，川芎10g，桃仁10g，紅花6g。

【臨證加減】腰痛、肢軟無力甚者加桑寄生、枸杞子、牛膝、山茱萸滋補肝腎；口眼喎斜者加白附子、全蠍、僵蠶祛風通絡；肢體麻木、胸悶、苔白膩者加陳皮、法半夏、茯

苓、膽星燥濕祛風痰；大便秘結者加火麻仁、鬱李仁、肉蓯蓉潤腸通便；語言不利者加鬱金、石菖蒲、遠志化痰開竅；面赤氣粗，煩躁不寧，舌紅苔燥，脈弦有力者去黃耆之甘溫，合黃連溫膽湯清熱化痰。

【治療結果】治癒40例，好轉10例，全部有效。療程最短者15天，最長者6個月。（鄒清．湖南中醫雜誌，1995，11增刊：5）

2. 活血化瘀湯治療中風68例

【方藥組成】丹參、梔子各30g，當歸、遠志、橘紅各10g，菖蒲15g，三七（沖）6g，甘草3g。水煎，濾汁，每服100ml，早晚服。腦栓塞者，加葛根15g，土鱉蟲、水蛭各6g；腦出血者，加阿膠（烊）10g，白茅根、仙鶴草、生龍骨、生牡蠣各30g；神昏由風痰閉竅者，加羚羊角1g，天竺黃、膽南星各10g，安宮牛黃丸1粒；氣虛神清，面色萎黃，少氣懶言，口角流涎，偏癱肢腫，納差便溏，二便失禁者，加黃耆30g，人參10g；陰虛血燥，心煩不寐，皮膚乾燥，口乾便結，舌紅少苔，脈細數者，加白芍15g，西洋參、何首烏、麥冬各10g；大便乾結，數日不行，加大黃、芒硝各10g；小便不暢，加豬苓10g，滑石30g。並配合針灸療法。根據病情，必要時配合調整血壓，降低顱內壓，使用血管擴張藥、溶栓酶，止血針，保持電解質平衡以及促進腦細胞恢復的藥。

【治療結果】治癒35例（病殘完全恢復，生活完全自理）；顯效20例（病殘恢復到Ⅰ～Ⅲ級，生活基本能夠自理）；有效7例（病殘程度恢復到Ⅳ級，或肌力提高Ⅰ～Ⅱ級）；無變化、惡化、死亡6例。（徐光華．等，陝西中醫，1994，15：3）

3. 加減滌痰湯治療中風早期89例

患者臨床表現為跌仆（83例），肢體麻木或半身不遂（89例），舌強語蹇（89例），神志不清（17例），喉中痰鳴或兼見頭昏頭暈、舌體歪斜、舌苔厚膩（89例）、脈象弦滑（89例）。均以加減滌痰湯治療：法半夏、膽南星、陳皮、

僵蠶、木通各10g，茯苓15g，白附子3g，每日1劑，文火水煎2次，溫服或鼻胃管。7天為1療程。

【治療結果】本組89例中，顯效（口齒清楚、能下床行走、舌苔變薄）67例，好轉（症狀減輕、病情改善）13例，無效（症狀加重或死亡）9例。總有效率為89.8%。病情惡化死亡者，均死於嚴重併發症。（翟龍法.湖南中醫雜誌，1995，11：4）

4. 溫膽抗栓湯治療腦血栓形成30例

本組病例均為1986—1992年的門診病例，其中男性11例，女性19例；年齡最小者38歲，最大者72歲；病程最短者15天，最長者326天；均屬痰鬱實熱所致的中風症（腦血栓形成）。均有半身不遂，口眼喎斜，語言謇澀，口角流涎，手足麻木、肌膚不仁、體胖或舌胖、苔膩、脈滑等症。患者一經確診即投用自擬溫膽抗栓湯，並停用其他療法。

溫膽抗栓組成：陳皮、枳實、地龍、水蛭、半夏各10g，葛根、丹參、石菖蒲、茯苓各30g，竹茹、川芎各15g，甘草6g，生薑5g。水煎服，日1劑，分3次。不能內服的患者用鼻胃管給藥。10劑為1個療程，一般治療需4~10個療程。

【治療結果】30例中，痊癒（症狀完全消失，各項檢查指標恢復正常者）14例，顯效（症狀基本消失，各項檢查指標顯著改善者）7例，好轉（症狀明顯減輕，各項檢查指標有所好轉者）6例，無效（症狀無變化或死亡者）3例。平均治療天數為62.4天。（施先庚，等，湖北中醫雜誌，1999，16：1）

5. 血府逐瘀湯治療中風偏癱

患者平素頭痛失眠，一日突發右側半身不遂，語言謇澀，口眼喎斜，神志時清時昧，甚或昏睡，呼之不應，至翌日病情無轉變，遂邀余診治。症見面色晦黯，右眼白睛上部正中脈絡端有瘀點，如粟大小，唇青，舌體向右側偏斜，舌邊有瘀斑，少苔，脈結而澀，血壓20/11kPa。診斷為中風偏癱，瘀血見症明顯，乃瘀血內阻，氣血逆亂，肝風挾瘀，中於肺絡。治宜活血化瘀，通絡開竅，疏肝理氣。

予投以血府逐瘀湯加減：當歸12g，赤芍10g，生地12g，紅花5g，石菖蒲10g，桃仁8g，柴胡5g，枳殼10g，川牛膝10g，鬱金10g，鈎藤12g，僵蠶5g。水煎服，每日1劑。2劑盡後，如大夢初醒，神志清楚，語言清晰，聲稍低怯，嘴角微喎，右側肢體能屈伸活動，但不能抬舉，舌體偏斜已糾正，舌有瘀斑、苔薄白，脈結略弦。病有轉機，守原方去石菖蒲、鬱金，加黃耆15g，地龍8g。再進4劑，諸症基本消失，已能自行下床行走，惟感右側肢體乏力，後以八珍湯加減調理而癒，隨訪至今，康復如初，生活完全自理。（向開興.湖南中醫雜誌，1995，11：5）

類中風總括

類中類乎中風證，屍厥中虛氣食寒，火濕暑惡皆昏厥，辨在喎斜偏廢間。

註 類中風證，皆名屍厥，謂形厥而氣不厥也，故口鼻無氣，狀類死屍而脈自動也。中虛、中氣、中食、中寒、中火、中顯、中暑、中惡等證，雖忽然昏倒，人事不省，類乎真中風病，但不見目眼喎斜，偏廢不仁不用等證，自可辨也。

獨參湯　參附湯　星香湯　三物備急丹　奪命散：屍厥無氣而脈動，或脈微細有無間。緣於病後氣血竭，人參參附星香痰，氣閉腹滿二便閉，或腹急痛備急丹，服後轉鳴吐下驗，喉間痰結奪命先。

註 屍厥之證，有虛、有實。虛者，以獨參湯。虛兼寒者，以參附湯。虛兼痰者，以星香飲加人參湯。實者氣閉似死，脈動有力，腹滿脹，二便閉或腹急痛，氣閉，前後不通者，以備急丹。實兼痰者，以奪命散。

補中益氣湯　生脈補精湯：補中益氣療虛中，煩勞過度氣不升，虛冒有痰加苓半，欲冒生麥地歸茸。

註 補中益氣湯治虛中之證，即李杲所云：內傷氣虛之人，煩勞過度，清氣不升，忽然昏冒也。欲冒，謂因房勞過度昏冒也。生脈飲即人參、麥冬、五味子合熟地、當歸、鹿

草，名曰生脈補精也。

木香調氣飲：木香調氣實氣中，暴怒氣逆噤昏痰，風浮肢溫氣沉冷，木藿砂蔻草丁檀。

[註] 實氣中，謂形氣俱實之人中氣也。因暴怒氣逆，忽然昏倒噤急也。風浮肢溫氣沉冷，謂中風之人，脈浮手足溫，中氣之人，脈沉手足冷，可別也。是方木香、藿香、砂仁、白蔻、甘草、丁香、檀香也。

八味順氣散：八味順氣虛氣中，標本兼施邪正安，參苓朮草扶元氣，烏芷青陳利氣痰。

[註] 虛氣中，謂形氣俱虛之人中氣也。宜用此標本兼施，邪正相安之劑也。

瓜蒂散　薑鹽湯：食中過飽感寒風，或因怒惱塞胸中，忽然昏厥肢不舉，瓜蒂薑鹽探吐平。

[註] 瓜蒂散，挾痰者用之。薑湯，挾寒者用之。鹽湯，過食者用之。探吐，謂作此湯數盅，令病者飲一盅，隨用指探吐，不吐再飲再探，以吐通快為度，可立癒也。

附子理中湯：附子理中療寒中，腹痛拘急噤牙關，有汗身寒或吐瀉，附子參朮草薑乾，無汗身寒加麻細，陰毒川烏用生煎，嘔吐丁香吳萸入，脈微欲絕倍參添。

[註] 寒中之證，即腹痛諸證者是也，宜用附子理中湯。若無汗加麻黃、細辛，陰毒加生川烏，嘔吐加丁香、吳茱萸，脈微欲絕倍加人參，陰毒寒極也，詳在《傷寒心法》。

涼膈散：涼膈火中神昏冒，梔翹芩薄草硝黃，兼治一切胸膈熱，便燥譫妄與斑狂。

[註] 火中之證，即劉完素所云：七情過極，五志之火內發，則令人昏倒無知，筋骨不用也。

香薷飲　藿香正氣散　辰砂益元散　熨臍法　蒼朮白虎湯　人參白虎湯：暑中須分陰與陽，陰邪無汗似寒傷，壯熱心煩或嘔瀉，香薷扁朴二香湯，更兼昏憒蒸蒸汗，面垢喘渴證為陽，不省熨臍灌蒜水，益元蒼參白虎湯。

[註] 陰邪無汗似寒傷，謂暑中陰邪，似傷寒頭痛身痛，

惡寒無汗，而更壯熱心煩，或嘔或瀉也，得之於受暑納涼，寒外暑內，宜香薷飲。二香湯，謂香薷飲合藿香正氣飲，詳在霍亂門。若有如上之證，更兼精神昏憒，蒸蒸自汗，面垢喘渴，則為暑中陽邪，得之於赤日長途，中外皆熱，初中昏憒不省者，急以熱物熨臍，蒜汁合水灌之即省，繼以辰砂益元散。氣實者，蒼朮白虎湯，氣虛者，人參白虎湯，選而用之可也。

滲濕湯：滲濕濕中內昏冒，震亨濕熱熱生痰，厚味醇酒生冷水，胃苓香附撫砂連。

註　濕中內，謂濕從內生之病，即朱震亨所云：濕熱生痰，昏冒之證，得之於傷厚味醇酒生冷水物過節也。滲濕湯，即胃苓湯加香附、撫芎、砂仁、黃連。

除濕湯：除濕陰雨濕蒸霧，臥濕涉水瘴山嵐，頭身重痛便溏腫，羌藁升柴防水煎。

註　除濕湯，即羌活、藁本、升麻、柴胡、防風、蒼朮，治濕因外中。得之於天陰淫雨，晴後濕蒸，早晨[1]霧露，及久臥濕地，遠行涉水，瘴氣山嵐。其證頭身重痛，甚而昏冒大便溏瀉，皮膚浮腫也。

調氣平胃散：調氣平胃療惡中，廟塚忤惡卒然昏，面黑錯忘蘇合主，次以木香平胃勻。

註　蘇合主，謂中惡之病，以蘇合香丸為主也。次以木香平胃勻，謂以中氣木香調氣散之方，合平胃散之藥調理也。

傷風總括

傷風屬肺咳聲重，鼻塞噴嚏涕流清，鼻淵腦熱不噴嚏，濁涕穢久必鼻紅。

註　傷風屬肺，故噴嚏也，鼻淵屬腦，故不噴嚏也。傷風寒邪，故涕清也。鼻淵熱邪，故涕濁也。鼻淵病久或有穢氣，則熱深，故腦衄鼻血也。

川芎茶調散：參蘇飲治虛傷風，實者茶調及頭疼，芎芷薄

---

[1]晨：原作辰，形近音同致誤。

草羌茶細,荊防痰半熱膏清。

註 參蘇飲方,在咳嗽門,治氣虛之人傷風之病。若氣實者,用川芎茶調散,即川芎、白芷、薄荷、甘草、羌活、茶葉、細辛、荊芥、防風。傷頭痛者,亦可用也。有痰者加半夏清痰,有熱者加石膏清熱可也。

蒼耳散:蒼耳散治鼻淵病,風熱入腦瞑頭疼,涕流不止鼻塞熱,蒼耳辛夷芷薄蔥。

註 鼻淵病屬風熱入腦,故目瞑而頭疼涕流不止,較之傷風為甚焉。鼻塞,氣不利也。熱,鼻孔中熱也,甚者,孔熱而痛及其腦也。蒼耳散,即蒼耳子炒去刺,研破一兩,加辛夷三錢,白芷、薄荷各一錢,蔥三莖也。

黃連防風通聖散:鼻淵初病施蒼耳,黃連防風久病方,孔痛膽調冰硼散,鼻血犀角地黃湯。

註 鼻淵,風熱傷腦之病,初病則風邪盛,故用蒼耳散,以散為主。久病則熱鬱深,故用防風通聖散加黃連,以清熱為主也。熱氣湧涕傷其鼻孔成瘡故痛也,宜以豬膽汁調冰硼散敷之。熱蘊於腦,傷及所過營血故衄也,宜以犀角地黃湯涼之可也。

傷風篇方藥的臨床新用

1. 款冬花治療傷風感冒後久咳不癒驗案

【方法】款冬花15g,冰糖9g,加適量水文火煎煮15分鐘,早晚空腹各服1次。

【治療結果】2週後患者乾咳停止而癒。(劉秋艷.中國民間療法,2000,8(9):48)

2. 感冒中西醫結合分型論治體會

【基本方】薄荷4.5g,桑葉9g,杏仁、浙貝母9g,陳皮3g,甘草3g,桔梗5g,防風3g。

傷風輕型:頭痛背脹,身痛骨節痛,惡風寒,鼻塞流涕,喉癢咽痛,輕微咳嗽,舌苔薄白微黃,偏紅脈浮緩。為太陽病為神經性感冒。

【治法】疏風解表法。代阿司匹林方汗之而癒。或大便乾，加萊菔子、瓜蔞仁、火麻仁、芒硝等宣肺通腸法，下之漸癒。

傷風咳嗽：咳嗽劇，氣逆痰喘，痰多不得臥，惡風寒，或發熱，鼻塞流涕，喉癢咽痛，胸脇滿痛，口苦不欲食，舌苔薄黃而膩，舌尖邊偏紅，脈浮滑（弦）。

【治法】疏風宣肺，止咳化痰。代阿司匹林方加止咳化痰藥。如兼咳嗽痰黃稠加瓜蔞實、牛蒡子、枇杷葉，如兼咳嗽胸痛加桔梗、絲瓜絡、旋覆花、沒藥。如兼咳嗽欲嘔舌苔厚加萊菔子配厚朴，茯苓配法半夏，陳皮竹茹，乾薑配細辛、五味子。如兼咳嗽氣急喘加蘇子、胖大海。如兼咳嗽虛勞、疲乏、脈弱加牛蒡子、懷山藥。如兼咳嗽發熱煩躁加石膏。

傷風食積：惡風寒，或發熱，鼻塞流涕、喉癢咽痛、胸痞噯酸、胃納差、心窩部微痛滿、腹脹滿痛、便秘或腹脹便溏、口渴、嘔吐不能食，舌苔灰膩、舌尖邊偏紅，脈浮滑。

【治法】疏風消食、表裡雙解。代阿司匹林方加消導藥，青皮、麥芽、枳殼；便秘加萊菔子、厚朴。（戴冬生.中西醫結合雜誌，1997，10(4)：328）

3. 桑菊飲加減治療外感咳嗽200例

【方藥組成】桑葉、菊花、連翹、半夏、桔梗、蘆根、杏仁、貝母、炒罌粟殼、桑白皮、款冬花各10g，薄荷6g，黃芩15g。伴有發燒者，加生石膏15~30g，大青葉15g；鼻塞流清涕加牽牛子10g；咽痛紅腫加青果12g，馬勃、射干各10g，蟬蛻、浮萍各6g；咳黃痰者加魚腥草10~20g；咳清稀白痰者加枇杷葉10g；乾咳少痰者加前胡、百部、麥冬、百合各10g。每日1劑，涼水浸泡20分鐘，溫火水煎20分鐘，一次兌勻，日服3~4次，每次150~200ml。

【治療結果】病人的咳嗽、有痰或少痰、咽部疼痛及發熱等症狀和體徵有明顯好轉，顯效率達83%。（孟農.新疆中醫藥，2004，22(6)：27）

4. 止嗽散加減治療喉癢咳嗽80例臨床觀察

80例患者以喉癢乾咳或咯少量白痰、黏稠痰為主症；伴有鼻塞，咽喉部充血，濾泡增生；胸片：雙肺紋理增粗，無器質病變。予以止嗽散加減治療。

【方藥組成】百部10g，紫菀10g，荊芥10g，陳皮68，桔梗10g，白前10g，杏仁10g，川貝10g，甘草6g。每日1劑，分兩次水煎，各取汁100ml，早晚溫服。

【治療結果】治癒60例，好轉16例，無效4例，有效率95%。（孟春陽.湖南中醫藥導報，2003，9：6）

痙病總括

痙病項強背反張，有汗為柔無汗剛，生產血多過汗後，潰瘡犬咬破風傷。

註 痙病之證，詳在《傷寒心法》，有汗為柔痙，無汗為剛痙。產後去血過多，傷寒發汗過多，則為內因；潰瘍破傷、狗咬，則為外因。皆風邪乘虛入太陽經而成此病也。

● 痙病死證

痙證脈散多應死，反張離席一掌亡，眼小目瞪昏不語，額汗如珠命必傷。

註 反張離席一掌，謂離席四五指許也。眼小，謂目睫緊小也。目瞪，謂眼珠不轉也。

葛根湯　桂枝加葛根湯　小續命湯　桂枝加附子湯　當歸補血湯　大承氣湯　桃仁承氣湯：剛痙葛根湯發汗，柔痙桂枝加葛良，若兼雜因小續命，過汗桂枝加附湯，傷血桂枝合補血，裡實瘀血承氣方，潰瘍十全加風藥，破傷狗咬另參詳。

註 剛痙用葛根湯，即桂枝湯加麻黃、葛根。柔痙用桂枝加葛根湯，即桂枝湯加葛根汗之。雜因，謂風寒濕雜糅為病，用小續命湯，隨風寒濕輕重治之。過汗表虛，汗出不止，因而成痙，用桂枝加附子湯，即桂枝湯加附子也。傷血，謂產後金瘡大傷血後，用桂枝湯合補血湯，即當歸黃耆也。裡實，謂痙病腹滿二便閉，以大承氣湯。及產後惡露不盡，少腹硬急，以桃仁承氣湯下之。潰瘍去膿血過多，為風

所襲者，用十全大補湯加祛風之藥治之。

痙病篇方藥的臨床新用

炙甘草湯治血虛痙證1例

吳某，女，42歲。因繁勞，月餘未得安睡，漸至頭暈乏力。繼之出現項背拘急不適及陣發性手足搐搦。平時體虛，月經後期，量少色淡。在某院經顱腦CT掃描及腦電圖檢查未見明顯異常。診為痙證。證屬陰血虧虛，筋脈失養，治宜補氣滋陰養血，濡養筋脈，方選炙甘草湯：炙甘草12g，生地、白芍各30g，阿膠（烊化，沖）、天花粉各15g，人參、桂枝、麥冬、酸棗仁（炒）各10g，生薑5g，大棗10枚。水煎服，每日1劑。服藥5劑，項背拘急明顯減輕，手足搐搦停止發作，多汗、夜眠均見好轉，餘症同上。再以上方連服10劑，諸症全失，並恢復正常工作，隨訪1年，未見復發。（翟瑞慶.國醫論壇，1997，12(2)：15）

破傷風

破傷亡血筋失養，微傷風入火之端，燥起白痂瘡不腫，濕流污水緊牙關。

註 破傷去血過多，筋失所養，經絡空虛，風邪乘之為病，即經曰「風邪乘虛而入」也，為風虛邪，宜桂枝湯合當歸補血湯治之。夫傷重出血過多而病風者常也，然時有微傷淺損，去血甚少，風邪乘之而病者，以其人素熱，因風而然。即劉完素曰：熱甚風搏併於經絡也，為風火邪，宜防風通聖散加蠍尾治之。凡此證不論虛實，風毒內蘊不發於外，瘡口周圍燥起白痂，瘡不甚腫，濕流污黑之水，牙關微緊，不似尋常活動，皆破傷風之先兆也。

防風通聖散加蠍尾方　全蠍散　左龍丸　斑蝥大黃方：火盛通聖加蠍尾，風盛全蠍左龍丸，外因燒酒火罐法，犬風斑大酒同煎。

註 破傷火盛者，多陽明證，用防風通聖散加蠍尾治之。風盛者，多太陽證，用全蠍散，即生蠍尾七枚研末，熱酒

服之。服後不解,漸深入裡,用左龍丸,即野鴿糞、江鰾、僵蠶、雄黃、蜈蚣、天麻、硃砂、巴豆霜為丸也,方詳在《丹溪心法》諸破傷風門內。皆宜外用砂燒酒壺兩個,盛多半壺燒酒,先以一壺上火令滾無聲,傾酒即按在破傷瘡口,拔出污黑血水,滿則自落。再以次壺仍按瘡口,輪流提拔,以盡為度,其風立癒。犬咬風毒入腹成痙風者,用斑蝥七枚,以糯米拌炒米黃,去米為末,生大黃末一錢和勻,黃酒一盞,煎至半盞,空心溫服,取下毒物,弱者減半服之可也。

破傷風篇方藥的臨床新用

中西醫結合治療破傷風14例療效觀察

【一般資料】本組14例患者中,男性13例,女性1例,男女比例13：1；年齡45~65歲,平均年齡57.4歲,均係農民。14例均有外傷史,受傷部位以手足為主。因傷口處理不及時或清創不徹底,傷後未能注射破傷風抗毒素（TAT）而發病。本組病人的潛伏期最短7天,最長26天,平均15.2天。入院時均有牙關緊閉、角弓反張、呼吸困難、腱反射亢進等症狀和體徵。

【治療方法】患者入院後立即靜脈滴注破傷風抗毒素5萬單位,安定20mg,以後每天靜脈注射破傷風抗毒素5萬單位,安定80mg,分4次加入摩菲氏管靜脈滴注,5天為1療程。11例吞咽困難患者給予鼻胃管中藥湯劑：白附子（生）3g,南星（生）3g,防風6g,白芷6g,天麻6g,羌活6g。連服5天後根據病情變化加減。同時每天給予青黴素640萬單位靜脈滴注,0.5%甲硝唑250ml,每天兩次靜脈注射。

【治療結果】本組病例採用上述方法治療過程中,均未出現嚴重的併發症,全部治癒出院,治療時間最長18天,最短15天,平均17天。隨訪1~5年未發現復發及其他異常。（李日成.等,山東中醫藥雜誌,1998,12：13）

痹病總括

三痹之因風寒濕,五痹筋骨脈肌皮,風勝行痹寒痹痛,濕

勝著痹重難支。皮麻肌木脈色變，筋攣骨重遇邪時，復感於邪入臟腑，周同脈痹不相移。

註 三痹之因，風寒濕三氣雜合而為病也。其風邪勝者，其痛流走，故曰行痹。寒邪勝者，其痛甚苦，故曰痛痹。濕邪勝者，其痛重著，故曰著痹。此為病之因而得名，曰三痹也。

又有曰五痹者，謂皮、脈、肌、筋、骨之痹也。以秋時遇此邪為皮痹，則皮雖麻尚微覺痛癢也。以夏時遇此邪為脈痹，則脈中血不流行而色變也。以長夏時遇此邪為肌痹，則肌頑木不知痛癢也。以春時遇此邪為筋痹，則筋攣節痛而不伸也。以冬時遇此邪為骨痹，則骨重酸疼不能舉也。

曰入臟腑者，謂內舍五臟之痹也。以皮痹不已，復感於邪，內舍於肺，成肺痹也。脈痹不已，復感於邪，內舍於心，成心痹也。肌痹不已，復感於邪，內舍於脾，成脾痹也。筋痹不已，復感於邪，內舍於肝，成肝痹也。骨痹不已，復感於邪，內舍於腎，成腎痹也。此皆以病遇邪之時，及受病之處而得名，曰五痹也。所謂邪者，重感於風寒濕之氣也。周痹亦在血脈之中，隨脈上下為病，故同脈痹，但患有定處，不似脈痹左右相移也。近世曰痛風，曰流火，曰歷節風，皆行痹之俗名也。

● 周 痹

周痹患定無歇止，左右不移上下行，似風偏廢只足手，口眼無斜有痛疼。

註 周痹，或痛、或腫，或手、或足，患有定處，痛無歇止。或從上病及於下，或從下病及於上，而不似眾痹痛有歇止，左右相移流走也。周痹，或兩手，或兩足，或只手足，或偏廢不仁不用，面似中風，但不口眼喎斜，身有疼痛也。

● 痹病生死證

痹在筋骨痛難已，留連皮脈易為功，痹久入臟中虛死，臟實不受復還生。

註 痹在筋骨則受邪深，故痛久難已。痹在皮脈則受邪

淺，故易治也。凡痹病日久內傳，所合之藏，則為五藏之痹。若其人中虛受邪，則難治多死，其人臟實而不受邪，復還於外，則易治多生。假如久病皮痹，復感於邪，當內傳肺而為肺痹，若無胸滿而煩喘咳之證，則是臟實不受邪。餘臟仿此。

● 痹入臟腑證

肺痹煩滿喘咳嗽，腎脹尻踵脊代頭，脾嘔痞硬肢懈墮，心煩悸噫恐時休，數飲臥驚肝太息，飲秘脹瀉在腸究，胞秘沃痛鼻清涕，三焦胃附膽無憂。

註　久病皮痹，復感於邪，見胸滿而煩喘咳之證，是邪內傳於肺，則為肺痹也。久病骨痹，復感於邪，而見腹脹，尻以代踵，足攣不伸，脊以代頭，傴僂不直之證，是邪內傳於腎，則為腎痹也。久病肌痹，復感於邪，而見嘔涎心下痞硬，四肢懈墮之證，是邪內傳於脾，則為脾痹也。久病脈痹，復感於邪，而見心煩、心悸、嗌乾、噫氣，有時則恐之證，是邪內傳於心，則為心痹也。久病筋痹，復感於邪，而見喜飲小便數多，夜臥則驚太息之證，是邪內傳於肝，則為肝痹也。久痹不已復感於邪，臟實不受而傳腑者，凡見喜飲小便秘，不脹則瀉，不瀉則脹之證，是邪內傳於大小腸，則為腸痹也。凡見少腹胞中，按如沃湯狀而痛，小便秘澀，鼻流清淨之證，是邪內傳於膀胱，則為胞痹也。三焦之痹附於膀胱，從水道也。胃痹附於大、小二腸，從傳化也。膽為清淨之府，不受痹邪，故曰無憂也。

小續命湯　增味五痹湯：痹虛加減小續命，痹實增味五痹湯，麻桂紅花芷葛附，虎羊耆草二防羌。

註　痹虛，謂氣虛之人病諸痹也。宜用加減小續命湯，風勝行痹倍防風，寒勝痛痹倍附子，濕勝著痹倍防己，皮痹加黃耆或桂枝，皮脈痹加薑黃或加紅花，肌痹加葛根或加白芷，筋痹加羚羊角或加續斷，骨痹加虎骨或加狗脊。有汗減麻黃，便溏減防己，寒勝減黃芩加乾薑，熱勝減附子加石膏，加減治之。痹實，謂氣血實之人病諸痹也。宜用增味五

痹湯，即麻黃、桂枝、紅花、白芷、葛根、附子、虎骨、羚羊角、黃耆、甘草、防風、防己、羌活也。行痹以羌活、防風為主，痛痹以麻黃、附子為主，著痹以防己、羌活為主，皮痹以黃耆、桂枝皮為主，脈痹以紅花、桂枝為主，肌痹以葛根、白芷為主，筋痹以羚羊角為主，骨痹以虎骨為主，增味於五痹治之可也。

木通湯　附子五苓散　蒼朮五苓散：三痹木通長流水，濕加防己風羌防，寒痹附麻分汗入，胞腸五苓附子蒼。

註　三痹，謂行痹、痛痹、著痹也。宜用木通一味，不見水者二兩，以長流水二碗，煎一碗，熱服取微汗，不愈再服，以愈為度。若其痛上下、左右流走相移者，加羌活、防風以祛風邪。其痛苦甚者，有汗加附子，無汗加麻黃，以祛寒邪。其痛重著難移者，加防己以勝濕邪。其所應加之藥，不可過三錢，弱者俱減半服。胞痹宜用五苓散加附子，腸痹宜五苓散加蒼朮，以利寒飲也。五苓散方在傷寒門。

三痹湯　獨活寄生湯：三痹十全無白朮，牛秦續杜細獨防，獨活加桑除耆續，入臟乘虛久痹方。

註　三痹，謂三痹湯，即十全大補湯無白朮，加牛膝、秦艽、續斷、杜仲、細辛、獨活、防風也。獨活，謂獨活寄生湯，依三痹湯方加桑寄生，除去黃耆、續斷也。此皆治五痹不已，乘虛入臟，反留連日久，調理痹病之方也。

黃耆益氣湯：黃耆益氣虛皮痹，皮麻不知癢與疼，補中益氣加紅柏，味秋芩夏桂加冬。

註　氣實麻木，用小續命湯加麻黃治之。氣虛麻木，用黃耆益氣湯，即補中益氣湯加紅花、黃柏也。秋加五味子，夏加黃芩，冬加桂枝皮。

蠲痹湯　加味升陽散火湯：蠲痹冷痹身寒厥，附歸耆草桂羌防，肌熱如火名熱痹，羚犀升陽散火湯。

註　蠲痹湯，即附子、當歸、黃耆、炙甘草、官桂、羌活、防風，治痹病而身寒無熱，四肢厥冷，名曰冷痹也。加味升陽散火湯，即內傷門升陽散火湯加羚羊角、犀角，治痹

病而肌熱如火，名曰熱痹也。

痹證篇方藥的臨床新用

1. 壯醫藥罐療法治療痹病的臨床研究

【一般資料】患者共218例，其中男96例，女122例，類關節21例，風關炎92例，風關痛105例；中藥組共64例，男28例，女36例，類關炎7例，風關炎29例，風關痛28例。

【壯醫藥罐治療方法】選取1-2年以上的本地金竹，以近根部正直為佳，製作成口徑1~5cm，去掉外皮，罐壁厚度適中，口邊磨光、平滑，長度為10cm的竹罐。

【藥液】杜仲藤30g，五爪風30g，三角風50g，八角風50g，伸筋草20g，臭牡丹40g，五加皮40g，雞屎藤30g，石菖蒲20g，加水5000ml做成藥液。

【拔罐部位】依病情辨證施治而定。多在前額部、胸部、腰背部、上下肢肌肉較多的地方，根據病情選取相應的穴位，並配合「阿是穴」。一般上肢取曲池、合谷、內關、後谿等；下肢取環跳、梁丘、陽陵泉、風市、足三里等；肩部取肩中俞、肩貞、肩髃等；腰部取腎俞、腰眼、關元、相應夾脊穴等。

【操作方法】將竹罐投入藥液，煮沸5分鐘後，撈出竹罐，甩淨水珠，趁熱迅速扣於選定拔罐的穴位上，5分鐘後取出竹罐，用消毒的三棱針在罐印部位輕刺1~3針，再用熱竹罐在針刺部位拔罐10分鐘後取出竹罐，用消毒棉球擦乾淨，最後用藥巾濕熱敷於拔罐部位2次（藥巾為消毒毛巾浸於熱藥液，取出擰半乾即成）。

【療程】拔罐一般2~3天拔1次，10次為1個療程。風關痛一般治療1~2個療程，風關炎一般治療2~3個療程，類關炎一般治療2~6個療程，必要時可適當延長。

【治療效果】藥罐療法治療痹病的症狀有效率為89.47%~91.33%。藥罐療法對臨床指標的下降均有顯著效果（P>0.01）；對血沉、抗「O」的下降也有顯著效果

（P<0.01）；藥罐療法總有效率為92.21%。（陳秀珍.等，中國民族醫藥雜誌，1995，1：1）

2. 痹痛為主治療痹病287例臨床觀察

【治療方法】以自擬痹痛丸為主辨證配服湯藥。痹痛丸由製馬錢子、全蠍、杜仲、川牛膝、川芎、木瓜、白花蛇、天麻、狗脊、虎骨、熟地、獨活、防風等4味藥物組成。諸藥依法炮製，共為細麵。裝膠囊（每粒含生藥0.5g）備用，每次3~5粒，並可根據病情和耐藥能力逐漸加量，最大量可至8~10粒，每日3次口服，45天為1個療程。湯藥以牛膝寄生飲為基本方（川牛膝60g，桑寄生、生薏苡仁、雞血藤、伸筋草各30g，淫羊藿18g，川芎、獨活各10g），其中寒濕阻閉型加細辛、桂枝各6g，蒼朮、土鱉蟲、川斷各12g，熱鬱寒閉型加黃柏、生地各10g，赤芍、桃仁各12g；熱閉筋脈型加忍冬藤30g，黃柏、牡丹皮各12g，白花蛇舌草30g。2日1劑，水煎服。

【治療結果】287例經治後，治癒182例，佔63.4%；好轉84例，佔29.3%；無效21例，佔7.3%。總有效率為92.7%。（宋新家.等，國醫論壇，1999，14：6）

3. 風濕壯骨膠囊治療風濕痹病180例

【臨床資料】患者共180例（住院56例，門診124例）。其中，男4例，女136例；年齡<20歲者10例，21~40歲者73例，41~60歲者81例，>60歲者16例；病程3~20年；屬類風濕性關節炎者132例，風濕性關節炎者31例，強直性脊柱炎者17例。辨證均屬寒濕瘀阻兼腎虛型。

【治療方法】風濕壯骨膠囊（藥由白花蛇、防風、紅花等組成），每次口服1粒，每日3次（小於14歲者，每次1粒，早晚各1次）。1個月為1個療程，兩個療程之間休息5天，可連續治療3個療程。治療期間停用其他中西藥物。

【治療結果】本組患者治療時間最短者1個療程，最長者3個療程。臨床治癒6例，顯效60例，有效5例，無效18例。總有效率為90%。其中，56例住院患者疼痛緩解平均時間為3.6

天，關節功能開始恢復平均時間為7.3天。（李家波.湖北中醫雜誌，1999，21：9）

4. 活血舒筋酒配合手法推拿治療痹證型頸椎病27例

【治療方法】威靈仙30g，葛根30g，薑黃10g，當歸10g，紅花10g，炮山甲10g，僵蠶10g，蜈蚣2條，松節10g，桑枝10g，雞血藤30g，甘草6g，共研細末，白酒1000ml，浸泡7日後，每次20~30ml，每日2次。

【手法治療】①握揉鬆頸法：患者端坐位或俯臥位，頸部自然放鬆，術者立於側後，一手扶持患者額部以定頭部，用另一手拇指和四指指腹沿頸後肌群自風池穴至肩中部往來數次行捏拿按揉法，逐漸用力，手法由輕柔逐漸加強至病人能忍受、頸部產生酸脹感、肌肉得以充分鬆解為度。

②端提旋轉復位法：患者取端坐位，在充分鬆解頸部痙攣基礎上，術者一手輕托患者下頜部，另手托扶後枕部緩緩用力向上端提，先小幅度輕柔旋轉頸部3~5次，然後緩緩用力各向左右旋轉至最大限度，聽到「咯噠」聲病人即感疼痛消失、頸部活動自如或疼痛銳減、活動明顯改善。然後讓病人頭顱處於中立後位，再在頸部行舒筋理順手法，用空掌、掌背或掌側（小魚際）做叩擊法數次，以舒筋解痙止痛、疏通氣血，結束手法。手法治療隔日1次，10日為1個療程。

【治療效果】治療最少2個療程，最多達6個療程。結果優10例，良9例，可7例，差1例。總有效率96.3%。（向東湘.湖南中醫藥導報，1999，5：3）

5. 祛風活血化瘀通絡法治療風寒濕痹病188例分析

【祛風活血化瘀通絡湯】雞血藤、黃耆各30g，製川烏、製草烏各6g，當歸、丹參、牛膝、杜仲、續斷、羌活、獨活各15g，白芷、桂枝、麻黃各9g，細辛3g。寒濕重加附片6g；熱重加知母12g，生地15g；濕熱重去當歸加生地、知母、地龍各15g，黃柏12g，防己9g。水煎服，每日1劑，分3次溫服。

【治療結果】治癒48例，佔25.53%，顯效68例，佔36.17%，有效46例，佔24.47%，無效26例，佔13.83%，總有

效率為86.17%。用藥最少者1個療程，最多3個療程。（楊國棟.甘肅中醫，2001，14(5)：32）

痿病總括

五痿皆因肺熱生，陽明無病不能成，肺熱葉焦皮毛瘁，發為痿躄不能行，心熱脈痿脛節縱，腎骨腰脊不能興，肝筋拘攣失所養，脾肉不仁燥渴頻。

註 五痿，心、肝、脾、肺、腎之痿也。痿屬燥病，故皆因肺熱而生也。陽明者，五臟六腑之海，主潤宗筋。陽明無病，則宗筋潤、能束骨而利機關，雖有肺熱不能成痿也。肺熱葉焦，陽明虛弱，津液不化，筋骨失養，皮毛瘁痿，發為痿躄不能行也。因而心氣熱為脈痿，則脛節縱而不任地，肺兼心病也。因而腎氣熱為骨痿，則腰脊不能興舉，肺兼腎病也。因而肝氣熱為筋痿，則筋失所養，拘攣不伸，肺兼肝病也。因而脾氣熱為肉痿，則胃燥而渴，肌肉不仁，肺兼脾病也。

● 痿痹辨似

痿病足兮痹病身，仍在不疼痛裡分，但觀治痿無風藥，始曉虛實別有因。

註 痿痹之證，今人多為一病，以其相類也。然痿病兩足痿軟不痛，痹病通身肢節疼痛。但觀古人治痿，皆不用風藥，則可知痿多虛，痹多實，而所因有別也。

● 痿病治法

痿燥因何治濕熱，遵經獨取治陽明，陽明無故惟病肺，胃壯能食審證攻，控涎小胃濕痰熱，陽明積熱法三承，胃弱食少先養胃，久虛按證始收功。

註 痿屬燥病，因何而治濕熱苦燥之藥？蓋遵《內經》之治法，獨取於陽明胃也。故胃家無病，雖有肺熱，惟病肺而不病痿也。是知病痿者，胃家必有故也。或濕熱，或積熱，或濕痰，不論新久，若胃壯能食，當先審證攻之。胃有濕痰，用控涎丹攻之。有濕熱者，用小胃丹攻之。有積熱者，用三承氣湯攻之。此治胃壯能食之法也。若胃弱飲食減

少，氣血津液不足，當先以補養脾胃為主。其有久病留連，諸虛燥熱，或攻下之後調理，當審證治之，始收全功也。

加味二妙湯：加味二妙濕熱痿，兩足痿軟熱難當，防己當歸川萆薢，黃柏龜板膝秦蒼。

註　熱難當，謂兩足熱難當也。膝秦蒼，謂牛膝、秦艽、蒼朮也。

清燥湯　虎潛丸　十全大補湯　加味金剛丸：時令濕熱清燥效，陰虛濕熱虎潛靈，久虛痿軟全金主，萆瓜牛菟杜蓯蓉。

註　清燥湯在內傷門。虎潛丸有成方。全金主，謂十全大補湯、加味金剛丸，久病氣血虛，以十全大補湯為主；筋骨痿軟，以加味金剛丸為主。加味金剛丸，即萆薢、木瓜、牛膝、菟絲子、杜仲、肉蓯蓉也。

痿證篇方藥的臨床新用

1. 中西醫結合治療痿病32例

【一般資料】治療組32例，其中女8例，男24例；年齡16~38歲，平均年齡25歲；病程6個月至12年，平均3.9年。

【治療方法】治療組中醫辨證分3型。①氣陰兩虛型7例：症見肢體軟弱無力或肢體軟癱，頭暈心悸，口乾咽燥，神疲乏力，氣短懶言，舌胖尖紅，少苔，脈細無力。治以益氣養陰。方投沙參麥冬湯化裁，藥用黃耆、黃精各24g，沙參、麥冬、玉竹各15g，桑枝、木瓜各18g，五味子6g，甘草3g。若虛明顯加石斛、白芍各15g；若兼腎陰虛加生地、何首烏、懷牛膝各15g。②脾胃虛弱型15例：症見肢體軟弱無力或肢體軟癱，口淡無味，納呆食少，脘腹脹滿，大便溏薄或不爽，舌淡苔白，脈虛緩。治以健脾益胃，方用黃耆建中湯、參苓白朮散化裁，藥投黃耆30g，木瓜、懷牛膝各15g，桂枝6g，白芍、白朮各12g，紅棗10g，生薑、甘草各5g。若狹濕加蒼朮9g，薏苡仁15g；若兼腎虛加續斷、巴戟天、鎖陽各15g。③肝腎虧虛型10例：如見下肢軟弱無力，不能久立，步履艱辛，甚則肢體軟癱，伴頭暈耳鳴，腰膝酸軟，或見遺精早洩，或

見月經不調，治以滋補肝腎，強筋壯骨。方投地黃飲子或虎潛丸等化裁，藥用熟地黃、山茱萸、肉蓯蓉、鎖陽各15g，黃耆24g，茯苓、木瓜、懷牛膝、麥冬各12g，五味子、石菖蒲各6g。偏腎陽虛者加桂枝、附子各6g；偏陰虛者加玄參、玉竹各15g。

以上各型均每日1劑，水煎3次共450ml，分3次服，連服14劑。

【西藥治療】第一天用氯化鉀1g加入5%葡萄糖鹽水500ml靜滴，滴速慢；第二天改口服補達秀0.5g，每日2次，連服7天。

【治癒】臨床症狀與體徵消失，實驗室檢查血鉀恢復正常，1年內無復發；有效：臨床症狀與體徵基本消失，血清鉀與心電圖基本恢復正常，1年內復發1次；無效：臨床症狀減輕或消失，實驗室檢查血清鉀在正常範圍內低值，3個月內復發1次以上。（林貞慧.等，福建中醫學院學報，2002，11(12)：4）

2. 除痿湯加味治療痿證體會

本組共28例。其中，年齡最大67歲，最小22歲，男18例，女10例；多發性神經炎10例，肌營養不良症16例，週期性麻痹1例，癔病性癱瘓1例。

【除痿湯組成】牛膝20g，當歸20g，木瓜20g，桑枝30g，防己15g，地龍20g，全蠍5g，黨參20g，白朮20g，扁豆20g，茯苓20g。加減：下肢痿弱無力、不能久立、目眩耳鳴、遺尿、脈細數者，屬肝腎虧損、髓枯筋疾，加桑寄生、續斷、補骨脂各20g；肢體痿弱無力漸重、食少腹脹、氣短乏力、面浮而色不華、脈細者，屬脾胃虧虛精微不運，加砂仁30g，陳皮20g；身體困重、足脛熱氣上騰、發熱、痞滿、小便短赤、苔黃膩、脈細數者，屬濕熱浸淫、氣血不運，加黃柏15g，蒼朮15g，丹參30g，雞內金15g；發熱內燥、心煩口渴、嗆咳少痰、小便黃少、大便乾燥者，屬肺熱津傷、筋失濡潤，加桃仁、知母、生地、熟地、石膏各20g。

【治療結果】基本痊癒，運動自如，肌力恢復4度以上，肌

張力正常，12例；顯效，肌力提高2度以上，11例；有效，肌力提高1度，5例。（商國珉.中醫函授通訊，1998，12：13）

3. 程亦成逐濕通絡法治療痿證經驗

【常見症狀】四肢痿軟無力，兩腳沉重或麻木，跗腫等。

【常用藥物】茯苓、蠶沙、薏苡仁、木防己、當歸、茜草根、川牛膝、絡石藤、獨活、桑寄生等。

【病案1】江某，女，58歲，左下肢沉重麻木3~4年，每於下冷水後加重，近來尤甚，行走費力，納穀尚可，舌淡紅，苔白，脈濡細。證屬濕阻經絡，擬逐濕通絡法。茯苓10g，蠶沙10g，生薏苡仁10g，當歸6g，茜草根12g，紅花5g，雞血藤10g，伸筋草10g，絡石藤10g，川牛膝10g，桑寄生10g，獨活10g。10劑，水煎服。

二診：下肢麻木已減輕，行走較穩健，再以前方出入。茯苓10g，蠶沙10g，生薏苡仁10g，當歸6g，紅花6g，絡石藤12g，雞血藤15g，鹿吻草12g，烏梢蛇10g，茜草根12g，獨活10g，夜交藤12g。10劑，水煎服。藥後下肢麻木沉重感消失，再以前方加減續服以鞏固之。

【病案2】姚某，男，9歲，患兒手足無力，行走不穩，兩手不能持碗筷，四肢痿細無力，舌淡紅，苔白，脈細濡，擬逐濕通絡法：茯苓8g，川草薢10g，蠶沙10g，生薏苡仁10g，木防己g，當歸4g，絡石藤8g，川牛膝6g，僵蠶8g，生黃耆8g，生甘草2g。10劑，水煎服。

二診：兩手持碗已穩，行動已見靈活，四肢痿細如故。茯苓8g，川草薢10g，蠶沙10g，生薏苡仁10g，木防己8g，川牛膝8g，當歸5g，生黃耆12g，僵蠶6g，懷山藥12g，生甘草2g。10劑，水煎服。

三診：服藥28劑，兩手握攝有力，行走平路如常，上坡稍覺費力，已能上學。原方加減續服已收全功。（程悅耕.吉林中醫藥，1994，5：5）

4. 獨參湯治療產後痿證一例

【病案舉例】患者，女，33歲，產後因出血較多，患者雙

下肢麻木，軟弱無力，不能行走，背部惡寒，自汗，盜汗，胸悶，氣短，面色無華，舌質淡，苔薄白，脈芤。辨證為產後痿證之陰陽氣血虧虛型，急用獨參湯（紅參45g），水煎頻服以益氣固脫，第二天患者汗出較前減少，繼給人參15g，3劑，每日1劑，水煎頓服，患者雙下肢麻木減輕，胸悶、氣短消失，自汗少，仍盜汗，手足心熱，雙下肢不溫，舌質淡，苔薄白，脈弦細。再以參附湯合十全大補湯益氣養陰，固表斂汗，用人參10g，炙附片10g，茯苓12g，白芍10g，熟地15g，黃耆20g，地骨皮10g，枸杞子10g，紫河車10g，煅牡蠣10g，浮小麥10g，大棗10枚。5劑，每日1劑，水煎服。患者手足心熱，畏寒消失，汗出少，可在家人攙扶下或借助外物行走數步，出院後繼守方服10劑，半年後隨訪，患者肌力恢復，行走如常。（張亞密.陝西中醫學院學報，1998，21(1)：129）

5. 二妙丸加減治療痿證驗案

【典型病例】患兒王某，女，10歲。高燒，熱退後兩足發軟站不穩不能行走，兩手發抖無力，手指不能伸直，不能持物。四肢發涼，痿軟無力，舌質略紅，苔薄黃而膩。中醫診斷為痿證，此乃外感時邪，濕邪浸淫筋脈，氣血運行不暢，肌肉痹而不仁漸發為痿，時延月餘濕熱內困脾胃之氣受損，治宜清利濕熱兼健脾益氣舒筋通絡，方用二妙丸加減：蒼朮6g，黃柏6g，太子參10g，炒白朮10g，茯苓10g，當歸10g，薏苡仁15g，藿香10g，佩蘭10g，防己5g，忍冬藤10g。服藥15劑，下肢軟弱明顯好轉，已能行走50m左右，上肢肌力恢復，胃納轉香，苔膩得化，濕熱之邪已清多半，正氣未復，治宜健脾益腎，活血通絡，清泄餘邪。用四君子湯加減：熟地6g，龜板6g（先煎），川斷8g，黨參10g，當歸10g，黃精8g，炒薏苡仁10g，茯苓6g，白朮10g，巴戟天5g，川牛膝6g，桂枝g，酒桑枝10g，服15劑，四肢活動正常。兩上肢能抬舉過頭，手能握物，兩腿已能行走1.5km，全身沒有不舒服之感。為鞏固療效再服藥15劑，隨訪至今一切正常。（李邦

文.時珍國藥研究,1996,7(5):262)

腳氣總括

腳氣風寒濕熱病,往來寒熱狀傷寒,腿腳痛腫熱為火,不腫不熱是寒干。

註 腳氣乃內有濕熱,外感風寒,相合為病,故往來寒熱,狀類傷寒。兩腳腿痛腫熱如火者,是火盛也。不腫不熱而痛者,是寒盛也,名曰乾腳氣。

● 腳氣死證

腳氣脈急少腹,不三五日入心間,嘔吐喘滿目額黑,恍惚譫妄命難全。

註 腳氣脈急,少腹頑木,不知痛癢,不過三五日內,其邪必入心間。若入心間,嘔吐喘滿,是為腳氣衝心之證。目額皆黑,恍惚譫妄,則是水來剋火之徵,故曰命難全也。

攢風散　羌活導滯湯　勝濕餅子　五積散　獨活寄生湯:
腳氣表解攢風散,麻桂杏草萆烏良,裡解導滯羌獨活,防己當歸枳大黃,濕盛重腫勝濕餅,二丑蕎麵遂成方,寒濕五積加附子,寒虛獨活寄生湯。

註 初病腳氣,表實無汗,用攢風散汗之,即麻黃、桂枝、杏仁、甘草、萆薢、炮川烏也。裡實熱盛,二便不利,用羌活導滯湯下之,即羌活、獨活、防己、當歸、枳實、大黃也。濕盛重腫,用勝濕餅子,即黑丑、白丑頭末,甘遂末,各五錢,蕎麥麵一兩五錢,水和作餅,三錢,煮熟,空心茶清服逐之。寒濕者,用五積散加附子治之,方在傷寒門。寒虛者,用獨活寄生湯補之,方在痺門。

當歸拈痛湯:當歸拈痛虛濕熱,茵陳四苓與羌防,人參當歸升芩草,苦參知母葛根蒼。

註 濕熱腳氣而形氣虛者,宜用當歸拈痛湯,即茵陳、白朮、茯苓、豬苓、澤瀉、羌活、防己、人參、當歸、升麻、黃芩、甘草、苦參、知母、葛根、蒼朮也。

加味蒼柏散:加味蒼柏實濕熱,二活二朮生地黃,知柏芍歸牛膝草,木通防己木瓜榔。

註 濕熱腳氣而形質實者，宜用加味蒼柏散，即羌活、獨活、蒼朮、白朮、生地黃、知母、黃柏、赤芍、當歸、牛膝、甘草、木通、防己、木瓜、檳榔也。

大防風湯：兩膝腫大而疼痛，髀脛枯細鶴膝風，大防風附羌牛杜，十全大補減茯苓。

註 兩膝腫大疼痛，膝上至髀、膝下脛足枯細，但存皮骨，兩膝狀若鶴膝，故名鶴膝風也。宜大防風湯，即防風、附子、羌活、牛膝、杜仲、人參、白朮、炙甘草、當歸、川芎、白芍、熟地、炙黃耆、肉桂也。此病若得之於痢疾病後者，名曰痢風，亦用此方。

卷四十

內傷總括
內傷勞役傷脾氣，飲食傷胃傷其形，傷形失節溫涼過，氣濕熱暑火寒中。

註 勞役傷氣，傷元氣也。飲食傷形，傷胃腑也。傷氣宜補，有熱中、濕熱、暑熱、火鬱、寒中之不同。傷形宜消，有飲食失節、過於溫涼之不一也。

● 內傷外感辨似
內傷脈大見氣口，外感脈大見人迎，頭疼時痛與常痛，惡寒溫解烈火仍，熱在肌肉從內泛，熱在皮膚捫內輕，自汗氣乏聲怯弱，雖汗氣壯語高聲，手心熱兮手背熱，鼻息氣短鼻促鳴，不食惡食內外辨，初渴後渴少多明。

註 內傷外感脈皆大，內傷之脈、氣口大於人迎，不似外感之脈、人迎大於氣口也。內傷外感皆頭痛，內傷之頭痛有時痛，有時不痛，不似外感之頭痛，常常而痛不休也。內傷外感皆惡寒，內傷之惡寒得就溫衣而即解，不似外感之惡寒，雖近烈火而仍惡也。內傷外感皆發熱，內傷之發熱，熱

在肌肉，以手捫之，熱從內泛，不似外感之發熱，熱在皮膚，以手捫之，熱自內輕也。內傷外感皆自汗，內傷之自汗，氣短乏聲怯弱，不似外感之自汗，氣壯促語聲高也。內傷感手皆熱，內傷之熱手心熱，不似外感之熱，手背熱也。內傷外感皆身不和，內傷之鼻息氣短而喘，不似外感之鼻息氣促而鳴也。內傷外感皆不食，內傷之不食口中無味，不似外感之不食，聞食則惡也。內傷外感皆渴，內傷之渴初病即渴，其飲甚少，不似外感之渴，三日後始渴，其飲甚多也。

補中益氣湯：補中益氣升陽清，熱傷氣陷大虛洪，頭痛表熱自汗出，心煩口渴畏寒風，困倦懶言無氣功，動則氣高喘促聲，保元甘溫除大熱，血歸氣朮補脾經，佐橘降濁散滯氣，升柴從胃引陽升，陰火腎躁加地柏，陽熱心煩安神寧。

註 補中益氣湯治內傷，清陽下陷，因勞役過度，熱傷元氣，故脈虛大而洪也。內傷頭痛，時作時止也。內傷表熱，嘗自汗出也。心煩，氣虛惡煩勞也。口渴，氣陷不蒸化也。畏寒畏風，表氣虛失衛也。困倦懶言，中氣乏不周也。動則氣喘上氣，不足息也。保元，謂人參、黃耆、甘草，名保元湯也。臣當歸和脾血，白朮益脾氣，佐橘皮降濁、散胸中滯氣，升麻、柴胡能升清，從胃中引陽也。陰火時顯躁熱，加黃柏、生地，補水救陰。陽熱晝夜心煩，合硃砂安神丸，瀉火安神。

調中益氣湯：調中弦洪緩沉澀，濕熱體倦骨酸疼，氣少心煩忽肥瘦，口沫食出耳鳴聾，胸膈不快食無味，二便失調飧血膿，保元升柴蒼橘柏，去柏加木亦同名。

註 調中益氣湯亦治內傷。清氣下陷，濁氣上乘，清濁相干而兼濕熱者，故二便不調，飧瀉膿血也。此湯與補中益氣湯，雖互相發明，然其證脈則不可不分別也。內傷之病，脾胃元氣一虛，四臟失其調和，所以五臟之脈，交相混見，故肝弦、心洪、脾緩之脈反見於上。按之沉澀，肺脈而反見於下也。身肢重倦，氣不周也。骨節酸疼，血不榮也。氣少，中氣乏也。心煩，心血少也。忽肥忽瘦者，火乘土位，

上並陽分，則血脈上行而上盛，故面赤紅而肥；下並陰分，則血脈下而上虛，故面青白而瘦。即今之虛損病人，早則面青白瘦而惡寒，午後則面紅赤肥而發熱者是也。口沫，謂口中沃沫，脾不散精也。食出，謂食入反出，胃虛不納也。耳鳴聾，謂耳鳴、耳聾，陰火上衝也。胸膈不快，濁氣滯也。飲食無味，胃氣傷也。二便不調，謂大便時瀉不瀉，小便時利不利，脾濕不分也。飧，謂完穀不化之飧瀉，脾虛濕不化也。血膿，謂大便後或見膿見血，脾濕熱釀成也。保元，謂保元湯，即人參、黃耆、炙甘草、升麻、柴胡、蒼朮、橘皮、黃柏也。去黃柏加木香，亦名調中益氣湯，以熱少氣不和者宜之也。

升陽益胃湯：內傷升陽益胃湯，濕多熱少抑清陽，倦怠懶食身重痛，口苦舌乾便不常，灑灑惡寒屬肺病，慘慘不樂乃陽傷，六君白芍連澤瀉，羌獨黃耆柴與防。

註 內傷氣虛，濕多熱少，過抑春生清氣，不得上升，脾胃之證，宜服此湯。其證倦怠懶食，身重而痛，口苦舌乾。便不常，謂大便不調，小便頻數不如常也。灑灑惡寒，衛氣不足，屬肺皮毛之病也。慘慘不樂，面色不和，乃陽氣傷而不伸也。六君，謂人參、白朮、茯苓、炙甘草、橘皮、半夏也。加白芍、黃連、澤瀉、黃耆、羌活、獨活、柴胡、防風，即是升陽益胃也。

補脾胃瀉陰火升陽湯：補中升陽瀉陰火，火多濕少困脾陽，雖同升陽益胃證，然無瀉數肺陽傷。補脾胃氣參耆草，升陽柴胡升與羌，石膏芩連瀉陰火，長夏濕令故加蒼。

註 內傷氣虛，熱多濕少，陰火困脾，陽氣不得上升，脾胃之證，宜服此方。此方所治，雖同升陽益胃之證，然無大便不調，小便頻數，灑灑惡寒肺病，慘慘不樂陽傷之證也。

【內傷補中、調中、益胃等湯加減法】

冬加薑桂草蔻益，秋芍白蔻縮檳榔，夏月氣衝芩連柏，春加風藥鼓清陽，長夏沉困精神少，人參麥味澤苓蒼。肺熱咳嗽減參去。春加金沸款冬芳，夏加麥冬五味子，秋冬連根

節麻黃，頭痛蔓荊甚芎入，巔腦藁本苦細嘗，沉重懶倦或嘔逆，痰厥頭疼半夏薑。口乾嗌乾或表熱，加葛生津清胃陽，大便燥澀元明粉，血燥歸桃熱大黃。痞脹香砂連枳朴，寒減黃連加炒薑。胃痛草蔻寒益智，氣滯青皮白蔻香，腹痛芍草芩桂審，臍下痛桂熟地黃。內外煩疼歸和血，脇下痛急草柴良，身重腳軟己蒼柏，身疼發熱藁防羌。

註 冬加乾薑、官桂、草豆蔻、益智，助陽氣也。秋加白芍、白豆蔻、縮砂仁、檳榔，助燥收也。夏月加黃連、黃芩、黃柏，降陰火也。或腹中氣上衝逆，屬陰火衝上，雖非夏月亦加之。春加風藥，謂羌活、獨活、防風、藁本之類，佐參者之品；能鼓清陽之氣上升也。長夏身肢沉困，精神短少，加人參、麥冬、五味子，恐暑傷氣也。加澤瀉、茯苓、蒼朮，去脾濕也。肺中有熱咳嗽，減人參，遠肺熱也。春加金沸草、款冬花，散肺風也。夏加麥冬、五味子，保肺氣也。冬加連根節麻黃，散肺寒也。頭痛加蔓荊子，引太陽也。痛甚加川芎，上行捷也。巔痛腦痛加藁本，入督脈也。苦頭痛加細辛，走少陰也。痰厥頭痛，沉重懶倦，或嘔逆痰涎，加半夏、生薑，治痰逆也。口乾嗌乾，或表發熱，加葛根，生津解肌也。大便燥澀加元明粉，血虛燥加當歸，血實燥加桃仁，熱實燥加大黃，心下痞脹氣不快加木香，食不消加砂仁，心下結熱加黃連，心下結氣加枳實，胃氣壅塞加厚朴。如胃中寒，或冬月，減去黃連，加炒乾薑。胃痛加草豆蔻，胃寒或唾沫加益智，氣滿不快加白豆蔻、青皮，腹痛加白芍、甘草。審其有熱加黃芩，有寒加官桂。臍下痛加肉桂、熟地黃。腹內身外刺痛，此屬血澀不足，加當歸以活血也。脇下痛或急縮，加甘草、柴胡，以和肝也。身重腳軟，加防己、蒼朮、黃柏，去濕熱在內也。身痛發熱，加藁本、防風、羌活，疏風在表也。

清暑益氣湯　清燥湯：長夏濕暑交相病，暑多清暑益氣功，汗熱煩渴倦少氣，惡食尿澀便溏行，補中去柴加柏澤，麥味蒼麴甘葛青，濕多痿厥清燥地，豬茯柴連減葛青。

註 長夏之令，暑濕炎蒸，交相為病。暑多濕少為病，其證則自汗身熱，心煩口渴，倦困少氣惡食，小便澀少，大便稀溏，宜清暑益氣湯，即補中益氣湯去柴胡，加黃柏、澤瀉、麥冬、五味子、蒼朮、神麴、甘葛、青皮也。若濕多暑少為病，則成痿厥之證。腰以下痿軟，難於轉動，行走不正，兩足欹側，宜清燥湯。即本方更加生地、豬苓、茯苓、柴胡、黃連，減去甘葛、青皮也。

升陽散火湯　火鬱湯： 血虛胃弱過食涼，陽鬱於脾散火湯，肌膚筋骨肢困熱，捫之烙手熱非常，羌獨芍防升柴葛，人參二草棗生薑，火鬱加蔥減參獨，惡寒沉數發之方。

註 二草，炙甘草、生甘草。惡寒，謂身雖有如是烙手之熱而反惡寒。脈來沉數，則可知火鬱肌裡，宜以此方發之。

白朮附子湯　加味理中湯： 內傷水來侮土病，寒濕白朮附子湯，涎涕腹脹時多尿，足軟無力痛為殃，腰背胛眼脊背痛，丸冷陰陰痛不常，蒼附五苓陳半朴，虛宜理中附苓蒼。

註 東垣內傷熱中之病，用補中益氣湯；寒中之病，用白朮附子湯。寒中為水來侮土，寒濕之病，其證內則腹脹多尿涎涕，外則足軟胛脊腰背睪丸痛。脾胃寒濕而氣不虛者，宜用是方，即五苓散加蒼朮、附子、陳皮、半夏、厚朴也。若脾胃寒濕而氣虛者，則宜用理中湯加附子、茯苓、蒼朮是也。

人參資生丸： 資生脾胃俱虛病，不寒不熱平補方，食少難消倒飽脹，面黃肌瘦倦難當。

註 繆仲醇製資生丸方，為脾胃俱虛，不寒不熱平補之藥。其所治之證，乃飲食減少，過時不化，倒飽脹悶，面色萎黃，肌肉漸瘦，困倦無力也。方見諸書，故不錄藥味。

清胃理脾湯： 清胃理脾治濕熱，傷食平胃酌三黃，大便黏穢小便赤，飲食愛冷口舌瘡。

註 清胃理脾湯，即平胃散加黃連、黃芩、大黃也。酌三黃者，謂有熱滯而不實者，不可入大黃也。傷食，謂傷食病證，如痞脹、噦嘔、不食、吞酸、噁心、噫氣之類。更兼

大便黏臭，小便赤澀，飲食愛冷，口舌生瘡，皆傷醇酒厚味，濕熱為病之證也。

理中湯：理中治虛寒濕傷，食少喜熱面青黃，腹痛腸鳴吐冷沫，大便腥穢似鴨溏。

[註] 白朮附子湯，治脾胃寒濕氣實者也。理中湯，治脾胃寒濕形氣虛者也。虛者，其證食少，喜食熱物，面色青黃，腹痛腸鳴，吐冷涎沫，大便腥穢不臭，似鴨糞澄澈清溏也，故宜此湯。

消食健脾丸：胃強脾弱脾胃病，能食不化用消食，平胃妙鹽胡椒共，麥柏楂麴白蒺藜。

[註] 脾胃病中，有胃強脾弱一證，胃強所以能食，脾弱不能消化。宜服消食健脾湯丸，助其消化。用蒼朮、陳皮、厚朴、甘草、炒鹽、胡椒、山楂、神麴、麥芽、白蒺藜，末，蜜丸之，更節其飲食，自然脾胃和而能健運矣。

開胃進食湯：開胃進食治不食，少食難化胃脾虛，丁木藿香蓮子朴，六君砂麥與神麴。

[註] 此方治不思飲食，少食不能消化，脾胃兩虛之證。方即六君子湯，加丁香、木香、藿香、蓮子、厚朴、縮砂、麥芽、神麴也。

平胃散：一切傷食脾胃病，痞脹噦嘔不能食，吞酸噁心並噫氣，平胃蒼朴草陳皮，快膈枳朮痰苓半，傷穀二芽縮神麴，肉滯山楂麵萊菔，滯熱芩連柏大宜。

[註] 傷食等證，宜用平胃散，即蒼朮、厚朴、甘草、陳皮也。快膈加枳實、白朮，有痰加半夏、茯苓。傷穀滯者，加麥芽、穀芽、縮砂、神麴。傷肉滯者，加山楂。傷麵滯者，加萊菔。有熱者，加黃芩、黃連、黃柏、大黃，酌而用之。

葛花解醒湯：葛花解醒發酒汗，懶食熱倦嘔頭疼，參葛四苓白蔻縮，神麴乾薑陳木青。

[註] 傷酒宜用葛花解醒湯汁之，汗出立癒。其證頭痛懶食，嘔吐身熱，倦怠而煩，似乎外感而實非外感，皆因酒所致也。方即人參、葛花、白朮、茯苓、豬苓、澤瀉、白蔻、

縮砂、神麴、乾薑、陳皮、木香、青皮。

　　秘方化滯丸：秘方化滯寒熱帶，一切氣積痛攻方，巴豆醋製稜莪朮，青陳連半木丁香。

　　註　秘方化滯丸，治不論寒熱一切氣滯積痛，攻下之妙藥也。即巴豆、三稜、莪朮、青皮、陳皮、黃連、半夏、木香、丁香也。此方出《丹溪心法附餘》書中，屢試屢驗，按證隨引，量其老少虛實增損進退，以意用之，久久自得其效。

內傷篇方藥的臨床新用

1. 補中益氣湯臨床應用舉隅

(1) 便秘：患者便秘3年，經常服用麻仁潤腸丸、牛黃清火丸等，服後即現腹痛、下墜，大便溏薄，數日復乾。就診時症見面色不華，懶言氣短，脘腹痞脹，飲食少進，大便三四日一行，排便努掙，常現虛汗淋漓，頭昏眼花，但排出的大便並不甚乾燥，舌質淡，苔白潤，脈沉細無力。證屬中氣不足，大腸傳導無力。治宜補中益氣，降濁通便。

【方藥】生黃耆20g，黨參20g，白朮10g，當歸12g，陳皮10g，炙甘草3g，升麻5g，柴胡5g。初服3劑，大便始行，餘證減輕，二診繼服5劑後，大便一日1次，不乾不溏，脘腹不脹，飲食倍增。以後每日服補中益氣丸6g，6個月內多次複查，便秘未再出現。

(2) 眩暈：患者眩暈半年，時輕時重，面色㿠白，形體消瘦，神疲乏力，動則溱溱汗出，心中空虛，平日食少納呆，二便正常，血壓常在20~21.5/12~13.5kPa之間，曾服用複方降壓片及中藥牛黃降壓丸、杞菊地黃丸等，療效不顯，望其舌質淡，苔薄白，脈濡細無力。證屬中氣不足，清陽不升。治宜補益中氣，升舉清陽。

【方藥】生黃耆30g，黨參20g，當歸15g，白朮10g，炙甘草6g，陳皮10g，升麻9g，柴胡9g。服5劑後，眩暈大減，血壓亦降至16/11kPa，再服5劑，患者神清氣爽，眩暈消失，後

囑其常服補中益氣丸，每次6g，一日2次，半年追訪，眩暈未再發作，血壓持續正常。

(3) 口瘡：患者患口瘡2年，每月發作1~2次，嚴重時則口內疼痛，飲食難下，痛苦難言，西醫診斷為復發性口腔潰瘍，曾服用維生素B_2、維生素C，潑尼松（強的松）及中藥牛黃清火、上清丸，導赤丹等療效不顯。就診時症見面色萎黃，心慌氣短，食少納呆，脘腹痞脹，大便溏薄，口唇內及舌尖部有橢圓形米粒大小三處白色潰瘍，周圍黏膜淡紅，時時隱痛，舌苔薄白，脈沉無力。證屬脾胃氣虛，濕濁上犯。治宜健脾益氣，升陽降濁。

【方藥】生黃耆15g，黨參15g，白朮15g，陳皮10g，當歸10g，炙甘草6g，升麻5g，柴胡5g，竹葉10g，炒穀稻芽30g，每日1劑。服至5劑，口瘡消失，二診繼服5劑，鞏固療效。後改補中益氣丸常服，每次6g，日服2次，半年內未見復發。

(4) 癃閉：患者任某，患前列腺增生2年，近一個月來排尿困難，甚則點滴而下，少腹墜脹，痛苦不堪，某醫院曾用濟生腎氣、真武湯等治療，效果不顯。患者面色㿠白，胸悶氣短，神疲乏力，小便點滴難下，但無淋漓澀痛之感，苔白膩而潤，脈濡細。證屬中氣不足，三焦氣化不利。治宜補益中氣，升清降濁通閉。

【方藥】生黃耆15g，黨參15g，白朮10g，陳皮10g，升麻6g，柴胡6g，當歸10g，通草10g，車前子10g（包煎）。上方連服5劑，小便始已通暢，藥已中的，效不更方，再服10劑，半年追訪，未見復發。（張振山.北京中醫，1994，5：2）

2. 參苓白朮散加減治療脾虛泄瀉60例

【基本方】人參3~15g，炙甘草1~3g，茯苓3~15g，白朮2~10g，白扁豆6~30g，陳皮4~12g，山藥6~25g，蓮子6~18g，砂仁3~12g，桔梗2~10g，薏苡仁6~30g。

【加減】若胸脘痞悶甚者，去人參加木香1~3g；若腹痛腸鳴泄瀉，得溫痛減者，如炮薑1~6g，白芍10~20g，白芍炭10~30g，防風6~10g，肉豆蔻10~18g；四肢酸軟無力甚者加菟

絲子10~20g，補骨脂10~18g；如泄瀉日久，伴腹部墜脹感者加柴胡6~10g，黃耆10~12g，升麻1~3g。

【治療結果】60例中，治癒56例，佔93.33%；好轉3例，佔5%；無效1例，佔1.6%。總有效率為98.33%。（古風交.河南中醫，2005，25(2)：12）

3. 補中益氣湯加減治療化療所致痞滿36例

【基本方】黨參6~15g，黃耆10~25g，白朮6~15g，炙甘草6~12g，當歸6~12g，陳皮6~12g，升麻6~10g，柴胡6~10g。

【加減】脾陽虛衰者加附子、乾薑；納差者加砂仁、神麴；腎陽虛衰者加補骨脂、五味子；腹瀉者加赤石脂、罌粟殼；伴嘔吐者加半夏、吳茱萸；肝鬱氣滯者加白芍、厚朴；大便秘結者加生大黃、麻子仁。水煎服日1劑，早晚分2次服。

【治療結果】痊癒者16例，顯效17例，無效3例。總有效率91.7%。（崔仁明.中國民間療法，2005，13(5)：40）

4. 健脾溫腎湯治療慢性泄瀉315例臨床觀察

脾胃虛寒：腹部隱痛，大便溏瀉，日3次以上，腹痛即瀉，胃納差，完穀不化，稍進油膩生冷之後，大便次數增多，脘悶不適，喜暖喜按，神疲乏力，四肢欠溫，脈沉細，舌淡苔白或白膩。

脾腎陽虛：黎明腹痛即瀉或腹鳴即瀉，瀉後痛止，有時腹瀉與便秘甚或裡急後重，神疲乏力，四肢欠溫，腰膝痠軟，喜溫怕冷，症狀隨情感變化而加重，脈沉細弱，舌質紅或淡苔薄白或白厚膩。健脾溫腎湯由黨參、茯苓、香附、五味子等藥組成。

【服法】每次6~10片，每日3次。總有效率為99.94%。（王儉.甘肅中醫學院學報，1994，12：14）

虛勞總括

虛損成勞因復感，陽虛外寒損肺經，陰虛內熱從腎損，飲食勞倦自脾成，肺損皮毛灑寒嗽，心損血少月經凝，脾損食少肌消瀉，肝損脇痛懶於行。腎損骨痿難久立，午熱夜汗骨蒸

蒸，從下皮聚毛落死，從上骨痿不起終。恐懼不解則傷精，憂惕思慮則傷神，喜樂無極則傷魄，悲哀動中則傷魂，憂愁不已則傷意，盛怒不止則傷志，勞倦過度則傷氣，氣血骨肉筋精極。

【註】虛者，陰陽、氣血、榮衛、精神、骨髓、津液不足是也。損者，外而皮、脈、肉、筋、骨，內而肺、心、脾、肝、腎消損是也。成勞者，謂虛損日久，留連不愈，而成五勞、七傷，六極也。因復感者，謂不足之人，陽虛復感外寒，則損從皮毛肺始；陰虛更生內熱，則損從骨髓腎始；內傷飲食勞倦，則損從肌肉脾始。此虛損成勞之因。然其證有五：一損皮聚毛落，灑淅惡寒咳嗽，肺勞也；二損血脈虛少，男子面無血色，女子月經不通，心勞也；三損飲食減少，肌肉消瘦，大便溏瀉，脾勞也；四損兩脇引胸而痛，筋緩不能行，肝勞也；五損骨痿不能久立，午後發熱，盜汗骨蒸，腎勞也。從下腎臟損起者，損至皮聚毛落則死也。從上肺臟損起者，損至骨痿不能起於床則終也。從脾臟損起者，或至皮聚毛落，或至骨痿不起，皆死也。

虛損為七傷之證：恐懼不解則傷精，精傷則骨酸痿厥，精時自下，蓋五臟主藏精者，不可傷，傷則失守而陰虛，陰虛則無氣，無氣則死矣。憂惕思慮則傷神，神傷則恐懼自失，破䐃脫肉，毛悴色夭，死於冬也。喜樂無極則傷魄，魄傷則狂，狂則意不存人，皮革焦，毛悴色夭，死於夏也。悲哀動中則傷魂，魂傷則狂妄不精，不精則不正，陰縮而攣筋，兩脇骨不舉，毛悴色夭，死於秋也。憂愁不已則傷意，意傷則䐜亂，四肢不舉，毛悴色夭，死於春也。盛怒不止則傷志，志傷則喜忘其前言，腰脊不可以俯仰屈伸，毛悴色夭，死於季夏也。勞倦過度則傷氣，氣傷則火愈壯，壯火則食氣，故無氣以動，喘乏汗出，內外皆越，則氣日耗，氣日耗則死矣。

虛損為六極之證：數轉筋，十指爪甲痛，筋極也。牙齒動，手足痛，不能久立，骨極也。面無血色，頭髮墜落，血

極也。身上往往如鼠走，消瘦乾黑，肉極也。氣少無力，身無膏澤，翕翕羸瘦，眼無精光，立不能定，身體苦癢，搔之生瘡，精極也。胸脇逆滿，恆欲大怒，氣不能言，氣極也。

【按】前人分七傷之證。似多不經。依《內經》改之。庶後學易明也。

● 虛勞死證

陰勞細數形盡死，陽勞微革氣脫終，枯白顴紅一側臥，嗽啞咽痛咯星紅。五臟無胃為真臟，形肉雖存不久停，一息二至名曰損，一息一至行屍名。大骨枯槁大肉陷，動作益衰精髓空，真臟未見一歲死，若見真臟克期凶。喘滿動形六月死，一月內痛引肩胸，身熱破䐃肉盡脫，十日之內不能生。真臟脈見目眶陷，目不見人頃刻傾，若能見人神猶持，至所不勝日時終。

【註】陰虛之勞脈細數，則必形消著骨而後死者，陰主形也。陽虛之勞脈微革，則不待瘦盡忽然而脫者，陽主氣也。五臟之脈無和緩象，為無胃之真臟脈，即形肉雖存，亦必不久於人世也。一息二至，損病之脈也。一息一至，行屍之脈也。大骨，顳、肩、股、腰之大骨也。大肉，頭項、四肢之大肉也。枯槁者，骨瘦不能支也。陷下者，肉消陷成坑也。動作精神漸衰，真臟脈不見，期一歲死，若真臟脈見，遇所不勝之時日凶可期也。若真臟脈不見，有是證者，喘滿動形，六月而死；有是證者，五臟內損，痛引肩胸者，一月而死；有是證者，肉盡之處，皆枯爆玻裂，謂之破䐃，身熱不已，十日內死。真臟脈見，目眶下陷，視不見人，頃刻而死。若能見人，則神尚未去，至所不勝之日時而死也。

● 虛勞治法

後天之治本血氣，先天之治法陰陽，腎肝心肺治在後，脾損之法同內傷。

【註】後天脾胃水穀生化榮衛，故治法本乎氣血。先天腎臟精氣生化之原，故治法本乎陰陽。五臟虛損治法，俱在於後，而脾臟虛損治法已載內傷，故曰同內傷也。

拯陰理勞湯：陰虛火動用拯陰，皮寒骨蒸咳嗽侵，食少痰多煩少氣，生脈歸芍地板貞。薏苡橘丹蓮合草，汗多不寐加棗仁，燥痰桑貝濕苓半，阿膠咳血骨熱深。

[註] 此方即人參、麥冬、五味、當歸、白芍、生地、龜板、女貞子、薏苡仁、橘紅、丹皮、蓮子、百合、炙甘草也。汗多不寐，俱加棗仁。咳而嗽痰，加桑皮、貝母。嗽而濕痰，加茯苓、半夏。咳嗽、咯血，加阿膠。骨蒸熱深，加地骨皮也。

拯陽理勞湯：陽虛氣弱用拯陽，倦怠惡煩勞則張，表熱自汗身酸痛，減去升柴補中方，更添桂味寒加附，瀉入升柴訶蔻香，夏咳減桂加麥味，冬咳不減味乾薑。

[註] 此即人參、黃耆、炙甘草、白朮、陳皮、肉桂、當歸、五味子也。倦怠，懶於動也，惡煩勞動，則氣張而喘乏也。惡寒加附子，泄瀉仍入升麻、柴胡，更加訶子、肉豆蔻、木香也，夏月咳嗽，減肉桂加麥冬、五味子，冬月咳嗽，不減肉桂，更加五味子、乾薑也。

六味地黃湯　都氣湯　七味地黃湯　生脈地黃湯　桂附地黃湯　知柏地黃湯　金匱腎氣湯：腎虛午熱形消瘦，水泛為痰津液傷，咳嗽盜汗失精血，消渴淋濁口咽瘡，熟地藥萸丹苓澤，加味勞嗽都氣湯，引火歸元加肉桂，火妄刑金生脈良。桂附益火消陰翳，知柏壯水制陽光，車牛桂附名腎氣，陽虛水腫淋濁方。

[註] 午熱，午後發熱也。水泛為痰，謂日食飲食所化津液，腎虛不能攝水，泛上為痰也。盜汗，謂睡而汗出，覺而即止之汗也。失精，遺精也。消渴，謂飲水而即消，渴仍不止也。淋者，尿淋瀝不利也。濁者，尿之前後有濁液也。口咽生瘡，虛火炎也。均宜六味地黃湯治之。勞嗽加味，謂加五味子，名都氣湯也。引火歸原加肉桂，名七味地黃湯。火妄刑金加生脈飲，名生脈地黃湯也。桂附，謂加肉桂、附子。知柏，謂加知母、黃柏。車牛桂附，謂加車前子、牛膝、肉桂、附子，名桂附、知柏、腎氣等湯也。

大補陰丸　滋陰降火湯：

大補陰丸制壯火，滋陰降火救傷金，龜板知柏地髓劑，二冬歸芍草砂仁，咳加百味汗地骨，血痰金貝虛耆參，虛熱無汗宜散火，有汗骨蒸亦補陰。

註　陰虛火旺，無水以制，宜用大補陰丸滋水制火。方即龜板、知母、黃柏、生地為末，豬脊髓煉蜜為丸。若火旺無制，妄行傷金，肺痿咳嗽，宜用滋陰降火湯救其傷金。方即大補陰丸加麥冬、天冬、當歸、白芍、炙甘草、縮砂仁。咳甚加百合、五味子，盜汗加地骨皮，咯血加鬱金，痰多加川貝母，氣虛加人參、黃耆。凡虛熱如火烙手，無汗者為火鬱，宜升陽散火湯，有汗者為骨蒸，亦宜大補陰丸及滋陰六黃等湯也。

保元湯：

一切氣虛保元湯，耆外參草中央，加桂能生命門氣，痘瘡灰陷與清漿。

註　保元湯，即人參、黃耆、炙甘草。黃耆補表氣，人參補裡氣，炙甘草補中氣，加肉桂能生命門真氣，且能治小兒痘瘡、灰白、頂陷、清漿。

四君子湯　五味異功散　六君子湯　七味白朮散　四獸飲：

脾胃氣虛四君子，脈軟形衰面白黃，倦怠懶言食少氣，參苓朮草棗薑強。氣滯加陳異功散，有痰橘半六君湯，肌熱瀉渴藿木葛，虛瘧六君果梅薑。

註　治氣虛兼氣滯不快，依四君如陳皮，名五味異功散。治氣虛兼有痰飲，依四君加橘紅、半夏，名六君子湯。治氣虛肌熱渴瀉，依本方加藿香、木香、葛根，名七味白朮散。治氣虛久瘧留連不癒，依六君子湯，草果、烏梅、生薑，名四獸飲。

芎歸湯　開骨散：

一切血病芎歸湯，產後胎前必用方，氣虛難產參倍入，交骨難開龜髮良。

註　芎歸湯，即川芎、當歸，又名佛手散。氣虛產難或時久傷氣。依本方倍加人參。臨產交骨難開，依本方加整龜板一具，本人梳下亂髮一團，他人梳下之髮亦可，名開骨散。

四物湯　聖愈湯　六物湯　加味四物湯　地骨皮飲：調肝養血宜四物，歸芎芍地酌相應，氣虛血少參耆補，氣燥血熱知柏清。寒熱柴丹炒梔子，但熱無寒丹骨平，熱甚芩連寒桂附，止血茅蒲破桃紅。

　　[註]　調肝養血宜四物湯，即當歸、川芎、白芍、熟地黃。酌相應，謂補血白芍、熟地，破血用赤芍，涼血用生地。氣虛血少，宜加參、耆，名聖愈湯。氣燥血熱，宜加知母、黃柏，名六物湯。血虛寒熱往來，宜加味四物湯，即本方加柴胡、牡丹皮、炒梔子也。血虛惟發熱不惡寒，宜地骨皮飲，即本方加地骨皮、牡丹皮也。血分熱甚，依本方加黃芩、黃連。寒甚加肉桂、附子，破血加桃仁、紅花，止血加白茅根、蒲黃炒黑。

　　八珍湯　十全大補湯　人參養榮湯：一切氣血兩虛證，八珍四物與四君，氣乏色枯毛髮落，自汗盜汗悸忘臻，發熱咳嗽吐衄血，食少肌瘦泄瀉頻，十全大補加耆桂，榮去芎加遠味陳。

　　[註]　氣虛，四君子湯。血虛，四物湯。氣血兩虛，八珍湯。八珍者，即四君、四物也。若有氣乏色枯，毛髮脫落，自汗盜汗，心悸健忘，發熱咳嗽，吐血、衄血，食少肌瘦，泄瀉等證，則宜十全大補湯，即八珍湯加黃耆、肉桂也。人參養榮湯，即十全大補湯減去川芎，更加遠志、五味子、陳皮也。

　　小建中湯　黃耆建中湯　當歸建中湯　雙和飲：虛勞腹痛小建中，悸衄之血夢失精，手足煩熱肢酸痛，芍草飴桂棗薑同，衛虛加耆黃耆建，榮虛當歸建中名，溫養氣血雙和飲，三方減飴加地芎。

　　[註]　諸虛勞極，裡急腹痛，宜以小建中湯溫和脾胃。並治裡虛心悸，衄下亡血，夜夢失精，手足煩熱，四肢酸痛，血液虧損等證。是方白芍藥、甘草、飴糖、中桂、大棗、生薑也。若衛氣虛者，加黃耆，名曰黃耆建中湯。若裡不急、腹不痛有是證者，則當以溫養氣血，用雙和飲，即此三方減

去飴糖，加入熟地、川芎，乃八珍湯減人參、白朮、茯苓，加黃耆、中桂，蓋以補陰血為主也。

加味救肺飲：

加味救肺治肺損，嗽血金家被火刑，歸芍麥味參耆草，百花紫菀馬兜鈴。

註　加味救肺飲，即當歸、白芍、麥冬、五味子、人參、黃耆、炙甘草、百合、款冬花、紫菀、馬兜鈴也。

天王補心丹：

天王補心心虛損，健忘神虛煩不眠，柏子味苓歸地桔，三參天麥遠朱酸。

註　是方，即柏子仁、五味子、茯苓，當歸、生地、桔梗、丹參、人參、玄參、天冬、麥冬、遠志、硃砂、酸棗仁。

歸脾湯：歸脾思慮傷心脾，熱煩盜汗悸驚懼，健忘怔忡時恍惚，四君酸遠木歸耆。

註　悸，心自跳動也，驚，目觸物駭也。健忘，言事易忘也。怔忡，心衝動甚也。恍惚，心時不明也。方乃四君子，加酸棗仁、遠志、木香、當歸、黃耆。

人參固本湯丸　保元生脈固本湯：固本肺腎兩虛病，肺痿咳血欲成勞，二冬二地人參共，保元生脈脾同調。

註　人參固本湯、丸，即人參、天冬、麥冬、生地、熟地也。依本方再加保元之黃耆、炙甘草，生脈之五味。三方合一，名保元生脈固本湯。同調，謂同調脾、肺、腎三經虛也。

逍遙散：逍遙理脾而清肝，血虛骨蒸煩嗽痰，寒熱頰赤脇不快，婦人經病脈虛弦，尤苓歸芍柴薄草，加味梔丹肝熱添，肝氣滯鬱陳撫附，熱加吳萸炒黃連。

註　是方，即白朮、茯苓、當歸、白芍、柴胡、薄荷、甘草也。肝氣熱，依本方加炒梔子、牡丹皮，名加味逍遙散。肝氣滯加陳皮，肝氣鬱加撫芎、香附，肝氣鬱熱，加吳茱萸、炒川黃連。惟薄荷只可少許為引，不宜多用。

虛勞篇方藥的臨床新用

1. 雙調脾腎法治療虛勞證的體會

臨床上血虛所致的虛勞證因於脾腎兩虛者較為多見，其主要見症為：面色蒼白無華、精神疲憊、體倦乏力、爪甲不榮等，酷似現代醫學的貧血。我們在臨床上以雙調脾腎法治療以貧血為主要表現的血液系統疾病，尤其是白血病化療期間、老年人貧血等，收到了較為滿意的臨床效果，現介紹如下。

【治療方藥】炙黃耆20~30g，生曬參10g（另煎），生地、熟地各12g，枸杞子15g，菟絲子15g，女貞子10~30g，補骨脂15g，當歸10~15g，製首烏10g，山茱萸10g，紫丹參12g，炙甘草6g。

【加減法】舌苔厚膩或白或黃，加佩蘭12g，砂仁6~10g；化療後腹瀉者，加大補骨脂用量，板藍根15~20g，蚤休12g；咽痛不適加玄參12~15g，桔梗6~9g，炙甘草改用生甘草；化療後骨髓抑制者，加紫河車10~15g，黃精10~12g，雞血藤15~20g；慢粒化療後，如服六神丸10粒，1日2次或3次；多發性骨髓瘤患者加大丹參用量，赤芍10~12g，並可配合靜點丹參注射液。（陶慶文.等，北京中醫藥大學學報，1994，17：1）

2. 加味聖愈湯治療氣血虧虛型眩暈98例

【基礎方】人參（另煎）、當歸、川芎、柴胡、薄荷（後下）、防風各6g，黃耆30g，熟地黃10g，菊花12g，白芍、葛根、枸杞子各15g。

【加減】心悸少寐者去防風、薄荷，加酸棗仁15g，蜜遠志6g；腹脹納呆者去熟地黃、黃耆，加生山藥30g，炒白朮12g；頭昏暈痛者去人參、熟地黃，加元胡、白芷各12g；下虛甚者去防風、薄荷，加焦杜仲15g，山茱萸12g，水煎，早晚各服1次。

【治療結果】全部病例均臨床治癒。其中服2~3劑症狀消失

者21例，4~5劑者38例，6~10劑者24例，10劑以上者15例。治癒後隨訪3年，其中4例復發，仍復投原方而獲癒。（石煥明.陝西中醫，1994，15(9)：390）

3. 補中益氣湯為主治療慢性疲勞綜合徵40例

【方藥組成】黃耆、人參、白朮、當歸、升麻、柴胡、陳皮、甘草。

【加減】伴有肌肉疼痛者加秦艽、葛根、牛膝、狗脊等；有胸背疼痛者加丹參、鬱金、川芎、白芷等；脾氣虛者加山藥、厚朴、茯苓等；眠差、心神不寧、心氣虛者加炒棗仁、柏子仁、合歡花、夜交藤等；咽痛、淋巴結腫痛等陰火亢盛者加金銀花、玄參、桔梗、黃芩、貝母等。

【治療結果】顯效20例（53%），有效14例（35%），無效6例。總有效率88%。（張樹新.中國基層醫藥，2004，11(5)：608）

癆瘵總括

癆瘵陰虛蟲乾血，積熱骨蒸咳嗽痰，肌膚甲錯目黯黑，始健不瀉下為先。

註　久病癆疾而名曰瘵。瘵者，敗也，氣血兩敗之意也。有陰虛乾血者，有陰虛積熱者，當以諸補陰藥治之。肌膚甲錯，謂皮膚乾澀也。目黯黑者，謂目黑無光也。始健，謂初病尚壯；不瀉，謂久病不瀉也，二者皆可以攻下為先治也。

● 癆瘵治法

癆瘵至瀉則必死，不瀉能食尚可痊，初取利後宜詳審，次服柴胡清骨煎，虛用黃耆鱉甲散，熱衰大補養榮參，皮熱柴胡胡連入，骨蒸青蒿鱉甲添，陰虛補陰諸丸劑，陽虛補陽等湯圓，咳嗽自同咳嗽治，嗽血成方太平丸。

註　癆瘵之人，病至大便泄瀉，則必死矣。若不能食，尚堪任藥攻治，故可痊也。初取利後，審其熱之微甚，人之強弱。若熱甚人強，宜用柴胡清骨散；熱不甚人弱，宜用黃耆鱉甲散；熱微人弱，宜用十全大補、人參養榮等湯。若皮外發熱，加柴胡、胡連。骨內蒸熱，加青蒿、鱉甲。午後陰

虛發熱，宜用補陰丸湯藥。陽虛惡寒清瘦，宜用補陽諸丸湯藥。咳嗽不已，同咳門方參而治之。嗽血者，宜用成方太平丸可也。

大黃䗪蟲丸　大黃青蒿煎　傳屍將軍丸：乾血大黃䗪蟲治，積熱蒿黃膽便煎，癸亥腰眼灸七壯，後服傳屍將軍丸。

註　大黃䗪蟲丸有成方。大黃青蒿煎，即青蒿、大黃、豬膽汁、童便煎。癆瘵日久，有生惡蟲，身死之後，多遭傳染，甚而滅門，名曰傳屍癆，宜癸亥日灸兩腰眼各七壯，後服傳屍將軍丸。此方載《丹溪心法》書中。

柴胡清骨散：清骨骨蒸久不痊，熱甚秦知草胡連，鱉甲青蒿柴地骨，韭白髓膽童便煎。

註　此方乃秦艽、知母、炙甘草、胡連、鱉甲、青蒿、柴胡、地骨皮、韭白、豬脊髓、豬膽汁、童便也。

黃耆鱉甲散：黃耆鱉甲虛勞熱，骨蒸晡熱渴而煩，肌肉消瘦食減少，盜汗咳嗽出血痰，生地赤芍柴秦草，知耆菀骨半苓煎，人參桂桔俱減半，鱉甲天冬桑倍添。

註　此方即生地、赤芍、柴胡、秦艽、炙甘草、知母、黃耆、紫菀、地骨皮、半夏、茯苓、人參、桂枝、桔梗、鱉甲、天冬、桑白皮也。

自汗盜汗總括

自汗表陽虛惡冷，陽實蒸熱汗津津，盜汗陰虛分心腎，心虛不固火傷陰。

註　無因汗出，謂之自汗。自汗謂表陽虛，汗出則惡寒冷，宜用後方。若蒸蒸發熱，汗出不惡寒，則為裡陽實，宜以調胃承氣湯下之。睡則汗出，覺則汗止，謂之盜汗。盜汗為陰虛，當分心虛不固、心火傷陰也。

黃耆六一湯　玉屏風散　黃耆建中湯：自汗表虛黃耆草，玉屏風散尤耆防，氣虛加參陽虛附，血虛黃耆建中湯。

註　黃耆六一湯，即黃耆六錢，甘草一錢也。玉屏風散，即黃耆、白朮、防風也。二方皆治表虛自汗，若氣虛加人參，陽虛加附子可也。若不惡寒不氣少，則為血虛，不可

用參、附，宜黃耆建中湯，即小建中湯加黃耆也。方在傷寒門。

當歸六黃湯　酸棗仁湯：盜汗心火下傷陰，歸耆二地柏連芩，心虛酸棗芍歸地，知柏苓耆五味參。

註　當歸六黃湯，治心火傷陰盜汗，即當歸、黃耆、黃芩、黃連、黃柏、生熟地黃也。酸棗仁湯，治心虛不固盜汗，即酸棗仁、當歸、白芍、生地、知母、黃柏、茯苓、黃耆、五味子、人參也。

自汗盜汗篇方藥的臨床新用

1. 止汗散敷臍治療盜汗35例

【目的】觀察止汗散敷臍治療盜汗35例的療效。

【方法】用牡蠣、硃砂、五倍子等藥共為末，睡前將神闕穴洗淨擦乾，取藥末用溫開水調至不稀不稠，將藥放於神闕穴，外敷膠布或風濕膏，次日換藥1次，隔2日取下。

【結果】敷藥1次當夜汗止者25例，當夜有效；2次汗止9例；連續貼2次不癒為無效，1例。總有效率為97.1%。（龐庚揚.中國民間療法，1996，4：34）

2. 外洗方可治氣虛汗出

【方法】黃耆、浮小麥、糯稻根各50g，加水5000ml，煎煮30分鐘，趁熱先薰後洗。（李馥媛.新中醫，1998，30(5)：42）

3. 斂汗湯治療小兒汗證130例臨床觀察

【斂汗湯】黃耆、百合各12g，浮小麥15g，煅牡蠣20g，麻黃根、白朮各12g，五味子、防風、地骨皮、竹葉、桔梗、大棗各5g。以上各味藥的劑量均7歲患兒的常規用量，可根據年齡及臨床情況適當調整。

辨證加減：表虛不固、自汗為主者重用黃耆、白朮，去地骨皮、竹葉；氣陰不足、盜汗為主者重用百合、五味子、地骨皮，去白朮、防風；伴煩躁不安者加燈心草；伴納差者加山楂、神麴。每日1劑，水煎，分3次溫服。用本方治療小兒

汗證效佳。（黃玲.黑龍江中醫藥，1997，3：37）

4. 桂枝加龍骨牡蠣湯治療心衰之汗證52例小結

【桂枝加龍骨牡蠣湯加減】煅龍骨30g，煅牡蠣30g，桂枝10g，白藥15g，生薑5片，大棗10枚，炙甘草5g。若汗出惡風甚者加仙靈脾10g，附子6g；伴盜汗者加益智仁10g，五味子10g；伴氣短乏力者加黨參20g，生黃耆50g；伴心悸失眠者如酸棗仁10g。每日1劑，水煎2次，取汁兌勻，分2次服用。

【結果】治癒30例，顯效18例，好轉3例，無效1例（患者因心衰死亡）。總有效率為98.1%。（駱新生.甘肅中醫，2001，14(6)：21）

失血總括

九竅出血名大衄，鼻出鼻衄腦如泉，耳目出血耳目衄，膚出肌衄齒牙宣，內衄嗽涎脾唾腎，咯心咳肺嘔屬肝，精竅尿血膀胱淋，便血大腸吐胃間。

註　九竅一齊出血，名曰大衄。鼻出血，曰鼻衄。鼻出血如泉，曰腦衄。耳出血，曰耳衄。目出血，曰目衄。皮膚出血，曰肌衄。齒牙出血，曰齒衄，又名牙宣。此皆衄血隨所患處而命名也。若從口出則為內衄，內衄出血，涎嗽出於脾，唾出於腎，咯出於心，咳出於肺，嘔出於肝，吐出於胃，尿血從精竅而出，淋血從膀胱而出。嘔吐之分，嘔則有上逆漉漉之聲，吐則無聲也。

● 失血死證

失血身涼脈小順，大疾身熱臥難凶，口鼻湧出而不止，大下潰腐命多傾。

註　大疾，脈大疾也。臥難，不能臥也。大衄、大下，血出如湧泉不止，內潰腐屍之氣，則命傾也。

● 失血治法

陽乘陰熱血妄行，血犯氣分不歸經，血病及腑滲入濁，由來臟病溢出清。熱傷失血宜清熱，勞傷理損自然平，努即內傷初破逐，久與勞傷治法同。

註　凡失血之證，陽盛乘陰，則血為熱迫，血不能安於

脈中而妄行氣分，不能回歸經脈也。若血病傷及於腑者，則血滲入腸胃濁道，上從咽出，下從二便而出也。血病傷及於臟者，則血溢出胸中清道，上從喉出，下從精竅而出也。夫血藏於臟內，行於脈中，軀殼之中不可得而見也。非有損傷，不能為病。而損傷之道有三：一曰熱傷，宜以清熱為主；一曰勞傷，宜以理損為主；一曰努傷，初宜以破逐為主，久亦宜以理損為主也。

犀角地黃湯：熱傷一切失血病，犀角地黃芍牡丹，胸膈滿痛加桃大，熱甚吐衄入芩連，因怒嘔血柴梔炒，唾血元參知柏煎，略加二冬嗽二母，涎壅促嗽鬱金丸。

[註] 熱傷一切失血之病，皆宜犀角地黃湯。若胸膈滿痛，是為瘀血，加桃仁、大黃。若吐血熱盛，加黃芩、黃連。因怒致吐血及嘔血者，加柴胡、炒梔。唾血加元參、黃柏、知母，咯血加天冬、麥冬，嗽血加知母、貝母。涎壅氣促，陣陣急嗽帶出血者，宜鬱金丸，方在後。

加味救肺飲加鬱金湯：勞傷吐血救肺飲，嗽血加調鬱金湯。形衰無熱氣血弱，人參養榮加麥良。

[註] 救肺飲，即虛勞門之加味救肺飲加調鬱金末也。若氣血虛弱不見火象，宜用人參養榮湯加麥冬也。

芎歸飲：飽食用力或持重，努破脈絡血歸芎，嘔血漉漉聲上逆，跌撲墮打有瘀行。

[註] 飽食用力，或因持重努傷脈絡，失血湧吐，宜用芎歸飲，引血歸經，及嘔血跌撲墮打，傷其脈絡，令人大吐者，亦皆宜之。其有瘀血者，或加大黃以下之，或加桃仁、紅花以破之，或加鬱金、黃酒以行之。

參地煎：參地衄吐血不已，熱隨血減氣隨亡，氣虛人參為君主，血熱為君生地黃。

[註] 參地煎，即人參、生地黃也。凡因熱傷衄、吐血不已者，則熱已隨血減，然氣亦隨血亡也。氣虛甚者，當倍人參為君。血熱者，宜倍生地為君。時時煎服自止也。

瀉肺丸：嗽血壅逆虛蘇子，積熱痰黃瀉肺丸，蔞仁半貝金

葶杏，三黃惟大有除添。

註 嗽血痰壅氣逆，形氣虛者，蘇子降氣湯降之，方見諸氣門。痰黃積熱，形氣實者，用瀉肺丸下之，即瓜蔞仁、半夏、浙貝母、鬱金、葶藶子、杏仁、黃連、黃芩、大黃也。惟大黃形氣實者加之，若形氣虛者，或大便溏瀉，則減去不用。

保肺湯：保肺肺癰吐膿血，白及薏苡貝金陳，苦梗苦葶甘草節，初加防風潰者參。

註 保肺湯，即白及、薏苡仁、貝母、金銀花、陳皮、苦桔梗、葶藶子、甘草節也。初起加防風，潰後加生黃耆、人參。

牛膝四物湯：尿血同出痛淋血，尿血分出尿血名，尿血精竅牛四物，淋血八正地金通。

註 淋血、尿血二證，若尿與血同出而痛，名曰淋血。尿與血分出，名曰尿血。尿血為精竅之病，用四物倍加牛膝。淋血為尿竅之病，用八正散，加木通、生地、鬱金治之。

珀珠散：尿血諸藥而不效，塊血竅滯莖急疼，珀珠六一硃砂共，引煎一兩整木通。

註 尿血一證，乃精竅為病，每次因忍精不洩，提氣採戰，或因老年竭欲而成。服諸藥不效者，所尿之血成塊，竅滯不利，莖中急疼欲死者，用珀珠散，日三服，每服三錢，引用整木通去粗皮黃色者，煎湯調服。其方即琥珀末一錢，珍珠末五分，硃砂末五分，飛滑石六錢，甘草末一錢，和勻，分三服。若其人大便結燥不通，以八正散加牛膝、鬱金下之。有熱尿澀，以導赤散加牛膝、鬱金清之。利後仍服此藥，自有奇功。

槐花散：便血內熱傷陰絡，風合腸風濕臟瘍，槐花側枳連炒穗，風加秦防濕楝蒼。

註 便血二證，腸風、臟毒。其本皆熱傷陰絡，熱與風合為腸風，下血多清；熱與濕合為臟毒，下血多濁。均宜槐花散，即炒槐花、炒側柏葉、醋炒枳殼、川黃連、炒荊芥

穗，為末，烏梅湯調服。腸風，加秦艽、防風。臟毒，加炒苦楝、炒蒼朮。若大腫大痛，大便不通，當以臟毒示潰之瘍治之，非臟毒下血之病也。

升陽去濕和血湯：便血日久涼不應，升補升耆蒼桂秦，歸芍丹陳二地草，熱加萸連虛人參。

註　便血日久，服涼藥不應，宜升補，用升陽去濕和血湯。即升麻、黃耆、蒼朮、肉桂、秦艽、當歸、白芍、牡丹皮、陳皮、生地、熟地、生甘草、炙甘草也。有熱，稍加吳茱萸、炒川連。虛加人參可也。

失血篇方藥的臨床新用

1. 生地大黃湯治療血證37例

【生地大黃湯加味】生地20g，大黃20g，仙鶴草20g，側柏葉15g，紫珠草15g，藕節15g，白茅根20g。肺熱壅盛合瀉白散、千金葦莖湯；陰虛肺燥合百合固金湯；熱入營血合犀角地黃湯；胃熱亢盛合瀉心湯；脾虛不攝合黃土湯；下焦濕熱合八正散等。

【治療結果】37例患者經治療後，33例出血均停止。總有效率為89.1%。（李雲委.中國中醫急症，2002，11(2)：140）

2. 養陰清肺湯治療支氣管擴張咯血25例小結

【臨床表現】反覆咯血史，或長期咳嗽，咯大量膿痰，咳嗽咯痰與體位改變有關，全身症狀有發熱、咽乾、鼻燥、乏力、食慾減退、消瘦等。

【方用養陰清肺湯】玄參20~30g，生地30~50g，天冬10~15g，甘草6g，白芍15~20g，牡丹皮15~20g，薄荷3~6g，浙貝母10~15g。水煎，2次溫服，每日1劑。

【加減法】咯血量較多者加川牛膝、白茅根、藕節；屬肝火犯肺而兼口苦、心煩者加龍膽草、生梔子；夾血塊者加田三七、茜草根、花蕊石；咳嗽較劇者加蘇子、瓜蔞、杏仁；氣陰耗傷較重者合生脈散。（呂敬江.等，湖南中醫雜誌，1994，3：35）

3.「三七」加味方治療熱證吐血

臨床主要特徵是吐血，血鮮紅或暗紫或血中夾雜食物殘渣。

(1) 三七10g，大黃6g，白及10g。共研細末，分兩次口服，用(2)方煎湯送服。

(2) 黃連16g，海螵蛸26g，生地黃26g，代赭石末26g，竹茹16g，甘草10g。煎兩次，早晚送服三七、大黃、白及末。

（邊軍偉.等，湖南中醫藥導報，1995：46）

4. 百合固金湯加十灰散治療肺結核出血20例

【基本方藥組成】百合10g，地黃20g，熟地30g，麥冬15g，玄參15g，川貝母10g，當歸10g，白芍10g，桔梗10g，甘草10g，大薊15g，小薊15g，荷葉炭10g，側柏葉15g，茅根20g，茜草根15g，大黃9g，梔子9g，棕桐皮15g，牡丹皮15g。反覆咳血量多者去桔梗加白及、阿膠、三七同服，5天為1療程。經1療程治療後血止者去十灰散，繼服百合固金湯加蛤粉、阿膠、三七治療。（李曙明.等，時珍國藥研究，1998，3：256）

消渴總括

試觀年老多夜尿，休信三消盡熱乾，飲多尿少渾赤熱，飲少尿多清白寒。

註 上消屬肺，飲水多而小便如常；中消屬胃，飲水多而小便短赤；下消屬腎，飲水多而小便渾濁，三消皆燥熱病也。然試觀年老好飲茶者，夜必多尿，則休信三消皆熱，而亦有寒者矣。飲水多，小便少而渾赤者屬熱，是火盛耗水而渾也。飲水少，小便多而清白者屬寒，是火虛不能耗水也。

● 消渴生死

三消便硬若能食，脈大實強尚可醫，不食舌白傳腫瀉，熱多舌紫發癰疽。

註 三消，飲水多不能食，若能食大便硬，脈大強實者，為胃實熱，下之尚可醫也。若不能食，濕多舌白滑者，病久則傳變水腫泄瀉。熱多舌紫乾者，病久則發癰疽而死也。

● 消渴治法

竹葉黃耆湯：便硬能食脈大強，調胃金花斟酌當，不食渴瀉白朮散，竹葉黃耆不瀉方，黃耆黃芩合四物，竹葉石膏減粳薑，氣虛胃熱參白虎，飲一溲二腎氣湯。

註　調胃，謂調胃承氣湯。金花，謂梔子金花湯。方俱在傷寒門，酌其所當用可也。不食而渴，已屬胃虛，兼之泄瀉，胃虛無熱矣。故用七味白朮散，方在虛損門。若不食而渴，亦不瀉者，是雖虛而猶有燥熱也，宜用竹葉黃耆湯，即黃耆、黃芩、當歸、川芎、白芍、生地、竹葉、石膏、人參、炙甘草、麥冬、半夏也。若氣虛胃熱盛者，宜用人參白虎湯。若下焦虛寒，飲一溲二者，宜用腎氣湯。

消渴篇方藥的臨床新用

1. 益氣養陰法治療消渴病50例

【自擬益氣養陰方】黃耆30g，黨參20g，山藥15g，天花粉25g，生地25g，麥冬15g，沙參15g，五味子15g，茯苓25g。每日1劑，煎汁250ml，早晚服。總有效率為90%。（趙玉春.等，長春中醫學院學報，1994，5：19）

2. 清肝瀉心消渴方治療2型糖尿病46例

【自擬清肝瀉心消渴方藥物組成】黃連9g，梔子9g，生地黃15g，麥冬12g，知母9g，百合9g，天花粉15g，柴胡6g。氣虛者加人參10g，黃耆30g；肺胃熱盛者加石膏30g；脾胃虛弱者加白朮12g，茯苓15g，生薑6g，大棗3枚；肝氣鬱結者加香附12g，鬱金12g；有瘀血者加丹參30g，桃仁12g，紅花12g；肝腎陰虛者加枸杞子12g，熟地黃15g。每日1劑，水煎服，分2次服用。總有效率為82.6%。（秦傳雲.等，河南中醫，2005，5：38）

3. 化濁益腎解毒湯主治消渴腎病30例研究

【化濁益腎解毒湯為基本方】生地20g，黃耆50g，土茯苓100g，大黃5g，丹參15g，車前子15g（布包），茯苓15g，牛膝15g，枸杞子30g，菟絲子15g，甘草5g。取上藥入沙鍋內加

水適量，武火燒開後文火煎20分鐘，取汁400ml，分早、午、晚飯後及睡前4次服用。每日1劑。同時口服洛汀新片10mg，每日1次。（馬影.吉林中醫藥，2005，2：10）

4. 俞天映老中醫自擬益氣生津補腎湯治療消渴病經驗談

俞老先生根據患者多屬腎陰不足、津氣兩虛的表現，自擬益氣生津補腎湯。

【方藥組成】黨參、熟地黃各20g，黃耆30g，山茱萸、山藥各12g，太子參、天花粉、麥冬、烏梅各15g，澤瀉、黃精、石斛、生甘草各10g。每日1劑，水煎分3次服下。

隨證加減：大便秘結，陽熱亢盛者，加大黃、石膏；血瘀明顯者，加當歸、桃仁、紅花、赤芍；陰虛火旺顯著者，去熟地，重用生地，加玄參。

【結果】本組26例中，經治療後18例症狀大部消除和減輕，血糖降至正常和基本接近正常，佔69%；6例好轉，血糖基本穩定，佔23%；2例無效。總有效率92%。（程鳳艷.新疆中醫藥，2004，5(22)：46）

5. 陰陽消渴丸治療糖尿病

【臨床資料】48例中男27例，女21例；最小年齡41歲，最大年齡76歲；病程最短者2年，最長者21年。

【藥物和服法】陰陽消渴丸是純中藥製劑，方為西洋參30g，黃耆30g，玉竹60g，黃連30g，山茱萸40g，烏梅肉30g，肉蓯蓉60g，金櫻子30g，天花粉60g，懷山藥60g等，共同碾碎如麵。水泛為丸，如梧桐子大。曬乾或烘乾後裝入清潔塑膠袋或玻璃瓶內備用，每次5粒，一日3次，溫開水送服，服藥期間停服其他藥物。

【治療結果】糖尿病療效評定標準：①臨床治癒：症狀消失，尿糖（－）或（±），血糖檢查2次均正常。②好轉：主要症狀及有關檢查情況均改善。③無效：臨床症狀及有關檢查無明顯改善。經用陰陽消渴丸治療1個療程（1個月），痊癒者29例（佔60.42%）；2個療程（2個月），痊癒者10例（佔20.84%）；3個療程（3個月），痊癒者7例（佔

14.54%）；無效2例（佔4.2%）。總有效率95.8%。（周卿孚.等，河南醫藥信息，1994，8：2－8）

| 卷四十一 |

● **神之名義**

形之精粹處名心，中含良性本天真，天真一氣精神祖，體是精兮用是神。

註　動植之物，一有其形，則形之至精、至粹之處，即名曰心。動物之心者，形若垂蓮，中含天之所賦、虛靈不昧之靈性也。植物之心者，即中心之芽，中含天之所賦、生生不已之生意也。此形若無此心，則形無主宰，而良性、生意亦無著落矣。此心若無良性、生意，則心無所旋用，不過是一團死肉，一枯草木之芽耳。蓋人雖動物之貴，而其中含良性與一切動物皆同，本乎天真也。天真之氣，分而言之為精、氣、神。故曰：以精為體，以神為用也。合而言之，渾然一氣，故曰：天真一氣，精神之祖也。

● **神之變化**

神從精氣妙合有，隨神往來魂陽靈，並精出入陰靈魄，意是心機動未形，意之所專謂之志，志之動變乃思名，以思謀遠是為慮，用慮處物智因生。

註　魂，陽之靈，隨神往來。魄，陰之靈，並精出入。蓋神機不離乎精氣，亦不雜乎精氣，故曰：妙合而有也。故指神而言，則神超乎精氣之外，指精氣而言，則神寓乎精氣之中。意者，心神之機，動而未形之謂也。志者，意所專注也。思者，志之變動也。慮者，以思謀遠之謂也。智者，以慮處物之謂也。此皆識神變化之用也。

● **五臟神情**

心藏神兮脾意智，肺魄肝魂腎志精，氣和志達生喜笑，氣

暴志憤恚怒生。憂思繫心不解散，悲哭哀苦悽然情，內生懼恐求人伴，外觸駭然響動驚。

[註] 五臟所藏七神：心藏神，脾藏意與智，肺藏魄，肝藏魂，腎藏精與志也。五臟所生七情：心生喜，肝生怒，脾生憂、思，肺生悲，腎生恐也。氣和則志達，故生喜笑。氣暴則志憤，故生恚怒。繫心不解散，故生憂思。淒心則哀苦，故生悲哭。內恐外觸非常事物，故生恐懼驚駭也。

● 神病治法

硃砂安神丸：內生不恐心跳悸，悸更驚惕是怔忡，善忘前言曰健忘，如昏似慧恍惚名，失志傷神心膽弱，痰飲九氣火相乘，清熱朱連歸地草，餘病他門治法精。

[註] 驚悸、怔忡、健忘、恍惚、失志、傷神等病，皆因心虛膽弱，諸邪得以乘之。心氣熱者，先用硃砂安神丸以清之。其餘虛實諸邪，則當與虛損、九氣、癲癇、痰飲等門合證揀方，自有效法之處。

仁熟散：恐畏不能獨自臥，膽虛氣怯用仁熟，柏仁地枸味萸桂，參神菊殼酒調服。

[註] 恐畏不能獨自臥者，皆因氣怯膽虛也。仁熟散，即柏子仁、熟地黃、枸杞子、五味子、山茱萸、桂心、人參、茯神、菊花、枳殼，為末，老酒調服也。

神志病篇方藥的臨床新用

1. 桂枝龍骨牡蠣湯治驚恐症驗案

孫某，女，29歲，自述腰痛、全身乏力、心慌氣短、夜寐不安、多夢易驚、白帶增多、不思飲食，經多方求醫服用鎮靜安眠之中西藥物頗多，均無效而前來我院就診。余觀其面黃肌瘦、少氣懶言，問其病史便淚流滿面，言丈夫去世半年，近月餘夜間夢與丈夫交歡如前，稍有聲音即驚恐不已，醒則白帶濕衣，夜夜如此，晝則全身乏力、心慌氣短。

心電圖正常，診其脈沉細微，舌質紅無苔，投歸脾湯3劑未見明顯好轉。二診以桂枝龍骨牡蠣湯加山藥30g服上藥自覺

症狀好轉，但仍有夢交和白帶，驚恐較前大減，仍按原方再服5劑，病已告癒，隨訪至今未復發，身體恢復正常。（王義忱.北京中醫，1999，4：36）

2. 大補元煎治療驚恐16例臨床小結

劉某，男，28歲。恐懼心理不時侵襲，伴身倦乏力，頭重腳輕，多有惡夢，脫髮，健忘，驚悸，食慾不振。望其面色蒼白，精神萎頓，舌質稍暗，苔薄白，脈細。方用大補元煎合保湯，加酸要仁治之。

【處方】 熟地黃10g，山藥20g，山茱萸15g，杜仲15g，肉桂10g，甘草6g。7劑，文火久煎，每日服3次。

【結果】 有效率100%。（胡敏捷.甘肅中醫，1999，5(9)：23）

3. 驚悸治法新探

驚悸病因病機不外乎與心虛膽怯，心血不足，心腎衰弱，水飲內停，瘀血阻絡等因素有關。筆者從「血虛與痰火互結」論治，以經典名方百合地黃湯、溫膽湯、甘麥大棗湯合為基本方加味，滋陰養血，清心化痰，鎮驚安神，獲效殊佳。

王某，女，48歲。鬱悶寡言，每夜陽惡夢驚醒，全身汗出，頭痛眩暈，不思飲食，膽怯易驚，煩躁易怒，多方醫治無效。現患者面帶倦容，兩頰潮紅，雙目呆滯，皮膚乾燥，思維、記憶及反應尚可。口乾口苦，腹脹納差。舌質紅、苔黃厚膩，脈浮細軟。證屬鬱久生熱，陰液暗耗，濁痰濕久阻上擾神明。擬養陰潤燥補虛清熱，化痰清心，鎮驚安神。

【處方】 百合30g，茯苓、龍骨、牡蠣、酸棗仁、夜交藤、焦三仙、生地、熟地各20g，竹茹15g，枳實、製半夏、陳皮各6g，石菖蒲、鬱金各10g，浮小麥50g，生甘草、膽南星、遠志、生大黃、龜板膠（烊化）、阿膠（烊化）、五味子各10g，川黃連5g，大棗5枚。試服5劑。每日1劑，每劑兩煎，兌勻，日服5次。服後，煩熱失眠有所減輕，舌苔稍黃質紅，脈細軟。上方去焦三仙、川黃連、膽南星，加製首烏、珍珠

母各20g。前後共服藥20餘劑，調理治療1月餘，恢復如常人，至今未發。（張忠平.陝西中醫，2003，2(24)：189）

4. 鈎藤飲治療小兒夜啼症30例

30例患兒均是白天正常，夜間啼哭或定時啼哭，夜夜如是。辨證以心熱、驚恐、食積氣滯三型最為常見，而且三型之間交互兼扶。

【鈎藤飲方】鈎藤6g，蟬蛻6g，木香3g，枳殼3g，檳榔3g，雞內金3g，珍珠母30g，夜交藤10g。

加減法：心熱型，加川黃連0.5~1g，淡竹葉3g；驚恐型加僵蠶3g，煅龍骨、煅牡蠣各15g；食積氣滯型，加穀麥芽（各）1g。一般每日1劑，分2~3次服用。總有效率96.7%。（蔡寅壽.江蘇中醫，1995，9：20）

癲癇總括

經言癲狂本一病，狂乃陽邪癲是陰。癲疾始發意不樂，甚則神癡語不倫。狂怒凶狂多不臥，目直罵詈不識親。癇發吐涎昏噤倒，抽搐省後若平人。

[註] 李時珍曰：經有言癲狂疾者，又言癲疾為狂者，是癲狂為兼病也。邪入於陽者狂，邪入於陰者癲。蓋癲疾始發，志意不樂，甚則精神呆癡，言語不倫，而睡如平時，以邪並於陰也。狂疾始發多怒不臥，甚則凶狂欲殺，目直罵詈，不識親疏，而夜多不臥，以邪並於陽也。然俱不似癇疾發則吐涎神昏卒倒無知，口噤牙緊，抽搐時之多少不等，而醒後起居飲食皆若平人為別也。癇雖分而為五，曰雞、馬、牛、羊、豬名者，以病狀偶類故也。其實痰、火、氣、驚、四者而已，所以為治同乎癲狂也。

三聖散　青州白丸子　滾痰丸　遂心丹　礬鬱丸　控涎丹　抱膽丸　鎮心丹：

癲狂癇疾三聖吐，風痰白丸熱滾痰，痰實遂心氣礬鬱，痰驚須用控涎丹，無痰抱膽鎮心治，發灸百會自然安，初發皂角灌鼻內，涎多欲止點湯鹽。

[註] 癲狂癇疾初起多痰者，先以三聖散吐之。風盛有痰

者，用青州白丸子，熱盛有痰者，用礞石滾痰丸。痰而形氣實者用遂心散，甘遂，硃砂、豬心也。痰而兼氣鬱者用礬鬱丸，白礬、鬱金也。痰而兼驚者用控涎丹。無痰而驚悸者用鎮心丹、抱膽丸。皆成方也。癇病發時灸百會，不拘壯數，以蘇為止。再發再灸，以癒為度。初發用皂角汁灌鼻內，其風涎即從鼻口中涕唾而出，若蘇後其涎不止，以鹽湯服之自止。

癲癇篇方藥的臨床新用

1. 中醫埋線治療癲癇85例療效觀察

【取穴】以督脈穴為主，取風府、大椎、陶道、心俞、腰奇、鳩尾。

【操作方法】常規消毒後，在穴位兩側1.5~3cm處局麻，用持針器夾住帶羊腸線的三角針，由局麻一點穿過穴位，由另一局麻點穿出，多次來回牽拉羊腸線，使穴位產生麻脹感，然後緊貼皮膚剪斷羊腸線，放鬆皮膚，輕輕揉按局部，使羊腸線完全埋入皮下組織，留在體內部分力求長些，不得外露。用酒精棉球蓋針眼，並敷蓋消毒紗布，用膠布固定2天即可。

【療效標準】埋線6~7次後進行療效評定。

痊癒：腦電圖複查無異常改變，停服藥物，經埋線治療半年以上，且停止治療2年以上未發作者；

基本痊癒：腦電圖複查無異常改變，埋線後基本控制，偶因勞累、生氣或其他原因發作1次，症狀較前明顯好轉，再經埋線又被控制者；

有效：腦電圖複查偶有異常改變，埋線後發作次數減少，症狀減輕，但未能完全控制發作者。

【治療結果】本組患者一共85例，痊癒46例，佔54.11%；基本痊癒30例，佔35.29%；有效9例，佔10.6%。總有效率達100%，治癒率為89.4%。（陶俊艷.等．內蒙古中醫藥，1987，10：14）

2. 夏星磁顆粒劑治療原發性癲癇大發作（風痰型）的臨床觀察

夏星磁顆粒劑由薑半夏、膽南星、竹茹、地龍、磁石、茯苓等13味中藥組成。由本院製劑室配製。

服用夏星磁顆粒每次4g，每日3次，4週為1療程，2個療程之間休息1週，所有病例均觀察3個療程，效果滿意。（劉松青.湖南中醫學院學報，1994，4(14)：34）

3. 「抗癇寧」治療癲癇病

【藥物配製】全蠍，麻黃，鉤藤，蒼朮，牛膝，乳香，沒藥，僵蠶，甘草，馬錢子。上藥各等份研末過篩煉蜜為丸，每丸1.5g重。

【功效】鎮肝息風，行氣活血，化痰止痙。

【適應證及加減法】此方針對肝火痰熱型的療效最為顯著。若屬肝腎陰虛型則加枸杞子、白芍，脾虛痰盛型加懷山藥、天竺黃。

【用法】應根據患者年齡大小、病情輕重而定。一般成人每次最大量不超過2g，每天量不超過4g，兒童每次量不超過1.5g，每日量不超過3g。1個月為1療程，一般治療1~2個療程明顯見效。（何秀榮.北京中醫藥大學學報，1994，17：3）

4. 「神四針」、「頂三針」治療癲癇25例

【治療方法和療效標準】對「神四針」和「頂三針」施刺10次為1個療程，每天1次，每次35~40分鐘，中間運針2~3次，每個療程之間休息3~5天。

6個療程內，一切症狀全部消失，並觀察5個月內未見復發，定為痊癒；經6個療程後，症狀已消失，但5個月內有復發現象定為好轉；在6個療程後，先後無變化，或變化不大，症狀減輕，發作減少，停止治療作為無效統計。

【治療效果】25例病患中，經6個療程後痊癒19例，佔76%；好轉，4例，佔16%；無效2例，佔8%。總有效率為92%。（劉永久.遼寧中醫雜誌，1994，3(21)：3）

5. 辨證取穴治療癲癇52例

【一般資料】52例癲癇病人其中男性患者21例，女性31例，年齡最大者57歲，最小者12歲，平均年齡37.8歲。病史為6個月至10年，其中2年以上者45例，佔86.3%。有20例病人在來筆者處就診前，一直服用抗癲癇藥，在其針刺治療期間及療效觀察期間，均遵余囑停用或減少了服藥劑量。

【治療方法】52例病人中，大部分病人在癲癇發作前有胸悶、氣逆上衝、頭暈、心悸等先兆症狀，繼而跌仆倒地、意識喪失、兩眼上翻、口吐白沫、肌肉僵直、四肢抽搐，持續數分鐘不等，醒後對發作過程不能回憶，並感到頭昏頭痛，疲倦乏力；或無先兆症，僅表現為突然短暫的意識喪失，動作中斷、兩目直視、呆立不動、手中持物脫落，呼之不應，持續數十秒至二三分鐘不等，發作後仍能繼續進行原來的動作。但這些病人在發作間隙期，並不是所謂的「醒後如常人」而是均有主訴，且表現出的臨床症狀各不相同。

余根據他們在發作間隙期的不同的主訴和表現，按中醫理論進行辨證歸類，分成氣鬱痰結型（29例）、心胃火熱型（7例）、清陽不升型（4例）和瘀血內阻型（12例）等4種類別，然後依證選穴，施以針刺治療。

【治療結果】顯效（治療後不用抗癲癇藥，連續3個月以上未再發作者）20例，佔總治療人數的30.5%；有效（治療後抗癲癇藥減半量或減3/4量，或者發作頻率及發作持續時間明顯減少者）25例，佔48.1%；無效（發作頻率及持續時間減少不明顯，或抗癲癇藥劑量不能減少1/2以上者）7例，佔13.5%。總有效率為86.5%。療程最長者針刺40次，最短者10次，平均針刺25次。（尹鋼林.湖南中醫學院學報，1994，14：3）

6. 柴胡加龍骨牡蠣湯治療癲癇10例

【治療方法】柴胡25g，薑半夏30g，黨參、黃耆、桂枝、生薑、茯苓、大棗各15g，龍骨、牡蠣各30g，大黃（後下）10~20g，鉛丹（包煎）5g。每日1劑，水煎服。兒童用量酌減。

【治療結果】6年以上未發作者2例，2年以上未發作者6例，1年後復發作，服上方仍有效者21例；服藥後1天發作停止5例，2天發作停止3例，3天發作停止2例；服藥最少12劑，最多16劑，平均13劑。（王錫偉.國醫論壇，1994，6：97）

諸氣總括

寒氣　炅氣　喜氣　怒氣　勞氣　思氣　悲氣　恐氣　驚氣：一氣觸為九寒炅，喜怒勞思悲恐驚。寒收外束腠理閉，炅泄內蒸腠理通，喜則氣緩虛極散，勞耗思結氣難行，怒氣逆上甚嘔血，下乘脾虛飧瀉成，恐則氣下傷精志，驚心無倚亂怔忡，悲消榮衛不散布，壯行弱著病叢生。

註　一氣流行不為邪觸，何病之有？若為寒觸，外束皮膚，腠理閉、其氣收矣，即寒病也。炅火也。若為火觸，熱蒸汗出，腠理開，其氣泄矣，即暑病也。若為喜觸，喜則氣和志達，其氣緩矣。素中虛極者，緩則氣散，即暴脫也。若為勞觸，勞則喘息，且汗出，其氣耗矣，即勞倦也。若為思觸，心有所存，氣留不行，其氣結矣，即鬱氣也。若為怒觸，怒則氣逆甚嘔血，其氣上矣。上極而下乘脾之虛，則為飧泄也。若為恐觸，恐則精卻傷精志，其氣下矣。若為驚觸，心無所依，神無所歸，慮無所定，其氣亂矣。怔忡心動，不安之病也。若為悲觸，心肺氣戚，榮衛不散，其氣消矣。凡此九氣叢生之病，壯者得之氣行而癒，弱者得之氣著為病也。

● 諸氣辨證

短氣氣短不能續，少氣氣少不足言，氣痛走注內外痛，氣鬱失志怫情間，上氣氣逆蘇子降，下氣氣陷補中宣，臭甚傷食腸胃鬱，減食消導自然安。

註　短氣者，氣短而不能續息也；少氣者，氣少而不能稱形也，皆為不足之證。氣痛者，氣為邪阻，氣道不通，或在經絡，或在臟腑，攻衝走注疼痛也。上氣乃濁氣上逆，下氣為清氣下陷。氣鬱者，或得於名利失志，或得於公私怫情，二者之間也。濁氣上逆，蘇子降氣湯。清氣下陷，補中

益氣湯，甚者加訶子、五味子。然清氣下陷，下氣不甚臭穢，惟傷食下氣，其臭甚穢，乃腸胃鬱結，穀氣內發，而不宣通於腸胃之外。鬱在胃者，上噫氣也；鬱在腸者，下矢氣也。補中益氣湯，方見內傷門。

● **諸氣治法**

寒熱熱寒結者散，上抑下舉驚者平，喜以恐勝悲以喜，勞溫短少補皆同。

註 寒者熱之，麻黃、理中是也。熱者寒之，白虎、生脈是也。結者散之，越鞠解鬱是也。上者抑之，蘇子降氣是也。下者舉之，補中益氣是也。驚者平之，鎮心、妙香是也。喜以恐勝，悲以喜勝，以情治情是也。勞者溫之，短氣、少氣者補之，保元、四君是也。

木香流氣飲： 木香流氣調諸氣，快利三焦榮衛行，達表通裡開胸膈，腫脹喘嗽氣為疼，六君丁皮沉木桂，白芷香附果蘇青，大黃枳朴檳蓬朮，麥冬大腹木瓜通。

註 木香流氣飲，調治一切諸氣為病。其功能快利三焦，通行榮衛，外達表氣，內通裡氣，中開胸膈之氣，其水腫脹滿，氣壅喘嗽，氣痛走注，內外疼痛，並皆治之。即人參、白朮、茯苓、炙甘草、橘皮、半夏、丁皮、沉香、木香、中桂、白芷、香附、草果、蘇葉、青皮、大黃、枳殼、厚朴、檳榔、蓬朮、麥冬、大腹皮、木瓜、木通也。

分心氣飲： 分心氣飲治七情，氣滯胸腹不流行，正減芷朴通木附，麥桂青桑檳殼蓬。

註 分心氣飲，治七情氣滯，胸腹之病。正者，謂藿香正氣散也。正減者，謂即藿香正氣散方減白芷、厚朴，加木通、木香、香附、麥冬、官桂、青皮、桑皮、檳榔、枳殼、蓬朮也。

蘇子降氣湯　越鞠湯： 蘇子降氣氣上攻，下虛上盛氣痰壅，喘咳涎嗽胸膈滿，氣秘氣逆嘔鮮紅，橘半肉桂南蘇子，前朴沉歸甘草同。鬱食氣血痰濕熱，越鞠蒼梔麴附芎。

註 蘇子降氣湯，治下虛上盛，氣壅上攻，喘咳涎嗽，

胸膈滿悶，氣秘便難，氣逆嘔血，即橘皮、半夏、肉桂、南蘇子、前胡、厚朴、沉香、當歸、甘草也。越鞠湯治六鬱，食鬱、氣鬱、血鬱、痰鬱、濕鬱、熱鬱，即蒼朮、山梔、神麴、香附、川芎也。夫氣鬱之病若久，必與血、痰、濕、熱、飲、食相合，故治鬱之方，可治氣鬱也。其氣實者加木香，氣虛者加人參，血實者加紅花，血虛者加當歸，痰多者加半夏，濕多者加白朮，熱多者加黃、連，飲多者加茯苓，食多者加麥蘖，在臨證者消息耳。

四七湯：四七七氣鬱生痰，梅核吐咯結喉間，調和諸氣平和劑，半苓厚朴紫蘇煎，快氣摘草香附入，婦人氣病效如仙，惡阻更加芎歸芍，氣痰濁帶送白丸。

[註] 四七湯，治七情過節，七氣病生，鬱結生痰，如絮如膜，凝結喉間，咯之不盡，咽之不下，名曰梅核氣。日久不癒，變生噎膈，上吐涎沫，下秘二便也。宜用此平和之劑，即半夏、茯苓、厚朴、紫蘇葉也。胸腹中氣不快，加橘皮、甘草、香附，亦治婦人一切氣病。婦人有孕喜吐者，名曰惡阻，更加川芎、當歸、白芍。婦人肥白，多痰氣鬱，有白濁帶下者，亦以本方送青州白丸子可也。

鎮心丹　妙香散：驚實鎮心朱齒血，驚虛妙香木麝香，山藥茯神參耆草，硃砂桔梗遠苓菖。

[註] 心氣實病驚者，宜用鎮心丹，即硃砂、龍齒末等份，豬心血為芡實大丸，每服三丸，麥冬湯下。心氣虛病驚者，宜用妙香散加石菖蒲，即木香、麝香、山藥、茯神、人參、黃耆、炙甘草、硃砂、桔梗、遠志、茯苓、石菖蒲也。

遺精總括

不夢而遺心腎弱，夢而後遺火之強，過欲精滑清氣陷，久曠溢瀉味醇傷。

[註] 不夢而遺，謂無所感於心而自遺，則為心腎虛弱不固也。夢而後遺，謂有所感於心，相火熾而強迫之，則為二火之強不固也。或過欲之人，日慣精滑，或清氣不足，下陷不固，或久曠之人，精盛溢瀉，或醇酒厚味，火強不固，皆

為是病也。

龍骨遠志丸　坎離既濟湯　封髓丹：心腎虛弱朱遠志，龍骨神苓菖蒲參，久曠火旺地知柏，胃虛柏草縮砂仁。

註　龍骨遠志丸，治心腎虛弱，不夢而遺者，即龍骨、硃砂、遠志、茯神、茯苓、石菖蒲、人參也。坎離既濟湯，治夢而後遺，火強久曠者，即生地、黃柏、知母也。若胃虛食少便軟，則不宜生地、知柏，恐苦寒傷胃，故宜封髓丹，即黃柏、甘草、縮砂仁也。

補精丸：精出不止陽不痿，強中過補過淫成，久出血痛形羸死，或發消渴或發癰，陽盛坎離加龍骨，實熱解毒大黃攻，調補骨脂韭山藥，磁石蓯蓉參鹿茸。

註　精出不止，陽強不倒，名曰強中。此病皆因過服房術中補藥，或貪淫過慾而成也。若不急治，日久精盡，陽強不化，迫血而出，疼痛不已，形羸而死。或不即死，亦必發消渴、大癰也。陽盛陰虛者，宜大劑坎離既濟湯，加生龍骨清而補之。形實熱盛者，宜黃連解毒湯，加大黃先攻其熱可也。病後熱去，調理宜補精丸，即補骨脂、韭菜子、山藥、磁石、肉蓯蓉、人參、鹿茸也。

遺精篇方藥的臨床新用

1. 八子黃耆湯治療遺精50例

[治療方法]八子黃耆湯：金櫻子15g，蓮子心、韭菜子、菟絲子、沙苑子、芡實各12g，女貞子、枸杞子各15g，黃耆20g。水煎服，每天1劑，日服3次。若氣虛甚者加黨參20g，白朮15g，腎陽虛甚者加巴戟天15g，肉蓯蓉15g；腎陰虛者加熟地20g，山藥15g；心火亢盛和黃連5g；肝鬱者加柴胡15g，川楝子10g。服藥期間，清心寡慾，起居有常。忌食辛辣、菸酒、綠豆、白蘿蔔等。30天為1個療程。

[治療結果]治療50例中，治癒25例，好轉22例，無效3例。總有效率為94%。療程最短25天，最長60天，平均32天。

（姬雲海.江西中醫藥，1996，27：6）

2. 固腎健中湯治療遺精34例

【治療方法】採用固腎健中湯治療。

【方藥組成】人參、熟地各20g，鎖陽、芡實、桑螵蛸、金櫻子各15g，生龍骨30g，茯神10g，遠志6g。煎服法：上方加水500ml，煮至200ml，3煎合計，分3次服，每天1劑。30天1個療程，治療1~2個療程。

【治療結果】近期治癒16例，顯效12例，有效3例，無效3例。（張劍.四川中醫，2005，23：1）

3. 龍骨薜荔山莓湯治療遺精36例報告

【治療方法】「龍骨薜荔山莓湯」組成及煎服法：龍骨50g，薜荔果25g，山莓果25g，芡實15g，金櫻子15g，黃耆25g，菟絲子、桑螵蛸、五味子、蓮子各15g，知母、黃柏各10g，水煎服，每日1劑。若氣虛甚者加黨參、白朮；腎陰虛甚者加巴戟天、肉蓯蓉；腎陽虛者加熟地、山藥；心火亢盛者加黃連；肝鬱者加柴胡、合歡花；濕熱者加車前子、萆薢。服藥期間，清心寡慾，起居有常，忌食辛辣、菸酒刺激之品。10天為1個療程，治癒後再服1個療程，以鞏固療效。

【治療效果】經1個療程治癒8例，2個療程治癒17例，3個療程治癒6例，好轉5例。治癒率86.1%，好轉率13.9%，總有效率100%。（鄧平薈.中國性科學，2005，7：14）

4. 秘精煎治療遺精58例

【治療方法】人參30g，金櫻子30g，芡實30g，遠志10g，炒山藥15g，炒酸棗仁30g，五倍子15g，茯苓30g，五味子5g，每日1劑，水煎分2次服，連服20劑為1個療程。每個療程間隔5~7天。腎虛不固，封藏失職者，加枸杞子、鹿角膠、肉桂、杜仲；勞傷心脾，氣不攝精者加黃耆、炒白朮；心腎不交，相火妄動者，加肉桂、黃連；濕熱下注，擾動精室者，加萆薢、黃柏、澤瀉。

【療效標準及治療效果】遺精每月不超過2次，臨床症狀消失為痊癒；遺精每月3~4次，臨床症狀改善者為有效；治療前後無明顯改善者為無效。

【結果】痊癒46例，有效8例，無效4例。總有效率93.1%。（朱德梓.山東中醫雜誌，1995，14：10）

5. 針刺會陰穴治療頑固性遺精23例體會

【治療方法】取穴會陰。操作：先令病人平臥，找準穴位後行穴部常規消毒，用28號2.5寸針直刺入穴，深刺1.5~2寸，不提插，視病情程度及治療情況決定捻轉力度。一般多單方向捻針以加強刺激，刺激強度以患者最大忍耐度為限。留針30分鐘，隔5~10分鐘捻針1次，每日或隔日治療一次。

【治療結果】本組23例患者全部治癒。經針刺後，患者遺精停止或遺精次數減少至每月2次以下，且伴隨症狀消除。多數患者經3~5次即可治癒，最少的治療1次而癒，最多者治療9次。（劉吉.河南中醫藥學刊；1994，9：5）

濁帶總括

濁病精竅尿自清，穢物如膿陰內疼，赤熱精竭不及化，白寒濕熱敗精成。

註 赤多屬熱，亦有濁帶日久，精竭陽虛，不及化白而屬寒者，白多屬寒，亦有敗精濕熱釀成腐化，變白而屬熱者。是則不可概以寒熱論赤白也。

清心蓮子飲　萆薢分清飲　珍珠粉丸：獨熱清心蓮子飲，寒痹菖烏益草苓，濕熱珍珠炒薑柏，滑黛神麴椿蛤同。

註 赤濁帶下屬熱者，宜用清心蓮子飲，方在淋門。白濁帶下屬寒者，宜用萆薢分清飲，即萆薢、菖蒲、烏藥、益智、甘草、茯苓也。赤白濁帶下屬濕熱者，宜用珍珠粉丸，即炒黑薑、炒黃柏、滑石、青黛、炒神麴、炒椿皮、蛤粉也。

黑錫丹：黑錫上盛下虛冷，精竭陽虛火上攻，上壅頭痛痰氣逆，下漏濁帶白淫精，骨脂茴香葫蘆巴，肉蔻桂附木金櫻，沉香陽起巴戟肉，硫鉛法結要研明。

註 赤白濁帶下屬虛寒者，及虛陽上攻，頭痛喘嗽，痰壅氣逆，俱宜黑錫丹。即補骨脂、小茴香、葫蘆巴、肉蔻、附子、肉桂、木香、金櫻子、沉香、陽起石、巴戟天、硫

黃、黑鉛也。

濁帶篇方藥的臨床新用

1. 白濁辨治四法

【健脾益氣化濁】藥用黃耆、黨參、茯苓各10g，白朮6g，葛根10g，雞內金3g，薏苡仁10g，柴胡3g，山藥6g，甘草3g。

【清熱化濕導濁】藥用萆薢30g，黃柏10g，石菖蒲15g，茯苓20g，梔子15g，木通15g，滑石30g，牛膝15g，茵陳15g，知母10g，淡竹葉10g，甘草5g。

【溫陽補腎固精】藥用仙茅10g，仙靈脾15g，熟地15g，棗皮10g，韭菜子10g，菟絲子10g，益智仁10g，烏藥10g，枸杞子15g，山藥15g，煅龍骨、煅牡蠣各25g。

【滋陰降火攝精潛陽】知母10g，黃柏10g，生地20g，山藥15g，棗皮10g，澤瀉15g，地骨皮10g，龜板15g，牛膝15g，天冬15g，蓮心5g，淡竹葉10g，生石決明30g，生甘草6g。

（肖功才.湖南中醫雜誌，1995，11(2)：39）

2. 小便白濁方治療慢性前列腺炎56例

【方劑組成】生黃耆15g，山茱萸15g，生山藥15g，生龍骨15g，生牡蠣15g，生白芍12g，桂枝尖9g，生地黃9g，甘草5g。尿頻、尿急、排尿灼熱感重者加桑螵蛸、益智仁；陽痿者加補骨脂、巴戟天；前列腺硬者加桃仁、王不留行；病久者加蜈蚣等。每日1劑，水煎服。15天為1療程。局部溫水坐浴，每日2次，每次20分鐘。

【結果】有效率為92.86%。（楊嘉鑫.江蘇中醫，1997，18(9)：17）

痰飲總括

陰盛為飲陽盛痰，稠獨是熱沫清寒，燥少沾黏咯不易，濕多易出風掉眩，膈滿嘔吐為伏飲，支飲喘咳腫臥難，飲流四肢身痛溢，嗽引脇痛謂之懸，痰飲素盛今暴瘦，瀝瀝聲水走腸間，飲留肺胸喘短渴，在心下悸背心寒。

註 飲則清稀，故為陰盛。痰則稠濁，故為陽盛。稠濁，是熱痰屬心也。沫清，是寒痰屬腎也。少而沾黏略不易出，是燥痰屬肺也。多而易出，是濕痰屬脾也。搐搦眩暈，是風痰屬肝也。膈上痰滿，嘔吐痰涎，此飲留於膈間，名曰伏飲也。喘咳面腫不得臥，此飲留於肺，名曰支飲也。飲流四肢，身體重痛，此飲留於體，名曰溢飲也。咳嗽引脇疼痛，此飲留於脇下，名曰懸飲也。素盛今瘦，瀝瀝有聲，水走腸間，此飲留於腸胃，名曰痰飲也。凡飲留於胸肺，則喘滿短氣而渴。飲留於膈下，則心下悸或背心寒冷也。

二陳湯　燥痰湯：諸痰橘半茯苓草，惟有燥者不相當，風加南星白附子，熱加芩連寒桂薑，氣合四七鬱香附，虛人參朮濕入蒼；燥芩旋海天冬橘，風消枳桔貝蔞霜。

註 諸痰謂一切痰，皆宜二陳湯治之。即橘紅、半夏、茯苓、甘草也。因有芩、半，性過滲燥，故與燥痰不相當也。依本方風痰加南星、白附子，熱痰加黃芩、黃連，寒痰加乾薑、肉桂，氣痰加厚朴、蘇葉即是合四七湯也，因鬱生痰加香附，氣虛有痰加人參、白朮即六君子湯也，濕痰加蒼朮。燥痰宜用燥痰湯，即枯黃芩、旋覆花、海石、天冬、橘紅、風化芒硝、枳殼、桔梗、貝母、瓜蔞霜也。

茯苓指迷丸：茯苓風消枳殼半，痰飲平劑指迷丸，寒實瓜蒂透羅治，熱實大陷小胃丹。

註 指迷丸，治一切痰飲平和之劑，即茯苓、風化芒硝、枳殼、半夏也。痰飲寒實者，用瓜蒂散吐之，或用透羅丹下之。熱實者，在膈上用大陷胸湯、丸，在三焦用小胃丹攻之。

半夏茯苓湯加丁香湯　越婢加朮湯：流飲控涎苓桂治，伏飲神佑半苓丁，支飲葶藶懸十棗，溢飲越朮小青龍。

註 留飲者，謂一切飲留於上下、內外也。實者用控涎丹攻之，虛者用苓桂朮甘湯溫之。伏飲實者用神佑丸，虛者用半夏三錢、茯苓二錢、丁香一錢、生薑三錢，煎服治之，即半夏茯苓湯加丁香也。支飲用葶藶大棗湯，懸飲用十棗湯

治之。溢飲有熱者用越婢加朮湯，即麻黃、石膏、甘草、生薑、大棗，加蒼朮也。有寒者用小青龍湯治之。

痰飲篇方藥的臨床新用

1. 苓桂朮甘湯治療痰飲證體會

【治療方法】茯苓20g，桂枝9g，白朮10g，炙甘草6g。

加減：兼陽虛加製附片10g（先煎），去桂枝加肉桂9g；氣虛加黨參15g，炙黃耆24g；中氣下陷加炙黃耆30g，柴胡6g，升麻6g；胃脘痛加廣木香8g，元胡10g；泄瀉加扁豆10g，白豆蔻9g（後下），藿香6g（後下）；氣滯加厚朴8g，蒼朮8g；食滯加焦山楂15g，雞內金10g，枳實8g；咳喘加杏仁10g，法半夏10g，蘇子8g，川貝8g（研末另沖）；尿短少加白前10g，澤瀉10g。

【治療結果】治療痰飲證40例，均取得較好療效。（秦火印.江西中醫藥，1996，27(4)：44）

2. 培元固本湯治療痰飲200例

【培元固本湯組方】生曬參（另煎）10g，炙黃耆15g，桂枝12g，熟附子（先煎）6g，白芍12g，茯苓12g，炒白朮10g，製半夏12g，陳皮12g，甜杏仁10g，射干12g，冬蟲夏草6g，蛤蚧6g，懷山藥12g，枸杞子15g，丹參15g，生山楂15g，炙甘草9g。兼胸悶、心悸、胸疼加全瓜蔞15g，薤白12g，香櫞12g；痰多加白前12g，川貝母12g，紫菀10g，款冬花10g。亦可服橘紅丸；陰虛明顯去附子，加百合15g，加服六味地黃丸；口唇、顏面青紫、喘息明顯加地龍6g，桃仁6g，馬勃6g。亦可與丹參片同用；雙下肢水腫明顯，如炒薏苡仁20g。

【服用方法】每日1劑，水煎分3次服，治療4週為1療程。上方亦可研極細末，裝入膠囊，每日2次，每次服2粒，早晚空服。

【治療結果】200例中，臨床控制13例（佔6.5%），顯效138例（佔69%），有效34例（佔17%），無效15例（佔

7.5%），總有效率為92.5%。（段均才.青海醫藥雜誌，1998，28(6)：27）

咳嗽總括

有聲曰咳有痰嗽，聲痰俱有咳嗽名，雖云臟腑皆咳嗽，要在聚胃關肺中。胃濁脾濕嗽痰本，肺失清肅咳因生，風寒火鬱燥痰飲，積熱虛寒久勞成。

註 有聲無痰曰咳，有痰無聲曰嗽，有聲有痰曰咳嗽。《內經》雖云：五臟六腑皆令人咳。而大要皆在聚於胃、關於肺也。因胃濁，則所游溢之精氣，與脾濕所歸肺之津液皆不能清，水精之濁，難於四布，此生痰之本，為嗽之原也，肺居胸中，主氣清肅。或為風寒外感，或為痰熱內乾清肅，有失降下之令，因氣上逆而咳嗽也。久勞成，謂久病咳嗽不已，傷肺成勞也。

參蘇飲　芎蘇飲　杏蘇飲　茯苓補心湯：參蘇感冒邪傷肺，熱寒咳嗽嚏痰涎，氣虛用參實減去，二陳枳桔葛蘇前，頭痛加芎喘加杏，芩因熱入麻乾寒，虛勞胎產有是證，補心四物量抽添。

註 參蘇飲，治感冒風寒傷肺，咳嗽、嚏唾痰涎、發熱、惡寒也，即人參、蘇葉、橘紅、半夏、茯苓、甘草、枳殼、桔梗、前胡、葛根也。形氣虛者，必用人參，若形氣實，減去可也。若頭痛，依本方去人參，以前胡易柴胡加川芎，名芎蘇飲。若喘嗽，依本方去人參加杏仁，名杏蘇飲。若內有熱，加黃芩，有寒加麻黃、乾薑。若虛勞之人，及胎前產後而有是病，依本方合四物湯，名茯苓補心湯，量其虛實、寒熱加減可也。

瀉白散　葶藶瀉白散：瀉白肺火鬱氣分，喘咳面腫熱無痰，桑骨甘草寒麻杏，血分加芩熱甚連，咳急嘔逆青橘半，鬱甚失音訶桔添，停飲喘嗽不得臥，加苦葶藶效通仙。

註 瀉白散，即桑皮、地骨皮、甘草也。治喘嗽面腫，無痰身熱，是為肺經火鬱氣分。若無汗，是為外寒鬱遏肺火，加麻黃、杏仁以發之。若無外證惟面赤，是為肺經火鬱

血分，加黃芩。內熱甚者，更加黃連以清之。咳急嘔逆者，加青皮、橘紅、半夏以降之。火鬱甚而失音者，加訶子肉、桔梗以開之。若喘嗽面浮不得臥者，是為兼有停飲，加苦葶藶以瀉之，名葶藶瀉白散。

清肺湯：清肺肺燥熱咳嗽，二冬母草橘芩桑，痰加蔞半喘加杏，快氣枳桔斂味良。

註 清肺湯，即麥冬、天冬、知母、貝母、甘草、橘紅、黃芩、桑皮也。有痰燥而難出，加瓜蔞子。痰多加半夏，喘加杏仁，胸膈氣不快加枳殼、桔梗，久則宜斂，加五味子。

清燥救肺湯：喻氏清燥救肺湯，肺氣虛燥鬱咳方，參草麥膏生氣液，杏枇降逆效功長，胡麻桑葉阿潤燥，血枯須加生地黃，熱甚牛黃羚犀角，痰多貝母與蔞霜。

註 喻氏，喻嘉言也。枇，枇杷葉也。羚犀，羚羊角、犀角也。蔞霜，瓜蔞霜也。

透羅丹　瀉肺丸：寒實痰清透羅丹，咳時涎壅氣出難，巴杏大牽皂半餅，熱實痰稠瀉肺丸。

註 寒實痰盛涎清，熱實痰盛稠黏，皆能令人咳嗽。嗽時痰涎頓壅，氣閉難出。寒實者用透羅丹，即巴豆、杏仁、大黃、牽牛子、皂莢、半夏共為末，蒸餅為小丸，量服，方出《丹溪心法附餘》。熱實者，宜瀉肺丸，方見失血門。

人參瀉肺湯：積熱傷肺宜瀉肺，喘嗽痰多黏色黃，胸膈滿熱大便澀，涼膈枳桔杏參桑。

註 人參瀉肺湯，即涼膈散，梔子、連翹、薄荷、黃芩、大黃、甘草、枳殼、桔梗、杏仁、人參、桑白皮也。

鐘乳補肺湯：補肺虛寒喘嗽血，皮毛焦枯有多年，生脈菀款桑皮桂，鐘英糯米棗薑煎。

註 補肺湯，即人參、麥冬、五味子、款冬花、紫菀、桑白皮、桂枝、鐘乳石、白石英、糯米、大棗、生薑也。

人參養肺湯：養肺平劑肺氣虛，勞久喘嗽血腥宜，參草杏阿知母棗，烏梅罌粟骨桑皮。

註 人參養肺湯，為治肺氣虛損久勞，不寒不熱之平劑

也。其方即人參、炙甘草、杏仁、阿膠、知母、大棗、烏梅、罌粟殼、地骨皮、桑白皮也。

清寧膏　太平丸：咳嗽痰血清寧治，甘桔麥地橘龍圓，薏米川貝薄荷末，血過於痰太平丸。

註　咳嗽痰少血多，用太平丸。方，諸書俱有。

瓊玉膏　杏酥膏：瓊玉膏治肺虛勞，肺痿乾嗽咳涎滔，生地膏蜜參苓末，不虛燥蜜杏酥膏。

註　瓊玉膏治虛燥，先以生地煎膏，後入煉白蜜、人參、茯苓末，攪成膏。杏酥膏治不虛而燥，以杏仁霜、奶酥油、煉白蜜，溶化和膏。

咳嗽篇方藥的臨床新用

1. 杏蘇二陳湯治療脾虛痰濕咳嗽45例

【藥物組成】法半夏、炒苦杏仁、桔梗各6g，僵蠶、蟬蛻、陳皮、甘草各3g，茯苓、魚腥草各15g，紫蘇子、萊菔子10g。

【治療結果】治癒（症狀、體徵消失）38例，好轉（症狀明顯減輕，肺部囉音基本消失）5例，無效（症狀和體徵無明顯改善）2例。總有效率為95.6%。（林銳金.新中醫，2000，32(11)：46）

2. 半夏瀉心湯化裁治療慢性咳嗽

【方藥組成】黨參15g，半夏10g，乾薑10g，炙甘草10g，黃芩10g，旋覆花10g，紫菀15g，百部10g，桔梗10g，細辛5g，五味子10g，杏仁10g。隨症加減：咽癢者加木蝴蝶或胖大海；有痰或黃痰多者加冬瓜仁；痰多氣喘者加葶藶子。每日1劑，水煎服，一次服用，6劑為1療程。

【治療結果】93例慢性咳嗽患者臨床控制42例，顯效31例，有效14例，無效6例，總有效率為93.57%。（黃進.廣西中醫學院學報，2005，8(2)：44）

3. 補肺湯治療小兒氣虛咳嗽76例療效觀察

【補肺湯藥物組成】黨參6g，當歸6g，款冬花10g，桔梗

6g，桑白皮10g，川貝母6g，五味子6g，烏梅3g，赤芍6g。水煎服，每日1劑。

【治療結果】治癒63例，好轉10例，未癒3例，有效率96.1%。（任雪.中國實用鄉村醫生雜誌，2005，6(12)：27）

4. 利咽飲治療喉源性咳嗽101例

【基本方】玄參30g，玉竹15g，桔梗10g，甘草6g，木蝴蝶10g，蟬蛻6g，射干15g，蒲公英30g，法半夏10g，枇杷葉30g，連翹10g，杏仁10g。

加減：咽痛重加板藍根、牛蒡子；咽癢甚加橘紅、百部；咽乾澀明顯加麥冬、五味子；咽中如有物梗阻，塞悶感加厚朴、茯苓；舌暗有瘀點或咽後壁淋巴濾泡增生加桃仁、丹參；大便溏，脾胃虛明顯去蒲公英、射干，加太子參、訶子；痰黃黏加桑白皮、浙貝母、蘆根。每日1劑，2週為1療程。

【治療結果】總有效率86.1%。（賴躍進.四川中醫，2005，23(4)：86）

5. 麻杏天貝散治療小兒肺熱咳嗽50例分析

【麻杏天貝散】麻黃30g，炒杏仁30g，石膏40g，生甘草20g，浙貝20g，天花粉30g。共研細麵，每週歲0.5g，每日3次，溫開水沖服。

【治療結果】治癒40例，好轉8例，無效2例。用藥時間最短3天，最長2週。總有效率達96%。（黃進.實用中醫內科雜誌，2005，19(3)：255）

喘吼總括

喘則呼吸氣急促，哮則喉中有響聲，實熱氣粗胸滿硬，虛寒氣乏飲痰清。

註　呼吸氣出急促者，謂之喘急。若更喉中有聲響者，謂之哮吼。氣粗胸滿不能布息而喘者，實邪也。而更痰稠便硬者，熱邪也。氣乏息微不能續息而喘者，虛邪也。若更痰飲清冷，寒邪也。

● 喘急死證

喘汗潤發為肺絕，脈澀肢寒命不昌，喘咳吐血不得臥，形

衰脈大氣多亡。

註 氣多，謂出氣多、入氣少也。

華蓋湯　千金定喘湯　葶藶大棗湯：外寒喘吼華蓋湯，麻杏蘇草橘苓桑，減苓加芩款半果，飲喘難臥棗葶方。

註 外寒傷肺喘急，用華蓋湯，即麻黃、杏仁、蘇子、甘草、橘紅、赤茯苓、桑白皮也。依本方減茯苓，加黃芩、款冬花、半夏、白果，名千金定喘湯，治哮吼表寒之喘。葶藶大棗湯，治停飲不得臥之喘也。

蘿皂丸　蘇子降氣湯：火鬱喘急瀉白散，痰盛作喘蘿皂丸，蔞仁海石星蘿皂，氣喘蘇子降氣痊。

註 面赤浮腫，謂之火鬱之喘，宜瀉白散。痰盛聲急，謂之痰喘，宜蘿皂丸。無痰聲急，謂之氣喘，宜蘇子降氣湯。方在諸氣門。

五味子湯　黑錫丹　腎氣湯　人參理肺湯：氣虛味麥參陳杏，虛寒黑錫腎氣湯，日久斂喘參桔味，麻杏罌粟歸木香。

註 五味子湯，即五味子、麥冬、人參、陳皮、杏仁也。人參理肺湯，即人參、桔梗、五味子、麻黃、杏仁、罌粟殼、當歸、木香也。黑錫丹，方在濁帶門。腎氣湯，方在虛勞門。

喘證篇方藥的臨床新用

1. 中藥治療哮喘發作期

患者，男，12歲。咳嗽1週。咳嗽、夜間喘重、流濁涕、噴嚏，飲食正常，大便偏乾，口周輕度發紺，舌質紅、苔黃膩，脈浮滑。

【檢查】咽充血，雙肺聞及哮鳴音，右肺聞及少量濕囉音。診為外感風熱，誘發哮喘發作。治以宣肺平喘，清熱化痰，給予麻杏石甘湯加味：炙麻黃10g，炒杏仁9g，生石膏20g，蘇子10g，葶藶子10g，桔梗10g，黃芩10g，魚腥草18g，夏枯草10g，僵蠶10g，炒地龍12g，炙甘草3g，桑白皮15g。共服3劑，水煎服。（遼寧.全科醫學知識窗，2004，

11(7)：41）

2. 朱星江老中醫治療哮喘病的經驗

朱星江老中醫在長期的臨床實踐中，對哮喘治療有十分豐富的經驗。他認為哮喘病患者多虛實夾雜，而以「本虛標實」更為常見，單純屬虛屬實的較少。他提出了哮喘治療的法則為三句話九個字，即瀉肺氣（平氣化痰）、保元氣（健脾利濕）、納腎氣（溫補腎陽）。

哮喘主要病機在於體內伏痰，遇誘因而觸發，使氣機升降出納失常。實喘則為邪氣阻肺，氣失宣降，瀉肺氣就是瀉肺行水，痰水去則喘平。肺為儲痰之器，脾為生痰之源，脾主運化，輸布水液，脾虛則水濕停滯，停於肺部可凝聚為痰，故健脾以運化水濕，杜絕生痰之源。脾為後天之本，脾健則元氣足，而病體自復。肺為氣之主，腎為氣之根，哮喘日久，病深及腎，腎為氣之根，下元不固，失于攝納，故呼多吸少，氣不得續，溫腎使腎氣得以封藏，以助陽納氣。

【治哮喘基本方】葶藶子30g，大棗30g，炙馬兜鈴g，腎氣丸12g（包），生白朮30g，生甘草9g。水煎服，多取良效。（朱建秀.中醫文獻雜誌，1995，1：32）

3. 喘證論治點滴體會

【病例1】李某，女，4歲，患兒發燒咳嗽，流涕3天，繼而出現喘息，喘鳴有聲，咯痰不爽，面紅，大便乾燥，舌紅苔薄黃，脈滑數。證屬痰熱壅肺，治以清熱化痰，宣肺止喘。

處方：麻黃4g，石膏10g，杏仁6g，貝母6g，銀花10g，白芥子6g，蟬蛻3g，大黃3g，甘草3g。3劑。喘咳減輕，發燒消退，大便通，上方去大黃加款冬花6g，服3劑病癒。

【病例2】劉某，男，56歲，咳喘反覆發作，近又感風寒，出現咳喘氣急，不能平臥，胸悶痰多，咳痰清稀，頭痛惡寒，舌淡苔白，脈弦緊。為風寒外來，內有痰飲，阻礙肺氣，肺氣失宣，治宜溫肺化飲，解表通陽。

處方：麻黃10g，桂枝10g，半夏6g，細辛3g，白芍10g，射干10g，蟬蛻6g，五味子10g，甘草3g。2劑。喘咳、惡寒明

顯好轉，繼服3劑喘咳已平。（吳海生.內蒙古中醫藥，1995，3：32）

4.金匱腎氣丸加味治療老年喘證2例

【病例1】張某，女，68歲，1991年11月20日初診。素有咳喘病疾，近日因天冷感寒，咳喘復發，已月餘。咳嗽頻作，氣怯音低，呼多吸少，難以接續，動則喘甚，以深吸為快，夜不能平臥，其人形瘦神疲，汗出肢冷面青，舌質淡，脈沉細。

治法：補腎納氣，滋補腎陽。

方藥：製附子6g，紫肉桂6g，熟地黃6g，懷山藥6g，鹽澤瀉6g，牡丹皮6g，雲茯苓6g，山茱萸6g。

服藥5劑後，咳嗽喘促減輕，面色轉為紅潤，夜晚睡覺較前能平臥，但仍有氣短，夜寐不安，食納欠佳之症，繼以上方加黨參10g，五味子6g，繼以補氣斂肺定喘。服藥後，患者喘平，夜能平臥，飲食轉佳，再以上方6劑鞏固療效。1年後經追訪病人未再復發。

【病例2】趙某，男，72歲，素有咳喘病疾，每遇天冷感寒而發，因夜間受寒，咳嗽作喘，聲怯音低，咳喘而腰背相引作痛，咳吐涎沫，但得引長一息為快，夜不能平臥，大便溏，小便清，舌苔白，脈象微弱。

辨證：腎陽不足，腎虛作喘。

治法：補腎納氣，平喘止咳。

方藥：製附子6g，紫肉桂6g，山茱萸6g，懷山藥10g，牡丹皮6g，鹽澤瀉6g，茯苓10g，熟地6g，補骨脂6g。5劑。（周桂淑.光明中醫雜誌，1994，4：45）

腫脹總括

衛氣並脈循分肉，內傷外感正邪攻，外邪客脈為脈脹，邪留分肉膚脹生。

註 《經》曰：衛氣之在身也，常然並脈循分肉行，陰陽相隨，何病之有？若其人內傷七情，外感六氣，飲食失節，勞役過度，則邪正相攻，榮衛失和。衛氣與風寒之邪客於

脈中，則為脈脹。衛氣與風寒之邪留於分肉，則為膚脹也。

● 諸脈脹單腹脹膚脹鼓脹

脈脹筋起絡色變，久成單腹末脫清，膚脹初不硬，纏綿氣鼓脹膨膨。

註 脈脹之證，腹筋起，絡色變，久而不已，則成單腹脹，四末脫瘦清冷也。膚脹之證，然初不堅硬，纏綿不癒，則成氣鼓脹滿，膨膨急硬也。

● 腸覃石瘕

外邪干衛客腸外，腸覃月事以時行，外邪干營客胞內，石瘕經閉狀妊盈。

註 風寒之邪，不客於脈中分肉，而干衛氣、深入客於腸外，僻而內著，日以益大，狀如懷子，月事仍以時行，名曰腸覃。或干營氣，深入客於胞中，惡血留止，日以益大，狀如懷子，月事不以時下，名曰石瘕。此皆生於女子，在男子則為疝病也。

● 水脹石水風水

皮厚色蒼多是氣，皮薄色澤水濕成，氣速安臥從上下，水漸難眠咳喘徵，石水少腹腫不喘，風水面腫脛足同，石水陰邪寒水結，風水陽邪熱濕凝。

註 凡腫脹之病，皮厚色蒼者，皆屬氣也。皮薄色澤者，皆屬水也。氣，陽也，陽性急，故為脹速，每從上腫而漸下，得以安臥，邪在外也。水，陰也，陰性遲，故為脹漸，每從下腫面漸上，更有咳喘不得臥之徵也。石水之證，少腹腫滿，水在下，故不喘也。上腫曰風，下腫曰水。故風水之證，面與脛足同腫也。然石水屬陰邪，故曰寒結也。風水屬陽邪，故曰熱濕凝也。

● 脹滿水腫死證

腹脹身熱及失血，四末清脫瀉數行，腫起四肢後入腹，利旋滿腫腹筋青，唇黑臍突陰囊腐，缺盆脊背足心平，脈大時絕或虛澀，腫脹逢之卻可驚。

註 腹脹身熱，陽盛脹也，若吐衄瀉血，則陰亡矣。四

肢瘦冷，陰盛脹也，若數瀉不止，則中脫矣。先腫脹腹，後散四肢者可治。先腫四肢，後歸入腹者不治。腫脹之病多實，服利下之藥，旋消旋起，則為正不勝邪，亦不治。腹筋青漲高起，脹腫蒼黑，臍腫突出，陰囊腫腐，缺盆脊背腫平，足心腫平，則五臟傷，皆不治也。脈大而時絕，或虛澀細，則氣血敗，皆死脈也。

木香流氣飲：膚脹脈脹通身脹，單腹鼓脹四肢平，膚脹木香流氣飲，脈脹加薑黃撫芎。

[註] 膚脹，皮膚脹也；脈脹，經脈脹也。此二脹皆通身脹也。單腹脹，四肢不脹；鼓脹，其狀如鼓。此二脹，皆腹脹四肢不脹也。膚脹宜用木香流氣飲，脈脹亦用此湯，更加薑黃、撫芎也。方在諸氣門。

厚朴散　下瘀血湯：單腹鼓脹分氣血，氣實腸覃厚朴榔，木枳青陳遂大戟，血實石瘕下瘀湯。

[註] 單腹脹、鼓脹，當分氣血而治。腸覃亦氣病也，故同氣實脹者一治之，皆用厚朴散，即厚朴、檳榔、木香、枳殼、青皮、陳皮、甘遂、大戟。石瘕亦血病也，故同血實脹者一治之，宜用下瘀血湯，即大黃、桃仁、䗪蟲、甘遂也。

寒脹中滿分消湯　熱脹中滿分消湯：氣虛脹病分寒熱，中滿分消有二方，寒脹參耆歸苓朴，半夏吳萸連二薑，升柴烏麻青柏澤，蓽澄草蔻益木香，熱縮六君知豬澤，枳朴芩連乾薑黃。

[註] 脹有虛、實、寒、熱，若脹而形氣虛少寒者，宜用寒脹中滿分消湯，即人參、黃耆、當歸、茯苓、厚朴、半夏、吳茱萸、黃連、乾薑、生薑、升麻、柴胡、川烏、麻黃、青皮、黃柏、澤瀉、蓽澄茄、草豆蔻、益智、木香也。脹而形氣虛少熱者，宜用熱脹中滿分消湯，即縮砂、人參、白朮、茯苓、炙甘草、廣陳皮、半夏、知母、豬苓、澤瀉、枳殼、厚朴、黃芩、黃連、乾薑、薑黃也。

● **水腫治法**

上腫多風宜乎汗，下腫多濕利水泉，汗宜越婢加蒼朮，利

用貼臍琥珀丹，外散內利疏鑿飲，喘不得臥蘇葶先，陽水熱浚濕神祐，陰水實脾腎氣丸。

註 從上腫者，多外感風邪，故宜乎汗。從下腫者，多內生濕邪，故宜乎利水。外散風水，宜用越婢湯加蒼朮，即麻黃、石膏、甘草、蒼朮也。內利水濕，宜用貼臍等法。一以巴豆去油四錢，水銀粉二錢，硫黃一錢，研勻成餅。先用新棉一片布臍上，內餅，外用帛縛，時許自然瀉下惡水。待下三五次，去藥以粥補住。日久形羸，隔一日取一次，一餅可救三五人。一以鮮赤商陸根，杵爛貼臍上，以帛縛定，水自小便出。一以田螺四個，大蒜五個，車前子末三錢，研成餅，貼臍中，以帕縛之，少時尿利即愈。或內服沉香琥珀丸，即苦葶藶子、真鬱李仁、防己、沉香、陳皮、琥珀、杏仁、蘇子、赤茯苓、澤瀉、麝香也。若通身腫，則當外散內利，宜用疏鑿飲子兩解之。若水盛上攻，喘急不得臥，則當先用蘇子葶藶丸以定喘，即此二味，等份為末，棗肉丸。陽水屬熱實者，熱盛宜用大聖浚川散；濕盛宜用舟車神祐丸以下之。二方在《醫宗必讀》。陰水屬寒虛者，脾虛不食便軟，宜用實脾飲；腎虛脛足冷硬，宜用腎氣丸。

疏鑿飲子　茯苓導水湯：水腫兩解疏鑿飲，和劑茯苓導水湯，疏鑿椒目赤小豆。檳榔商陸木通羌，秦艽大腹苓皮澤，茯苓導水澤苓桑，木香木瓜砂陳朮，蘇葉大腹麥檳榔。

註 水腫，外散內利兩解，峻者疏鑿飲，即椒目、赤小豆、檳榔、商陸、木通、羌活、秦艽、大腹皮、茯苓皮、澤瀉也。外散內利兩解和者，茯苓導水湯，即澤瀉、茯苓、桑白皮、木香、木瓜、砂仁、陳皮、白朮、蘇葉、大腹皮、麥冬、檳榔也。

實脾飲：裡實自然尋浚祐，裡虛實脾四君香，木瓜附子大腹子，厚朴草果炒乾薑，投諸溫補俱無驗，欲諸攻下又難當，須行九補一攻法，緩求淡食命多昌。

註 裡實二便澀者，宜用浚川散、神祐丸。裡虛二便通者，宜用實脾飲，即人參、白朮、茯苓、炙甘草、木香、木

瓜、川附子、大腹子、厚朴、草果、炒乾薑也。腫脹之病屬虛寒者，自宜投諸溫補之藥，而用之俱無效驗者，虛中必有實邪也。欲投諸攻下之藥，而又難堪，然不攻之終無法也，須行九補一攻之法。是用補養之藥九日，俟其有可攻之機，而一日用瀉下之藥攻之。然攻藥亦須初起少與之，不勝病，漸加之，必審其藥與元氣相當，逐邪而不傷正，始為法也。其後或補七日、攻一日，補五日、攻一日，補三日、攻一日，緩緩求之，以癒為度。若能戒鹽醬，淡食百日，多有生者。

腫脹篇方藥的臨床新用

1. 試論中醫治療水腫

【藥方1】根據臨床諸證，辨為肺水者適用。

藥物組成：野菊花15g，漢防己12g，懷山藥15g，茯苓15g，澤瀉12g，防風9g，桔梗10g，白茅根18g，黃柏10g，麻黃6g，桑白皮10g。

加減：尿常規中，尿蛋白（++）以上者，酌情加玉米鬚30g，薏苡仁30g，蟬蛻6g；腰痛者，酌情加杜仲15g，徐長卿15g；尿常規中，紅細胞（++）以上者，酌情加大薊15g，小薊15g，杜仲18g；小便不利者，酌情加桑白皮15g，薏苡仁30g，玉米鬚25g；水腫喘急者，酌情加法半夏12g，葶藶子15g，全瓜蔞15g；兼外感風寒者，酌情加紫蘇10g，荊芥12g，蟬蛻10g。

【藥方2】根據臨床諸證，辨為脾水者適用。

藥物組成：黃耆18g，黨參18g，熟地10g，桑螵蛸6g，桑寄生12g，土茯苓15g，黑大豆30g，白茅根15g，大棗20g，當歸15g。

加減：血壓升高者，酌情加夏枯草18g，菊花20g；皮膚濕疹者，酌情加地膚子30g，白鮮皮25g；尿中出現白細胞者，酌情加蒲公英18g，連翹10g，魚腥草15g；尿常規中，紅細胞（++）以上者，酌情加仙鶴草15g，藕節20g，生蒲黃

9g；尿常規中，尿蛋白（＋＋）以上者，酌情加玉米鬚15g，薏苡仁25g。

【藥方3】根據臨床諸證，辨為腎水者適用。

藥物組成：生地黃30g，黃耆30g，白朮15g，雲茯苓15g，山茱萸15g，澤瀉20g，女貞子15g，黨參15g，炙甘草6g，益母草20g，牡蠣30g，黃柏12g。

加減：尿常規中，紅細胞（＋＋）以上者，酌情加白茅根20g，小薊15g；濕熱重者，酌情加金錢草15g，板藍根10g，車前草15g；脘腹脹滿者，酌情加木香9g，檳榔15g；大便溏薄者，酌情加熟附子9g，乾薑9g，肉豆蔻10g。

另外，水腫患者均鼓勵每天進食1個雞蛋和250ml牛奶，以補充蛋白，增加消腫的效果。（梁杰.現代中西醫結合雜誌，2002，11(14)：1363）

2. 水氣互結證臌脹的辨治體會

水多於氣治以健脾益氣、利水消腫。茵陳朮附湯加減：茵陳15g，白朮12g，製附子6g，乾薑9g，茯苓9g，薏苡仁30g，炒麥芽12g，生山楂12g，當歸9g，黃耆30g，黨參20g，枳殼15g，木瓜12g，炙甘草6g，鬼箭羽15g，絲瓜絡20g。

氣多於水治以疏肝行氣、導滯利水。方以柴胡疏肝散加減：柴胡9g，當歸9g，赤芍、白芍各12g，丹參15g，川芎12g，香附6g，茯苓15g，白朮12g，金鈴子15g，平地木20g，枳實10g，漢防己10g，豬苓15g，大腹皮12g，焦山楂12g，炙甘草6g。均收到較好的療效。（金朝暉.江西中醫藥，2002，33(1)：35）

| 卷四十二 |

瘧疾總括

夏傷於暑舍營內，秋感寒風並衛居，比時或為外邪束，暑

汗無出病瘧疾。

註 《經》曰：瘧皆生於風。謂四時病瘧，未有不因風寒外束，暑邪內伏者也。又曰：瘧者，風寒之氣不常也。此言比時病瘧者也。又曰：夏傷於暑，秋為痎瘧。又曰：夏暑汗不出者，秋成風瘧。謂夏傷於暑，其邪甚者即病暑，其邪微者則舍於營，復感秋氣寒風，與衛並居，則暑與風寒合邪，始成瘧病也。其不即病傷寒者，亦以有暑邪預伏於營中也。蓋有風無暑，惟病風，有暑無風，惟病暑，必風暑合邪，始病瘧也。

● **日作間作**

瘧隨經絡循伏膂，深入脊內注伏衝，橫連膜原薄臟腑，會衛之時正邪爭，得陰內搏生寒慄，得陽外出熱蒸蒸，邪淺日作日會衛，邪深間作衛遲逢。

註 瘧氣之邪，伏藏於營，隨其經絡，循脊膂之表而下。此初病邪淺，傳舍之次也。其邪深者，則入脊膂之內，伏注於衝脈，橫連諸經脂膜之原內及臟腑。此邪漸深，傳舍之次也。衛氣者，一日、一夜周於身。每至明旦，則出足太陽睛明，大會於風府，腠理乃開，開則所客營衛之邪入，邪入得陰內薄則生寒，得陽外出則生熱，內外相搏，邪正交爭，而病乃作也。病初邪淺者，衛行未失常度，其邪日與衛會，故日作也。病久邪深者，衛行遲失常度，其邪不能日與衛會，故間日乃作也。時有間二日、間三日，或至數日作者，亦衛氣行愈遲，會愈遲，故作愈遲也。

● **瘧晝夜作**

衛不循經行脈外，陽會晝發陰夜發，邪退自然歸陽分，病進每必入陰家。

註 營氣循經而行脈中，衛氣不循經而行脈外，惟日行於三陽，夜行於三陰。故邪在三陽之淺者，則晝發。邪在三陰之深者，則夜發。病邪將退者，夜發退為晝發，此為去陰就陽，則病欲已也。病邪漸進者，晝發進為夜發，此為去陽入陰，則病益甚也。

● 瘧早晏作

衛氣平日會風府，邪傳日下一節間，從頭循下故益晏，下極復上早之緣。

註　衛氣流行，每日平旦會於風府，而邪氣中人，從頭項歷風府，下循背腰，且下傳脊之一節，邪與衛會日晚，故作日益晏也。邪傳下極骶衝，其氣復上行，邪與衛會日早，故作日益早也。

● 瘧疾治法

瘧初氣實汗吐下，表裡俱清用解方，清解不癒方可截，久瘧形虛補自當。

註　瘧初氣實，均宜汗、吐、下。有表裡證汗下之，胸滿嘔逆有飲者吐之。表裡俱清，宜用和解。清解不癒，表裡無證，可用截藥止之。久瘧形羸氣虛，宜用補劑，自當然也。

桂麻各半湯：瘧初寒熱兩平者，桂麻各半汗方療，汗少寒多麻倍入，汗多倍桂熱加膏。

註　瘧病初起，寒熱不多不少兩平者，宜桂麻各半湯汗之。汗少寒多熱少者，倍麻黃湯汗之。汗多寒少熱平者，倍桂枝湯汗之，熱多者，更加石膏。

麻黃羌活湯　桂枝羌活湯　麻黃羌活加半夏湯　白虎湯　白虎桂枝湯　柴胡白虎湯　柴胡桂枝湯：寒多寒瘧而無汗，麻黃羌活草防尋。熱多有汗為風瘧，減麻添桂嘔半均。先熱後寒名溫瘧，白虎汗多合桂君。癉瘧但熱柴白虎，牝瘧惟寒柴桂親。

註　此皆諸瘧初起之汗法也。先傷於寒，後傷於風，先寒後熱，寒多熱少無汗，謂之寒瘧，宜用麻黃羌活湯，即麻黃、羌活、防風、甘草也。先傷於寒，後傷於風，先寒後熱，熱多寒少有汗，謂之風瘧，宜用桂枝羌活湯，即桂枝、羌活、防風、甘草也。二證嘔者，均加半夏。先傷於風，後傷於寒，先熱後寒，謂之溫瘧，宜用白虎湯，汗多合桂枝湯。陽氣盛、陽獨發，則但熱而不寒，謂之癉瘧，宜用柴胡白虎湯，即小柴胡合白虎湯也。陰氣盛、陰獨發，則但寒而

不熱，謂之牝瘧，宜用柴胡桂枝湯，即小柴胡合桂枝湯也。

草果柴平湯　大柴胡湯：食瘧痞悶噫惡食，草果小柴平胃宜，瘧裡便硬大柴下，消檳果朴量加之。

註　因食而病瘧者，則痞悶、噫氣、惡食，宜小柴胡合平胃散加草果清之。凡瘧有裡不清、便硬者，宜大柴胡湯加芒硝、厚朴、草果、檳榔下之。

清脾飲：瘧疾已經汗吐下，清解未盡寒熱方，清脾白朮青朴果，小柴參去入芩薑，氣虛加參痰橘半，飲多宜逐倍薑榔，渴熱知齊天花粉，食滯麥麯濕澤蒼。

註　瘧疾已經或汗或吐或下，表裡無證，法當清解，宜用清脾飲和之。即白朮、青皮、厚朴、草果、柴胡、黃芩、半夏、甘草、茯苓、生薑也。

氣虛者加人參，痰多者加橘紅倍半夏，飲多者倍生薑加檳榔，渴熱者加知母、石膏、天花粉，食滯者加麥芽、神麯，濕盛者加澤瀉、蒼朮。

● **久瘧虛瘧勞瘧**

久瘧氣虛脾胃弱，四獸益氣等湯斟，勞瘧鱉甲十全補，熱除耆桂入柴芩。

註　久患瘧疾，形氣俱虛，脾胃弱不思食，宜用四獸飲、補中益氣等湯，斟酌治之。久病勞損，氣血兩虛，而病瘧疾者，名曰勞瘧，宜用十全大補湯，倍加鱉甲，熱盛者除去黃耆、肉桂，加柴胡、黃芩也。

柴胡截瘧飲　密[1]陀僧散：諸瘧發過三五次，表裡皆清截法先，未清截早發不已，已清不截正衰難，截虛柴胡截瘧飲，小柴梅桃檳常山，截實不二陀僧散，燒酒冷調服面南。

註　凡瘧按法治之，發過三五次，表裡無證，當先以截瘧藥截之。若表裡未清截早，則瘧疾必復發之不已。表裡已清不截，則正衰邪盛而難治也。截不足人之瘧，宜用小柴胡湯加常山、檳榔、烏梅、桃仁、薑、棗煎，並浸露一宿，次

---
[1] 密：原作蜜，音同致誤。

日發前一二時小溫服，噁心以糖拌烏梅肉壓之。截有餘人之瘧，宜用不二飲全方，或密陀僧細末，大人七分，小兒量之，冷燒酒調，面南前法服之。一服不癒，再服必止，戒雞、魚、豆腐、麵食、羹湯、熱粥、熱物。

● 痎瘧瘧母

痎瘧經年久不癒，瘧母成塊結癖瘕，形實控涎或化滯，攻後餘法與前同。

註 痎瘧，經年不癒之老瘧也。瘧母，久瘧腹中成塊癖也。形實宜用控涎丹以攻痰飲，或用化滯丸以攻積滯。攻後之餘法，與前所治瘧法同也。

桂枝麻黃柴胡四物去杏仁加桃仁湯：瘧在夜發三陰瘧，桂麻柴物杏易桃，鬼瘧屍注多惡夢，恐怖蘇合效功高。

註 瘧在夜發，名曰三陰瘧疾。初熱宜用桂枝湯、麻黃湯、小柴胡湯、四物湯方合劑，以杏仁易桃仁，增損汗之，汗解之後，餘同前法。鬼瘧亦多在夜發，由屍氣注之，比三陰瘧疾，則夜多靨夢，時生恐怖，宜用蘇合香丸治之。

霍亂總括

揮霍變亂生倉卒，心腹大痛吐利兼，吐瀉不出乾霍亂，舌捲筋縮入腹難。

註 欲吐不吐，欲瀉不瀉，心腹大痛，名曰乾霍亂，又名絞腸痧。若舌捲筋縮，則卵陰入腹，難治也。

藿香正氣散　二香湯　甘露飲：霍亂風寒暑食水，雜邪為病正氣方，藿蘇陳半茯苓草，芷桔腹皮厚朴當，轉筋木瓜吳萸入，暑合香薷濕入蒼，暑熱六一甘露飲，寒極烏附理中湯。

註 霍亂之病，得之於風寒暑食水邪雜糅為病，亂於腸胃，清濁相干，故心腹大痛吐瀉也。藿香正氣散，即藿香、蘇葉、陳皮、半夏、茯苓、甘草、白芷、桔梗、大腹皮、厚朴也。暑則吐多，合香薷飲名二香湯；濕則瀉多，加蒼朮；暑熱甚者，用辰砂六一散，或五苓散加石膏、滑石、寒水石，名甘露飲；寒極肢厥脈伏者，用炮川烏、炮川附合理中湯。

霍亂篇方藥的臨床新用

針灸治療急性吐瀉
(1) 寒濕困滯：取中脘、天樞、氣海、足三里。
(2) 濕熱蘊滯：委中、曲澤、十宣、曲池。
(3) 宿食停滯：中脘、天樞、中魁、豐隆。
(4) 中陽不振：中脘、天樞、氣海、足三里、足外踝骨尖、內關。（袁大仲.中國針灸，1995，4：82）

噎膈反胃總括

三陽熱結傷津液，乾枯賁幽魄不通，賁門不納為噎膈，幽門不放反胃成。二證留連傳導隘，魄門應自澀於行，胸痛便硬如羊糞，吐沫嘔血命難生。

註 三陽熱結，謂胃、小腸、大腸三腑熱結不散，灼傷津液也。胃之上口為賁門，小腸之上口為幽門，大腸之下口為魄門。三腑津液既傷，三門自然乾枯，而水穀出入之道不得流通矣。賁門乾枯，則納入水穀之道路狹隘，故食不能下，為噎塞也。幽門乾枯，則放出腐化之道路狹隘，故食入反出為反胃也。二證留連日久，則大腸傳導之路狹隘，故魄門自應燥澀難行也。胸痛如刺，胃脘傷也。便如羊糞，津液枯也。吐沫嘔血，血液不行，皆死證也。

人參利膈丸　汞硫散：五汁大黃清燥熱，丁沉君子理虛寒，便秘壅遏應利膈，吐逆不止汞硫先，利膈小承參草木，歸藿檳桃麻蜜丸，汞一硫二研如墨，老酒薑汁服即安。

註 五汁，謂五汁飲，以清燥乾也。大黃，謂大黃湯，即大黃一味，用薑汁炙大黃片變黑黃色，量人強弱，每服二三錢，加陳倉米一撮，蔥白二莖，煎去滓服，以治熱結也。丁香、沉香加四君子、六君子、理中湯內，治虛寒也。利膈，謂利膈丸，即枳殼、厚朴、大黃、人參、甘草、木香、當歸、藿香、檳榔、桃仁、火麻仁蜜為丸也。汞硫，謂汞硫散也。

四君子湯　四物湯　二陳湯　二十四味流氣飲：氣少血枯

四君物，痰多氣滯二陳流，餘者亦同嘔吐法，竭恩區畫待天休。

註 氣少者宜四君子湯，血枯者宜四物湯，痰多宜二陳湯，氣滯者宜二十四味流氣飲。其餘之治法同嘔吐。此病雖竭盡全力醫治，亦不過盡人事以待天命也。

噎膈反胃篇方藥的臨床新用

1. 噎膈治案3則

【病例1】朱某，男，45歲。辨證為氣結血瘀，痰鬱阻滯。治以破瘀化痰，開鬱散結。處方：膽南星10g，山慈姑10g，法半夏9g，全瓜蔞10g，牡蠣20g，炒穿山甲10g，丹參15g，土鱉蟲10g，赤芍9g，枳實9g，柴胡10g，香附10g，貝母10g，皂角刺12g。12劑。水煎服。

【病例2】郭某，女，51歲。辨證為肝鬱氣滯，胃失和降。治以疏肝解鬱，和胃降逆。處方：鬱金9g，法半夏10g，代赭石30g，兩面針6g，香附15g，土鱉蟲9g，青皮9g，僵蠶9g，柴胡12g。4劑。水煎服。

【病例3】藍某，女，39歲。辨證為肝鬱氣滯，鬱久血結。治以疏肝理氣，散瘀破結。處方：三棱15g，炒穿山甲10g（研末沖服），皂角刺15g，土鱉蟲9g，兩頭尖15g，山慈姑10g，丹參15g，香附12g。4劑。每日1劑，水煎2次。（卓千鐘.江西中醫藥，1998，29(5)：27）

2. 大半夏湯治療噎膈

【大半夏湯】法半夏30g，黨參90g，白蜜120g，黃牛涎150ml（取牛涎法：以韭菜一大把和水洗牛口，下以盤盛其涎，至韭菜如絨乃止）。將上藥加水500m攪勻，煎取250ml，頻服。3日後複診，患者自述服完3劑藥，噎膈現象明顯減輕，繼以原方再進5劑，患者諸症已除。（張林茂.湖南中醫雜誌，1997，13(5)：37）

3. 幽門不完全性梗阻所致嘔吐

【病例1】張某，男，49歲。患者胃脘部悶痛，近半年來出

現嘔吐，逐漸加重，食後尤甚，吐出不消化食物及清水痰涎。納差，消瘦，大便燥結。常感胃脘部灼熱隱痛，曾在地區人民醫院做胃鏡及鋇餐檢查，診斷為胃及十二指腸潰瘍、幽門不完全性梗阻。經多方治療，嘔吐未見緩解。診時見患者舌苔白膩，脈虛略大。證屬脾虛挾飲、久吐傷陰。治以補脾養陰、化飲散結降逆。

方用大半夏湯加味：法半夏15g，人參10g，蜂蜜60g，炒白术15g，枳殼10g，甘草10g。服藥2劑後嘔吐明顯改善。其他症狀得到緩解，連服20劑而癒。隨訪1年未復發。

[病例2] 胃扭轉所致嘔吐。黃某，女，35歲。患者自訴近1個多月來，胃脘部疼痛，嘔吐，嘔吐物為胃內容物，納差，形體消瘦。在市中心人民醫院診斷為胃扭轉。用過中西藥物治療效果不明顯。就診時，患者表現痛苦面容，精神疲倦，舌質淡，苔薄白，脈弦滑，重按無力。證屬痰飲阻滯、脾虛不運。治以健脾祛濕、化飲降逆、理氣止痛。

方用：法半夏9g，黨參15g，生薑9g，蜂蜜30g，砂仁10g，穀芽12g，麥芽15g，炒白术12g，前胡15g，白芍15g，炙甘草8g。服藥4劑後疼痛消失。繼續服12劑後全部症狀消失，食慾正常。（李亞萍.中國民間療法，2005，5(13)：36）

嘔吐噦總括

有物有聲謂之嘔，有物無聲吐之徵，無物有聲噦乾嘔，面青指黑痛厥凶。

註　面色青，指甲黑也，中痛不止，肢厥不回，其凶可知也。

小半夏湯　橘皮半夏湯　大半夏湯　黃連半夏湯　丁萸六均湯：嘔吐半薑為聖藥，氣盛加橘虛蜜參，熱盛薑連便閉下，寒盛丁黃薑六君。

註　便閉，謂大小二便閉而不行，宜攻下也。初吐切不可下，恐逆病勢也。

五汁飲　硫汞散　化滯丸：潤燥止吐五汁飲，蘆薺甘蔗竹瀝薑，嘔吐不下硫汞墜，積痛作吐化滯良。

註 五汁飲，即蘆錐、荸薺、甘蔗、竹瀝、薑汁也。嘔吐諸藥，湯水到咽即吐者，宜用重墜之藥，以石硫黃二錢，水銀一錢，同研如煤色極細，用老酒薑汁調服。稍點白滾湯，亦可頓服之，其藥即不能吐出。次日大便出黑色穢物，諸湯水藥服之，則不吐也。如不大便黑色，再服，以大便利為度。吐而痛者，乃積也，宜化滯丸。

諸泄總括

濕瀉　濡瀉　水瀉　洞瀉　寒瀉　飧瀉　脾瀉　腎瀉

濕勝濡瀉即水瀉，多水腸鳴腹不疼。寒濕洞瀉即寒瀉，鴨溏清澈痛雷鳴。完穀不化名飧瀉，土衰木盛不升清。脾虛腹滿食後瀉，腎瀉寒虛晨數行。

註 濡者，水也。洞者，直傾下也。鴨溏，如鴨屎之溏，澄澈清冷也。痛，腹痛也。雷鳴，腸鳴甚也。不升清，謂清氣在下不上升也。脾瀉，脾虛也。食瀉，飲食後即瀉也。晨數行，每至早晨行瀉數次也。

食瀉　胃瀉　飲瀉　痰瀉　火瀉　暑瀉　滑瀉　大瘕瀉

傷食作瀉即胃瀉，噫氣腹痛穢而黏。渴飲瀉復渴飲瀉，時瀉時止卻屬痰。火瀉陣陣痛飲冷，暑瀉面垢汗渴煩。滑瀉日久不能禁，大瘕今時作痢看。

註 過食作瀉，名曰食瀉，即胃瀉也。穢而黏，所瀉之物臭而黏也。渴而飲，飲而瀉，瀉而復渴，渴而復飲，飲而復瀉，飲瀉也，時或瀉，時或不瀉，屬痰瀉也。陣陣，謂瀉一陣、痛一陣也。大瘕瀉，即今時之痢疾病也。

● 泄瀉死證

泄瀉形衰脈實大，五虛噦逆手足寒，大孔直出無禁止，下瀉上嗽命多難。

註 五虛，謂脈細，皮寒，氣少，水漿不入，大便不禁也。大孔，謂肛門大孔不禁也。

參苓白朮散：濕瀉胃苓分清濁，寒瀉理中附子添，飧瀉升陽益胃治，倍加芍藥減黃連，脾瀉參苓白朮散，扁豆四君蓮子攢，薏苡山藥縮砂桔，腎瀉二神四神丸。

註 參苓白朮散，即扁豆、人參、白朮、茯苓、炙甘草、蓮子、薏苡仁、山藥、縮砂仁、桔梗也。二神丸，即補骨脂、肉豆蔻，本方加吳茱萸、五味子，名四神丸。

青六散　芍藥芩連葛根湯　八柱散：食瀉實下虛消導，飲瀉實者神祐斟，虛者春澤甘露飲，痰瀉實攻虛六君，火瀉草芍芩連葛，暑瀉紅麴六一勻，滑瀉八柱理中附，粟殼烏梅訶蔻尋。

註 食瀉形氣實者，宜大承，化滯等藥下之，形氣虛者，宜枳朮、平胃等消導之。神祐斟，謂雖當用神祐丸逐飲，然亦斟酌不可過也。春澤，謂春澤湯也。甘露飲，謂五苓甘露飲也。芍藥芩連葛根湯，即甘草、芍藥、黃芩、黃連、葛根也。青六散，即六一散加紅麴也。八柱散，附子理中湯加罌粟殼、烏梅、訶子、肉蔻也。

瀉心導赤散　茯苓車前子飲　苓桂理中湯：口糜泄瀉雖云熱，上下相移亦必虛，心脾開竅於舌口，小腸胃病化職失，糜發生地通連草，瀉下參苓白朮宜，尿少茯苓車前飲，火虛苓桂理中醫。

註 口瘡糜爛泄瀉一證，古經未載，以理推之，雖云屬熱，然其上發口糜下瀉即止，泄瀉方止，口糜即生，觀其上、下相移之情狀，亦必純實熱之所為也。心之竅開於舌，脾之竅開於口，心脾之熱，故上發口舌瘡赤糜爛。胃主消化水穀，小腸主盛受消化，心脾之熱下移小腸胃腑。則運化之職失矣，故下注泄瀉也。口糜發時，晚用瀉心導赤散，滾湯淬服之，即生地、木通、黃連、甘草梢也。下泄瀉時，早晚用參苓白朮散、糯米湯服之。若小便甚少，下利不止，則為水走大腸，宜用茯苓、車前子二味各等份，煎湯時時代飲，利水導熱。若服寒涼藥口瘡不效，則為虛火上泛，宜用理中湯加肉桂大倍茯苓，降陽利水。降陽而口糜自消，水利泄瀉自止，可並癒也。

痢疾總括

大瘕小腸大腸瀉，腸澼滯下古痢名，外因風暑濕蒸氣，內

因不謹飲食生。白痢傷氣赤傷血，寒虛微痛熱窘疼，實墜糞前虛墜後，濕熱寒虛初久稱。

[註] 大瘕瀉者，裡急後重，數至圊而不能便，莖中痛也。小腸瀉者，溲澀而便膿血，少腹痛也。大腸瀉者，食已窘迫，大便色白，腸鳴切痛也。腸澼者，飲食不節，起居不時，陰受之，則入五臟，䐜脹閉塞，下為飧瀉，久為腸澼，腹痛下血也。滯下者，積汁垢膩，與濕熱滯於腸中，因而下也。此皆古痢之名也。然痢之為病，裡急後重，下利膿血，小便赤澀。裡急者，腹痛積滯也。後重者，下墜氣滯也。小便赤澀者，濕熱鬱滯也。皆因外受風暑濕蒸之氣，內傷生冷飲食過度而生也。白痢自大腸來。大腸與肺表裡，肺主氣，故屬傷氣也。赤痢自小腸來，小腸與心為表裡，心主血，故屬傷血也。寒閉痛甚，寒開痛微，痢開病減，故痛微也。虛者少氣，氣無壅滯，故亦痛微也。熱者多實，性急不得舒通，故窘痛甚也。後墜下迫肛門，糞出墜止，為糞前墜，乃滯也，故曰實墜。糞出更墜，為糞後墜，非滯也，故曰虛墜。初痢多屬濕熱，久痢多屬寒虛也。

噤口痢　水穀痢　風痢　休息痢　熱痢　寒痢　濕痢　五色痢

噤口飲食俱不納，水穀糟粕雜血膿，風痢墜重圊清血，休息時作復時停，熱痢魚腦稠黏穢，寒痢稀趺白清腥，濕痢黑豆汁渾濁，五色相雜臟氣凶。

[註] 噤口痢者，下利不食，或嘔不能食也。水穀痢者，糟粕膿血雜下也。風痢者，似腸風下清血而有墜痛也。休息痢者，時發作時停止也。五色痢者，五色膿血相雜而下也，若有臟腐屍臭之氣則凶。

● 痢疾死證

水漿不入利不止，氣少脈細皮膚寒，純血噤口嘔臟氣，身熱脈大命難全。

[註] 下利不止，水漿不入，氣少脈細，皮膚寒，死於陽絕也。下利純血，噤口，嘔逆，臟氣身熱脈大，死於陰絕也。

倉廩湯　大黃黃連湯：初痢表熱宜倉廩，裡熱衝心大黃連，寒痢理中訶蔻縮，附白桂赤不須言。

註　初痢有表證發熱者，不宜攻之，法當先解其外，用倉廩湯汗之。裡熱盛，上衝心作嘔噦口者，法當先攻其裡，用大黃、黃連、好酒煎服攻之。寒痢宜用理中湯，加訶子、肉蔻、縮砂仁。白多者加附子，赤多者加肉桂也。

芍藥湯：初痢內外無大熱，芩連枳木芍歸榔，桂草尿澀滑石倍，利數窘痛入大黃。

註　初痢外無表熱，內熱不盛，宜用芍藥湯。即黃芩、黃連、枳實、木香、芍藥、當歸、檳榔、甘草、肉桂少許也。小便澀赤加滑石，下利次數無度，下墜痛甚，入大黃也。

香連和胃湯　參連開噤湯　貼臍法：痢疾下後調氣血，宜用香連和胃湯，黃芩芍藥香連草，陳皮白朮縮砂當，赤虛更加椿榆炒，白虛參苓共炒薑，噤口參連石蓮子，貼臍王瓜藤散良。

註　痢疾攻後病勢大減，宜調氣血，用香連和胃湯，即黃芩、芍藥、木香、黃連、甘草、陳皮、白朮、縮砂仁、當歸也。赤痢下血多虛者，當澀之，加炒椿根白皮、炒地榆。白痢日久氣虛者，加人參、茯苓、炒乾薑以補之。實而噤口堪下者，以大黃黃連湯下之。不堪下者，內以人參、黃連、石蓮子煎湯，徐徐服之，下咽即好。外以貼臍王瓜藤散，即王瓜藤、莖、葉經霜者，燒灰香油調，納臍中，即有效也。

真人養臟湯：久痢寒熱烏梅治，寒虛滑痢養臟湯，參朮肉蔻歸訶桂，芍藥罌粟草木香。

註　久痢藏有寒熱不分者，宜用烏梅丸調和之。寒虛滑脫者，宜用養臟湯溫補之，即人參、白朮、肉蔻、當歸、訶子、肉桂、芍藥、罌粟殼、甘草、木香也。

香連平胃散　胃風湯：水穀調中益氣治，濕痢香連平胃方，虛濕風痢胃風治，桂粟八珍減地黃。

註　水穀痢者，乃脾胃虛，腐化不及，宜調中益氣湯。濕痢宜木香、黃連，合平胃散方。濕而虛者，宜用胃風湯，

即肉桂、粟米、八珍湯減地黃也。

● 五色痢休息痢治法

五色休息皆傷臟，澀早滯熱蘊於中，補之不應脈有力，日久仍攻餘法同。

註　五色、休息二痢，皆因用止澀藥早，或因滯熱下之未盡，蘊於腸胃傷臟氣也。用一切補養之藥不應，則可知初病非止澀太早，即下之未盡也。診其脈若有力，雖日久仍當攻也。其餘治法，與諸痢同。

痢疾篇方藥的臨床新用

1. 變理湯治療阿米巴痢疾37例

【藥物組成】生山藥24g，金銀花15g，生白芍18g，炒牛蒡子6g，黃連5g，肉桂5g，生甘草6g，鴉膽子5~20粒（裝入膠囊藥湯送服）。水煎服，日1劑。

【加減】大便中以帶血為主者加生地榆12g，牡丹皮9g；大便中以黏液為主者加生薑5g，蒼朮9g；腹脹痛甚者加玄胡索9g，廣木香9g；納呆者加神麴9g，山楂9g；噁心嘔吐者加竹茹9g，半夏9g。

【治療結果】37例中治癒29例，好轉6例，無效2例。總有效率為94.9%。（崔德彬.湖南中醫學院學報，1994，4：25）

2. 變理湯治熱痢

【用法】①熱痢下重數日者，可煎服此湯，另加鴉膽子（去殼時仁破者不用）40~80粒，用溫開水分2次囫圇吞服。通常只需1~2劑，大便即由赤轉白，腹痛、裡急後重也可大大減輕或消失。

②如屬熱痢下重已久，或遷延失治，造成腸黏膜嚴重損害，所下之痢色紫腥臭，雜以脂膜，則宜再加三七粉10g，用溫開水分2次吞服，多能止住膿血。（蔡方鉅.實用中醫內科雜誌，1996，3：36）

疸證總括

面目身黃欲安臥，小便渾黃疸病成，已食如飢飽煩眩，胃

疸谷疸酒疸名，女勞額黑少腹急，小便自利瘀瘀生，黃汗微腫皆濕熱，陰黃重痛厥如冰。

註 面目身黃，但欲安臥，小便黃渾，此黃疸病已成也。如已食如飢，食難用飽，飽則心煩頭眩，此欲作胃疸。

胃疸者，即谷疸也。若已見黃色，疸已成矣，得之於胃有濕熱，大飢過食也。酒疸者，得之於飲酒無度，而發是病也。女勞疸者，疸而額黑，少腹急，小便自利，得之於大勞大熱與女交接也。瘀血發黃，亦少腹急，小便自利，但不額黑耳。詳在傷寒門。

黃汗者，汗出黃色染衣，面目微腫，得之於素有濕熱，汗出如水浴之也。此皆濕熱而成，惟陰黃則屬濕寒。陰黃者，身重而痛，厥冷如冰，詳在傷寒門。

● **疸病死證**

疸過十日而反劇，色若煙薰目黯青，喘滿渴煩如啖蒜，面黧汗冷及天行。

註 仲景曰：黃疸之病，當以十八日為期，治之十日以上宜差，反劇為難治也，色若煙薰，目神黯青，陽黃死證也。喘滿渴煩不已，心胸如啖蒜刺痛，黃毒入腹，死証也。面色黧黑，陰黃死證也。天行疫癘發黃，名曰瘟黃，死人最暴也。

麻黃茵陳醇酒湯　茵陳蒿湯　梔子柏皮湯　茵陳五苓散：表實麻黃茵陳酒，裡實茵陳梔大黃，無證茵陳梔子柏，尿少茵陳五苓湯。

註 諸疸表實無汗者，以麻黃、茵陳，無灰好酒煎服汗之。裡實不便，以茵陳、梔子、大黃下之。無表裡證，以茵陳、梔子、柏皮清之。小便短少，以茵陳五苓散利之。

胃疸湯：谷疸熱實宜乎下，不實宜用胃疸湯，茵陳胃苓減草朴，連梔防己葛秦方。

註 胃疸湯，即茵陳、蒼朮、陳皮、白朮、茯苓、豬苓、澤瀉、黃連、梔子、防己、葛根、秦艽也。

茵陳解酲湯　梔子大黃湯　蔓菁散　加味玉屏風散：酒疸

虛茵解酲湯，實用梔豉枳大黃，黃汗一味蔓菁散，石膏茵陳耆朮防。

註 酒疸虛者，用茵陳解酲湯，即葛花解酲湯加茵陳也。實者，用梔子大黃湯，即梔子、淡豆豉、枳實、大黃也。黃汗宜用蔓菁子一味，為細末，每服二錢，日三，井華水調服，小便白則癒。或用加味玉屏風散，即石膏、茵陳、黃耆、白朮、防風也。

石膏散　腎疸湯：女勞實者膏滑麥，女勞虛者腎疸醫，升陽散火減去芍，加芩柏麴四苓俱。

註 石膏散，即煅石膏、飛滑石，各等份，每服二錢，大麥湯調服。腎疸湯，即升陽散火湯減去芍藥，乃升麻、蒼朮、防風、獨活、柴胡、羌活、葛根、人參、甘草，加入黃芩、黃柏、神麴、白朮、茯苓、豬苓、澤瀉也。

疸證篇方藥的臨床新用

1. 黛礬膠囊治療黃疸20例臨床觀察

【黛礬膠囊】青黛和白礬研碎後以1：1比例混合裝入空心膠囊製成。口服，每次2粒，每日2次或3次，餐後服。

【治療結果】治療組20例中，6例黃疸完全消退，複查肝功能TBiL基本正常，10例黃疸明顯減輕，複查TBiL在正常值的2倍左右，4例黃疸無明顯減輕或沒有減輕。（王翔.吉林中醫藥，2005，25(3)：26）

2. 消瘀退黃湯治療肝內瘀積性黃疸30例觀察

【消瘀退黃湯組成】茵陳、赤芍、丹參、金錢草各30g，黃芩、鬱金、茯苓各15g，生大黃、柴胡各10g。皮膚瘙癢甚者加連翹、白鮮皮、苦參各15g；腹脹者加枳殼、厚朴各10g；噁心欲吐者加製半夏、竹茹各10g；食積不化者加焦山楂30g，神麴10g；寒濕困脾者加附子、乾薑各6g。每日1劑，水煎，分2次服。

【治療結果】顯效13例，有效14例，無效3例。總有效率90.0%。（蔡俊亮.實用中醫藥雜誌，2005，1(3)：143）

3. 茵陳朮附湯加減治療重度黃疸32例

【茵陳朮附湯加減】茵陳30g，白朮10g，炮附子6g，茯苓15g，乾薑8g，大黃10g，虎杖20g，赤芍30g，半夏10g，陳皮10g，澤瀉10g，山楂10g。腹脹者加厚朴10g，枳實10g；瘙癢者加牡蠣10g，生地黃10g，防風10g；嘔吐者加藿香10g；納差者加神麴10g；有腹水者加大腹皮30g，車前子10g。水煎服，日1劑。總有效率為85.3%。（賈襄平.中國中醫藥資訊雜誌，2004，3：243）

積聚總括

五積六聚本難經，七癥八瘕載千金，腸覃石瘕辨月事，痃癖之名別淺深，臟積發時有常處，腑聚忽散無本根，癥類積痃瘕聚癖，腸滿汁溢外寒因。

註 五積、六聚之名，本乎《難經》。五積者，肥氣、伏梁、痞氣、息賁、奔豚也。六聚者，積之著於孫絡、緩筋、募原、膂筋、腸後、輸脈也。七癥、八瘕之名，載《千金方》。七癥者，蛟、蛇、鱉、肉、髮、虱、米也。八瘕者，青、黃、燥、血、脂、狐、蛇、鱉也。腸覃者，積在腸外，狀如懷子，月事以時而下。石瘕者，積在胞中，狀如懷子，月事不以時下，故曰辨月事也。痃者，外結募原肌肉之間。癖者，內結隱僻膂脊腸胃之後，故曰別淺深也。然積者屬臟，陰也，故發有常處，不離其部。聚者屬臟，陽也，故發無根本，忽聚忽散。癥不移，而可見，故類積、類痃也。瘕能移，有時隱，故類聚、類癖也。積聚、癥瘕、腸覃、石瘕、痃癖之疾，皆得之於喜怒不節則傷臟，飲食過飽則傷腑，腸胃填滿，汁液外溢，為外寒所襲，與內氣血，食物凝結相成也。

● 積聚難證

積聚牢堅不軟動，胃弱溏瀉不堪攻，奔豚發作狀欲死，氣上衝喉神怖驚。

註 積聚牢固不動，堅硬不軟，則病深矣。胃弱食少，大便溏瀉，不堪攻矣。五積之中，奔豚最為難治，若更發

作，正氣虛不能支，其狀欲死，從少腹起，氣上衝喉，神色驚怖，皆惡候也。

● **積聚治法**

積聚胃強攻可用，攻虛兼補正邪安，氣食積癖宜化滯，溫白桃仁控涎丹。

註 積聚宜攻，然胃強能食，始可用攻。若攻虛人，須兼補藥，或一攻三補，或五補一攻，攻邪而不傷正，養正而不助邪，則邪正相安也。凡攻氣食積癖，宜用秘方化滯丸，方在內傷門。攻積聚、癥瘕，宜用溫白丸，即萬病紫菀丸，方倍川烏。攻血積、血瘕，宜用桃仁煎，即桃仁、大黃各一兩，虻蟲炒五錢，朴硝一兩，共為末，先以醇醋一斤，用砂器慢火煎至多半盅，下末藥攪良久，為小丸，前一日不吃晚飯，五更初，溫酒送下一錢，取下惡物如豆汁雞肝。未下，次日再服，見鮮血止藥。如無虻蟲，以蘆蟲代之，然不如虻蟲為癒也。攻痰積，宜用控涎丹，方在痰飲門。

積聚篇方藥的臨床新用

1. 加味四草湯為主治療腹腔炎性液體積聚42例

【加味四草湯藥物組成】龍膽草10g，魚腥草（鮮）60g，敗醬草、薏苡仁、茯苓各15g，車前草（鮮）60g，黃連8g；赤芍、天花粉各12g，蒼朮、厚朴各9g，蒲公英30g，甘草6g。盆腔積液者加木香、檳榔。

【治療結果】痊癒35例，轉剖腹手術2例，膿腫切排3例。（陳敦涵.湖北中醫雜誌，2004，26(2)：42）

2. 桂枝加龍骨牡蠣湯治療奔豚氣62例

【應用桂枝加龍骨牡蠣湯】桂枝15g，白芍15g，生龍骨30g，生牡蠣30g，生薑5g，大棗5枚，甘草10g。寒甚苔白，脈遲，遇寒則甚，得溫則舒，重用桂枝20g以上，酌加吳茱萸、高良薑、甘松；衝氣上頂，心煩不寧，脈弦，重用龍骨酌情可加磁石、代赭石；心悸難眠，脈數加百合、茯神；兩脅脹滿，善太息，合四逆散，加柴胡、枳實；脈虛，不耐勞

累加太子參、黃耆。

【結果】62例中治癒14例,有效46例,無效2例,總有效率96.8%。(安俊義.中國中西醫結合消化雜誌,2004,4(12):239)

3. 苓桂朮甘湯加味治療奔豚氣病

【方藥】茯苓60g先煎,桂枝30g,甘草30g,大棗6枚,生龍骨、生牡蠣各30g後煎。服上藥4劑,其病發作次數減少,每次發作時間減短,再服8劑,上症未再發作。(馬亞琴.包頭醫學院學報,1999,2(15):66)

疝證總括

經云任脈結七疝,子和七疝主於肝,肝經過腹環陰器,任脈循腹裡之原。疝證少腹引陰痛,衝上衝心二便難,厥吐㿗癩狐出入,潰膿癃秘木癩頑。

註 《經》曰:任脈為病,男子內結七疝,女子帶下瘕聚。瘕聚者,即女子之疝也。七疝主任者,原以任脈起中極,循腹裡也。七疝主肝者,蓋以肝經過腹裡,環陰器也。是以諸疝病,無不由是二經,故主之也。疝病之證,少腹痛引陰丸,氣上衝心,不得二便者,為衝疝也。少腹痛引陰丸,肝之逆氣衝胃作吐者,為厥疝也。少腹之氣不伸,左右瘕塊作痛者,為瘕疝也。臥則入腹;立則出腹入囊,似狐之晝則出穴而尿,夜則入穴而不尿者,為狐疝也。少腹痛引陰丸,橫骨兩端約文中狀如黃瓜,內有膿血者,為㿗疝也。少腹痛引陰丸,小便不通者,為癃疝也。少腹不痛,陰囊腫大頑硬者,為㿗疝也。

● 疝證同名異辦

血疝便毒潰魚口,㿗癩氣墜筋即㿉,水疝胞痹皆癃疝,衝似小腸腰痛連。

註 有謂血疝者,其證即便毒魚口也。㿗疝者,其證即癩疝也。氣疝者,即偏墜也。筋疝者,即下㿉也。水疝小便不通,胞痹即膀胱氣,皆癃疝也。衝疝證似小腸氣,而更連腰痛也。

● 諸疝治法

治疝左右分氣血，尤別虛濕熱與寒，寒收引痛熱多縱，濕腫重墜虛輕然。

註 疝病，凡在左邊陰丸屬血分，凡在右邊陰丸屬氣分。凡寒則收引而痛甚，熱則縱而痛微。凡濕則腫而重墜，而虛亦腫墜，但輕輕然而不重也。

當歸溫疝湯　烏桂湯：

中寒冷疝歸芍附，桂索茴楝澤萸苓，外寒入腹川烏蜜，肉桂芍草棗薑同。

註 當歸溫疝湯，即當歸、白芍、附子、肉桂、延胡索、小茴香、川楝子、澤瀉、吳茱萸、白茯苓也。烏桂湯，即川烏、蜂蜜、肉桂、白芍藥、炙甘草、生薑、大棗也。

烏頭梔子湯：

外寒內熱烏梔炒，水酒加鹽疝痛安，癩疝不問新與久，三層茴香自可痊。

註 此茴香丸，方在《醫宗必讀》。

十味蒼柏散：

醇酒厚味濕熱疝，不謹房勞受外寒，蒼柏香附青益草，茴索查桃附子煎。

註 此散，即蒼朮、黃柏、香附、青皮、益智、甘草、小茴香、南山楂、延胡索、桃仁、附子也。

茴楝五苓散　大黃皂刺湯：

膀胱水疝尿不利，五苓茴楝與蔥鹽，瘕硬血疝宜乎下，大黃皂刺酒來煎。

註 大黃皂刺湯，即大黃、皂刺各三錢，酒煎服也。

羊肉湯：

血分寒疝女產後，臍腹連陰脹痛疼，羊肉一斤薑五兩，當歸三兩水八升。

奪命湯：

衝疝厥疝痛上攻，臍悸奔豚氣上行，吳茱一味為君主，肉桂澤瀉白茯苓。

青木香丸：氣疝諸疝走注痛，青木香附吳萸良，巴豆拌炒川楝肉，烏藥蓽澄小茴香。

註　青木香丸，即青木香五錢，酒醋浸炒吳茱萸一兩，香附醋炒一兩，蓽澄茄五錢，烏藥五錢，小茴香五錢，巴豆仁二十一粒研碎拌炒川楝肉五錢，為末和勻，蔥涎為小丸，每服三錢，酒鹽任下立癒。及能醫一切疝痛神效。

茴香楝實丸：楝實狐疝一切疝，楝肉茴香馬藺芫，三萸二皮各一兩，仍宜急灸大敦安。

註　茴香楝實丸，治狐疝及一切諸疝，即川楝肉、小茴香、馬藺花、芫花醋炒變焦色，山茱萸、吳茱萸、食茱萸、青皮、陳皮各一兩，為末，醋糊為小丸，酒送二錢。

按　大敦，肝經穴，在足大指甲後有毛處，諸疝均宜灸之即安。

疝證篇方藥的臨床新用

1. 寒疝腹痛治驗

某男，45歲，幹部。患病臍周腹部疼痛半月餘，時緩時劇，大便溏薄，日行2次，無黏凍及裡急後重，畏寒，納減，喜熱飲。舌苔薄白，舌質淡、邊有齒痕，脈沉細弦。脈證合參，良由中陽衰憊，陰寒內聚，邪正相摶使然。病屬寒病。

【處方】製川烏8g，川椒目4g，桂枝12g，炒白芍15g，吳茱萸3g，乾薑5g，木香8g，炙甘草3g。5劑。服藥後腹痛大減，再服10劑，腹痛消失，隨訪3年餘未再發作。（張筱文.江蘇中醫，1994，15(3)：18）

2. 消疝湯治療小兒疝氣15例

治疝必先治氣。治則以疏肝行氣，散寒止痛為大法。

【消疝湯藥物組成】烏藥、小茴香、沉香、川楝子、荔核、甘草。偏氣疝者（即小兒生氣哭鬧後出現）加木香、香附；患兒陰囊濕疹，四肢不溫者加乾薑、肉桂；痛甚者加元胡、白芍以增其疏肝止痛之功。（王芳.等，中醫學院學報，2004，2：28）

卷四十三

頭痛眩暈總括

頭痛痰熱風濕氣，或兼氣血虛而疼，在右屬氣多痰熱，左屬血少更屬風，因風眩暈頭風痛，熱暈煩渴火上攻，氣鬱不伸痰嘔吐，濕則重痛虛動增。

【註】頭痛，屬痰，屬熱，屬風，屬濕，屬氣，或兼氣虛、血虛。因風而痛，謂之頭風，必眩暈。因熱而痛暈者，則煩渴。因氣鬱而痛暈者，則志意不伸。因痰而痛暈者，則嘔吐痰涎。因濕而痛暈者，則頭重不起。因虛而痛暈者，動則更痛更暈也。

● 頭痛眩暈死證

真頭腦痛朝夕死，手足厥逆至節青，瀉多眩暈時時冒，頭卒大痛目瞀凶。

【註】真頭痛，痛連腦內，手足青冷至肘膝之節，朝發夕死。凡頭痛眩暈，時時迷冒，及頭目卒然大痛，目視不見，或多瀉之後，皆凶證也。

華撥散　芎芷石膏湯：

頭痛㗜鼻身熱華撥，濕盛瓜蒂入茶茗，風盛日久三聖散，內服芎芷石膏靈。芎芷石膏菊羌藁，苦加細辛風防荊，熱加梔翹芩薄草，便秘尿紅硝黃攻。

【註】一切頭風兼熱者，以華撥散㗜鼻。即華撥一味為末，用豬膽汁拌過㗜之，作嚏立癒。一切頭風兼濕者，以瓜蒂、松蘿茶，二味為末，㗜之出黃水立癒。頭風風盛時發，日久不癒，則多令人目昏，以三聖散㗜之，方在中風門內。用芎芷石膏湯，即芎、芷、石膏、菊花、羌活、藁本也。苦痛者加細辛，風盛目昏加防風、荊芥穗，熱盛加梔子、連翹、黃芩、薄荷、甘草，大便秘小便赤加硝、黃，攻之自癒也。

茶調散　清震湯　滾痰丸　人參芎附湯：

風熱便利茶調散，雷頭荷葉蒼與升，痰熱滾痰芎作引，虛寒真痛附參芎。

【註】雷頭風痛，頭面疙瘩，耳聞雷聲，宜清震湯，即荷葉、蒼朮、升麻也。人參芎附湯，即人參、川芎、附子也。

芎犀丸：偏正頭風芎犀丸，血虛四物薄羌天，氣虛補中加芎細，氣逆降氣黑錫丹。

註 血虛，面少血色，或久脫血也。天，天麻也。降氣，蘇子降氣湯也。

芎麻湯　半夏白朮天麻湯：欲吐暈重風痰痛，芎麻湯下白丸寧，虛者六君耆乾柏，天麻麴蘗澤蒼同。

註 麻，天麻也。白丸，青州白丸子也。虛者，謂風痰兼氣虛者，宜半夏白朮天麻湯，即六君子加黃耆、乾薑、黃柏、天麻、神麴、麥蘗、澤瀉、蒼朮也。

荊穗四物湯：頭暈頭痛同一治，血虛物穗氣補中，氣血兩虛十全補，上盛下虛黑錫靈。

註 頭暈之虛實寒熱諸證，同乎頭痛一治法也。其有因血虛，宜用荊穗四物湯，即當歸、川芎、白芍、熟地黃、荊芥穗也。氣虛，宜用補中益氣湯。氣血兩虛，宜用十全大補湯。上盛下虛，宜用黑錫丹。

頭痛眩暈篇方藥的臨床新用

1. 頭風散治療頭痛臨床療效觀察

【方藥組成及服用方法】川芎30~60g，細辛3~9g，白芷30g，鉤藤20g（後下），天麻15g，元胡30g，白芍20g。水煎服，每日1劑，10日為1療程。

【治療結果】32例近期療效尚佳。一般3~5劑頭痛明顯減輕或消失。其中血管性頭痛18例，顯效10例，有效7例，無效1例；神經性頭痛11例，顯效3例，有效6例，無效2例；緊張性頭痛3例，顯效2例，有效1例。總有效率91%。（胡九東.中國中醫基礎醫學雜誌，1998，4增刊（上）：81）

2. 頭痛治驗1則

李某，男，57歲，農民。患者年近六旬，體胖嗜酒，素有吐清涎史，逢氣候變遷，頭痛驟發，以巔頂為甚。近年因家事煩勞過度，頭痛日益加劇，並經常咳嗽，吐痰，畏寒惡風，經中西藥治療未效。證見胃納欠佳，精神困倦，脈滑

細，舌苔滑潤，辨證為陽氣不振，濁陰之邪引動肝氣上逆所致。根據張仲景《傷寒論》：「乾嘔，吐涎沫頭痛者，吳茱萸湯主之。」治以溫中補虛，降逆行痰，用吳茱萸湯：黨參30g，吳茱萸10g，生薑25g，紅棗8枚，連服4劑，頭痛漸減，吐涎亦少，但小便仍略清長。此乃寒降陽升，脾胃得以運化。乃再守原方，繼進5劑，諸證痊癒。遂用香砂六君丸以善其後。（王曉娟.西南國防醫學雜誌，1995，6：23）

3. 中藥治療眩暈32例

【眩停方】黃耆、葛根、丹參、白朮各30g，天麻、半夏、茯苓、葶藶子、陳皮、甘草各10g。

【用法】每日1劑，10天為1個療程。加減：氣血虛弱加製首烏、黨參；腎陰虛加龜板、山茱萸、熟地；腎陽虛加巴戟天、鹿角霜；脾虛加山藥、薏苡仁；肝陽上亢加龍膽草、牡丹皮等。

【治療結果】用藥10天為1個療程。用藥1個療程眩暈症狀消失者為顯效17例，用藥2~3個療程症狀消失者為好轉11例，用藥3個療程症狀不消失者為無效4例。總有效率88%。（趙景梅.陝西中醫，1995，16(3)：103）

4. 寧眩湯治療眩暈48例

【寧眩湯組成】白朮15g，法半夏30g，茯苓、龍骨、牡蠣各20g，枳實12g，天麻10g，陳皮、竹茹、甘草各6g。加減：氣血虛弱，頭暈目眩，動者加劇，面色蒼白，唇甲無華，心悸失眠，神疲懶言，飲食減少，舌淡，脈濡細者，加黃耆20g，黨參、何首烏各15g，當歸12g，木香6g（後下）。瘀血阻絡者，眩暈耳鳴，或頭部刺痛，失眠，舌質紫黯或有瘀斑，加當歸12g，川芎10g，桃仁15g，紅花6g；腎陰不足者，眩暈而見精神萎靡，五心煩熱，腰膝酸軟，遺精或月經不調，耳鳴，加女貞子、枸杞子、山茱萸各15g，熟地黃20g。

【用法】每日1劑，水煎2次，分早晚2次服。7天為1個療程，治療2個療程判斷療效。

【結果】治癒37例，好轉9例，無效2例。總有效率，

95.8%。療程最短3天,最長18天,平均7天。(鄭友麗.陝西中醫,1996,17(9):403)

眼目總括

目為五臟六腑精,氣白筋黑骨精瞳,血為眥絡肉約束,裹擷系屬腦項中。經熱腠開因風入,合邪上攻赤腫疼,輕者外障生雲翳,重者積熱頓傷睛。

註 《經》曰:五臟六腑之精氣,皆上注於目而為之精。精之窠為眼,氣之精為白眼,筋之精為黑眼,骨之精為瞳子,血之精為絡眥,肉之精為約束,即眼胞也,裹擷筋骨血氣之精,而與脈系上屬於腦,後出於項中。因經熱蒸開腠理,故風邪得以入之,風熱之邪合上攻於目,赤腫疼痛。輕者則為外障,或暴生雲翳,重者則積熱之甚,陡然痛傷睛也。

● **外障病證**

火眼赤腫淚澀痛,硬腫多熱軟多風,瞼粟爛弦雞蜆肉,胬肉赤脈貫瞳睛,血灌瞳仁高突起,旋螺尖起蟹睛疼,拳毛風淚風癢極,赤膜下垂黃膜衝。

註 風熱上攻,目赤腫痛多淚,隱澀難開,火眼也。腫而硬者,屬熱盛也,宜先下之。腫而軟者,屬風盛也,宜先發散。兩瞼上、下初生如粟,漸大如米,或赤或白,不甚疼痛,謂之瞼生風粟。兩瞼黏睛,赤爛癢痛,經年不癒,謂之爛弦風,又名赤瞎。瞼內如雞冠,蜆肉翻出,視物阻礙,痛楚羞明,謂之雞冠蜆肉。此皆脾經風熱為病也。兩眥筋膜胬出,謂之胬肉攀睛。兩眥赤脈漸漸侵睛,謂之赤脈貫睛。兩眼混赤如朱,痛如針刺,謂之血灌瞳仁。兩眼癢痛,忽然突起,謂之突起睛高。目中大痛,忽生翳膜,狀如旋螺,謂之旋螺尖起。目中大痛,忽然瞳睛胬如蟹目,謂之蟹睛疼痛,又名損翳。此皆肝、心二經積熱也。兩瞼燥急,睫毛倒刺,謂之倒睫拳毛。兩目衝風,淚出涓涓,冬月尤甚,謂之迎風流淚。兩目連眥癢極不痛,謂之風癢難任。目中從下忽生黃膜,侵睛疼痛,謂之黃膜上衝。目中從上忽生赤膜,垂下遮

睛，謂之赤膜下垂；又名垂簾翳。此皆心、肝、脾三經風熱為病也。

● 內障病證

內障頭風五風變，珠白黃綠不光明，頭風痛引目無淚，相注如坐暗室中，綠風頭旋連鼻痛，兩角相牽引目疼，時或白花紅花起，同綠黑花為黑風，烏花不旋漸昏暗，黃風雀目久金睛，青風微旋不癢痛，青花轉轉目昏蒙。

註　內障之病，每因頭風五風變成。初病瞳珠漸漸變色，睛裡隱隱似翳，或白或黃或綠，雖與不患之眼相似，然無精彩光明射人。病頭風者，發則頭痛引目無淚，或左目，或右目，或先左目，或後右目，相注不定，如坐暗室之中，此頭風傷目之漸也。綠風者，頭旋兩角連鼻相牽引，目疼痛時，或見起白花、紅花，此綠風傷目之漸也。黑風者，證同綠風，時時見起黑花，此黑風傷目之漸也。烏風者，亦同黑風，但不旋暈而見烏花，漸漸昏暗，此烏風傷目之漸也。黃風者，久病雀目，瞳睛金色，此黃風傷目之漸也。青風者，頭微旋不癢不痛，但見青花轉轉，日漸昏蒙，此青風傷目之漸也。

菊花通聖散　洗刀散：暴發火眼通聖菊，外障等證減加方，風盛羌加防麻倍，熱盛加連倍硝黃，痛生翳膜多傷目，洗刀更入細獨羌，玄參木賊白蒺藜，草決蟬蛻蔓青葙。

註　菊花通聖散，即防風通聖散加菊花也。洗刀散，即本方更加細辛、羌、獨、蔓、荊、青葙子等藥也。

● 內外障治

外障無寒一句了，五輪變赤火因生，內障有虛心腎弱，故如不病損光明，火能外鑒水內照，養神壯水自收功，五風內變諸翳障，眼科自有法能攻。

註　外障目病，子和曰：目不因火不病。所以五輪變赤，氣輪白睛，火乘肺也。肉輪目胞，火乘脾也。風輪黑睛，火乘肝也。水輪瞳仁，火乘腎也。血輪兩眥，火自甚也。故能治火者，一句便了也。治火之法，在藥則鹹寒吐之

下之，在針則神庭、上星、囟會、前頂、百會刺之，醫者可使立退，痛者可使立已，昧者可使立明，腫者可使立消矣。

內障目病，雖亦無寒，然有虛也。虛或兼熱，亦屬虛熱，故不赤腫疼痛，如不病眼人，但不精彩光明也。心虛則神不足，神者火也，火內暗而外明，故不能外鑒而失其光明也。腎虛則精不足，精者水也，水外暗而內明，故不能內照而失其光明也。

心虛者，則養心神；腎虛者，則壯腎水，自可收功於不明也。其五風內變諸翳，如圓翳、冰翳、清翳、澀翳、散翳、橫翳、浮翳、沉翳，偃月、棗花、黃心、黑風等翳，俱列在眼科，方書自有治法，難以盡述，此特其大概耳。

眼目病篇方藥的臨床新用

1. 中藥治療急性流行性出血性結膜炎100例

【內服疏風清熱湯】紫花地丁10g，夏枯草10g，黃芩10g，桑葉10g，菊花15g，蟬蛻6g，川芎10g，車前子15g。水煎服，每日1劑，分二次早晚服。

【局部用藥】用板藍根注射液（北京第四製藥廠生產，每支2ml相當於板藍根1.0g）每間隔1小時點眼1次，每次1~2滴。（柯武忠.等，現代中醫雜誌，2000，1：26）

2. 中藥治療重症沙眼124例

採用自擬沙眼2號（銀花、菊花、生地、連翹、木賊、梔子等），治療眼瞼內脈絡壅滯、氣滯血瘀的重症沙眼124例，其治癒率為96.8%。（潘聰亞.陝西中醫，1995，5(16)202）

3. 血府逐瘀湯加減治療視網膜靜脈阻塞42例

均以血府逐瘀湯加減，藥用當歸尾、葛根、炒山楂、赤芍、生地各15g，桃仁、紅花、柴胡各10g。加減：眼脹、胸悶、舌質瘀暗屬氣滯血瘀者，選加丹參、鬱金、莪朮、虎杖、陳皮；頭痛、頭昏、血壓高、脈弦勁屬肝陽上亢者，選加石決明、鉤藤、夏枯草、生龍骨、生牡蠣；年老體虛，舌淡，脈細弱者屬氣虛血瘀者，選加黨參或條參、黃耆、丹

參、鬱金；出血期前後用基本方去桃仁、紅花，選加茜草、白茅根、牡丹皮、三七粉。

【煎服法】水煎服，每日1劑。（李明桂.湖北中醫雜誌，1994，3：24）

4. 麻芍明目湯治療天行紅眼48例

【麻芍明目湯】赤芍24g，生石膏30g，生大黃、生麻黃、蟬蛻各8g，白蒺藜10g。眼部紅赤甚，眼眵多加銀花、黃芩、連翹；淚水淋漓者加柴胡、魚腥草、板藍根。（黃祖芳.四川中醫，1994，1：48）

牙齒口舌總括

牙者骨餘屬乎腎，牙齦手足兩陽明，齒長豁動為腎憊，牙疼胃火風寒蟲。不怕冷熱為風痛，火腫喜冷得寒疼，寒不腫蛀喜熱飲，蟲牙蝕盡一牙生。

[註] 牙齒者，骨之餘，屬乎腎也。若無故齒長，疏豁而動，則為腎衰憊也。上牙齦屬足陽明，下牙齦屬手陽明。牙痛皆牙齦作痛，惟寒牙痛，則為客寒犯腦，多頭連齒痛，為寒邪也，故喜熱飲，不腫不蛀也。餘者，皆為胃火、邪風、濕熱也。火牙疼多腫喜飲冷，得寒則更疼者，讎仇之意也。蟲牙則一牙作痛，蝕盡一牙，又蝕一牙作痛也。

骨槽風　牙疳瘡：骨槽齦頰腫硬疼，牙齦腐爛出血膿，牙疳腫硬潰血臭，皆因痘疹癖疾成。

[註] 骨槽風者，牙齦連頰硬腫疼痛，牙齦腐爛，出血膿也。牙疳，以骨槽潰後腫硬不消，然出臭血，而不出膿水也，且皆痘疹癖疾之後而成也。

清胃散：清胃血分火牙痛，生地歸連升牡饒，氣分宜加荊防細，積熱涼膈入升膏。

[註] 胃火牙痛，赤腫出血者，則為血分，宜用清胃散，即生地、當歸、黃連、升麻、牡丹皮也。饒者，倍加升麻、牡丹皮也。若腫痛牙齦不出血者，則為氣分，宜加荊芥、防風、細辛，以散其熱。若腸胃積熱，腫痛爛臭，宜用涼膈散加升麻、石膏，以下其熱可也。

溫風散：溫風風牙歸芎細，蓽撥藁芷露蜂房，寒牙痛加羌麻附，半服含漱吐涎良。

註　不甚腫痛，不怕冷熱，為風牙痛，宜用溫風散。即當歸、川芎、細辛、蓽撥、藁本、白芷、露蜂房也。不腫痛甚，喜飲熱湯，為寒牙痛，宜本方再加羌活、麻黃、川附子溫而散之。二方俱服一半，含漱一半，連涎吐之自好也。

一笑丸　玉池散　薰藥：諸牙椒巴飯丸咬，玉池藁芷骨槐辛，歸芎大豆升防草，蟲牙蔥韭子煙薰。

註　諸牙，謂諸牙痛也。均宜一笑丸，即川椒七粒為末，巴豆一粒去皮研勻，飯為丸，棉裹咬痛處，吐涎即止。均宜用玉池散，即藁本、白芷、地骨皮、槐花、細辛、當歸、川芎、黑豆、升麻、防風、甘草，煎湯，熱漱冷吐。蟲牙亦宜此咬漱。更須用韭子或蔥子，置小爐中燒之，擱在大水碗內，覆以漏斗，口向蟲牙痛處薰之，其蟲極小，皆落水碗之中，累效。

蕪荑消疳湯：牙疳雖有專科治，然皆未曉累攻神，能食便軟猶當下，雄荑黃薈二連芩。

註　牙疳一病，殺人最速，雖有專科，然皆未曉累攻之法。累攻者，今日攻之，明日又攻之，以腫硬消，黑色變，臭氣止為度。若不能食，或隔一日，或隔二三日攻之，攻之後漸能食，不必戒口，任其所食。雖大便溏，仍量其輕重攻之，自見其神。若竟不思食，難任攻下，則死證也。攻藥用蕪荑消疳湯，即雄黃、蕪荑、生大黃、蘆薈、川黃連、胡黃連、黃芩也。

● 口舌證治

唇口屬脾舌屬心，口舌瘡糜蘊熱深，口淡脾和臭胃熱，五味內溢五熱淫。木舌重舌舌腫大，唇腫唇瘡緊繭唇，暴發赤痛多實熱，淡白時痛每虛因。

註　口舌生瘡糜爛，名曰口糜，乃心、脾二經蘊熱深也。平人口淡，故曰脾和。口出氣臭，則為胃熱。不因食五味而口內溢酸味者，乃肝熱淫脾也。苦味者，心熱淫脾也。

甘味者,本經熱自淫也。辛味者,肺熱淫脾也。鹹味者,腎熱淫脾也。木舌,謂舌腫硬不痛也。重舌,謂舌下腫似舌也。舌腫,謂舌腫大也。唇腫,謂唇腫痛厚也。唇瘡,謂唇腫潰裂成瘡也。緊繭唇,謂唇緊小燥裂也。以上之證,皆屬心、脾、胃經蘊熱,若暴發赤腫痛甚,多為實熱,宜以涼膈散,梔子金花湯,急下其熱,可即癒也。若日久色淡瘡白,時痛不痛,每屬虛熱,宜清心蓮子飲、知柏四物湯,補中兼清可也。或服涼藥久不癒者,以七味地黃湯冷服,引火歸原,不效甚者,加附子可立癒也。

牙齒口舌病篇方藥的臨床新用

1. 加味玉女煎治療牙痛38例體會

【胃熱型的主證】牙痛、眼紅腫,受熱或食辛辣疼痛加劇,口乾渴,大便秘結,舌紅,苔黃乾,脈滑數。

【風火型的主證】牙痛、發熱、惡寒怕風、頭痛、起病較急,口乾,舌紅,苔白,脈浮數。

【虛火型】牙痛浮動,齦紅腫不甚,眩暈失眠、耳鳴、腰膝酸痛,手足心熱,舌紅苔少,脈弦細數。

【玉女煎組成】生石膏30g(先煎),熟地15g,麥冬12g,知母12g,牛膝15g。胃熱型加升麻10g,細辛3g,露蜂房12g,甘草6g,並將方中的熟地改為生地15g。風火型加荊芥10g,防風10g,連翹15g,金銀花15g,細辛3g,露蜂房12g,甘草6g,熟地改為生地15g。虛火型加細辛3g,露蜂房12g,沙參20g,玄參15g,甘草6g。每日1劑,再煎日服2次。總有效率為92%。(文萬逢.實用醫學雜誌,1995,10:696)

2. 針刺治療牙痛

主穴:合谷。備用穴:頰車、下關、內庭。

【隨證配穴】外關、風池、太谿、行間。取手足陽明經合谷穴為主穴,毫針用提插法使針上下行,若感應不強,可捻轉,針刺至痛止出針。若覺無效則加備用穴。(韓文江,江蘇中醫,2001,10:47)

3.「清熱方」治療口腔潰瘍72例

口腔潰瘍是嬰幼兒時期常見的口腔疾患,以口頰、舌邊、上腭、齒齦等處發生潰瘍為特徵。本病歸屬於中醫學「口瘡」、「口病」範疇。患兒多伴有高熱、疼痛、拒食、煩躁等症狀,以實火居多。治療當以清熱解毒降火為主。

【藥物組成】生地20g,牡丹皮10g,生石膏20g,金銀花10g,人中黃6g,人中白6g,蒲公英20g,製大黃6g,野菊花10g。加減法:大便乾結者,去製大黃,用生大黃;便溏者,去石膏,加黃連、煨木香。用法:每日1劑。先用清水浸泡30分鐘,再煎煮至水沸10分鐘即可。每日共煎2次,分次頻服。服藥期間忌食辛辣、油炸之品。總有效率100%。(符虹.江蘇中醫藥,2004,10:26)

4. 補中益氣湯治療口腔潰瘍

【藥物組成】黃耆30g,黨參、白及各15g,白朮、當歸、黃芩各10g,陳皮9g,升麻6g,蒲公英30g,甘草3g。

加減法:納少便溏者加山藥、扁豆各10g;心慌失眠者加茯苓12g;遠志10g;虛寒者加乾薑10g,肉桂3g;陰虛者加知母10g,旱蓮草15~30g。總有效率為95.66%。(杜兆民.甘肅中醫學院學報,1994,9:53)

5. 理中湯治療復發性口腔潰瘍45例

45例患者均有反覆發作病史,發作部位及間歇期不定。舌淡、苔薄白、脈細沉或遲緩多伴有畏寒、便溏症狀。均用理中湯治療。服用理中湯原方者18例,以黨參易人參者6例,乾薑易泡薑者8例,13例有胃熱證表現者加黃連、梔子。每日1劑,水煎服,5日為1個療程。(賈寧.等,中國民間療法,2004,6:55)

咽喉總括

胸膈風熱咽喉痛,邪盛單雙乳蛾生,熱極腫閉名喉痺,語言難出息不通,痰盛涎繞喉間響,內外腫閉纏喉風,喉痺纏喉皆危證,潰後無膿腫閉凶。

註 胸膈上有風熱,則咽喉腫痛,風熱之邪若盛,則生

單雙乳蛾，在會厭兩旁高腫似乳蛾，故名也。熱極則腫閉，湯水不下，言語難出，呼吸不通，名曰喉痹。若熱極更兼痰盛，則痰涎繞於喉間，聲響咽喉，內外腫閉，湯水不下，名曰纏喉風，皆危病也。或服藥，或吹藥，或針刺，潰破出膿血則癒。若潰後不出膿血，仍然腫閉，湯水不下則死矣。

如意勝金錠　雄黃解毒丸：咽痛消毒涼膈散，單雙乳蛾刺血痊，喉痹纏喉勝金錠，急攻痰熱解毒丸，昏噤牙關湯不下，多鼻吹灌度喉關，吐下之後隨證治，潰爛珍珠散上安。

　　註　咽喉初起腫痛，宜用消毒涼膈散，即防風、荊芥、牛蒡子、梔子、連翹、薄荷、黃芩、甘草、大黃、芒硝也。單雙乳蛾，則刺少商出血，在左刺左，在右刺右，在左右刺左右也。喉痹、纏喉初起，病勢未甚，或狀如傷寒，宜服如意勝金錠，即硫黃、川芎、臘茶、火硝、薄荷、生川烏、生地黃各等份為末，蔥自然汁合為錠，重一錢，薄荷湯磨化服，甚者連進三次。若痰涎壅盛，喉間內外腫閉，湯水難下，病勢危急，宜用雄黃解毒丸，即雄黃水飛，鬱金細末，各二錢半，巴豆仁肥白者十四粒，微去油，以成散為度，和勻，醋糊為丸，如綠豆，茶清下七丸，便利吐痰則癒。若昏冒牙關噤急，湯不能下，將藥用醋化開十丸，按中風門之法，噙入鼻內，吐下則癒，其後隨證調治可也。若雖癒咽喉潰爛，以珍珠散上之即好。

　　吹喉七寶散：咽喉諸證七寶散，消皂蠍雄硼二礬，細研如塵取一字，吹中患處效如神。

　　註　咽喉諸證，謂咽喉腫痛，單雙乳蛾，喉痹，纏喉也。七寶散，即火硝、牙皂、全蠍、雄黃、硼砂、白礬、膽礬也。

咽喉病篇方藥的臨床新用

1. 桔梗甘草湯加味治療慢喉瘖57例療效觀察

[方藥組成]桔梗10g，蘆根15g，荊芥6g，甘草6g。1日1劑，早晚分服，服藥6天為1個療程。

【治療結果】57例患者中顯效為38例，佔67%；有效15例，佔26%；無效4例，佔7%。總有效率為93%。（于潔，甘肅中醫，2003，16(6)：15）

2. 清熱利咽湯治療急性咽喉炎136例

臨床表現以咽、喉部灼熱疼痛，咽腔紅腫，咽後壁濾泡腫突如赤豆，或聲音嘶啞，喉黏膜及聲帶紅腫，咳嗽咯痰，或有發熱為主。清熱利咽湯，每日1劑，煎藥750ml，每次服250ml，每日3次。

【清熱利咽湯藥用】生石膏30g，黃芩15g，射干12g，玄參、土牛膝各15g，赤芍12g，浙貝母、全瓜蔞各15g，青果12g，薄荷10g，甘草6g。咽痛劇烈加牡丹皮12g，山豆根、板藍根各15g；聲嘶重加蟬蛻12g；便秘加生大黃10g；發熱惡寒加荊芥10g。總有效率為90.63%。（王永欽.遼寧中醫雜誌，1995，9：401）

3. 射干利咽湯治療急性咽喉疾病200例

【射干利咽湯方】射干20g，菊花、玄參、赤芍各15g，牡丹皮、馬勃、川黃連、梔子各20g，甘草、大黃各5g。水煎服，日服1劑，早晚分服，並隨證加減用藥。總有效率97%。（余冠華.四川中醫，1999，4：47）

4. 合谷透刺後谿治療咽喉腫痛80例

患者正坐肘直位，半握拳，合谷穴常規消毒，用28號5寸毫針，快速直刺合谷穴並向後谿穴方向透刺4~6cm左右，上下提插3次，患者出現酸麻脹痛或觸電樣向食中指放射即可將針體退出，不留針。每日1次，3次為1療程。雙手交替單側扁桃腺腫大者取對側穴位。總有效率96.8%。（王宗江.海軍醫學雜誌，2000，12：357）

5. 咀華清喉丹治療急性咽喉炎27例

嚼服咀華清喉丹配清咽利喉湯治療，每日嚼服4次，中藥煎劑1劑。組方如下：

【咀華清喉丹】硼砂拌生地。

【清咽利喉湯】生地、玄參、麥冬、射干、知母各12g，玉

蝴蝶、桔梗、杏仁、山豆根、黃芩各10g。

【結果】痊癒24例，顯效3例。總有效率為100%。（李秋雲.湖北中醫雜誌，1996，5：45）

肩背總括

通氣防風湯：通氣太陽肩背痛，羌獨藁草蔓防芎，氣滯加木陳香附，氣虛升柴參耆同，血虛當歸白芍藥，血瘀薑黃五靈紅，風加靈仙濕二朮，研送白丸治痰凝。

註 李杲羌活勝濕湯，又名通氣防風湯，治太陽經風濕肩背痛，即羌活、獨活、藁本、甘草、蔓荊子、防風、川芎也。兼氣鬱滯痛者，則常常作痛，加木香、陳皮、香附也。氣虛鬱痛者，則時止時痛，加升麻、柴胡、人參、黃耆也。血虛鬱痛者，則夜甚時止，加當歸、白芍藥也。血瘀鬱痛者，則夜痛不止，加薑黃、五靈脂、紅花也。風氣鬱盛者，痛則項肩強，加威靈仙也。濕氣鬱甚者，痛則肩背重，加蒼朮、白朮也。痰風凝鬱者，痛則嘔眩，用本湯研送青州白丸子也。

心腹諸痛總括

心痛岐骨陷處痛，橫滿上胸下胃脘，當臍脾腹連腰腎，少腹小大腸脇肝。蟲痛時止吐清水，疰即中惡寒外干，悸分停飲與思慮，食即停食冷內寒，水停痰飲熱胃火，氣即氣滯血瘀緣，隨證分門檢方治，真心黑厥至節難。

註 岐骨陷處痛，名心痛；橫滿連胸，名肺心痛；下連胃脘，名胃心痛；連臍，名脾心痛；連腰，名腎心痛；連少腹，名大腸小腸痛；連脇，名肝心痛；時止吐清水，名蟲心痛；中惡腹痛，名疰痛；寒邪外干，名中寒痛；悸而痛，名悸心痛。水停心下，屬飲也。思慮傷心，屬傷也。停食痛，停水痛，停痰痛，胃火痛，氣滯痛，血瘀痛，皆不死之證也，當分門施治。惟真心痛，面色黑，四肢逆冷至節，死證也。

化滯丸 清中湯：攻濕積熱求化滯，攻寒積水備急丹，火痛二陳梔連蔻，蟲用烏梅飲控涎。

註 化滯丸，成方也。清中湯，即陳皮、半夏、茯苓、甘草、薑炒山梔子、黃連、草豆蔻也。

木香流氣飲：七情鬱結流氣飲，思慮慘痛歸脾湯，內寒理中外五積，疰痛備急血抵當。

小建中湯：本來乘土腹急痛，緩肝和脾小建中，血虛寒痛羊肉治，氣虛理中加陳青。

註 羊肉，謂羊肉湯也。

烏頭梔子湯：劫諸鬱痛烏梔子，劫而復痛入元明，已經吐下或虛久，急痛欲死求鴉嗚。

註 諸鬱，謂諸寒火鬱而痛也。寒多炮川烏為主，熱多薑炒梔子為主。元明，元明粉也。鴉嗚，謂以真鴉片末，或加麝香少許，飯丸如桐子大，每服三五丸引。在本草，名一粒金丹。

心腹諸痛篇方藥的臨床新用

1. 厥心痛驗案1則

張某，男，43歲，工人。素有胃潰瘍腹痛史，嗜菸酒辛辣。因赴宴大醉而歸，當晚突發劇烈腹痛，大口嘔吐咖啡狀胃內容物，挾濃烈刺鼻之酸腐酒精味。臉色煞白、呻吟無力，半暈厥狀態而急診入院。西醫擬診為「胃潰瘍急性穿孔」，動員手術探查。家屬不從，遂行胃腸減壓、止血、止痛、消炎、擴容等。

筆者配以針刺：取穴中脘、足三里（雙）、內關（雙），行平補平瀉手法，接通電麻儀，留針10分鐘。如此處理2天，神志轉清醒，四末欠溫，胃劇痛轉為持續隱痛，日夜呻吟不止，冷汗不時而出，神情萎頓。停止針刺，改投中藥。

證見顏面蒼灰，額汗涼，滿腹脹痛，手壓臍上有灼熱跳痛感，拒按，低熱煩躁，咽乾不欲飲，時而嘔逆食物殘渣與血塊，大便數日未行，尿短赤，舌紅乾有少許紫斑、舌苔老黃少津，脈弦數。此陽明腑實，熱毒裡結，灼傷血絡，迫血

外溢，故現吐血、腹痛等。急則治標，降泄火熱，止血保津為急。從增液承氣湯法。

【方用】大黃g，元明粉12g（沖），生地15g，玄參10g，麥冬10g，白及15g，烏賊骨10g，炒蒲黃等6g，梔子炭6g，蒲黃炭6g，炒白芍5g，甘草6g。6劑。（王起槐.江西中醫藥，1994，25(1)：24）

2. 黃永生教授運用滋陰疏肝法治療厥心痛的經驗

【方藥】熟地30g，山茱萸15g，枸杞子30g，山藥30g，醋香附10g，醋青皮10g，枳殼10g，醋柴胡10g。水煎服。失眠加炒棗仁、夜交藤；腹脹加厚朴；胁痛加橘葉；胸痛重加鬱金、毛冬青；眩暈加夏枯草、牛膝。（黃晶.長春中醫學院學報，2004，4(17)：24）

3. 胃康湯治療胃脘痛164例

所有病例均以胃復康湯為基礎方。

【藥物組成】紫蘇梗10g，香附10g，陳皮10g，荔枝核10g，川楝子12g，生白芍15g，生甘草10g，生麥芽15g。水煎服，每日1劑，分早晚2次服。

【加減】胃脘暴痛，四肢厥冷，舌淡白，脈沉緊者，加良薑10g；胃寒肢冷，面色白，舌淡苔白，脈沉弱者，加黨參30g，桂枝10g；便溏尿少，浮腫者，加茯苓15g，車前子15g，桑白皮15g；嘈雜吞酸，嘔惡不思食，舌紅，苔黃白而膩，脈滑數者，加神麴10g，山楂10g，雞內金10g，萊菔子10g；胃脘部灼熱而痛，面紅目赤，口乾渴，舌紅苔黃，脈數者加生石膏30g，大黃10g，黃連5g；乏力氣短，四肢倦怠者，加麥冬10g，黨參30g，五味子10g；胃酸多，胃灼熱，燒心痛者，加烏賊骨20g，黃連5g，貝母20g；五心煩熱，咽乾，舌紅少苔，脈細數者，加沙參10g，麥冬10g，玉竹10g，生地黃10g；刺痛不移，日輕夜重，舌邊尖有紫黑斑塊或小點，脈沉澀者加丹參30g，蒲黃10g，五靈脂10g；有潰瘍者，加乳香10g，沒藥10g，三七粉4g（沖服）。有效率為95.1%。（崔宏偉.等，河南中醫，2005，2：43）

胸脇總括

瓜蔞薤白白酒湯　瓜蔞薤白半夏湯：瓜蔞薤白白酒湯，胸痹胸背痛難當，喘息短氣時咳睡，難臥仍加半夏良。

註　瓜蔞薤白白酒湯，即瓜蔞實、小根菜，水白酒煎也。

顛倒木金散：胸痛氣血熱飲痰，顛倒木金血氣安，飲熱大陷小陷治，頑痰須用控涎丹。

註　胸痛之證，須分屬氣、屬血、屬熱飲、屬老痰。顛倒木金散，即木香、鬱金也。屬氣鬱痛者，以倍木香君之。屬血鬱痛者，以倍鬱金君之。為末，每服二錢，老酒調下。虛者，加人參更效。胸中有痰飲熱作痛者，輕者小陷胸湯，重者大陷胸湯、丸治之。若吐唾稠黏痰盛，則用控涎丹。

枳芎散　枳橘散　柴胡疏肝湯　加味逍遙散　左金丸　當歸龍薈丸：

脇痛左屬瘀留血，輕金芎枳草重攻，右屬痰氣重逐飲，片薑橘枳草醫輕，肝實太息難轉側，肝虛作痛引肩胸，實用疏肝柴芍草，香附枳陳與川芎，肝虛逍遙加芎細，陳皮生薑緩其中，肝虛左金實龍薈，一條扛起積食攻。

註　左屬瘀血，輕，謂瘀血輕者，宜用枳芎散。重攻，謂瘀血重者，宜以攻血之劑也。枳芎散，即枳殼、撫芎、鬱金、甘草也。右屬痰氣，重逐飲，謂以控涎、十棗逐痛之重者也。枳橘散，即枳殼、橘皮、片子薑黃、甘草，醫痛之輕者也。柴胡疏肝散，即柴胡、白芍、甘草、香附、枳殼、陳皮、川芎也。逍遙散，即白朮、茯苓、當歸、白芍、柴胡、炙甘草、薄荷少許，加川芎、細辛、陳皮、生薑也。左金，即左金丸，吳茱萸、黃連也。肝實火旺者，當歸龍薈丸。積食者，以化滯丸。積飲者，以控涎丹。

胸脇諸痛篇方藥的臨床新用

1.《金匱》胸痹論治淺析

烏頭赤石脂丸主治胸痹，但須重視活血，臨床應用於冠心病、心絞痛和心肌梗塞等缺血性心臟疾病遵循胸痹論治，

可取得顯著療效，明顯降低心肌梗塞病死率。胸痹證情緩解時應注意調節飲食、調暢情志以疏通氣血。（周嘉平.四川中醫，2001，10(19)：6）

2. 烏頭赤石脂丸的應用體會

將此方改丸為湯劑，治療胸痹32例，心痛29例，收到較滿意的止痛效果，最短1天，最長5天，平均3天即可完全止痛。如鄒某，男，43歲。患者因長期飲食不節，饑飽無常，嗜飲生冷，於1月前突感胃脘痛，時緩時劇，緩則隱隱作痛，劇則痛徹胸背，如錐如刺，得熱敷及滾湯可稍緩解，伴見嘔吐清涎，不思納穀，四肢冰冷，大便淡薄，偶見完穀不化，脈沉而弱，舌淡苔白膩。

此脾腎陽虛，陰寒內結，當溫陽散寒法，宜烏頭赤石脂丸：製川烏10g，熟附片18g，川椒6g，乾薑6g，赤石脂30g，服2劑痛大減。後加陳皮10g，法半夏12g，續用20劑後，諸症若失，至今未發。（李家珍.貴陽中醫學院學報，1996，1(18)：60）

3. 烏頭赤石脂丸治痛證臨床運用體會

烏頭赤石脂丸治心痛徹背，背痛徹心。筆者臨床運用此方化裁，治療頑固性痛證，如頑固性頭痛、肩關節周圍炎、冠心病，均收到滿意療效。體會：烏頭赤石脂丸大辛大熱，燥烈走竄之品，臨床運用需辨證精當；治療寒濕疼痛，草烏、川烏療效獨厚，但其均含烏頭鹼，藥性劇烈有毒，生用宜先煎半小時可減少毒性而不影響療效。（陳慧.中國中醫基礎醫學雜誌，1998，8(4)：207）

4. 金鈴瀉肝湯的新用

脇痛是指一側或兩側脇肋疼痛而言，主要與肝膽兩臟有關。如臨床的膽囊炎、膽道蛔蟲、膽石症、肝炎、肋間神經痛等疾病均可出現脇痛。脇痛在左側的有脾腫大、脾瘀血、結腸炎等，右側則更豐富：所有肝病（包括A肝、肝硬化、脂肪肝、肝膿腫、肝癌、肝萎縮、遷肝）、膽系的急性化膿性膽囊炎、膽結石、慢性膽囊炎、肝腫大、膽汁潴留等。

應用此方治肝癌、膽囊炎之脇痛25例，均收到滿意止痛效果。用金鈴瀉肝湯合大柴胡湯加減。

【處方】川楝子15g，生乳香12g，生沒藥12g，三棱9g，茯苓9g，柴胡10g，黃芩10g，生大黃（後下）10g，法半夏10g，甘草3g。2劑，水煎內服。（蔡清秒.福建中醫藥，2001，4：35）

腰痛總括

腰痛腎虛風寒濕，痰飲氣滯與血瘀，濕熱閃挫凡九種，面忽紅黑定難醫。

註　腰痛之證，其因不同，有腎虛，有風，有寒，有濕，有痰飲，有氣滯，有血瘀，有濕熱，有閃挫，凡患腰痛極甚，而面色忽紅忽黑，是為心腎交爭，難治之證也。

安腎丸：

腰痛悠悠虛不舉，寄生青娥安腎丸，胡蘆骨脂川楝續，桃杏茴苓山藥鹽。

註　寄生，謂獨活寄生湯。青娥丸，即補骨脂、杜仲、核桃仁也。安腎丸，即胡蘆巴、補骨脂、川楝肉、川續斷、桃仁、杏仁、小茴香、茯苓，山藥也。鹽，鹽湯為引也。

羌活勝濕湯　通經丸：

腰痛屬寒得熱減，五積吳萸桃杜安，寒濕重著勝濕附，內實通經硫面牽，風痛無常掣引足，經虛當用寄生痊，經實非汗不能解，續命湯加牛杜穿。

註　五積散，加吳茱萸、桃仁、杜仲。羌活勝濕湯，即防風通氣湯加附子也。通經丸即硫黃、黑牽牛頭末，麥麵合丸煮，浮起服，方出《本草》。小續命湯加牛膝、杜仲、炒穿山甲也。

通氣散　活絡丹：

氣滯閃挫通氣散，木陳穿索草茴牽，血瘀不移如錐刺，日輕夜重活絡丹。

註　通氣散，即木香、陳皮、穿山甲、延胡索、甘草、小茴香、白牽牛也。活絡丹，即川烏、草烏、天南星、地

龍、乳香、沒藥也。加五靈脂、麝香尤效。

蒼柏散　煨腎散：

濕熱熱注足蒼柏，二妙牛杜己瓜芎，腰如物覆濕痰畜，煨腎椒鹽遂有功。

註　蒼柏散，即蒼朮、黃柏、牛膝、杜仲、防己、木瓜、川芎也。煨腎散，即豬腰子剖開，入川椒、食鹽、甘遂末，濕紙裹煨，熟酒食之。

小便閉癃遺尿不禁總括

膀胱熱結為癃閉，寒虛遺尿與不禁，閉即尿閉無滴出，少腹脹滿痛難伸，癃即淋瀝點滴出，莖中澀痛數而勤，不知為遺知不禁，石血膏勞氣淋分。

註　膀胱熱結，輕者為癃，重者為閉。膀胱寒虛，輕者為遺尿，重者為不禁。閉者，即小便閉無點滴下出，故少腹滿脹痛也。癃者，即淋瀝點滴而出，一日數十次，或勤出無度，故莖中澀痛也。不知而尿出，謂之遺尿。知而不能固，謂之小便不禁。

● 小便閉遺尿死證

嘔噦尿閉為關格，若出頭汗命將傾，傷寒狂冒遺尿死，尿閉細澀不能生。

註　上為嘔噦不入，下為小便不通，則陰陽之氣關格，若出頭汗，則為陽絕，故命傾也。傷寒狂冒屬陽邪盛，遺尿屬陰不守，若尿閉脈細澀，知陰亦竭，故俱死也。

● 治癃閉熨吐汗三法

陰陽熨臍蔥白麝，冷熱互熨尿自行，宣上木通蔥探吐，達外蔥湯薰汗通。

註　用蔥白一斤細銼，入麝香五分拌勻，分二包置臍上，先以炭火熨斗熨之，半炷香時換一包，以冷水熨斗熨之，互相遞熨，以尿通為度。服諸藥不效，或服藥即時吐出，或服攻下藥不利，宜用宣上法：以木通、老蔥煎湯服，頃時探吐，再服再吐，以尿通為度。服諸藥不效，或身無汗，宜用達外法：以蔥湯入木桶內，令病人坐於杌上，沒臍

為度，匝腰繫裙以覆之，少時汗出，其尿自出。欲尿時不可出桶，即於桶內尿之，恐出桶，氣收而尿又回也。

● 小便不通

通關丸：熱實不化大便硬，癃閉八正木香痊，陽虛不化多厥冷，惡寒金匱腎氣丸。陰虛不化發午熱，不渴知柏桂通關，氣虛不化不急滿，倦怠懶言春澤煎。

註　小便不通：熱實者，宜用八正散加木香。陽虛者，宜用金匱腎氣丸。陰虛者，宜用通關丸，即知母、黃柏、肉桂少許也。氣虛宜用春澤湯，即五苓散加人參也。

八正散：石淋猶如磣結鐺，是因濕熱煉膀胱，一切熱淋八正扁，通滑梔瞿草車黃。

註　八正散，即萹蓄、木通、瞿麥、梔子、滑石、甘草、車前子、大黃也。

小薊飲子：
血淋心遺熱小腸，實熱仍宜下之良，清熱小薊梔滑淡，歸藕通蒲草地黃。

註　淡，淡竹葉也。藕，藕節也。蒲，蒲黃也。

海金沙散　鹿角霜丸：膏淋尿濁或如涕，精尿俱出海草滑，熱盛八正加蒼朮，虛用秋苓鹿角佳。

註　海，海金沙也。秋，秋石也。苓，茯苓。鹿角，鹿角霜。糯米糊為丸也。

加味八正散：
氣淋肺熱難清肅，八正石韋木葵沉，內傷氣虛不能化，五苓益氣自通神。

註　八正散，加石韋、木香、冬葵子、沉香、五苓，合補中益氣湯。

補中益氣湯合五苓散　清心蓮子飲：
勞淋內傷補中苓，腎氣知柏過淫成，勞心清心蓮地骨，耆苓車麥草參芩。

註　內傷勞脾，用補中益氣湯合五苓散。勞腎陽虛，用金匱腎氣湯。陰虛，用知柏地黃湯。思慮勞心，用清心蓮子

飲，是方即蓮子、地骨皮、黃耆、黃芩、車前子、麥門冬、生甘草、人參、白茯苓也。

琥珀散：

痰淋七氣白丸子，熱燥清熱用滋陰，諸淋平劑琥珀木，葵蓄通滑歸鬱金。

註　七氣湯見諸氣門。青州白丸子見類中風門。滋陰，通關丸也。木，木香也。葵，冬葵子也。

桂附地黃丸　補中益氣湯加白果方　坎離既濟湯加山萸肉五味子方：

遺尿不禁淋尿白，桂附補中白果煎，補之不應或尿赤，生地知柏萸味攢。

註　遺尿不禁，及諸淋、尿色白者，皆屬寒虛。寒者，用桂附地黃湯加白果。虛者，用補中益氣湯加白果。凡遺尿不禁、諸淋、尿色赤者，或補之不應者，亦有熱虛，用坎離既濟湯，即生地、知母、黃柏，加山萸肉、五味子也。

小便病篇方藥的臨床新用

1. 溫肺縮泉法治療小兒尿床43例

藥用甘草、益智仁、覆盆子、菟絲子、雞內金（研服）各15g，乾薑、山藥各20g，烏藥10g。若懶言神疲乏力加黨參、黃耆以補中。納差便溏加白朮、茯苓以健脾利濕。若困寐不易醒者加菖蒲以醒神開竅，先以冷水浸泡30分鐘，煎煮2次和勻，每日溫服3次，5劑為1療程。囑家長定時喚醒患兒小便，養成排尿習慣，晚餐後適當控制飲水，對年長兒給予精神安慰，消除自悲及羞澀感，以配合藥物治療。

【結果】1個療程後尿床症狀完全消失者18例，2個療程症狀消失者15例，3個療程10例，其中患病時間越長，年齡越大，治療時間越長，待症狀完全消失仍需以健脾益腎綜合調理，以鞏固療效。（李昌德.四川中醫，2004，2(22)：71）

2. 水氣互結證臌脹的辨治體會

水多於氣治以健脾益氣、利水消腫。

【茵陳朮附湯加減】茵陳15g，白朮12g，製附子6g，乾薑9g，茯苓9g，薏苡仁30g，炒麥芽12g，生山楂12g，當歸9g，黃耆30g，黨參20g，枳殼15g，木瓜12g，炙甘草6g，鬼箭羽15g，絲瓜絡20g。

氣多於水治以疏肝行氣、導滯利水。

【方以柴胡疏肝散加減】柴胡9g，當歸9g，赤芍、白芍各12g，丹參15g，川芎12g，香附6g，茯苓15g，白朮12g，金鈴子15g，平地木20g，枳實10g，漢防己10g，豬苓15g，大腹皮12g，焦山楂12g，炙甘草6g。均收到較好的療效。（金朝暉.江西中醫藥，2002，33(1)：35）

大便燥結總括

熱燥陽結能食數，寒燥陰結不食遲，實燥食枳熱結胃，食少先硬後溏脾；氣燥阻隔不降下，血燥乾枯老病虛，風燥久患風家候，直腸結硬導之宜。

註　熱燥即陽結也，能食而脈浮數有力，與三陽熱證同見者也。寒燥即陰結也，不能食而脈沉遲有力；與三陰寒證同見者也。實燥即胃實硬燥也，與腹滿痛同見者也。虛燥即脾虛，先硬後溏之燥也，與少氣腹縮同見者也。氣燥即氣道阻隔之燥也，與噎膈、反胃同見者也。血燥即血液乾枯之燥也，與久病老虛同見者也。風燥即久患風病之燥也，從風家治。直腸結，即燥尿巨硬，結在肛門難出之燥也，從導法治之。

● 結燥治法

溫脾湯　握藥法：

熱實脾約三承氣，寒實備急共溫脾，大黃薑附桂草朴，寒虛硫半握藥醫，虛燥益氣硝黃入，血燥潤腸與更衣，氣燥四磨參利膈，風燥搜風順氣宜。

註　溫脾湯，即大黃、乾薑、附子、肉桂、甘草、厚朴也。硫半丸，即硫黃、半夏也。握藥，即巴豆仁、乾薑、韭菜子、良薑、硫黃、甘遂、白檳榔各五分，為末和勻，飲和分二粒，先以花椒湯洗手，麻油塗手心握藥，移時便瀉，欲

止則以冷水洗手。益氣，即補中益氣湯，加大黃、朴硝。潤腸丸，即當歸、生地、枳殼、桃仁、火麻仁，各等份為末，蜜丸，米飲早服。更衣丸，即生蘆薈、硃砂末等份，飯丸，酒服。四磨湯，即人參、烏藥、沉香、檳榔也。參利膈，即人參利膈丸也。搜風順氣，即搜風順氣丸也。

大便乾結篇方藥的臨床新用

1. 補腎健脾活血法治療老年低張力性便秘55例臨床觀察

55例患者均年齡大於60歲，無任何誘因而引起的便秘；排便時間延長，每次排便時間間隔48小時以上，病程超過1個月以上者；便質軟，但便時艱難，排便時間延長；多伴有腹部墜脹不適，食慾下降，頭暈目眩，腰膝酸軟；經檢查排除器質性病變引起的便秘。

【方藥組成】肉蓯蓉10g，鎖陽10g，何首烏15g，桑葚20g，黃耆30g，黨參20g，白朮20g，當歸15g，桃仁10g，紅花10g，甘草6g。每日1劑，水煎分2次服。總有效率為96.4%。（劉國勝.中醫藥導報，2005，6：22）

2. 硝菔通結湯的新用

用本方治療老年性便秘30例。

萊菔子300g，芒硝7g，白朮100g，蘆薈20g。萊菔子與芒硝加水煎3次，使芒硝充分浸入萊菔子，取液再入白朮煮，取液再入蘆薈煎，分早晚2次服。氣虛重者加黨參15g，黃耆300g；陰虛重者加生地20g，白芍15g；血虛重者加當歸15g，何首烏10g，白芍15g，生地20g。

【結果】治癒27例，佔90%；顯效3例，佔10%。（李秀軍.吉林中醫藥，2001，5：26－27）

婦科心法要訣

卷四十四

調經門

婦科總括

男婦兩科同一治，所異調經崩帶癥，嗣育胎前並產後，前陰乳疾不相同。

註 婦人諸病，本與男子無異，故同其治也。其異於男子者，惟調經、經閉、帶濁、崩漏、癥瘕、生育子嗣、胎前產後諸病，及乳疾、前陰諸證不相同耳。故立婦人一科，以分門詳治焉。業是科者，必先讀方脈、心法諸書，然後讀此，自有豁然貫通之妙。

● 天癸月經之原

先天天癸始父母，後天精血水穀生。女子二七天癸至，任通衝盛月事行。

註 先天天癸，謂腎間之動氣，乃稟自父母，資其始也；後天精血，謂水穀之所化，得之形成之後，資其生也。經曰：女子一七而腎氣盛，謂腎間動氣盛也。二七而天癸至，謂先天癸水中之動氣，至於女子胞中也。衝為血海，任主胞胎。衝任皆起於胞中，所以任脈通，太衝脈盛，月事以時下，故能有子也。

● 婦人不孕之故

不子之故傷任衝，不調帶下經漏崩，或因積血胞寒熱，痰飲脂膜病子宮。

註 女子不孕之故，由傷其任、衝也。經曰：女子二七而天癸至，任脈通，太衝脈盛，月事以時下，故能有子。若

為三因之邪傷其衝任之脈，則有月經不調、赤白帶下、經漏、經崩等病生焉。或因宿血積於胞中，新血不能成孕；或因胞寒熱，不能攝精成孕；或因體盛痰多，脂膜壅塞胞中而不孕。皆當細審其因，按證調治，自能有子也。

● 月經正常

月經三旬時一下，兩月並月三居經，一年一至為避年，一生不至孕暗經。

註　女子陰類也，以血為主。其血上應太陰，下應海潮。月有盈虧，潮有朝夕。月經三旬一下與之相符，故又謂之月水、月信也。女子月經一月一行者，其常也。或先或後，乃其病也。然亦有兩月一行，謂之並月者；有三月一行，謂之居經者；有一年一行，謂之避年；有一生不行而依然能孕育，謂之暗經者。此所稟之不同，而亦非病，不需治也。

● 月經異常

經期吐血或衄血，上溢妄行曰逆經，受孕行經曰垢胎，受孕下血漏胎名。

註　婦女月經一月一下，此其常也。若經行而吐血、衄血，上溢妄行者，是謂逆經。有受孕之後，月月行經而產子者，是謂垢胎。有受孕數月，其血忽下而胎不隕者，是謂漏胎。此皆月經之異乎常者也。

● 外因經病

天地溫和經水安，寒凝熱沸風蕩然，邪入胞中任衝損，婦人經病本同參。

註　《經》曰：天地溫和，則經水安靜；天寒地凍，則經水凝泣；天暑地熱，則經水沸溢；卒風暴起，則經水波湧而隴起。六淫之邪入於胞中，則損傷衝任，故婦人經病本此同參也。如則血凝，熱則血沸，風則血蕩然波湧而大下，亦猶經水之被寒、熱、風而不得安瀾也。

● 內因經病

婦人從人不專主，病多憂鬱傷情，血之行止與順逆，皆由一氣率而行。

註 婦人從人，凡事不得專主，憂思、憤怒、鬱氣所傷，故經病因於七情者居多。蓋以血之行、止、順、逆，皆由一氣率之而行也。

● **不內外因經病**

血者水穀之精氣，若傷脾胃何以生，不調液竭血枯病，合之非道損傷成。

註 血者，水穀之精氣也。在男子則化為精；在婦人則化為血，上為乳汁，下為月水。若內傷脾胃，健運失職，飲食減少，血無以生，則經必不調。亦有女子天癸既至、逾期不得與男子合，未期思與男子合，與夫經正行時而合，此皆合之非道，亦致不調。或過淫、合多則液竭，產多、乳眾則血枯，亦皆能損傷陰血致成經病也。

● **血色不正病因**

血從陽化色正紅，色變紫黑熱之徵，黃泔淡紅濕虛化，更審瘀塊黯與明。

註 血屬陰，從陽化，故其色以正紅為正，雖有經病，亦易為治也。若色變深紅、紫黑，乃熱之徵也。或黃如米泔，乃濕化也。淺淡紅白，乃虛象也。更當審其有瘀、有塊、色黯、色明以治之。若黯而紫黑，兼見冷證，多屬寒凝；若明而紫黑，見熱證，多屬熱結也。

● **氣穢清濁病因**

熱化稠黏臭必穢，寒化清澈臭則腥，內潰五色有臟氣，時下而多命必傾。

註 凡血為熱所化，則必稠黏臭穢；為寒所化，則必清澈臭腥。若是內潰，則所下之物雜見五色，似乎膿血。若更有臟腐敗氣，且時下不止而多者，是危證也，其命必傾矣！

● **愆期前後多少**

經來前後為愆期，前熱後滯有虛實，淡少為虛不脹痛，紫多脹痛屬有餘。

註 經來或前或後，謂之愆期，皆屬經病。經來往前趕，日不足三旬者，屬血熱。若下血多，色深紅而濁，則為

有餘之熱；若下血少，色淺淡而清，則為不足之熱也。經來往後退，日過三旬後者，屬血滯。若色淺淡、血少，不脹痛者，則屬氣虛，血少澀滯，不足之病；若色紫、血多，腹脹痛者，則屬氣實，血多瘀滯，有餘之病也。

● 經行發熱時熱

經行發熱時潮熱，經前血熱經後虛，發熱無時察客熱，潮熱午後審陰虛。

註　經行發熱，時熱潮熱之病，若在經前則為血熱之熱，經後則為血虛之熱。發熱時熱，多是外感，須察客邪之熱。午後潮熱，多屬裡熱，當審陰虛之熱也。

● 經行寒熱身痛

經來寒熱身體痛，當分榮衛與虛實，有汗不脹衛不足，無汗而脹榮有餘。

註　經來之時，惡寒、發熱、身體疼痛者，當分榮衛虛實；若發熱、惡寒，身痛不脹而有汗者，屬衛虛榮不足；若發熱、惡寒，身脹痛而無汗者，屬榮實衛有餘也。

● 經行腹痛

腹痛經後氣血弱，痛在經前氣血凝。氣滯腹脹血滯痛，更審虛實寒熱清。

註　凡經來腹痛，在經後痛，則為氣血虛弱；經前痛，則為氣血凝滯。若因氣滯血者，則多脹滿。因血滯氣者，則多疼痛。更當審其凝滯作脹痛之故，或因虛、因實、因寒、因熱而分治之也。

● 經行瀉吐

經行泄瀉是脾虛，鴨溏清痛乃寒濕。胃弱飲傷多嘔飲，食傷必痛吐其食。

註　經行泄瀉，乃脾虛也。若鴨溏、冷痛，是寒濕也。經行嘔吐，是胃弱也。若嘔出涎飲，則是傷飲。若吐出食物，則是傷食。然傷食者多痛而吐食，傷飲者不痛而嘔飲也。

● 錯經妄行成吐衄崩

逆行吐血錯行崩，熱傷陰陽絡妄行，血多熱去當用補，血

少雖虛須主清。

註　婦女經血逆行，上為吐血、衄血及錯行下為崩血者，皆因熱盛也。傷陰絡則下行為崩，傷陽絡則上行為吐衄也。若去血過多，則熱隨血去，當以補為主。如血少熱尚未減，雖虛仍當以清為主也。

● 經水過多兼時下白帶

多清淺淡虛不攝，稠黏深紅熱有餘，兼帶時下濕熱穢，形清腥穢冷濕虛。

註　經水過多，清稀淺紅，乃氣虛不能攝血也。若稠黏深紅，則為熱盛有餘。或經之前後兼赤白帶，而時下臭穢，乃濕熱腐化也。若形清腥穢，乃濕瘀寒虛所化也。

● 調經證治

四君子湯　異功散　六君子湯　香砂六君子湯　七味白朮散　參苓白朮散　歸脾湯　逍遙散　八珍湯　十全大補湯　雙和飲　養榮湯　理中湯：補養元氣四君子，參苓朮草棗生薑。異功加陳兼理氣，虛痰橘半六君湯。嘔吐香砂六君子，渴瀉七味藿葛香。脾瀉參苓白朮散，薏桔山蓮砂扁方。思慮傷脾損心血，歸脾歸耆棗遠香。減參加柴歸芍薄，逍遙調肝理脾方。合物八珍兼補血，耆桂十全大補湯，去參苓朮雙和飲，去芎加陳養榮湯。脾胃虛寒吐且瀉，理中減苓加乾薑。

註　四君子湯，補養元氣虛弱通用之方，即人參、茯苓、白朮、炙甘草，引用棗薑也。異功散是於補氣中兼理其氣，即四君子湯加陳皮也。六君子湯治脾虛痰飲，即四君子湯加橘紅、半夏也。香砂六君子湯治胃虛嘔吐，即六君子湯加藿香、砂仁也。七味白朮散治脾虛渴瀉，即四君子湯加藿香、葛根、木香也。參苓白朮散治脾胃虛瀉，即四君子湯加薏苡仁、桔梗、山藥、蓮肉、砂仁、扁豆也。歸脾湯治思慮損傷心脾氣血，即四君子湯加當歸、黃耆、棗仁、遠志、木香也。逍遙散調肝理脾，即四君子湯減人參，加柴胡、當歸、白芍、薄荷也。八珍湯於補氣中兼補其血，即四君子湯合四物湯也。十全大補湯大補氣血，即八珍湯加黃耆、肉桂也。雙和飲平補氣

血，即十全大補湯減人參、茯苓、白朮也。人參養榮湯於補氣中專養榮血，即十全大補湯減川芎加陳皮也。理中湯治脾胃虛寒吐瀉，即四君子湯去茯苓加乾薑也。

四物湯　桂枝四物湯　麻黃四物湯　柴胡四物湯　玉燭散：婦人血病主四物，歸芎白芍熟地黃。血瘀改以赤芍藥，血熱易用生地黃。表熱有汗合桂草，表熱無汗合麻黃。少陽寒熱小柴並，陽明熱合調胃湯。

註　四物湯，乃婦人經產一切血病通用之方，故主之也。其方即當歸、川芎、白芍藥、熟地黃。凡血瘀，俱減白芍藥，改用赤芍藥破之；血熱，俱去熟地黃，易用生地黃涼之。風感太陽衛分，發熱有汗，本方合桂枝湯，以桂枝甘草解之，名桂枝四物湯。寒傷太陽榮分，發熱無汗，本方合麻黃湯，以麻黃、杏仁、桂枝、甘草發之，名麻黃四物湯。邪傳少陽半表半裡，往來寒熱，本方合小柴胡湯，以柴胡、黃芩、半夏、人參、甘草和之，名柴胡四物湯。邪傳陽明，裡熱便結，本方合調胃承氣湯，以大黃、朴硝、甘草下之，名玉燭散。

● 先期證治

芩連四物湯　地骨皮飲　膠艾四物湯　芩朮四物湯　桃花四物湯　當歸補血湯　聖愈湯　薑芩四物湯　佛手散　芎歸湯：先期實熱芩連，虛熱地骨皮飲丹，血多膠艾熱芩朮，逐瘀桃紅紫塊黏。血少淺淡虛不攝，當歸補血歸耆先。虛甚參耆聖愈補，熱滯薑芩丹附延，逐瘀芎歸佛手散，又名芎歸效若仙。

註　經水先期而至，屬熱而實者，用四物湯加黃芩、黃連清之，名芩連四物湯。屬熱而虛者，用四物湯加地骨皮、丹皮涼之，名地骨皮飲。血多無熱者，用四物湯加阿膠、艾葉止之，名膠艾四物湯。血多因熱者，用四物湯加黃芩、白朮和之，名芩朮四物湯。若血多有塊，色紫稠黏，乃內有瘀血，用四物湯加桃仁、紅花破之，名桃紅四物湯。先期血少淺淡，乃氣虛不能攝血也，用當歸補血湯補之，其方即當

歸、黃耆也。若虛甚者,則當用四物湯加人參、黃耆補之,名聖愈湯。若血澀少,其色赤者,乃熱盛滯血,用四物湯加薑黃、黃芩、丹皮、香附、延胡索通之,名薑芩四物湯。逐瘀須用佛手散,即四物湯去生地、白芍,又名芎歸湯,逐瘀血其效如神也。

● **過期證治**

過期飲:過期血滯物桃紅,附莪桂草木香通,血虛期過無脹熱,雙和聖愈及養榮。

註 經水過期不至,因血氣凝滯脹痛者,用過期飲,其方即四物湯加桃仁、紅花、香附、莪朮、肉桂、甘草、木香、木通也。若過期不至,並不脹痛者,乃無血可行,是血虛也,宜用雙和飲、聖愈湯、人參養榮湯。

● **經行發熱證治**

加味地骨皮飲　六神湯:經來身熱有表發,內熱地骨加胡連,經後六神加耆骨,逍遙理脾而清肝。

註 經來發熱有表邪證者,用前桂枝四物等湯發之。若內熱者,用地骨皮飲加胡黃連清之,名加味地骨皮飲。經後發熱,乃血虛內熱,用四物湯加黃耆、地骨皮補而涼之,名六神湯。若脾虛肝熱,用逍遙散理脾而清肝。

逍遙散:方見前。

● **經行身痛證治**

羌桂四物湯　黃耆建中湯:經來身痛有表發,無表四物羌桂枝。經後血多黃耆建,耆桂芍草棗薑飴。

註 經來時身體痛疼,若有表證者,酌用前麻黃四物、桂枝四物等湯以發之。若無表證者,乃血脈壅阻也,宜用四物湯加羌活、桂枝以疏通經絡,名羌桂四物湯。若經行後或血去過多者,乃血虛榮也,宜用黃耆建中湯以補之,其方即小建中湯(桂枝、白芍、甘草、薑、棗、飴糖)加黃耆也。

● **經行腹痛證治**

當歸建中湯　加味烏藥散　琥珀散:經後腹痛當歸建,經前脹痛氣為殃,加味烏藥湯烏縮,延草木香香附榔。血凝礙氣

疼過脹，《本事》琥珀散最良，棱莪丹桂延烏藥，寄奴當歸芍地黃。

註 經後腹痛或去血過多，乃血虛也，宜用當歸建中湯補之，其方即小建中湯加當歸也。經前腹脹痛，乃血氣凝滯。若脹過於痛，是氣滯其血也，宜用加味烏藥湯開之，其方即烏藥、縮砂、延胡索、甘草、木香、香附、檳榔也。若痛過於脹，是血凝礙氣也，宜用琥珀散破之，其方即三棱、莪朮、丹皮、官桂、延胡索、烏藥、劉寄奴、當歸、赤芍、生地黃也。

大溫經湯　吳茱萸湯：胞虛寒病大溫經，來多期過小腹疼，歸芎芍草人參桂，吳丹膠半麥門冬。不虛胞受風寒病，吳茱萸湯更加風，藁細乾薑茯苓木，減去阿膠參芍芎。

註 凡胞中虛寒，一切經病，皆因經水來多，胞虛受寒所致。或因受寒過期不行，小腹冷痛者，宜用大溫經湯，即當歸、川芎、白芍、炙甘草、人參、肉桂、吳茱萸、丹皮、阿膠、半夏、麥門冬也。若胞中不虛，惟受風寒為病，宜吳茱萸湯。依大溫經湯方更加防風、藁本、細辛、乾薑、茯苓、木香，減去阿膠、人參、白芍藥、川芎，即吳茱萸湯也。

● **經行吐瀉證治**

經瀉參苓白朮散，鴨溏清痛理中湯，肌熱渴瀉七味散，嘔飲香砂六君湯。

註 經來泄瀉，乃脾虛也，宜用參苓白朮散。鴨溏清澈冷痛，乃虛寒也，宜用理中湯。肌熱渴瀉乃虛熱也，宜用七味白朮散。嘔飲痰水，乃虛濕也，宜用香砂六君子湯。

● **經行吐衄證治**

三黃四物湯　犀角地黃湯：經前吐衄為熱壅，三黃四物大芩連；經後吐衄仍有熱，犀角地黃芍牡丹。

註 經前吐血、衄血，乃內熱壅迫其血，宜三黃四物湯瀉之，其方即四物湯加大黃、黃芩、黃連。經後吐血、衄血，雖仍有熱，亦不宜瀉，但當用犀角地黃湯清之，其方即犀角、生地黃、赤芍藥、牡丹皮也。

● **調經門匯方**

四君子湯：人參　白朮土炒　茯苓各二錢　甘草一錢，上銼，薑、棗水煎服。

異功散：人參　白朮土炒　茯苓各二錢　甘草炙，五分　陳皮二錢，上挫，加生薑水煎服。

六君子湯：人參　白朮土炒　茯苓　半夏　陳皮各一錢　甘草炙，五分，上挫，薑、棗水煎服。

香砂六君子湯：即本方加藿香葉、砂仁。

七味白朮散：人參　白朮土炒　茯苓各一錢五分　甘草炙，五分　藿香　木香　乾葛各一錢，上銼，水煎服。

參苓白朮散：人參　白朮土炒　茯苓　山藥炒　甘草　蓮肉去心　白扁豆薑汁炒，各一錢五分　薏苡仁炒　砂仁　桔梗各八分，上為細末，每服二錢，薑、棗湯調服。

歸脾湯：人參　黃耆炙　白朮土炒　茯苓　當歸　龍眼肉　遠志去心　棗仁炒，各一錢　木香　甘草炙，各五分，上銼，薑、棗水煎服。

逍遙散：當歸酒洗　白芍酒炒　白茯苓　柴胡各一錢　甘草炙，五分　白朮土炒，一錢，上銼散，水一盞半，加薄荷煎服。

八珍湯：人參　白朮土炒　茯苓　甘草　熟地　當歸　川芎　白芍各等份，上加薑、棗煎服。

十全大補湯：人參　白朮　茯苓　黃耆　當歸　熟地　白芍　川芎各一錢　肉桂　甘草炙，各五分，上薑、棗水煎服。

雙和飲：即十全大補湯去人參、白朮、茯苓。

人參養榮湯：即十全大補湯去川芎，加陳皮。

理中湯：白朮　人參　乾薑　甘草炙，各一錢，上銼，水煎服。

四物湯：熟地二錢　川芎一錢　白芍炒，二錢　當歸二錢，上為粗末，水煎服。

芩連四物湯：即本方加黃芩、黃連。

芩朮四物湯：即本方加黃芩、白朮。

桃紅四物湯：即本方加桃仁、紅花。

羌桂四物湯：即本方加羌活、桂枝。

柴胡四物湯：川芎　當歸　白芍　熟地各一錢五分　柴胡　人參　黃芩各二錢　甘草五分　半夏製，二錢，上為末，每①五錢，水煎服。

玉燭散：當歸　川芎　熟地　白芍各二錢　大黃　芒硝　甘草各一錢，上銼，每服八錢，水煎，食前服。

地骨皮飲：當歸　生地各二錢　白芍一錢　川芎八分　牡丹皮　地骨皮各二錢，水煎服。

膠艾四物湯：熟地　當歸　川芎　白芍　阿膠蛤粉末，炒成珠　艾葉各一錢　甘草炙，五分，上銼，水、酒各半煎，空心服。

桂枝四物湯：當歸　熟地　川芎各二錢　白芍炒，三錢　桂枝三錢　甘草炒，一錢，薑、棗煎服。

麻黃四物湯：當歸　熟地　白芍　川芎各二錢　麻黃　桂枝各一錢　杏仁二十粒　甘草一錢，薑、棗煎服。

當歸補血湯：當歸三錢　黃耆蜜炙，一兩，上水煎服。

聖愈湯：熟地酒拌，蒸半日　白芍酒拌　川芎　人參各七錢五分　當歸酒洗　黃耆炙，各五錢，上水煎服。

薑芩四物湯：當歸　熟地　赤芍　川芎　薑黃　黃芩　丹皮　延胡索　香附製，各等份，水煎服。

佛手散又名芎歸湯：川芎二兩　當歸三兩，上為細末，每服二錢。水一盞，酒二分，煎七分，溫服。

過期飲：熟地　白芍炒　當歸　香附各二錢　川芎一錢　紅花七分　桃仁泥六分　蓬莪朮　木通各五分　甘草炙　肉桂各四分　木香八分，上水二盅，煎一盅，食前溫服。

加味地骨皮飲：生地　當歸　白芍各二錢　川芎八分　牡丹皮　地骨皮各三錢　胡黃連一錢，上水煎服。

六神湯：熟地　當歸　白芍　川芎　黃耆　地骨皮各等份，上吹咀，水煎。

小建中湯：白芍炒，三錢　桂枝一錢　甘草炙，八分，上薑、棗

---

①此處疑脫一「服」字。

水煎服。

黃耆建中湯：黃耆炙 肉桂各一兩 白芍炒，二兩 甘草炙，七錢，上每服五錢，薑、棗水煎服，日二三服。如虛甚者加附子。

當歸建中湯：當歸一兩 白芍炒，二兩 肉桂一兩 甘草炙，七錢，上㕮咀，每服三錢，加生薑、棗水煎，空心服。

加味烏藥湯：烏藥 縮砂仁 木香 延胡索 香附製 甘草 檳榔各等份，上細銼，每服七錢，生薑三片，水煎溫服。

琥珀散：三棱 莪朮 赤芍 當歸 劉寄奴 丹皮 熟地 官桂 烏藥 延胡索各一兩，上前五味，用烏豆一升，生薑半斤切片，米醋四升，同煮，豆爛為度，焙乾。入後五味，同為末。每服二錢，溫酒調下，空心食前服。

大溫經湯：吳茱萸湯泡 丹皮 白芍 人參 肉桂 當歸 川芎 阿膠碎炒 甘草炙，各一錢 麥冬去心，二錢 半夏製，二錢半，上加生薑，水煎，食前服。

吳茱萸湯：當歸 肉桂 吳茱萸 丹皮 半夏製 麥冬各二錢 防風 細辛 藁本 乾薑 茯苓 木香炙 甘草各一錢，水煎服。

三黃四物湯：當歸 白芍 川芎 生地 黃連 黃芩 大黃，上銼，水煎服。大黃量虛實用。

犀角地黃湯：芍藥七錢半 生地半斤 牡丹皮去心淨，酒浸，一兩 犀角如無，以川升麻代，一兩，上㕮咀，每服五錢，水煎服。有熱如狂者，加黃芩二兩。

月經病篇方藥的臨床新用

1. 中藥週期療法治療月經後期30例

(1) 經後期用1號方（左歸丸合四物湯加減）：熟地、枸杞子、巴戟天各10g，白朮12g，山藥、當歸、山茱萸、丹參、茯苓等各10g，菟絲子30g。

(2) 排卵期用2號方（五子衍宗湯加減）：熟地、枸杞子、桃仁、紅花各10g，仙靈脾、丹參各12g，覆盆子、車前子、菟

蔚子各15g。

（3）經前期用3號方（二仙湯合八珍湯加減）：當歸、茯苓、丹參各10g，白朮、雞血藤各30g，製香附、仙靈脾各12g，巴戟天10g。

（4）經期用4號方（生化湯加減）：當歸24g，川芎、桃仁、懷牛膝各10g，益母草、丹參各15g，製香附12g，甘草6g。

【加減】肝鬱者加柴胡6g，玫瑰花12g；氣滯者加枳殼10g，瓜蔞15g；濕重者加扁豆15g，砂仁6g；氣血兩虛者加太子參、黃耆各15g；陰虛者加沙參、麥冬各10g；寒凝血瘀痛經者在經前方中加蒲黃15g，五靈脂10g，桂枝6g；腰酸者加續斷、桑寄生各15g；經前乳脹者，在經期和經前方中加柴胡6g，鬱金10g。總有效率為90%。（張妍.湖北中醫雜誌，2005，8：45）

2. 茜草三物湯治療月經不調366例

【茜草三物湯】茜草根15g，當歸6g，川芎6g，白芍12g，桑寄生15g，女貞子12g，山楂12g，香附9g，青皮6g，川牛膝12g，柴胡4g，甘草4g。實證：月經先期加丹皮、山梔子；月經後期加肉桂、乾薑、烏藥；月經先後不定期加枳殼、鬱金；經量少加桃仁、烏藥；經量多加生地、黃芩、地榆；月經延長加黃芩、黃柏。虛證：月經先期加黃耆、仙鶴草；月經後期加黃耆、人參、白朮；月經先後不定期加熟地、附子、肉桂；經量少加熟地；經量多加黃耆、人參；經期延長加黑薑炭、烏賊骨。腰痛加杜仲、川斷；便秘加晚蠶砂；便溏加山藥；帶下黏稠而黃加蒲公英、敗醬草；帶下清稀而腥加補骨脂、巴戟天。治療結果：痊癒231例，好轉111例，無效24例。（晉獻春.四川中醫，1999，17(3)：39）

3. 四逆散合參苓白朮散化裁治療少女月經不調11例

【方藥組成】太子參30g，茯苓15g，白朮（炒）30g，蓮子（炒）30g，薏苡仁30g，砂仁15g，扁豆（炒）15g，香附（酒、醋、薑炒）5g，白芍30g，山藥30g，柴胡（醋炒）15g，枳實15g。

【治療結果】11例均在調理1~2個月後諸症悉平。（賈澐.甘肅中醫學院學報，2003，20(3)：40）

4. 蒼莎導痰湯加減治療月經後期55例

其臨床表現為月經停閉，形體肥胖，伴倦怠身困，頭暈目眩，胸悶泛惡多痰，帶下量多色白，苔白膩，脈沉滑或細滑。

採用《萬氏女科》蒼莎導痰湯加減：半夏、蒼朮、製香附、茯苓、陳皮、枳殼、三棱各10g，製南星6g，川芎15g，生山楂30g，萊菔子15g。隨證加減：經期將至、血滯者加澤蘭葉、川牛膝各10g；胸悶泛惡者加厚朴8g，瓜蔞皮12g，廣木香6g；便秘者加製大黃5g，厚朴10g；青年女子形體急劇增胖者加荷葉30g。每日1劑，水煎服。1個月為1療程。若月經來潮後堅持再服用1~2個療程以鞏固療效。總有效率87%。（陳冬蘭.湖南中醫雜誌；2004，4：65）

5. 丹梔逍遙散加減治療面部痤瘡伴月經不調36例

【丹梔逍遙湯加減】丹皮、梔子、柴胡、白朮、白芍、茯苓、黃芩、紫草各15g，當歸、桑葉各10g，甘草5g。加減：經前少腹脹痛加桃仁、紅花、路路通；經前乳房脹痛加香附、八月札；月經量少有血塊加益母草、雞血藤；大便乾結加大黃、生地；發熱、有膿頭者加蒲公英、白花蛇舌草，瘙癢甚加白鮮皮、地膚子。服法：每日1劑，水煎早晚各服1次。治療結果：36例中，治癒14例，好轉17例，無效5例，總有效率81.11%。（孫維峰.貴陽中醫學院學報，2005，27(1)：24）

經閉門

● 血滯經閉

石瘕寒氣客胞中，狀如懷子不經行，胞閉熱氣迫肺咳，傷心氣血不流通。

註　《經》曰：石瘕生於胞中，寒氣客於子門，子門閉，寒氣不得通，惡血當瀉不瀉，衃以留止，日以益大，狀

如懷子，月事不以時下。皆生於女子，可導而下。此論經閉，因寒氣客於下，故病石①瘕，而不病肺勞也。經曰：月事不來者，胞脈閉也。胞脈者，屬心而絡於胞中。今氣上迫於肺，心氣不得下通，故月事不來也。此論胞脈閉，因熱氣攻於上，故迫肺作咳，病肺勞而不病石瘕也。

● 血虛經閉

二陽之病發心脾，不月有不得隱曲，血枯其傳為風消，息賁者死不能醫。

註　二陽者，陽明胃也。女子有隱曲不得之情，則心脾氣鬱不舒，以致二陽胃病，飲食日少，血無以生，故不月也。血虛則生內熱，愈熱愈虛，肌肉乾瘦如風之消物，故名曰風消也。火盛無制，心乘肺金，金氣不行，不能運布。水精留於胸中，津液悉化為痰，咳嗽不已，日久成勞，傳為息賁，則不能醫矣。息賁者，喘也。

● 血枯經閉

脫血過淫產乳眾，血枯漸少不行經，骨蒸面白兩顴赤，懶食消瘦咳嗽頻。

註　失血過多，面與爪甲之色俱淺淡黃白，乃脫血病也。或因過淫精竭，或因產多乳眾，傷血血枯，經來漸少，二三月後經閉不行，以致證見骨蒸肌熱，面色枯白，兩顴紅赤，懶於飲食，皮乾消瘦，咳嗽頻頻不已，多成虛損之證。

● 久嗽成勞

男勞已詳心法內，女損陰血傳風消，或因病後素稟弱，經閉咳嗽血風勞。

註　男子虛勞治法，已詳於《雜病心法要訣・虛勞門》內。女子之勞多因損其陰血，或因病後傷其陰血，或因素稟陰血不足。然必見陰虛骨蒸，血枯經閉，咳嗽日久不已之證，始名曰勞。若不咳嗽，則謂之虛，不可謂之勞也。風消者，古勞證名也。女子曰血風勞者，蓋以《內經》曰勞風發

①石：原作「血」，今據上下文義改。

於肺下,是謂虛病之人感受風邪,則肺受之,故始病必先咳嗽也;若不先解風邪而即補者,未有不因久嗽不已而成勞者也,故曰血風勞也。

● **婦人經斷復來**

婦人七七天癸竭,不斷無疾血有餘;已斷復來審其故,邪病相干隨證醫。

註　婦人七七四十九歲時,天癸竭,地道不通,當月水不下。若月水不斷,不見他證,乃血有餘,不可用藥止之。若已斷,或一年或三五年復來者,當審其有故無故,是何邪所干,隨證醫治也。

● **室女經來復止**

室女經來復不來,若無所苦不為災,必是避年未充足,若見虛形命可哀。

註　室女年幼,氣血尚未充足,有經來數月復又不來者,若無他證所苦,則不得謂之災疾,必是避年或氣血未充。若兼見虛損形狀,則為室女血枯經閉童勞,多屬難治,故曰命可哀也。

● **師尼室寡經閉**

師尼室寡異乎治,不與尋常婦女同。診其脈弦出寸口,知其心志不遂情;調經若不先識此,錯雜病狀豈能明!和肝理脾開鬱氣,清心隨證可收功。

註　師,道姑也。尼,女僧也。室,未適夫之女也。寡,少而亡夫之婦也。異乎治者,謂不與尋常婦女同其治也。如診其脈弦出寸口,則知其心志不遂,情志之為病也。凡欲調婦女一切經病,若不先識此因,則不能明情志錯雜難名之病狀也。治此證者,當以和肝理脾、開鬱清心,隨證施治,自可收功也。

● **血滯經閉證治**

三和湯:石瘕帶表吳茱萸,攻裡琥珀散最宜,胞閉三和湯四物,硝黃連薄草芩梔。

註　寒氣客於胞中,血留不行而成石瘕。兼表證多者,

宜吳茱萸湯溫散之；裡證多者，宜琥珀散攻之。胞脈閉，上迫於肺，心氣不得下通，故月事不來，宜三和湯清之，即四物湯合涼膈散，乃朴硝、大黃、連翹、薄荷、甘草、梔子、黃芩也。如大便不實者，去硝黃。

吳茱萸湯　琥珀散　四物湯：方俱見前調經門。

● **血枯血虛經閉證治**

六味地黃湯：胃熱爍血玉燭散，失血血枯養榮湯。地黃湯治房勞損；萸藥苓丹澤地良。乳眾血枯經若閉，須用十全大補方。

註　《經》曰：二陽之病發心脾，女子不月。二陽，胃也。胃熱甚，則爍其血，血海乾枯，故月事不下。宜以玉燭散泄其胃熱，則經血自行。若因素有吐衄之證，或生育過多，則血海乾枯，及房勞過傷陰血，乳眾傷其血液，皆足以致經閉。失血多，宜養榮湯主之；房勞過者，以六味地黃湯滋之，即山茱萸、山藥、白茯苓、丹皮、澤瀉、熟地黃也；乳眾者，以十全大補湯培補之。

玉燭散　養榮湯　十全大補湯：俱見前調經門。

● **經閉久嗽成勞證治**

劫勞散：月水不行蒸潮汗，食減咳嗽血風勞。劫勞散用參苓芍，歸地甘耆半味膠。

註　經閉久嗽，又見骨蒸潮熱，盜汗自汗，飲食減少之證，則為之血風勞。宜用劫勞散，即人參、茯苓、白芍[①]、當歸、生地、甘草、黃耆、半夏、五味子、阿膠也。

● **婦人經斷復來**

芩心丸　益陰煎：經斷復來血熱甚，芩心醋丸溫酒吞，益陰知柏龜生地，縮砂炙草棗薑尋。血多熱去傷衝任，十全大補與八珍。暴怒憂思肝脾損，逍遙歸脾二藥斟。

註　婦人七七四十九歲後，天癸不行。若止而復來，無他證者，乃血有餘，不得用藥止之。若因血熱者，宜芩心

---

①白芍：原作「白朮」，今據上文文義改。

丸，用黃芩心末二兩，醋丸溫酒送下。或用益陰煎，即知母、黃柏、龜板、生地、縮砂、炙甘草也。若血去過多，熱隨血去，衝任虛損，其血不固者，宜十全大補湯、八珍湯。若因怒氣傷肝，肝不藏血，憂思傷脾，脾不攝血者，宜於逍遙散、歸脾湯二方斟酌用之。

十全大補湯　八珍湯　逍遙散　歸脾湯：俱見前調經門。

● **室女師尼寡婦經閉證治**

大黃䗪蟲丸　澤蘭葉湯　柏子仁丸：室女經閉多血結，大黃䗪蟲桃杏仁，虻蛭螵蟲甘草芍，乾漆生地及黃芩。不足澤蘭歸草芍，柏子仁丸用柏仁，熟地澤蘭牛卷續，相兼久服自然行。師尼寡婦逍遙散，附蘭丹地鬱梔芩。

註　室女經閉，多有氣血凝結者，宜用大黃䗪蟲丸，破血行氣，其經自通。方用大黃、䗪蟲、桃仁、杏仁、水蛭、螵蟲、甘草、白芍、乾漆、生地、黃芩，蜜丸服。若其人虛弱不任攻下，則用澤蘭葉湯，即澤蘭葉、當歸、甘草、白芍也。兼服柏子仁丸，方用柏子仁、熟地、澤蘭葉、牛膝、卷柏、續斷，丸服。煎丸並進，久久其血自行。至於師尼，寡婦經閉之證，多屬鬱熱，宜用逍遙散，加香附、澤蘭葉、丹皮、生地、鬱金、梔子、黃芩以和肝理脾、清心開鬱，其經自通也。

逍遙散方：見前調經門。

● **婦病難治**

諺云婦病不易治，蓋以幽居情鬱疑，執拗不喜望聞問，諱疾忌醫術莫施。

註　寇宗奭曰：寧治十男子，莫治一婦人。謂婦人之病多不易治也。蓋以婦人幽居情鬱，憂患愛憎多疑，所懷不遂，性執偏拗，診時又不令醫師觀形、望色、聞聲、問病。富貴之家，居奧室之中，處帷幔之內，且復以帕蒙手，既不能行望色之神，又不能盡切脈之巧。未免詳問，問之覺繁，反謂醫學不精，往往並藥不信。不知問非易事，非精於醫者，必不能問也。夫望、聞、問、切四者，欲去其三，即是

神醫，亦無由施其術也。此古今之通患，謂之曰婦不易治，不誠然哉！

● **診看婦人須先問經期妊娠**

未診婦人女子病，先問經期與妊娠，不詳誤藥非細事，疑似難明昧所因。

註　未診婦人女子病，必先問經期與有無妊娠。若不詳細審問，倘用藥誤觸之，則所關匪細，多變生他證；疑似難明，豈不昧其病之所因哉！

● **經閉門匯方**

三和湯：當歸　川芎　大黃　朴硝　白芍　地黃　黃芩　梔子　連翹　薄荷　甘草各等份，上銼，每服八錢，水煎服。

六味地黃湯：熟地八錢　山萸肉　山藥各四錢　丹皮　澤瀉　茯苓各三錢，上清水煎服。

劫勞散：白芍六兩　黃耆炙，四兩　甘草炙　人參去蘆　當歸去蘆,酒洗　熟地洗淨,焙乾　五味子　阿膠炒珠,各一兩[1]，上㕮咀，每服三錢。水一盞，生薑七片，棗三枚，煎至九分，溫服，無時，日三。

芩心丸：用黃芩心枝條者三兩米泔浸七日，炙乾，又浸又炙，如此七次，上為末，醋丸如桐子大。每服七十丸，空心溫酒送下，日進二服。

益陰煎：生地三錢　知母　黃柏各二錢　龜板醋炙,四錢　縮砂仁　甘草炙,各一錢，上銼，水煎服。

大黃䗪蟲丸：大黃　赤芍　生地　桃仁　杏仁　乾漆　甘草　蠐螬　虻蟲　蛭蟲　䗪蟲　黃芩各等份，上末，煉蜜丸。每服丸數，量虛實增減。

澤蘭葉湯：澤蘭葉三兩　當歸　白芍各一兩　甘草五錢，上為粗末，每服五錢。水二盞，煎一盞，溫服。

柏子仁丸：柏子仁炒,另研　牛膝酒洗　卷柏各五錢　澤蘭葉　續斷各二兩　熟地酒浸半日,石臼內杵成膏,三兩五錢，上為細末，煉蜜丸

---

[1]前述該方組成中尚有茯苓、半夏。

如桐子大，空心米飲下三十丸。

閉經痛方藥的臨床新用

1. 歸脾湯加減治療功能性繼發閉經63例

【藥物組成】生黃耆15g，白朮10g，黨參10g，當歸10g，茯苓10g，炙遠志6g，廣木香6g，炙甘草6g，紅棗6枚，酸棗仁10g，生薑2片，菟絲子10g，茺蔚子10g，鬱金10g，紅花5g，柴胡6g，製香附10g，懷山藥30g。

加減：腎陽虛者，加鹿角片10g（先煎），巴戟天10g，桂枝6g，製附子6g；腎陰虛者如龜板20g（先煎），枸杞子12g，桑葚10g，生地30g；偏氣滯血瘀者，加三棱10g，莪朮10g，枳殼6g；痰濕內阻者加陳皮6g，薑半夏10g，製南星10g；兼熱者加丹皮、黃芩各10g。

【用法】水煎，每日1劑，早晚分2次服。

【治療結果】治癒31例，有效27例，無效5例，總有效率為92.1%。（施燕.江蘇中醫藥，2004，25(6)：34）

2. 益經湯治療繼發性閉經36例

【基本方】柴胡15g，黃芩15g，生石膏30g（先煎），知母15g，荊芥15g，薄荷6g（後下）。體溫過高者加羌活15g，獨活15g，防風15g，青蒿20g，板藍根30g；身體疼痛明顯者加薑黃15g；咽痛者加金銀花15g，連翹30g；咳嗽者加桑白皮15g。

【治療結果】36例中治癒24例，7例獲顯效，5例有效。（宋永秀.中國民間療法，2004，12(3)：45）

3. 化痰補腎法治療肥胖型閉經57例

【基本方】蒼朮、白芥子、膽南星、竹茹、香附、陳皮、半夏、菟絲子、覆盆子、淫羊藿，若大便秘結加全瓜蔞。

【治療結果】痊癒24例，顯效27例，好轉1例，無效5例。（陳錦黎.上海中醫藥雜誌，2004，38(5)：40）

4. 四五通經湯治療閉經60例

【基本方】熟地20g，赤芍、淫羊藿、益母草、當歸、枸杞

子各15g，覆盆子、牛膝、車前子各10g，川芎、菟絲子、五味子各12g。肝鬱氣滯者加柴胡、香附；脾虛血虧者加黃耆、白朮；肝經濕熱血滯者加龍膽草、澤蘭；陰虛寒凝者加肉桂、小茴香。水煎服，每日1劑，服3次。總有效率為88%。（姬雲海.新中醫，1994，2：26）

5. 當歸四逆湯治療閉經48例

【基本方】當歸15g，桂枝10g，芍藥12g，細辛1.5g，甘草6g，通草10g，大棗5枚。

臨床虛證者多以衝任虛損，血海空虛為主；故用原方加淫羊藿24g，炙黃耆30g；實證較多見於氣滯血瘀；將原方加柴胡10g，牛膝15g，丹參30g；體胖偏痰濕者加蒼朮15g，香附30g；納差加山楂15g；內熱，口乾去細辛，加生地20g，骨皮30g；腹痛加元胡15g，香附24g；胸脇脹滿者加柴胡12g，鬱金15g；白帶多者加車前子24g。每日1服，早晚分服。（楊雲霞.河南中醫藥學刊，1994，2：41）

卷四十五

崩漏門

崩漏總括

淋瀝不斷名為漏，忽然大下謂之崩。紫黑塊痛多屬熱，日久行多損任衝，脾虛不攝中氣陷，暴怒傷肝血妄行。臨證審因須細辨，虛補瘀消熱用清。

註　婦人經行之後，淋瀝不止，名曰經漏。經血忽然大下不止，名為經崩。若其色紫黑成塊，腹脇脹痛者，屬熱瘀；若日久不止，及去血過多而無塊痛者，多係損傷任、衝二經所致。更有憂思傷脾，脾虛不能攝血者；有中氣下陷不能固血者；有暴怒傷肝，肝不藏血而血妄行者。臨證之時，

須詳審其因,而細細辨之。虛者補之,瘀者消之,熱者清之。治之得法,自無不愈。

● 崩漏證治

荊芩四物湯:崩漏血多物膠艾,熱多知柏少芩荊,漏澀香附桃紅破,崩初脹痛琥珀攻,日久氣血衝任損,八珍大補養榮寧,思慮傷脾治之效,傷肝逍遙香附青。

註　崩血、漏血去血過多者,宜用膠艾四物湯補之。如屬熱多者,宜用知柏四物湯清之;熱少者,宜用荊芩四物湯和之。若漏血澀少,此屬血滯,宜用四物湯加香附、桃仁、紅花破之。若崩血初起脹痛,此屬瘀凝,宜用琥珀散攻之。崩漏日久,氣血已虧,衝任傷損者,宜用八珍湯、十全大補湯、人參養榮湯,量補其損傷。若因思慮傷脾者,宜用歸脾湯補之;恚怒傷肝者,宜用逍遙散加炒香附、青皮平之。

膠艾四物湯　四物湯　琥珀散　八珍湯　十全大補湯　人參養榮湯　歸脾湯　逍遙散:

方俱見前調經門匯方內。

補中益氣湯　益胃升陽湯:

氣陷補中益氣舉,保元升柴歸朮陳,益胃升陽加芩麴,腹痛加芍嗽減參。

註　崩漏日久,脾傷食少,中氣下陷,不能載血者,宜用補中益氣湯、益胃升陽湯升舉之。補中益氣湯即人參、黃耆、甘草(保元湯)加升麻、柴胡、當歸、白朮、陳皮也。益胃升陽湯即補中益氣湯加黃芩、神麴也。若腹痛者,宜加白芍藥;有熱者用黃芩,無熱者用肉桂調之;咳嗽者,肺熱也,減人參。

調經升陽除濕湯:

夾水水瀉不甚弱,調經升陽除濕湯;耆草升柴歸蒼朮,羌獨藁本蔓荊防。

註　崩漏下血夾水,或日水瀉一二次,形氣不甚弱者,宜用調經升陽除濕湯。其方即黃耆、甘草、升麻、柴胡、當歸、蒼朮、羌活、獨活、藁本、蔓荊子、防風也,以風藥先

勝其濕。若形氣虛弱者，則當加人參、陳皮，合補中益氣湯，補中勝濕可也。

失笑散　地榆苦酒煎：殺血心痛失笑散，蒲黃五靈脂定疼。崩血不已防滑脫，地榆苦酒煎止崩。

[註] 崩血心腹痛甚者，名曰殺血。心痛乃血滯不散，宜用失笑散，其方即蒲黃、五靈脂也。先定其痛，痛止然後隨證治之。若崩血，補之仍然不止者，當防其滑脫，宜用地榆一兩，醋煎，露一宿，次早溫服立止，止後隨證治之，名地榆苦酒煎。

● **崩漏門匯方**

補中益氣湯：黃耆　人參　白朮　甘草炙，各一錢　當歸　陳皮各七分　升麻　柴胡各三分，上銼，薑、棗水煎服。

益胃升陽湯：黃耆二錢　人參有嗽去之，一錢　神麴炒，一錢五分　白朮三錢　當歸酒洗　陳皮　甘草炙，各一錢　升麻　柴胡各五分　生黃芩秋涼不用，二錢，上為粗末，每服三錢或五錢。如食添，再加之；如食減，只服三錢，或更減之，不可多服。水煎，去滓，熱服。

升陽除濕湯：黃耆　蒼朮　羌活各一錢五分　防風　藁本　升麻　柴胡　甘草炙，各一錢　獨活五分　蔓荊子七分，上㕮咀，水五大盞，煎至一大盞，去滓，稍熱服。空心服畢，待少時，以早膳壓之。

失笑散：五靈脂　蒲黃各等份，上為末，先用釅醋調二錢，熬膏，入水一盞，煎至七分，食前熱服，良驗。

地榆苦酒煎：地榆一兩，醋煎，露一宿，次早溫服立止。止後隨證調治之（苦酒，即醋也）。

崩漏篇方藥的臨床新用

1. 崩漏停治療功能性子宮出血60例臨床觀察

【方藥組成】柴胡10g，煅龍骨、煅牡蠣、生地炭各30g，女貞子、旱蓮草、炒白朮各15g，烏賊骨20g，仙鶴草15g，三七粉3g（另包吞服）。

加減：實熱型經前加牡丹皮10g，土茯苓30g，梔子10g，經淨後加麥門冬10g，枸杞子10g；氣虛者，加黨參30g，黃耆30g；肝腎陰虛加阿膠10g（烊化），山茱萸10g，川續斷10g；肝腎陽虛者加仙茅10g，淫羊藿10g，鹿角膠8g，水煎服，每日1劑，早晚分服。

【治療結果】痊癒28例，顯效26例，無效6例，有效率90%。（陳愛煥.河南中醫學院學報，2005，20(4)：66）

2. 補中益氣湯治療脾虛型崩漏66例

【處方】黃耆30g，白朮15g，炙甘草、黨參、當歸、陳皮各10g，升麻5g，柴胡12g。

用法：每日1劑，水煎2次，取汁300ml，分2次服。

隨證加減：陽虛者選加熟附子、肉桂、炮薑、艾葉；腎陽虛者加肉桂、熟附子、巴戟天、鹿角膠；腎陰虛者酌加熟地黃、枸杞子、山茱萸、女貞子、龜板膠。

【治療結果】治癒36例，顯效18例，有效6例，無效6例，總有效率90.91%。（葉慧寧.新中醫，2005，37(8)：76）

3. 六味地黃湯加味治療崩漏189例

【方藥組成】熟地20g，山茱萸12g，山藥20g，茯苓20g，澤瀉8g，丹皮6g，女貞子20g，旱蓮草20g，生地20g，枸杞子20g，冬桑葉12g。每日1劑，水煎服。

加減：出血如崩者重用生地加至50g，另加生牡蠣50g，仙鶴草30g；氣虛汗多者加生黃耆20g，黨參20g，冬桑葉12g；脾腎陽虛者加淫羊藿15g，石楠葉15g；附件包塊者加穿山甲15g，莪朮6g；少腹灼熱刺痛者加紅藤20g，魚腥草20g，生薏苡仁30g；口乾大便秘結者加玄參15g，麥門冬15g；心煩失眠者加炙甘草10g，小麥30g，酸棗仁15g。

【治療結果】治癒（治療後連續3個月經週期以上月經完全恢復正常）157例，顯效（遠期隨訪出血量較前減少，用上述方藥復治仍然有效）25例，無效（治療前後月經無明顯變化）7例，總有效率96.3%。（徐文姬.現代中西醫結合雜誌，2005，12(14)：1619）

帶下門

五色帶下總括

帶下勞傷衝與任，邪入胞中五色分，青肝黃脾白主肺，蝦血黑腎赤屬心。隨入五臟兼濕化，治從補瀉燥寒濕，更審瘡膿瘀血化，須別胞膀濁與淫。

註 帶下者，由於勞傷衝任，風邪入於胞中，血受其邪，隨入臟氣濕熱，濕寒所化。故色青屬肝，為風濕；色赤屬心，為熱濕；色黃屬脾，為虛濕；色白屬肺，為清濕；色黑屬腎，為寒濕也。其從補、從瀉、從燥、從澀、從寒、從濕，則隨證治之。更審其帶久淋瀝之物，或臭或腥穢，乃敗血所化，是胞中病也；若似瘡膿，則非瘀血所化，是內癰膿也。若如米泔，兼尿竅不利，乃膀胱白濁病也；若尿竅通利，從精竅出，或如膠黏，乃胞中白淫病也。

● 帶下證治

邪入胞中吳茱萸，赤沾黏梔青防梔，白主益氣黑六味，黃淡六君或歸脾。

註 帶下因六淫之邪入於胞中者，宜吳茱萸湯。若色赤、色黃而濁黏者，熱也。色黃者，加黃連、梔子；色青者，加防風、梔子。若色白、色黑而清稀者，虛寒也。色白者，用補中益氣湯；色黑者，用六味地黃湯。色黃而淡者，宜六君子湯，或加味歸脾湯，分證調治可也。

吳茱萸湯　補中益氣湯　六味地黃湯　六君子湯　歸脾湯
方：俱見首卷匯方。

加味四物湯：胞中冷痛乃寒濕，四物附子桂薑宜，臭腥兼合知柏用，久滑升柴龍牡脂。

註 帶下而胞中熱痛，乃熱濕也。今胞中冷痛，乃寒濕也。宜四物湯加川附子、炮薑、官桂服之。日久滑脫者，加升麻、柴胡舉之，龍骨、牡蠣、赤石脂澀之。

四物湯：方見前調經門匯方內。

清白散：帶下濕熱清白散，四物薑炭草柏椿，赤榆荊芩濕

二朮,滑加龍牡久合君。

註 帶下,五色帶下也。皆濕熱所化,宜用清白散。其方即四物湯加薑炭、甘草、黃柏、椿皮也。色赤加地榆、荊芥、黃芩;濕加蒼朮、白朮;滑加龍骨、牡蠣。久則合四君子湯也。

四物湯　四君子湯:俱見前調經門匯方內。

導水丸　萬安丸:帶下有餘皆濕化,少腹脹疼污水綿,導水牽滑芩軍熱,萬安牽椒茴木寒。

註 五色帶下,皆從濕化。若少腹脹痛,污水綿綿,屬濕熱者,宜用導水丸。其方即牽牛、滑石、黃芩、生大黃,治熱有餘也。屬濕寒者,宜用萬安丸。其方即牽牛、胡椒、小茴香、木香,治寒有餘者也。

威喜丸　固精丸:瘀化瘡膿濁淫病,虛實寒熱酌其宜,威喜蠟苓固精菟,韭味桑芩龍牡脂。

註 帶下有因瘀血所化,或瘡瘍膿出及白濁、白淫者,皆帶下類也。其虛實寒熱,當酌其宜。藥用威喜丸,即黃蠟、茯苓也;固精丸,即菟絲子、韭菜子、五味子、桑螵蛸、茯苓、龍骨、牡蠣、赤石脂也。

● **帶下門匯方**

清白散:當歸　黃柏鹽水泡　白芍炒　樗根皮酒炒　生地　川芎　貝母各一錢　炮薑　甘草各五分,上銼,生薑三片,水煎服。

導水丸:牽牛頭末　滑石水飛　黃芩　川大黃,上末,蒸餅為丸,量虛實服。

萬安丸:牽牛頭末　胡椒　木香　小茴香焙,各等份,上末,水泛為丸,量虛實服。

威喜丸:白茯苓去皮作塊,用豬苓二錢半,同於瓷器內煮二十餘沸,出,曬乾,不用豬苓,四兩　黃蠟四兩,上以茯苓為末,煉黃蠟為丸,如彈子大。空心細嚼,滿口生津,徐徐咽服,以小便清為度。忌米醋,只吃糠醋。忌動氣。

固精丸:牡蠣煅粉　菟絲子酒蒸,焙　韭菜子炒　龍骨　五味子　白茯苓　桑螵蛸酒炙　白石脂各等份,上為末,酒糊丸如桐子

大。每服七十丸,空心鹽湯下。

帶下病篇方藥的臨床新用

1. 帶下病辨治體會

(1). 脾虛帶下:帶下量多綿綿不斷,色白質稠無臭,或面浮,或脘悶納差,或疲憊肢重,或便薄,面色㿠白,苔白或薄膩,脈虛緩。

治以健脾益氣,升陽除濕,佐以調肝。方用完帶湯。

(2) 濕熱帶下:帶下量多綿綿不斷,色黃或黃綠,稠黏臭穢或流黃水或夾血液或陰中大熱,陰部痛癢或少腹脹痛,心煩不寧口苦咽乾,或脘悶脇脹,或小便淋澀,大便乾燥,面紅唇赤,舌紅苔黃,脈弦滑或數。

治以清熱利濕,方用龍膽瀉肝湯。

(3) 濕毒帶下:帶下量多,色黃質稠或黃綠如膿或夾血,味臭穢,或陰中灼痛或渾濁如米泔,或似豆腐渣,陰部瘙癢,或見小便淋澀,大便乾結,或小腹疼痛拒按,心煩口苦咽乾,面紅唇赤,苔黃膩而厚,脈滑數或弦數。

治以清熱解毒除濕,方用止帶方加土茯苓、萆薢、金銀花、蒲公英。

(4) 腎陽虛帶下:白帶量多清稀,胺寒腹冷,腰酸腿軟,或面色晦黯,或小便清長或大便稀溏,舌淡苔白,脈沉遲無力。

治以溫補腎陽,固澀止帶方用內補丸。便溏者去肉蓯蓉加補骨脂、肉豆蔻溫補脾胃,帶下日久、有滑脫之勢者加烏賊骨、芡實、煅龍骨、煅牡蠣、金櫻子固澀止帶。(張建華.實用中醫藥雜誌,2005,3:175)

2. 黃耆桂枝五物湯治療帶下症

【黃耆桂枝五物湯加味】黃耆20g,海螺蛸30g,白芍15g,桂枝10g,大棗12g,生薑10g,白朮10g,製附子10g,菟絲子10g,益智仁10g,補骨脂10g,杜仲10g,服藥7劑後,白帶量大減,效不更方,以固療效,繼服10劑,白帶盡除,餘證全

消。（楊孟菲.現代中西醫結合雜誌，1999，8(9)：1479）

3. 程氏萆薢分清飲治療濕熱帶下60例

【基本方】萆薢15g，石菖蒲10g，黃柏10g，白朮10g，丹參10g，車前子15g，茯苓15g，澤瀉10g，椿根皮15g。

【加減】熱毒甚者加蒲公英15g，連翹12g，敗醬草20g；外陰瘙癢者，加苦參15g，白鮮皮15g，蛇床子15g。水煎服，每日1劑，分2次服。

【治療結果】治癒38例，好轉15例，未癒7例，總有效率88.3%。（陳宜倫.江蘇中醫藥，2003，24(10)：5）

4. 完帶湯加減治療帶下證121例臨床觀察

【治療方法】脾虛肝鬱型用完帶湯炒薏苡仁，酌加黃芩、黃柏、敗醬草、龍膽草、白花蛇舌草、土茯苓，兼赤帶者，酌加茜草根、貫眾、大薊、地榆；陰癢者加貫眾、百部、苦參、白鮮皮；經前小腹脹痛者加延胡索、香附、川楝子、鬱金；脾氣下陷型酌加黃耆、炒薏苡仁、炒芡實、煅牡蠣。脾腎不固型去車前子、甘草、柴胡、白芍，酌加炒芡實、金櫻子、鹿角霜、桑螵蛸、煅牡蠣。水煎服，每日1劑，分2次服。

【治療結果】治癒73例，顯效44例，無效4例，總有效率96.7%。（王愛堅，廣西醫科大學學報，1999，3(16)：358）

5. 消炎止帶湯治療更年期婦女帶下症30例

【消炎止帶湯】黨參20g，白朮15g，山藥15g，茯苓15g，蒼朮15g，荊芥穗20g，菟絲子15g，車前子30g（包煎），川斷15g，桑寄生20g。帶下如崩、量多伴小腹冷痛，加龍骨30g，附子6g，赤石脂10g，烏賊骨20g。煩熱口乾舌紅者加生地20g，旱蓮草15g，女貞子15g。納呆者加神麴15g，砂仁10g，枳殼15g。

【治療結果】治癒28例，好轉2例，其中服用1療程痊癒18例，服用2療程痊癒10例，好轉2例。（常香平.光明中醫，2003，18（106）：41）

癥瘕痃癖諸證門

癥瘕積聚痞瘀血血蠱總括

五積六聚分臟腑，七癥八瘕氣血凝，癥積不動有定處，瘕聚推移無定形。痞悶不宣氣壅塞，未成堅塊血瘀名，蓄久不散成血蠱，產後經行風冷乘。

註 五臟氣積名曰積，故積有五證。六腑氣聚名曰聚，故聚有六證。《難經》有心、肝、脾、肺、腎五臟之積，而無六聚。蓋以積為血病，而聚為氣病也。故李杲有五積丸方治法。《巢氏病源》載七癥八瘕，但有八瘕名證，而無七癥病形。其他方書亦不概見。大抵又以癥為氣病，而瘕為血病也。夫病皆起於氣，必氣聚而後血凝，不必過泥於黃、青、燥、血、脂、狐、蛇、鱉等名，但以牢固不移有定處者，為癥為積；推移轉動，忽聚忽散者，為瘕為聚可也。故曰：癥者，徵也，言有形可徵也。瘕者，假也，言假物成形也。若夫痞者，痞悶不通，氣道壅塞之謂也。瘀血者，血瘀腹中未成堅塊也。蓄之既久，必成血蠱矣。凡此諸證，皆由新產之後，經行之時，不知謹避，以致風冷外襲，邪正相搏，結於腹中而成也。

● **癥瘕證治**

大七氣湯：婦人一切癥瘕病，上下攻疼七氣湯，藿香益智棱莪朮，甘桔青陳肉桂香。

註 婦人一切癥瘕，隨氣上下攻築疼痛者，宜大七氣湯。其方即藿香葉、益智仁、京三棱、蓬莪朮、甘草、桔梗、青皮、陳皮、肉桂心、木香也。

● **食癥證治**

烏藥散：經行產後食生冷，臟氣相搏結塊形，牢固不移日漸長，開滯消積溫散行。烏藥散烏桃莪朮，木香當歸青桂心。

註 婦人經行、產後貪食生冷之物，與臟氣互相搏聚，結成堅塊，牢固不移，日漸長者，治宜開滯消積。用烏藥散，即烏藥、桃仁、莪朮、木香、當歸、青皮、桂心，以溫

散之自癒。

● 血癥證治

血竭散：乘臟虛兮風冷乾，飲食內與血相搏，因成血癥堅牢固，脇腹脹痛熱而煩。少食多忘頭汗出，血竭歸芍蒲桂延。

註　婦人產後經行之時，臟氣虛，或被風冷相干，或飲食生冷，以致內與血相搏結，遂成血癥。牢固不移，脇腹脹痛，內熱心煩，食少善忘，但頭汗出者，宜用血竭散，即血竭、當歸、赤芍、蒲黃、桂心、延胡索也。

● 痞證治

助氣丸：三焦痞滿胸膈悶，氣不宣通助氣清，白朮三棱蓬莪朮，枳殼檳榔香與陳。

註　婦人胸膈痞悶，謂之痞。由於氣壅不宣所致，宜助氣丸，即青皮、白朮、三棱、莪朮、枳殼、檳榔、木香、陳皮，為丸服也。

● 積聚證治

開鬱正元散：積聚通用正元散，苓朮青陳麴麥延，香砂海粉楂甘桔，痰飲食積血氣搏。

註　五積六聚，乃痰飲食積，氣血搏結而成。通用開鬱正元散，其方即茯苓、白朮、青皮、陳皮、神麴、麥芽、延胡索、香附、砂仁、海粉、山楂、甘草、桔梗也。用以健脾消食、化痰滲飲、理氣和血，則積聚未有不癒者矣。

● 瘀血血蠱證治

桃奴散：腹中瘀血未成形，面黃發熱腹脹疼，產後經來風冷客，血室之內有瘀停。產後惡露失笑散，經閉瘀凝玉燭攻，血蠱桃奴貛鼠糞，延桂砂桃附五靈。

註　婦人產後經行之時，傷於風冷，則血室之內必有瘀血停留，未成堅塊，故不名瘕也。其人必面色萎黃，臍腹脹痛，內熱晡熱。若產後惡露不行者，宜失笑散；若經閉不通，瘀血凝聚者，宜玉燭散。瘀血不行，蓄之既久，必成血蠱，宜用桃奴散，即桃奴、貛鼠類、延胡索、桂心、砂仁、桃仁、香附、五靈脂也（貛鼠類，一名兩頭尖，即雄鼠尿。桃

奴，即桃樹上未成不落之乾桃子也）。

失笑散：方見首卷崩漏。

玉燭散：方見首卷匯方內。

癥瘕積聚痞瘀血血蠱病篇方藥的臨床新用

1. 積聚1例治驗

【方藥】石見穿30g，青皮30g，烏藥10g，紫丹參30g，莪朮30g，沉香3g，三棱30g，鬱金10g，黃藥子15g，紅麴米10g，銀柴胡15g，檳榔10g，玉蝴蝶15g，木香10g。水煎服。（陳春禎.黑龍江中醫藥，1996，3：40）

2. 張景岳治療積聚思想

【方藥】川烏（製）60g，皂角（去皮弦）、吳茱萸（湯泡炒）、石葛蒲、柴胡、桔梗、厚朴（薑製）、紫菀、人參、蓮子、乾薑（炮）、黃連、肉桂、川椒（去目炒）、巴豆霜各15g，共為末，入巴豆研勻，桐子大，每服3丸薑湯下。凡積聚而實者，非攻不能去，用攻法。體質強實者多用此法。（王建國.實用中西醫結合臨床，2004，4(5)：77）

3. 婦科癥瘕治療三法

(1) 化瘀合軟堅散結：本法主要用治子宮肌瘤者，證見月經量多，且多有大小血塊，經期延長，或有腹痛。婦檢：子宮增大，質較堅硬，舌質黯紅，或邊有紫點、瘀斑，脈象弦或細澀。治需活血化瘀、軟堅散結同施。藥物組成：石見穿20g，丹參15g，穿山甲、地鱉蟲各10g，三棱、莪朮、昆布、夏枯草各15g，炙鱉甲、白花蛇舌草各25g。若腹脹加香附、青皮；腹痛加製乳香、元胡；濕熱偏甚，黃帶多者加製蒼朮、黃柏；若體弱不能攻消者，加黨參、黃耆，攻補兼施，扶正祛邪。

(2) 化瘀合祛痰利濕：本法主要用治卵巢囊腫或輸卵管積水者，臨床往往無明顯自覺症狀，常因婚後不孕做婦檢或超音波時發現。查見腹部腫塊多由下腹一側逐漸增大，常呈球形，有囊性感，常可移動，無觸痛。腫塊大小不一，月經一

般正常。舌潤苔薄，脈沉弦。治需化瘀軟堅合祛痰利濕法同施，藥物組成：桂枝10g，澤蘭10g，紅花10g，益母草12g，昆布20g，白芷10g，山慈姑、生鱉甲、皂角刺、車前子各10g，桔梗6g，細辛3g，合桂枝茯苓丸同用。

(3) 化瘀合理氣通絡：本法主要用於輸卵管沾黏阻塞不通者。患者多有腹痛、腰酸、乳脹、心煩，尤以經前為劇。治宜散結化瘀與理氣通絡結合，藥物組成：當歸、赤芍、丹參、川芎、香附、延胡索、三棱、莪朮各10g，穿山甲、路路通各15g。經期停服。臨床根據具體情況予以辨證加減。如急性炎症期加紅藤、敗醬草、蒲公英、白花蛇舌草等清熱解毒藥；若病久反覆，宜側重軟堅散結，如生牡蠣、黃藥子、海藻、昆布等；若瘀阻腹痛較著，需加地鱉蟲、劉寄奴、蘇木，甚至全蠍、蜈蚣、失笑散等以加強藥力。（張桂英.安徽中醫臨床雜誌，1994，4：39）

疝瘕㿗證總括

臍旁左右一筋疼，突起如弦疝證明，僻在兩肋名曰瘕，高起如山㿗病稱，必引少腹腰脇痛，三證皆由風冷成，或作或止因寒發，痛時方見不痛平。

註 婦人臍之兩旁，有筋突起疼痛，大者如臂，小者如指，狀類弓弦者，名曰疝。僻①在兩肋之間者，名曰瘕。若小腹牽連腰脇，疼痛高起者，謂之㿗。名雖有三，其實皆因風冷客於胞中而然，故其發作皆因受風冷。發則痛，痛則見，不痛則平復如初也。

● **疝瘕證治**

蔥白散：婦人疝瘕腹肋痛，風冷血氣結而成，蔥白四物參苓枳，桂朴薑香青莪棱，茴香麴麥苦楝子，蔥鹽煎服訶黃斟。

註 婦人疝瘕腹肋疼痛者，皆因風冷與氣血搏結而成，宜用蔥白散溫散之。其方即四物湯加人參、茯苓、枳殼、肉桂、厚朴、乾薑、木香、青皮、莪朮、三棱、茴香、神麴、

---

①僻：原書作癖，據上文文義改。

麥柏、苦楝子、蔥白、食鹽煎服也。大便結燥，去鹽加大黃；如大便自利加訶子。

四物湯：方見首卷匯方內。

● **疝病證治**

當歸散：婦人疝病氣攻衝，脇腹刺痛當歸芎，鱉甲吳萸桃仁芍，桂榔青木大黃蓬。

註　婦人疝病攻衝刺痛，多因風冷寒濕客於胞門血室，故其病皆屬厥陰肝經。宜當歸散，即當歸、川芎、鱉甲、吳茱萸、桃仁、赤芍、肉桂、檳榔、青皮、木香、大黃、蓬莪朮也。

● **治諸積大法**

形虛病盛先扶正，形證俱實去病急，大積大聚衰其半，須知養正積自除。

註　凡治諸癥積，宜先審身形之壯弱，病勢之緩急而治之。如人虛，則氣血衰弱，不任攻伐，病勢雖盛，當先扶正氣而後治其病；若形證俱實，宜先攻其病也。《經》云：大積大聚衰其半而止，蓋恐過於攻伐，傷其氣血也。羅天益曰：養正積自除。可謂得經旨者矣。

● **癥癖積痞血蠱門匯方**

大七氣湯：三稜　莪朮各煨、切　青皮去穰　陳皮去白　木香　藿香　益智仁　桔梗　肉桂　甘草炙，各七錢半，上咬咀，每服五錢。水二盞，煎至一盞，食前溫服。

烏藥散：烏藥　莪朮　桂心　當歸炒　桃仁　青皮　木香各等份，上為末，每服二錢，熱酒調下。

血竭散：真血竭如無，紫礦代　當歸　赤芍　蒲黃　延胡索，上等份，研細頻篩，再研，取盡為度。每服一錢，用童便合好酒半大盞，煎一沸，溫調下。方產下時一服，上床良久再服，其惡血自循經下行，不致衝上，免生百病。

助氣丸：京三稜　蓬莪朮二味各用濕紙包，灰火中煨透，切片，各二斤　青皮去白　陳皮去白　白朮各十五兩　枳殼麩炒，去穰　檳榔　木香各十兩，上為末，糊丸桐子大。每服五十丸，滾水下。

開鬱正元散：白朮　陳皮　青皮　香附　山楂　海粉　桔梗　茯苓　砂仁　延胡索　麥芽炒　甘草炙　神麴炒，各等份，上銼，每服一兩，生薑三片，水煎服。

桃奴散：桃奴炒　雄鼠糞炒，兩頭尖者是　延胡索　肉桂　五靈脂　香附炒　砂仁　桃仁各等份，上為末，每服三錢，酒調下。

蔥白散：當歸　熟地　赤芍　川芎　人參　茯苓　枳殼　肉桂　厚朴　乾薑　木香　青皮　莪朮　三棱　茴香　神麴　麥芽　苦楝子各等份，上末，加蔥白三寸，食鹽五分，煎服三錢。大便結燥，去鹽加大黃；便自利加訶子。

當歸散：當歸　川芎各二錢　鱉甲醋炙，三錢　吳茱萸　桃仁十五粒　赤芍　肉桂各一錢　檳榔　青皮各八分　木香　莪朮　川大黃各七分，上為末，每服一錢，水一盞，入乾燕脂一錢，同煎六分服，食後。

嗣育門

● 胎孕之原

天癸先天生身氣，精血後天化成形。男子二八天癸至，屬陽應日精日盈。女子二七天癸至，屬陰應月血月通。男女媾精乃有子，乾道男成坤女成。

註　天癸乃父母所賦，先天生身之真氣也。精血水穀所化，後天成形之本也。

男子二八，先天腎氣盛，天癸至，與後天所生之精會合而盈然。男子屬陽，陽應日，故精盈而日舉也。

女子二七，先天腎氣實，天癸至，與後天所生之血會合而盛然。女子屬陰，陰應月，故血盛而月下也。所以至期男女媾，其先天真氣，後天精血，陰陽會合，乃能有子也。當此陰陽會合時，陽盛自然成男，是乾道成男也。陰盛自然成女，是坤道自然成女也。

● 男女完實

精通必待三十娶①，天癸二十始適人，皆欲陰陽完實後，育子堅壯壽偏增。

註　男子十六而精通，必待三十而娶，女子十四而天癸至，必待二十而嫁者，皆欲陰陽完實。然後交而孕，孕而育，育而其子必堅壯長壽也。

今未笄之女，天癸始至，已近男色，則陰氣早瀉，未完而傷，未實而動，所以雖交而不孕，孕而不育，育而其子必脆弱不壽也。

● 種子時候

男子聚精在寡慾，交接乘時不可失，須待絪縕時候至，樂育難忍是真機。

註　聚精之道，惟在寡慾，交接女子，必乘其時，不可失之遲早。蓋婦人一月經行一度之後，必有一日氤氳之時，氣蒸而熱，如醉如癡，有欲交接不可忍之狀，乃天然節候，是成胎生化之真機也。

● 分男女論

精血先後分男女，或以奇偶少多分，或以子宮左右定，是皆不曉個中因。欲識此中真消息，乾道陽男坤女陰。

註　分男女之說，先賢有以血先至裹精則成男、精先至裹血則成女，精血散分併裹則為駢胎、品胎之原者；有以月水盡後一、三、五日成男，二、四、六日成女，與夫經水斷後一、二日成男，四、五日成女者；有以受氣於左子宮成男，受氣於右子宮成女者，皆各執一見，殊為不曉此中因也。蓋獨男獨女之胎，可以日數論，駢胎、品胎，或男或女，亦可日數論乎？稽之史載，一產三子、四子，有半男半女，或男多女少，男少女多者，則一、三、五日為男，二、四、六日為女之說，不可憑矣！抑豈有一日受男，而二日復受女之理乎？丹田，命門也。在男子曰精室，在女子曰子

①娶：原作聚，據注文文義改。

官。形如合鉢，並無兩歧可分。曰左右，則是有兩子宮矣。此說尤屬不經。然則何以定之？亦惟以會合天人，陽盛乾道成男，陰盛坤道成女，斯足為確論耳。

● 雙胎　品胎

古以雙胎精氣盛，不成男女或兼形，陰陽變常駁氣盛，事之所有理難明。

註　古以雙胎，乃精氣有餘，歧而分之，血因分而攝之故也。若男同孕者，剛日陽時也；女同孕者，柔日陰時也；男女同孕者，剛日陰時，或柔日陽時也。其他或有不成男女，男不可為父，女不可為母，與男女之兼形者，又皆陰陽變常，駁氣所感，事之所有，理之所無，莫可稽考者也。

● 脈見有子

少陰動甚知有子，陰搏陽別尺寸憑，但搏不滑胎三月，搏而滑石五月形。

註　少陰腎①脈動甚者，有子脈也。但當憑其兩尺陰脈搏指有力，兩寸陽脈不搏指而別於兩尺，斯為有子脈無疑也。其但搏不滑者，主三月之胎；搏而滑者，主五月之始也。

● 胎男女辨

上小下大女腹箕，中正圓高男腹釜，右疾為女左疾男，胎氣鍾於陰陽主。

註　上小下大，如箕之形，蓋以女胎面向母腹，其足膝抵腹，故有是形也。中正圓高，如釜之形，蓋以男胎面向母背，則背脊抵腹，故有是形也。右手屬陰，脈疾為女。左手屬陽，脈疾為男。是胎氣鍾於陰，則右盛主女；鍾於陽，則左盛主男也。

● 辨別孕病

孕病不分須診乳，五月之後乳房升。何以知其母子吉，身雖有病脈和平。

註　婦人經水不至，不分是孕是病者，五個月之後，以

---

①腎：原作瞖，形近致誤。

孕婦乳房辨之。若乳房升大有乳者是胎,若乳房不大無乳者是病也。凡孕婦有病,其驗可知,亦何以知其母子俱吉,惟診其脈象和平,則雖有病,知均吉無慮也。

● 分經養胎

分經養胎不足憑,無所專養論不經,形始未分無不具,陰陽之道漸分形。

註 巢元方曰:妊娠一月名胚胎,足厥陰脈養之;二月名始膏,足少陽脈養之;三月名始胎,手心主脈養之,當此時血不流行,形象始化;四月始受水精以成血脈,手少陽脈養之;五月始受火精以成氣,足太陰脈養之;六月始受金精以成筋,足陽明脈養之;七月始受精以成骨,手太陰脈養之;八月始受土精以成膚革,手陽明脈養之;九月始受石精以成毛髮,足少陰脈養之;十月五臟、六腑、關節、人神皆備。

又有推巢元方養胎之說,謂四時之令必始於春,所以一月、二月間,是足厥陰、少陽木也;三月、四月間,手厥陰、少陽火也;五月、六月間,足太陰、陽明土也;七月、八月間,手太陰,陽明金也;九月、十月間,足少陰、太陽水也。惟手少陰、太陽二經無所專養者,以君主之官無為而已。此說更為不經。夫男女交接,精血聚而成胚,此孕形之始也。雖未分身軀臟腑,而其理無不具也。猶太極渾然,包羅萬象,而陰陽之一氣氤氳,浸漸化生而成,子母分形,自然而然如草木成熟,殼脫蒂落也。

● 受孕分房靜養

受孕分房宜靜養,謹戒食味使脾安,調其喜怒防驚恐,慎厥起居避風寒。

註 受孕之後,分房靜養,恐動相火,致生胎毒。謹戒飲食五味,使其脾胃調和,母之氣血易生,子之形成必育。內調七情,外避風寒,起居安順,不持重用力,不安逸多睡,不登高涉險,則母無病,子亦安矣!

安胎母子二法

安胎之道有二法,母病治病要詳分:母病動胎但治母,子

病致母審胎因。

註 安胎之道有二法，母病、胎病當詳分而施治也。凡因母病以致胎動者，但療其母，母安則胎自安；或因胎病有所觸動，以致母病者，但宜安胎，胎安則母自癒矣。

● **胎前用藥三禁**

胎前清熱養血主，理脾疏氣是為兼，三禁汗下利小便，隨證虛實寒熱看。

註 丹溪曰：胎前當清熱養血為主，恐傷陰血也。理脾脾健，則氣血易生；疏氣氣順，則氣血調和。理脾疏氣，兼以清熱養血，則胎自安矣。三禁者，汗、下、利小便也，蓋恐過汗亡陽傷氣，過下亡陰傷血，利小便傷津液也。然又當隨證詳審表裡、虛實、寒熱，以施其治，不可過峻也。

● **安胎審宜調治**

形瘦不宜過熱品，體盛補氣恐動痰，安胎芩朮為要藥，佐以他藥任抽添。火盛倍芩痰倍朮，血虛四物氣四君，杜續膠艾胎不穩，氣盛蘇腹枳砂陳。

註 形瘦之人多火，過用溫熱則傷陰血。肥盛之人多痰，過於補氣，恐壅氣動痰。白朮消痰健脾，條芩清熱養陰，二味為安胎要藥，若有他證，則以藥佐之，或減白朮加條芩，或加白朮減條芩，任其抽添。如火盛，則當倍芩以清火；痰盛，則當倍朮以消痰；血虛，則合四物湯以補血；氣虛，則合四君子湯以補氣；胎不安穩，更佐以杜仲、續斷、阿膠、艾葉以安之；若氣盛胎高，則加紫蘇、大腹皮、枳殼、砂仁、陳皮以舒之。

四物湯　四君子湯：方俱見首卷匯方內。

● **嗣育門匯方**

加味地黃丸：治婦人經水不調，必不能受孕，即使受之，亦不全美。宜常服此方。熟地四兩　山萸肉　山藥各二兩　牡丹皮　白茯苓各一兩五錢　澤瀉　香附童便浸三次，各一兩，上為末，煉蜜丸如梧子大。每服七十丸，白沸湯送下。

滌痰湯：治婦人肥盛者，多不受孕，以身中有脂膜閉塞子

宮也。以此湯送後丸藥。當歸一兩　茯苓四兩　川芎七錢五分　白芍藥　白朮土炒　半夏製　香附米　陳皮　甘草各一兩，上作十帖，每帖薑三片，水煎吞後丸子。

滌痰丸：白朮土炒，二兩　半夏麴　川芎　香附米各一兩　神麴炒　茯苓各五錢　橘紅四錢　甘草二錢，上為末，粥丸。每服八十丸。如熱者，加黃連、枳實各一兩。

大補丸：治婦人瘦弱，多由血少不能受孕。宜常服此方。天冬去心　麥冬去心　石菖蒲　茯苓　人參　益智仁　枸杞子　地骨皮　遠志肉，上為細末，煉蜜丸如桐子大，空心酒下三十丸。

蓯蓉菟絲子丸：此方不寒不熱，助陰生子。肉蓯蓉一兩三錢　覆盆子　蛇床子　川芎　當歸　菟絲子各一兩二錢　白芍藥一兩　牡蠣鹽泥固煅　烏賊魚骨各八錢　五味子　防風各六錢　條芩五錢　艾葉三錢，上為末，煉蜜丸如桐子大。每服三四十丸。鹽湯下，早晚皆可服。

調經丸：理氣養血，調經種子。香附　川杜仲薑汁炒，八兩　大川芎　白芍藥　當歸去尾　懷生地　陳皮　小茴香酒炒　延胡索略炒　肉蓯蓉酒炒　舊青皮麩炒　台烏藥炒　枯黃芩酒炒　烏賊魚骨酥炙，以上各四兩，上十四味稱足，真正好醋和麵打糊為丸，如梧桐子大。每服百丸，空心好酒送下。

一方無陳皮、地黃，有人參、黃耆各二兩。

安胎嗣育篇方藥的臨床新用

1. 溫經湯治療腎虛不孕34例

【溫經湯】吳茱萸、人參（黨參代）、桂枝尖、阿膠、薑半夏、麥冬、當歸、川芎、白芍、丹皮、甘草、生薑。腰痛如折、少腹冷痛、脈沉遲等腎陽虛甚者，選加巴戟天、仙茅、淫羊藿、川椒、小茴香、艾葉等；閉經或經期延長、形體虛弱、面色萎黃、頭暈目眩、心悸等精血不足者，選加山茱萸、枸杞子、鹿角膠、龜板、鱉甲等；形體消瘦、五心煩熱者，酌加女貞子、旱蓮草、枸杞子、知母、黃柏、地骨皮

等。（梁崇俊.四川中醫，1994，12：39）

2. 溫經湯治療宮寒血瘀型不孕90例療效觀察

一般表現為月經後期或閉經、量或多或少、經行小腹冷痛、色紫黯或夾血塊、四肢不溫、性慾淡漠、小便頻數或不禁、面色蒼白、舌紫黯或紅，苔薄白、脈沉細而緩或沉緩無力。用溫經湯加減。

【組方】小茴香10g，乾薑10g，肉桂5g，當歸15g，川芎10g，鬱金10g，五靈脂10g，蒲黃10g。方中用小茴香、乾薑、肉桂溫中散寒；當歸、川芎、赤芍活血散瘀止痛；延胡索、鬱金、五靈脂、蒲黃活血行氣止痛。月經期開始服用，連用7~12劑為1療程。總有效率達90.2%。（陳平.中醫藥資訊，2005，3：5）

3. 壽胎湯治療先兆流產62例

【藥物組成】菟絲子15~30g，桑寄生15~25g，川續斷15~25g，阿膠10g，白芍15~30g，甘草3~6g，杜仲10~15g，黨參15~25g，白朮10g。偏氣虛者，加黃耆15~25g，何首烏15g；偏陰虛血熱者，加黃芩10g，沙參15g，旱蓮草15g；有嘔惡者，選加竹茹10~15g，砂仁6g，薑半夏10g，便溏者：加懷山藥15~20g。1日1劑，煎2次。分上、下午兩次服。（張菊新.中醫研究，2004，4：44）

| 卷四十六 |

胎前諸證門

胎前總括

妊娠胎前病惡阻，胞阻腫滿氣煩懸，瘖嗽轉胞與子淋，激經胎漏胎不安。小產死胎胎不長，子喑臟燥鬼胎連。餘病當參雜證治，須知刻刻顧胎原。

註 此言妊娠胎前，有惡阻、胞阻、子腫、子滿、子煩、子懸、子癇、子嗽、轉胞、子淋、激經、胎漏、胎動不安、小產墮胎、子死腹中、胎萎不長、子瘖、臟燥、鬼胎等證，皆當一一詳辨熟記。其餘胎前傷寒、傷食、瘧痢、霍亂、泄瀉，當於雜證門參考治之。但須時刻保護胎原，不致誤犯為要也。

惡阻總括

噁心嘔吐名惡阻，擇食任意過期安。重者須藥主胃弱，更分胎逆痰熱寒。

註 婦人受孕月餘之後，時時嘔吐者，名曰惡阻。若無他病擇食者，須隨其意而與之。輕者過期自然勿藥而癒，重者須以藥治之。當以胃弱為主，更審其或因胎氣阻逆，或痰飲阻逆，與夫兼熱、兼寒而分治之。

● 惡阻證治

保生湯：胎氣阻逆惟嘔吐，無他兼證保生湯，砂朮香附烏陳草，量加參枳引生薑。

註 惡阻，有因胎氣阻逆者，乃受胎後胞門閉塞，臟氣內阻，挾胎氣上逆於胃，故令噁心嘔吐也。若平素胃虛所致，雖無痰飲，寒熱相兼，而亦有惡阻證者，宜用保生湯，即砂仁、白朮、香附、烏藥、陳皮、甘草也。引用生薑者，以止其嘔也。若氣弱者，量加人參；氣實者，量加枳殼。

加味六君湯：痰飲惡阻吐痰水，煩眩加味六君湯，枇杷藿香旋縮枳，熱秘芩軍寒桂薑。

註 惡阻因於痰飲者，其吐必多痰水，且心煩頭目眩暈，必其人平素胃虛，中停痰飲也。宜用加味六君湯，於六君湯內加枇杷葉、藿香、旋覆花、縮砂仁、枳殼。若胃熱便秘，加黃芩、大黃以利之；胃寒喜熱，加肉桂、乾薑以溫之。

六君湯：方見首卷。

加味溫膽湯：熱阻惡食喜涼漿，心煩憒悶溫膽湯，橘半茯甘與枳竹，更加芩連蘆麥薑。

註 惡阻因於胃熱者，必嘔吐，心中熱煩，憒悶喜飲涼

漿也。宜用加味溫膽湯，其方即陳皮、半夏、茯苓、甘草、枳實、竹茹（名溫膽湯），更加黃芩、黃連、蘆根、麥門冬，引生薑也。

胞阻總括

妊娠腹痛名胞阻，須審心腹少腹間。傷食心胃胎腰腹，少腹胞寒水尿難。

註　孕婦腹痛，名為胞阻。須審其痛，或上在心腹之間者，多屬食滯作痛；或下在腰腹之間者，多屬胎氣不安作痛；若在少腹之間者，則必因胞血受寒，或停水尿難作痛也。

● 胞阻證治

加味平胃散　延胡四物湯：心胃痛多傷食滯，蒼朴陳甘果枳麴，便秘加倍軍甘草，胎動延胡四物宜。

註　孕婦心胃作痛者，多因傷食停滯。宜平胃散，即陳皮、厚朴、蒼朮、甘草也，加草果、枳殼、神麴以消之。若更大便秘結，日久則加大黃以攻之，然必倍甘草以緩其峻性，庶不傷胎。若腰腹作痛，胎動下血，則當用四物湯，君以延胡，以定痛而保胎也。

四物湯：方見首卷。

加味膠艾四物湯　蜜硝湯：腹腰痛甚防胎墮，膠艾四物杜酒蔥，外邪宜加羌獨活，內熱便秘蜜硝攻。

註　胞蒂繫於腰，凡腹腰痛者，須防胎墮。宜用膠艾四物湯，加杜仲、大豆淋酒、蔥白以定痛而保胎。若因外感風寒之邪，則加羌活、獨活以散之；若內熱、大小便閉者，則用蜂蜜、芒硝煎湯以攻之。《經》曰「有故無殞」是也。

膠艾四物湯：方見首卷。

加味芎歸飲　導赤散　五苓散：胞血受寒少腹疼，參吳膠艾草歸芎。尿澀熱甚導赤散，木通生地甘草靈。水盛陽虛五苓效，朮澤肉桂茯豬苓。

註　少腹作痛者，乃胞中之血受寒也。宜加味芎歸飲溫之，其方即人參、吳茱萸、阿膠、蘄艾、炙甘草、當歸、川

芎也。若因尿澀而痛，則是膀胱水病熱甚，則以導赤散清利之，其方即生地、木通、甘草也。若水盛陽虛不化，則以五苓散滲利之，其方即茯苓、白朮、澤瀉、豬苓、肉桂也。

子腫子氣子滿脆腳皺腳總括

頭面四肢腫子腫，自膝至足子氣名，腫脹喘滿曰子滿，但腳腫者脆皺稱。

註 頭面遍身浮腫，小水短少者，屬水氣為病，故名曰子腫。自膝至足腫，小水長者，屬濕氣為病，故名曰子氣。遍身俱腫，腹脹而喘，在六七個月時者，名曰子滿。但兩腳腫而膚厚者，屬濕，名曰皺腳。皮薄者，屬水，名曰脆腳。大凡水之為病多喘促，氣之為病多脹滿。喘促屬肺，脹滿屬脾也。以其人素有水氣濕邪，故受孕有腫滿之證。兒未成形，被水浸漬，其胎每致損壞。成形尚可調治，故在五六月後有是證者，多有生育者也。

● 子腫子氣子滿脆腳皺腳證治

茯苓導水湯：妊娠腫滿與子氣，水氣濕邪脾肺間，水氣浸胎喘難臥，濕氣傷胎脹難堪。均宜茯苓導水治，香瓜檳腹四苓攢，桑砂蘇陳脹加枳，腿腳防己喘葶添。

註 妊娠水腫脹滿、子氣、皺腳、脆腳等證，皆由水氣濕邪，傷於脾肺為病也。若水氣盛而浸胎，則必喘而難臥；若濕氣盛而傷胎，則脹滿難堪。皆宜用茯苓導水湯治之，方用木香、木瓜、檳榔、大腹皮、白朮、茯苓、豬苓、澤瀉、桑白皮、砂仁、紫蘇葉、陳皮，以和脾肺而利水濕。脹甚者，加枳殼以破結；腿腳腫者，加防己以利下；濕喘者，加苦葶藶以泄上水也。

● 子煩證治

知母飲：孕婦時煩名子煩，胎熱乘心知母痊，子芩知麥苓耆草，犀熱參虛膏渴煎。

註 孕婦別無他證，惟時時心煩者，名曰子煩，由胎中鬱熱上乘於心也。宜用知母飲，即子芩、知母、麥冬、茯苓、黃耆、甘草。熱甚者加犀角，氣虛加人參，口渴加石膏

煎服。

● 子懸胎上逼心證治

紫蘇飲：胸膈脹滿子懸名，喘甚由胎上逼心，紫蘇飲用歸芎芍，陳腹蘇甘虛人參。

註 孕婦胸膈脹滿，名曰子懸。更加喘甚者，名曰胎上逼心。俱宜紫蘇飲，即當歸、川芎、白芍、陳皮、大腹皮、紫蘇梗、甘草。虛者加人參煎服。

● 子癇證治

羚羊角散　鈎藤湯：暴仆抽搐不識人，須臾自醒子癇名。羚羊角散防獨杏，五加棗草薏苡仁，茯苓木香羚羊角。抽搐鈎藤湯寄生，人參茯神歸桔梗，口喎肢廢中風成。

註 孕婦忽然顛仆抽搐，不省人事，須臾自醒，少頃復如好人，謂之子癇。乃肝、心二經風熱所致，宜用羚羊角散，即防風、獨活、杏仁、酸棗仁、五加皮、甘草、薏苡仁、茯苓、木香、羚羊角也。抽搐者用鈎藤湯，乃鈎藤、桑寄生、人參、茯神、當歸、桔梗也。若口眼喎斜，半身不遂，則已成中風廢證，當參風門治之。

● 子嗽證治

枳桔二陳湯　桔梗湯：妊娠咳嗽名子嗽，陰虛痰飲感風寒。痰飲二陳加枳桔，風寒桔梗湯可安。紫蘇桔梗麻桑杏，赤苓天冬合貝前。久嗽陰虛宜清潤，六味地黃湯自痊。

註 妊娠咳嗽，謂之子嗽，嗽久每致傷胎。有陰虛火動痰飲上逆，有感冒風寒之不同。因痰飲者，用二陳湯加枳殼、桔梗治之；因感冒風寒者，用桔梗湯，即紫蘇葉、桔梗、麻黃、桑白皮、杏仁、赤茯苓、天冬、百合、川貝母、前胡也。若久嗽，屬陰虛，宜滋陰潤肺以清潤之，用六味地黃湯治之。

六味地黃湯：方見首卷。

● 轉胞證治

舉胎四物湯　阿膠五苓散：飲食如常煩不臥，不得小便轉胞稱。舉胎救急丹溪法，四物升麻參朮陳。服後探吐吐再服，

不應阿膠入五苓。

[註] 妊娠胎壓，胞系不得小便，飲食如常，心煩不得臥者，名曰轉胞。宜用丹溪舉胎法：令穩婆香油塗手舉胎起，則尿自出，以暫救其急。然後以四物湯加升麻、人參、白朮、陳皮煎服。服後以指探吐，吐後再服再吐，如此三四次，則胎舉而小便利矣。如不應，則是有飲，用五苓散加阿膠以清利之。

四物湯：方見首卷。

● 子淋證治

加味五淋散：子淋頻濁窘澀疼，五淋梔苓歸芍芩，甘草再加生地澤，車前滑石木通尋。

[註] 孕婦小便頻數窘澀，點滴疼痛，名曰子淋。宜五淋散，即黑梔、赤茯苓、當歸、白芍、黃芩、甘草，加生地、澤瀉、車前子、滑石、木通，以清熱利水，則小便自通矣。

激經胎漏尿血總括

妊娠經來名激經，胎漏下血腹不疼，若是傷胎腹必痛，尿血漏血要分明。

[註] 婦人受孕之後，仍復行經者，名曰激經，為血有餘。若孕婦無故下血，或下黃汁豆汁而腹不痛者，謂之胎漏。若其胎已傷而下血者，其腹必疼。孕婦又有尿血一證，腹亦不痛，然與胎漏之證又不同。蓋尿血出於溺孔，漏血出自人門，三者俱下血而各不同治者，不可不詳辨也。

● 激經胎漏尿血證治

阿膠湯　黃耆湯　銀苧酒　加味四物湯：激經無病不須治，子大能食經自停。胎漏下血多因熱，四物阿膠梔側芩。或下黃汁豆汁樣，黃耆糯米苧根銀。若是尿血膀胱熱，四物血餘共茅根。

[註] 激經無他證相兼者，不須用藥，其胎壯子大能食其血而經自停。若胎漏下血，多屬血熱，宜阿膠湯清之。其方即四物湯加阿膠、黑梔、側柏葉、黃芩也。或漏下黃汁，或如豆汁甚多者，其胎乾枯必倚而墮，宜用黃耆湯，即黃耆二

兩，糯米一合煎服；或銀苧酒，即苧麻根，紋銀煎酒服。若尿血，則是膀胱血熱，宜四物湯加血餘、白茅根以涼之。

四物湯：方見首卷。

胎不安小產墮胎總括

氣血充實胎自安，衝任虛弱損胎原，暴怒房勞傷肝腎，疾病相干跌撲顛。五月成形名小產，未成形象墮胎言。無故至期數小產，須慎胎為慾火煎。

註　孕婦氣血充足，形體壯實，則胎氣安固。若衝、任二經虛損，則胎不成實。或因暴怒傷肝，房勞傷腎，則氣不固，易致不安；或受孕之後，患生他疾，干犯胎氣，致胎不安者亦有之；或因跌撲築磕，從高墜下，以致傷胎、墮胎者亦有之。然小產、墮胎，亦自有別：五、七月已成形象者，名為小產；三月未成形象者，謂之墮胎。以上小產、墮胎皆出有因。若懷胎三、五、七月，無故而胎自墮，至下次受孕亦復如是，數數墮胎，則謂之滑胎。多因房勞太過，慾火煎熬，其胎因而不安，不可不慎者也。

● 胎不安小產墮胎證治

加味聖愈湯　加味佛手散　十聖散　加味川芎湯　益母丸：胎傷腹痛血未下，聖愈湯加杜續砂，下血腹痛佛手散，膠艾杜續朮芩加。十全續縮減苓桂，因病傷胎十聖誇，跌撲川芎調益母，怒勞逍遙地黃佳。

註　妊娠胎傷，若腹痛不下血者，宜用聖愈湯加杜仲、續斷、砂仁安之。若下血腹痛者，宜用佛手散加阿膠、蘄艾、杜仲、續斷、白朮、條芩安之。若因母病，以致傷胎欲墮者，宜十聖散，即十全大補湯減茯苓、肉桂，加續斷、砂仁。若因跌撲築磕，傷胎欲墮者，宜川芎湯調益母丸服（川芎湯即川芎、當歸也）。若暴怒、房勞傷肝腎，以致胎動不安者，宜逍遙散、地黃湯治之。

聖愈湯　佛手散　逍遙散　地黃湯：方俱見首卷。

● 墮胎下血不止血瘀不出證治

獨參湯　回生丹：墮胎暴下血不止，面黃唇白獨參湯，惡

血不出凝脹痛，回生益母酌相當。

註 妊娠胎後血暴下不止，面黃脣白者，名脫榮。宜用獨參湯峻補其氣，以生其血，所謂無形能生有形也。若惡血瘀滯不行，腹脇脹痛者，宜於回生丹、益母丸，酌其虛實緩急相當而用之。

回生丹：見產後彙方。

子死腹中總括

子死腹中須急下，舌青腹痛冷如冰，時久口中穢氣出，寒熱峻緩詳斟平。

註 凡一應傷胎，子死腹中者，須當急下，勿使上奔心胸。然必驗其舌青面赤，肚腹脹大，腹冷如冰，久之口中有穢氣出者，方可議下。然猶必審其人之虛實寒熱，或宜寒下、熱下、峻下、緩下，隨其宜而施之。

● 子死腹中證治

佛手散　平胃散加芒硝方：下胎緩劑佛手散，峻劑平胃加芒硝，宜熱宜寒須細審，產婦虛實莫溷淆。

註 孕婦子死腹中宜下者，緩下用佛手散，峻下用平胃散加芒硝。或宜寒下，或宜熱下，須細細詳審而投之。蓋以產母之虛實，或緩或峻，不可溷淆輕率以致誤也。

佛手散：方見首卷。

● 辨子母存亡

妊娠一切垂危候，母子存亡可預推，面赤舌青必子死，面青舌赤母命危，面舌俱青口吐沫，子母俱亡二命虧。

註 凡妊娠一切凶危之候，欲知母子存亡者，當於孕婦面、舌之色定之。若面赤舌青，則其子必死；面青舌赤，則其母必亡；若面舌二者俱見青色，口角兩邊流涎沫者，則子母二命俱不能保也。

● 胎兼癥瘕

妊娠有病當攻下，衰其大半而止之，經云有故而無殞，與病適當又何疑。

註 凡孕婦素有癥瘕舊疾，或有新病應攻下者，但攻其

大半，餘俟其自消，不可盡攻。《經》云：有故無殞。言藥雖峻，有病則病受之，不能傷胎也。攻其大半，與病相當，又何疑於有妊必不可攻之說耶？

● 胎不長證治

八珍湯　六君子湯：胎萎不長失滋養，氣血不足宜八珍，脾虛胃弱六君子，穀化精微氣血生。

註　妊娠五六個月，胎萎不長，由於妊母稟賦虛弱。若屬氣血兩虛者，宜用八珍湯；若脾虛胃弱者，宜用六君子湯。但使飲食強壯，俾水穀運化精微，則氣血日生而胎自長矣！

八珍湯　六君子湯：方俱見首卷。

● 子瘖證治

子瘖聲啞細無音，非謂絕然無語聲，九月胎盛阻其脈，分娩之後自然通。

註　妊娠九月，孕婦聲音細啞不響，謂之子瘖。非似子啞絕然無語也。蓋少陰之脈絡於舌本，九月腎脈養胎，至其時盛阻過其脈，不能上至舌本，故聲音細啞。待分娩之後，腎脈上通，其音自出矣。

● 子啼腹內鐘鳴證治

黃連煎：腹內鐘鳴與兒哭，子啼之證出偶然，空房鼠穴土能治，黃連煎湯亦可捐。

註　孕婦腹內有鐘聲，或嬰兒在內啼哭者，名曰子啼。古書雖載其證，然不經見，或偶然有之。古方用空房中鼠穴土同川黃連煎湯，名黃連煎，飲之自癒。

● 臟躁證治

甘麥大棗湯：臟躁無故自悲傷，象若神靈大棗湯，甘草小麥與大棗，方出《金匱》效非常。

註　孕婦無故，時時傷悲哀痛，象若神靈憑依者，名曰臟躁。宜用《金匱》甘麥大棗湯服之，其方即甘草、小麥、大棗三味，煎服，其效非常也。

鬼胎總括

邪思情感鬼胎生，腹大如同懷子形，豈緣鬼神能交接，自

身血氣結而成。

註 鬼胎者，因其人思想不遂，情志相感，自身氣血凝結而成。其腹漸大如懷子形狀。古云實有鬼神交接，其說似屬無據。婦人石瘕、腸覃二證亦俱如懷孕之狀，由氣血凝結而成，則可知其必無是理矣！

● **腸覃石瘕證治**

香棱丸：腸石瘕氣血分，寒客腸外客子門，二證俱如懷子狀，辨在經行經不行。石瘕吳茱湯最效，腸覃香棱丸若神，丁木茴香川楝子，青皮廠茂①與三棱。

註 《經》云：寒氣客於腸外，與衛氣相搏，氣不得榮，因有所繫，瘕而內著，惡氣乃起，瘜肉乃生。始如雞卵，稍以益大如懷子狀，按之則堅，推之則移，月事以時下。石瘕生於胞中，寒氣客於子門，子門閉塞，氣不得通，惡血當下不下，衃以留止，日以益大，狀如懷子，月事不以時下。皆生於女子，可導而下。由經文觀之，二證雖皆如懷子狀，腸覃氣病而血不病，故月事以時下；石瘕先氣病而後血病，故月事不來也。石瘕宜吳茱湯。腸覃宜香棱丸，即木香、丁香、茴香、川楝子、青皮、廣茂、三棱，醋煮麵糊為丸也。

吳茱萸湯：方見首卷。

● **胎前母子盛衰**

母盛子衰胎前病，母衰子盛產後殃，子母平和無衰盛，坦然分娩不須忙。

註 此言觀孕婦與所懷之胎有盛衰之辨也。若娠母氣血壯盛，而胎元弱者，胎前必多病；若孕婦衰弱而胎元壯實，則產後其母必多病；若子母俱和平無偏盛偏衰，則胎前產後均平安無疾，可坦然無憂也。

胎前有餘詳不足，產後不足審有餘，產後惟多虧損病，胎前子母盛衰知。

註 古云：胎前無不足，產後無有餘。此言其常也。然

①青皮廠茂：當作廣茂，即莪朮，形近致誤。

胎前雖多有餘之證，亦當詳察其亦有不足之時；產後雖多不足之病，亦當詳審其每挾有餘之證也。欲知產後常多虧損之故，於胎前子母盛衰求之，可預知也。

● **胎前門匯方**

保生湯：人參　甘草各二錢半　白朮　香附子　烏藥　橘紅各五錢，上銼，每服三錢。薑五片，煎服。

加味六君湯：人參　白朮土炒　茯苓　陳皮　半夏製，各一錢五分　甘草炙，五分　藿香葉　枇杷葉炙，各一錢　縮砂仁　枳殼炒，各八分，上銼，加生薑煎服。

加味溫膽湯：陳皮　半夏製　茯苓各一錢　甘草炙，五分　枳實　竹茹　黃芩各一錢　黃連八分　麥冬二錢　蘆根一錢，上銼，薑、棗煎服。

加味平胃散：厚朴薑汁炒　蒼朮米泔浸炒　陳皮　甘草炙　人參各一錢，上為末，每服三錢，加薑煎服。

延胡四物湯：當歸　川芎　白芍　熟地各七錢五分　延胡索酒煮，二兩，上銼，水煎服。

加味膠艾四物湯：當歸　熟地　阿膠　白芍各二錢　杜仲一錢五分　川芎　蘄艾各八分，上加蔥白三寸，大豆淋酒煎服。

蜜硝煎：蜂蜜　芒硝，上煎，溶化服。

加味芎歸飲：川芎二錢　當歸五錢　人參一錢　吳茱萸五分　阿膠二錢　蘄艾八分　甘草炙，五分，上銼，水煎服。

導赤散：生地三錢　木通二錢　甘草梢一錢，燈心一團，煎服。

五苓散：白朮土炒　茯苓　豬苓　澤瀉各二錢半　桂三分，上銼，作一服，水煎服。

茯苓導水湯：茯苓　檳榔　豬苓　縮砂　木香　陳皮　澤瀉　白朮　木瓜　大腹皮　桑白皮　蘇梗各等份，上加薑煎服。脹，加枳殼；喘，加苦葶藶子；腿腳腫，加防己。

知母飲：知母　麥冬　甘草各五錢　黃耆　子芩　赤苓各七錢五分，上㕮咀，每服四錢。水一盞，煎至七分，去滓，入竹瀝一合溫服。

紫蘇飲：當歸　川芎　白芍各二兩　陳皮　蘇莖葉　大腹皮各一兩　甘草炙，五錢　人參量虛實用，上㕮咀，每服五錢。水二盞，生薑五片，煎至一盞，去滓服。日進二服。有熱，加黃芩、竹茹；心煩，加羚羊角；有食，加神麴、山楂。

羚羊角散：羚羊角鎊　獨活　酸棗仁　五加皮　防風　薏苡仁　杏仁　當歸酒浸　川芎　茯神去木，各五分　甘草　木香各二分，上㕮咀，加生薑五片，水煎服。

鉤藤湯：鉤藤　當歸　茯神　人參各一兩　苦桔梗一兩五錢　桑寄生五錢，上為粗末，每服五六錢。水二盞，煎至一盞，去滓溫服，無時。忌豬肉、菘菜。煩熱，加石膏二兩半；臨產月，加桂心一兩。

枳桔二陳湯：陳皮　半夏　茯苓各二錢　甘草炙，五分　枳殼　桔梗各一錢，上銼，薑煎服。

桔梗湯：天冬去心　赤芍各一錢　桑皮　桔梗　紫蘇各五分　麻黃去節，三分　貝母　人參　甘草炙，各二分，上銼，加生薑，水煎服。一方有杏仁無貝母。

舉胎四物湯：當歸　白芍　熟地　川芎　人參、白朮各二錢　陳皮　升麻各一錢，上銼，水煎服。

麥味地黃湯：熟地四錢　山萸肉二錢　山藥二錢　澤瀉　茯苓　丹皮各一錢五分　麥冬二錢　五味子十二粒，上銼，水煎服。

五淋散：赤芍　山梔子各二錢　赤茯苓一錢二分　當歸一錢　子芩六分　甘草五分，上水煎服。

阿膠湯：阿膠炙燥　熟地焙　艾葉微炒　芎藭　當歸切，焙　杜仲去粗皮，炙，銼　白朮各一兩，上㕮咀，每服四分。水一盞半，棗三枚，擘破，同煎至八分，去滓，食前溫服。

黃耆湯：糯米一合　黃耆二兩　川芎一兩，上細銼，水二大盞，煎至一盞，溫服（一方無川芎）。

銀苧酒：苧麻根銼，二兩　紋銀五兩　清酒一盞，上以水二大盞，煎至一大盞，去渣，溫分二服。

十聖散：人參　黃耆　白朮　熟地黃　砂仁各五分　甘草炙　當歸　川芎　白芍炒，各一錢　川續斷八分，上銼，水煎服。

獨參湯：用好人參二兩或四兩，上水煎，徐徐服。

益母丸：益母草五月五日，或六月六日採之，陰乾，忌鐵器，上一味，以石器碾為細末，煉蜜丸，彈子大。每用一丸，童便好酒各半，研化服之。

六味地黃丸：熟地蒸曬九次，八兩　山藥四兩　茯苓乳拌，三兩　山萸肉酒浸，四兩　丹皮三兩　澤瀉三兩，煉蜜為丸，如梧桐子大，每服三錢。

桂附地黃丸：即六味地黃丸加肉桂、附子。

黃連煎：黃連，上一味煎湯，調空房中鼠穴內土服。

甘麥大棗湯：甘草三兩　小麥一升　大棗十枚，上以水六升，煮取三升，溫分三服。亦補脾氣。

香棱丸：木香　丁香各半兩　枳殼麩炒　三棱酒浸一夕　莪朮細銼，每一兩用巴豆三十粒，去殼同炒，待巴豆黃色，去巴豆不用　青皮炙　川楝子肉　蘹①香炒，各等份，上為末，醋煮，麵糊丸如桐子大，硃砂為衣。每服三十丸，薑鹽湯送下，或溫酒下，無時。

| 卷四十七 |

生育門

● 臨　產

妊娠臨產要安詳，腹內雖疼切莫慌，舒身仰臥容胎轉，靜待生時不用忙。

註　妊娠月足臨產，腹內如覺動轉疼痛，須要安詳，莫自慌亂。舒體仰臥，時時緩步，使兒身轉正，靜以待之，至其生育之時，自然順生，不用忙也。

---

①蘹：音ㄏㄨㄞˊ，蘹香即茴香。

● 產　室

產室寒溫要適時，嚴寒酷熱總非宜，夏要清涼冬要暖，病者醫人俱要知。

[註] 產室之內，四時俱要寒溫適中，若太熱、太寒，均不相宜。夏月必須清涼，勿令炎熱，致產母中暑暈迷。倘有其事，不妨少與涼水以解之。冬月必須溫暖，勿令寒冷，以致血凝難產。當多備火爐，使產母腰背下身就火烘之。此臨產之家及醫人，皆當知之者也。

● 擇收生婆

臨產穩婆須預擇，老成歷練又精明，無故莫教使手法，寬心寧耐待時生。

[註] 臨產之家必用收生婆，須預先擇老成歷練明白經事之人。無故切勿令其先使手法，如試水探漿等事，但囑令寬心寧耐，以待生時可也。

● 驚　生

人語喧嘩產母驚，心虛氣怯號驚生，急須止靜休嘈雜，產母心安胎自寧。

[註] 產房之內不可多人，人多則語聲喧嘩，產母之心必驚。驚則心氣虛怯，至產時多致困乏，號曰驚生。有如此者，須急急摒出，只留服役一二人，使寂靜而無嘈雜之聲，則母心始安，安則其胎亦寧靜矣。

● 試胎　弄胎

月數未足腹中痛，痛定如常名試胎。臨月腹痛腰不痛，或作或止名弄胎。二者均非正產候，但須寧靜莫疑猜。

[註] 妊娠八九個月時，或腹中痛，痛定仍然如常者，此名試胎，宜養血以安其胎。若月數已足，腹痛或作或止，腰不痛者，此名弄胎，不宜輕動。二者均非正產之時，切勿躁擾疑惑，惟宜寧靜以待其時。

● 坐　草

坐草須知要及時，兒身未順且遲遲，若教產母用力早，逼胎不正悔難追。

註 凡產婦坐草，最要及時，不可太早。若兒身未順，寧可遲遲，寬心以待。倘坐草太早，非正產之時，妄使產母用力，往往逼胎不正，遂至橫倒者有之，雖悔無及矣！

● 臨　盆

兒身轉順頂當門，胞漿已破腹腰疼，中指跳動穀道挺，臨盆用力送兒生。

註 凡兒之生自有其時，時至則兒身轉順，頭頂正當產門，胞漿大來，腰重腹痛，穀道挺進，產母中指中節或本節跳動。此方為正產之時，方可臨盆用力送兒，自順生矣！

● 交骨不開

交骨不開須細審，或因不足或初胎，總宜開骨通陰氣，佛手龜板婦髮灰。若因不足加參妙，一服能令骨立開。

註 產婦交骨不開，有因氣血不足者，有因初次胎產者，二者均宜用開骨散通其陰氣。其方即佛手散加敗龜板，與生過子女婦人頭髮也。氣血不足者加人參，服之可使其骨立開。

● 盤腸生

盤腸未產腸先出，已產嬰兒腸不收，頂貼蓖麻服升補，腸乾潤以奶酥油。

註 妊娠婦人有盤腸生者，臨產時其先拖出，及兒已產下，其腸有仍不收者。須以蓖麻仁搗爛貼於頂心，內服升補之劑，如補中益氣湯或八珍、十全大補等湯加升麻，以升補之，其腸自收矣。

補中益氣湯　十全大補湯：方俱見首卷。

● 難　產

難產之由不一端，胎前安逸過貪眠，驚恐氣怯用力早，胞破血壅血漿乾。

註 妊娠難產之由，非只一端。或胎前喜安逸不耐勞碌，或過貪眠睡，皆令氣滯難產；或臨產驚恐氣怯，或用力太早，則產母困乏難產；或胞傷血出，血壅產路，或胞漿破早，漿血乾枯，皆足以致難產。臨證之工不可不審也。

卷四十八

產後門[①]

● 胞衣不下證治

胞衣不下因初產，用力勞乏風冷凝，下血過多產路澀，血入胞衣腹脹疼。急服奪命沒竭散，勿使衝心喘滿生，諭令穩婆隨胎取，休驚產母莫教聞。

註 產婦胞衣不下者，或因初產用力困乏，風冷相干致血瘀凝；或因下血過多，血枯產路乾澀；或血入胞衣，脹滿疼痛，皆能使胞衣不下。均當急用奪命散，即沒藥、血竭二味為散也。免致上攻心胸，脹滿喘急，為害不小。且宜諭令穩婆隨胎取下，莫使產母聞之，恐被驚則愈難下也。

● 產門不閉證治

產門不閉由不足，初產因傷必腫疼，不足十全大補治，甘草湯洗腫傷平。

註 凡產後玉門不閉者，多由氣血不足所致。亦有因初產傷重者，必腫而疼也。氣血不足者，用十全大補湯治之；因傷腫痛者，濃煎甘草湯洗之，其腫傷自平。

十全大補湯：方見首卷。

● 血暈證治

清魂散：產後血暈惡露少，面唇色赤是停瘀，惡露去多唇面白，乃屬血脫不須疑。虛用清魂荊芥穗，人參芎草澤蘭隨，腹痛停瘀佛手散，醋漆薰法總相宜。

註 產後血暈，有因惡露去少，內有停瘀上攻迷暈者，面唇必赤色；有因去血過多，血脫而暈者，面唇必色白。血弱者宜用清魂散，即荊芥穗、人參、川芎、甘草、澤蘭葉也。若停瘀腹痛者，用佛手散。二者俱宜頻燒乾漆及用火燒鐵釘淬醋，不時薰之。

[①]原本產後門分在四十七、四十八兩卷內，今將其併入四十八卷。

佛手散：方見首卷。

● 惡露不下證治

惡露不下是何因？風冷氣滯血瘀凝，若還不下因無血，面色黃白不脹疼。風冷血凝失笑散，去多聖愈補而行。

註 產後惡露不下，有因風冷相干，氣滯血凝而不行者，必腹中脹痛；有因產時去血太多，無血不行者，面色必黃白，腹必不疼，以此辨之。血凝者用失笑散逐而行之；無血者用聖愈湯補而行之。

失笑散　聖愈湯：方俱見首卷。

● 惡露不絕證治

惡露不絕傷任衝，不固時時淋漓行，或因虛損血不攝，或因瘀血腹中停。審色污淡臭腥穢，虛補實攻要辨明，虛用十全加膠續，瘀宜佛手補而行。

註 產後惡露，乃裹兒污血，產時當隨胎而下。若日久不斷，時時淋漓者，或因衝任虛損，血不收攝；或因瘀行不盡，停留腹內，隨化隨行者。當審其血之色，或污濁不明，或淺淡不鮮，或臭，或腥，或穢，辨其為實、為虛而攻補之。虛宜十全大補湯加阿膠、續斷，以補而固之。瘀宜佛手散，以補而行之。

十全大補湯　佛手散：方俱見首卷。

● 頭疼證治

產後頭痛面黃白，無表無裡血虛疼，惡露不行兼腹痛，必因瘀血上攻衝，逐瘀芎歸湯最效，虛用八珍加蔓荊。

註 產後頭痛，若面色黃白，無寒熱身痛之表證，又無便秘之裡證，則是因產後去血過多，血虛頭痛也。若惡露不行，兼腹痛者，乃屬瘀血上攻之痛也。去瘀以芎歸湯，補虛以八珍湯加荊子。

八珍湯：方見首卷。

● 心胃痛證治

大岩蜜湯：心痛厥逆爪青白，寒凝大岩蜜溫行，四物去芎加獨活，薑桂茱萸草遠辛。因食惡食多嘔吐，麴麥香砂入二

陳，大便燥結小便赤，兼熱飲冷玉燭攻。

註 產後心胃痛，若四肢厥逆，爪甲青白，乃風冷寒凝，氣血滯濇，宜用大岩蜜湯溫以行之，即生地、當歸、赤芍、獨活、乾薑、桂心、吳茱萸、甘草、遠志、細辛也。若因飲食停滯，中脘作痛，心惡食嘔吐，宜二陳湯加神麴、麥芽、木香、砂仁。若大便結硬，小便赤濇，渴欲飲冷者，乃內有實熱也，宜玉燭散攻之。

玉燭散：方見首卷。

● **腹痛證治**

香桂散：去血過多血虛痛，去少壅瘀有餘疼，傷食惡食多脹悶，寒入胞中見冷形。血虛當歸建中治，瘀壅失笑有奇功，傷食異功加楂麴，胞寒香桂桂歸芎。

註 產後腹痛，若因去血過多而痛者，為血虛痛；若因惡露去少，及瘀血滯壅而痛者，為有餘疼；若因傷食而痛者，必惡食脹悶；若因風寒乘虛入於胞中作痛者，必見冷痛形狀。血虛宜當歸建中湯，血瘀宜失笑散，傷食宜異功散加山楂、神麴，胞寒宜香桂散，即佛手散加桂心也。

當歸建中湯　失笑散　異功散：方俱見首卷。

● **少腹痛證治**

延胡索散：少腹痛微名兒枕，硬痛尿利血瘀疼，尿濇淋痛蓄水證。兒枕瘀血延胡散，歸芍蒲桂琥珀紅，蓄水須用五苓散，疝瘕吳萸溫散行。

註 產後少腹痛，其痛若微，乃產時血塊未淨，名兒枕。痛若少腹堅硬，小便利者，為瘀血痛；少腹硬而小便不利，淋濇脹痛者，乃蓄水作痛；若堅硬紅腫而痛者，須防疝、瘕之證。因兒枕瘀血者，宜延胡索散，即當歸、赤芍、蒲黃、肉桂、琥珀、紅花也。因水蓄者，宜五苓散。若將疝、瘕者，當以吳茱萸湯溫散之。

吳茱萸湯：方見首卷。

五苓散：方見三卷。

● **脇痛證治**

脇痛瘀滯犯肝經，左血右氣要分明。血用延胡散可治，氣宜四君加柴青。去血過多屬虛痛，八珍加桂補其榮。

註　產後脇痛，因氣血瘀滯干犯肝經。在左多屬血，在右多屬氣，血宜延胡索散，氣宜四君子湯加柴胡、青皮。若因去血過多而痛者，為虛痛，宜八珍湯加肉桂以補其榮血自癒。

四君子湯　八珍湯：方俱見首卷。

● **腰痛證治**

腰疼下注兩股痛，風冷停瘀滯在經，佛手散加獨活桂，續斷牛膝桑寄生，血多三陰傷氣血，地黃桂附續杜尋。

註　產後腰疼下注兩股皆痛者，乃產時風冷乘之，瘀血滯於肝經，宜用佛手散加獨活、肉桂、續斷、牛膝、防風、桑寄生，以溫散而行之。若因去血過多，三陰經氣血虧損者，則當用六味地黃湯，加肉桂、附子、續斷、杜仲，以溫補之。

佛手散　六味地黃湯：方俱見首卷。

● **遍身疼痛證治**

趁痛散：產後身疼榮不足，若因客感表先形，趁痛散用歸耆朮，牛膝甘獨薤桂心。血瘀面唇多紫脹，四物秦艽桃沒紅。

註　產後遍身疼痛，多因去血過多，榮血不足，或因風寒外客，必有表證。二者俱宜用趁痛散，即當歸、黃耆、白朮、牛膝、甘草、獨活、薤白、桂心也。若面唇紫色身脹痛者，必是停瘀所致，宜用四物湯，加秦艽、桃仁、沒藥、紅花以行之。

四物湯：方見首卷。

● **腹中塊痛證治**

產後積血塊衝疼，多因新產冷風乘，急服延胡散可逐，日久不散血瘕成。更有寒疝亦作痛，吳萸溫散不須攻。

註　產後腹中有塊，堅硬攻痛，多因新產之後，風冷乘虛而入，以致瘀血凝結，宜服延胡索散以逐之。若遲久不

散，必結成血瘕矣。又有寒疝之證，亦在少腹中攻築而痛，此屬寒氣滯澀，宜用吳茱萸湯，溫散其寒，自癒，不必攻也。

吳茱萸湯：方見首卷。

● 筋攣證治

產後筋攣雞爪風，血虧液損復乘風。無汗養榮兼散邪，四物柴瓜桂鈎藤。有汗八珍加桂枝，黃耆阿膠大補榮。

註 產後筋脈拘攣疼痛，不能舒展，俗名雞爪風，皆由產後血液虧損，不能榮筋，又被風乘，故令拘攣疼痛也。無汗者，宜於養榮之中兼袪外邪，用四物湯加柴胡、木瓜、桂枝、鈎藤。若有汗者，宜八珍湯加桂枝、黃耆、阿膠，以大補其榮血可也。

四物湯　八珍湯：方俱見首卷

● 傷食嘔吐證治

產後傷食心不悶，惡食嘈雜吞吐酸，六君楂麴香砂共，嘔逆痰涎二陳煎。

註 產後過食肉麵，傷於飲食者，必心胸飽悶，惡聞食氣，懊憹嘈雜，吞酸吐酸，宜用六君子湯加山楂、神麴、香附、縮砂，以補而消之。若更嘔逆痰涎，必是兼痰兼飲，宜二陳湯加減調治。

六君子湯：見首卷。

二陳湯：見三卷。

● 呃逆證治

丁香豆蔻散　茹橘飲：產後呃逆胃虛寒，丁香白蔻伏龍肝，桃仁吳萸湯沖服，不應急將參附添。熱渴面紅小便赤，竹茹乾柿橘紅煎。

註 產後呃逆，皆因氣血兩傷，脾胃虛寒，中焦之氣厥而不順所致。宜服丁香豆蔻散，即丁香、白豆蔻、伏龍肝為末也，用桃仁、吳茱萸煎湯沖服。如不效，當以參附湯峻補之。若發熱面紅，小便赤色，屬熱實，宜用竹茹、乾柿、橘紅煎服之，名茹橘飲。

● 氣喘證治

二味參蘇飲：產後氣喘為危候，血脫氣散參附煎，敗血上攻面紫黑，二味參蘇奪命痊。

[註] 產後氣喘，極危證也。因下血過多，榮血暴竭，衛氣無倚，孤陽上越。宜驟補其氣，用參、附煎湯，不時飲之。若因惡露不行，敗血上攻於肺而喘者，必面色紫黑，宜奪命散下瘀，瘀去喘自定。虛者參蘇飲，即人參一兩為末，蘇木二兩煎湯沖服也。

● 浮腫證治

枳朮湯　小調中湯：產後腫分氣水血，輕浮脹滿氣之形，水腫喘嗽小便澀，皮如熟李血之情。氣腫枳朮湯最效，水腫茯苓導水靈，血腫調中歸芍朮[①]，茯陳煎沖小調經。歸芍珀麝辛桂沒，理氣調榮瘀血行。

[註] 產後浮腫，由於敗血乘虛流入經絡，血化為水，故令浮腫。然有氣腫、水腫之別，不可不辨也。若輕虛浮腫、心胸脹滿者，因素有水所作，名曰氣分也。宜用枳朮湯，即枳實、白朮煎湯服之。若喘嗽小便不利者，則為水腫，宜茯苓導水湯利之。若皮如熟李，或遍身青腫者，則為血分，宜小調中湯治之。其方即當歸、白芍藥、白朮、茯苓、陳皮煎湯，沖小調經服之，即當歸、赤芍、琥珀、麝香、細辛、肉桂心、沒藥也。

茯苓導水湯：方見三卷。

發熱總括

產後發熱不一端，內傷飲食外風寒，瘀血血虛與勞力，三朝蒸乳亦當然，陰虛血脫陽外散，攻補溫涼細細參。

[註] 產後發熱之故，非止一端。如食飲太過，胸滿嘔吐惡食者，則為傷食發熱；若早起勞動，感受風寒，則為外感發熱；若惡露不去，瘀血停留，則為瘀血發熱；若去血過多，陰血不足，則為血虛發熱。亦有因產時傷力勞乏發熱

---

①朮：原作木，形近致誤。

者，三日蒸乳發熱者。當詳其有餘不足，或攻或補，或用涼藥正治，或用溫熱反治，要在臨證細細參考也。

● 發熱證治

加味四物湯　加味異功散　生化湯：產後發熱多血傷，大法四物加炮薑，頭疼惡寒外感熱，四物柴胡蔥白良。嘔吐脹悶傷食氣，異功楂麴厚朴薑，脾不化食六君子，瘀血腹痛生化湯，當歸川芎丹參共，桃仁紅花炮乾薑。

註　產後發熱，多因陰血暴傷，陽無所附。大法宜四物湯加炮薑，從陰引陽為正治。若頭疼惡寒而發熱者，屬外感，不當作傷寒治，惟宜用四物湯加柴胡、蔥白服之。若嘔吐脹悶，屬傷食；若倦怠氣乏，屬傷氣，宜異功散加山楂、神麴、厚朴、生薑治之。若因脾虛不能化食而停食發熱者，宜六君子湯。若因瘀血發熱者，必兼腹痛，宜用生化湯，即當歸、川芎、丹參、桃仁、紅花、薑炭也。

六君子湯　異功散　四物湯：方俱見首卷。

勞力發熱用十全，氣血兩虛八珍痊，血脫躁熱補血效，虛陽外越參附煎。

註　產後發熱，因產時用力勞乏者，宜十全大補湯；氣血兩虛者，八珍湯；去血過多，血脫煩躁乾渴，面赤而熱者，宜當歸補血湯。若陰血暴脫，孤陽無附而外越發熱者，急進參附湯。遲則必大汗大喘，是陽欲亡，雖藥必無救矣！

十全大補湯　八珍湯　當歸補血湯：方俱見首卷。

寒熱總括

寒熱往來遞更換，乍寒乍熱時熱寒，寒熱似瘧按時發，壯熱憎寒熱畏寒。

註　產後寒熱，名既不同，其證亦異，當先明辨之。如曰寒熱往來者，謂寒去熱來，熱去寒來，遞相更換也。曰乍寒乍熱者，謂有時寒有時熱，寒熱無定時也。曰寒熱似瘧者，謂或先寒後熱，或先熱後寒，一定不移，至其時而始作也。曰壯熱憎寒者，謂其身既壯熱，而復時時畏寒也。

往來寒熱陰陽格，時熱時寒榮衛乖，寒熱似瘧瘀兼食，壯

熱憎寒帶表推。

註 產後血氣虛損，陰陽不和，則寒熱往來；陰陽相乘，榮衛不調，則時寒時熱；敗血不散，飲食停滯，則寒熱似瘧；汗出遇風則壯熱憎寒。有諸內，自形諸外，辨之既明，然後治無不癒矣。

● **寒熱證治**

往來寒熱陰陽格，柴胡四物各半湯。榮衛不和乍寒熱，歸芍芎參甘草薑。寒熱似瘧瘀兼食，生化柴胡楂麴良。憎寒壯熱更生散，歸地芎參荊穗薑。

註 產後陰陽不和，往來寒熱者，宜柴胡四物湯。若榮衛不調，乍寒乍熱者，用增損四物湯，其方即當歸、白芍、川芎、人參、甘草、乾薑也。若停瘀兼食，寒熱似瘧者，用生化湯加柴胡、山楂、神麴。若感受風寒，憎寒壯熱者，宜更生散，即當歸、熟地、川芎、人參、荊芥穗、乾薑也。

柴胡四物湯：方見首卷。

自汗頭汗總括

產後陰虛陽氣盛，微微自汗卻無妨，頭汗陰虛陽上越，周身大汗是亡陽。

註 產後血去過多則陰虛，陰虛則陽盛。若微微自汗，是榮衛調和，故雖汗無妨。若周身無汗，獨頭汗出者，乃陰虛陽氣上越之象也。若頭身俱大汗不止，則恐有亡陽之慮矣。

● **自汗頭汗證治**

當歸六黃湯　黃耆湯：虛熱上蒸頭汗出，治用當歸六黃湯，黃芩連柏炒黑用，歸耆生熟二地黃。自汗黃耆湯牡蠣，耆朮苓甘麥地防，大汗不止陽外脫，大劑參附可回陽。

註 產後亡血陰虛，陽熱上蒸，頭上汗出至頸而還者，宜當歸六黃湯。即黃連、黃芩、黃柏、當歸、黃耆、生地、熟地也，內芩、連、柏三味俱炒黑用。若自汗太甚，宜黃耆湯，即牡蠣粉、黃耆、白朮、茯苓、甘草、麥冬、熟地、防風也。若陰血大脫，孤陽外越，大汗不止，非大劑參附不能回陽也。

● **中風證治**

產後中風惟大補,火氣風痰末治之,十全大補為主劑,臨證詳參佐使宜。

註　產後氣血大虛,雖患中風,惟宜大補。即有火熱、風痰、氣閉,亦當末治。總以十全大補湯主之,臨證詳參其火氣風痰而佐使之。

十全大補湯:方見首卷。

● **痙病證治**

加味八珍湯:新產血虛多汗出,易中風邪痙病成,口噤項強身反折,八珍耆附桂防風。搖頭氣促寒不止,兩手撮空莫望生。

註　產後血氣不足,臟腑皆虛,多汗出,腠理不密,風邪乘虛襲入,遂成痙證。手三陽之筋結於頷頰,風入頷頰則口噤。陰陽經絡周環於身,風中經絡,則頭項、肩背強直,如角弓反張之狀。產後患此,皆屬虛象。惟宜用八珍湯加黃耆、附子、肉桂,大補其陰陽,少佐防風以治之。若見頭搖喘促,汗出不止,兩手撮空者,則為真氣去,邪氣獨留,必死之候,故曰莫望生也。

八珍湯:方見首卷。

● **瘛瘲抽搐證治**

加味八珍湯:陰血去多陽氣熾,筋無所養致抽搐,發熱惡寒煩又渴,八珍丹地鉤藤鉤。抽搐無力戴眼折,大汗不止命將休。

註　產後血去太多,陽氣熾盛,筋無所養,必致瘛瘲抽搐、發熱惡寒、心煩口渴,不宜作風治,惟當氣血兼補,用八珍湯加丹皮、生地、鉤藤治之。若無力抽搐,戴眼反折,大汗不止者,則為不治之證,故曰命將休也。

八珍湯:方見首卷。

● **不語證治**

加味八珍湯　星連二陳湯　七珍散:產後不語分虛實,痰熱乘心敗血衝,氣血兩虛神鬱冒,實少虛多要辨明。虛用八珍

藤菖志，痰熱星連入二陳。敗血衝心七珍散，芎地辛防朱蒲參。

註　產後不語，須分虛實治之。有痰熱乘心者，有敗血衝心者，有氣血兩虛而鬱冒神昏者，大抵產後屬虛者多，而實者少也。虛宜八珍湯加鈎藤、菖蒲、遠志，痰熱宜二陳湯加膽星、黃連，敗血衝心宜七珍散，即川芎、生地、細辛、防風、硃砂、菖蒲、人參也。

八珍湯：方見首卷。

二陳湯：方見三卷。

● 驚悸恍惚證治

茯神散　加味歸脾湯：產後血虛心氣弱，驚悸恍惚不安寧。養心須用茯神散，參耆地芍桂茯神，琥珀龍齒歸牛膝，憂思歸脾砂齒靈。

註　產後血虛，心氣不守，神志怯弱，故令驚悸恍惚不寧也。宜用茯神散，其方乃人參、黃耆、熟地、白芍、桂心、茯神、琥珀、龍齒、當歸、牛膝也。若因憂愁思慮傷心脾者，宜歸脾湯加硃砂、龍齒治之。

歸脾湯：方見首卷。

● 妄言見鬼發狂證治

妙香散：產後譫狂見鬼神，敗血衝心小調經，心虛悶亂妙香散，二茯參耆遠志辰，甘桔[①]木麝山藥末，歸地煎調效若神。

註　產後敗血衝心，狂亂見鬼，譫言妄語者，宜服小調經散。若因心血虛，神不守舍而悶亂者，則用妙香散，即茯苓、茯神、人參、黃耆、遠志、辰砂、甘草、桔梗、木香、麝香、山藥為散，以當歸、熟地煎湯。調服即愈，其效如神。

● 虛煩證治

人參當歸湯：產後血虛煩短氣，人參當歸湯最良，參麥歸

①桔：原作桂，據下文改。

芍熟地桂，瘀血衝心失笑方。去血過多煩躁甚，須用當歸補血湯。

註 產後血虛，心煩短氣者，宜人參當歸湯，即人參、麥冬、當歸、白芍、熟地、肉桂也。若因敗血衝心者，宜服失笑散。若去血過多，煩而躁者，乃亡血證也，宜當歸補血湯。

當歸補血湯　失笑散：方俱見首卷。

● 發渴證治

參麥飲　加味四物湯　竹葉歸耆湯：氣虛津短參麥飲，血虛四物粉麥煎。渴甚竹葉歸耆效，參朮歸耆竹葉甘。

註 產後氣虛津液不足而渴者，宜參麥飲，即人參、麥冬、五味子也。血虛而渴者，宜四物湯加花粉、麥冬；若渴甚不解者，用竹葉歸耆湯，其方乃人參、白朮、當歸、黃耆、竹葉、甘草，煎服也。

四物湯：方見首卷。

● 咳嗽證治

旋覆花湯　麥味地黃湯　加味佛手散：產後咳嗽感風寒，旋覆花湯荊穗前，麻杏半苓赤芍藥，五味甘草棗薑煎。虛火上炎衝肺嗽，麥味六黃滋化源。瘀血入肺佛手散，加入桃紅杏貝延。

註 產後咳嗽，若因起動太早，感冒風寒者，用旋覆花湯，即荊芥穗、前胡、麻黃、杏仁、半夏、茯苓、赤芍藥、五味子、甘草、旋覆花、棗、薑也。若因陰虛火炎，上爍肺金而嗽者，宜六味地黃加麥冬、五味子，名麥味地黃湯，滋其化源。

若因瘀血上衝入肺而嗽者，宜佛手散加桃仁、紅花、杏仁、川貝母、延胡索，以破其瘀，其嗽自癒。

六味地黃湯　佛手散：方俱見首卷。

● 衄血證治

人參澤蘭葉湯：產後口鼻黑而衄，胃絕肺敗藥難醫，參蘭丹膝生熟地，童便多沖冀萬一。

註 產後惡露不下，虛火載血上行，溢出鼻竅，不循經脈，變黑色見於口鼻，為熱極反兼水化，故曰胃絕肺敗，藥難醫也。或用人參澤蘭葉湯，即人參、澤蘭葉、丹皮、牛膝、生地、熟地煎湯，多沖童便飲之，間有得生者，然亦希冀於萬一者耳。

痢證總括

產後痢名產子痢，飲食生冷暑寒干。裡急後重有餘病，日久滑脫不足看，赤黃稠黏多是熱，清澈鴨溏定屬寒。寒熱溫清調補澀，虛實新久要詳參。

註 產後痢者，名產子痢。多因飲食不調、貪食生冷，或起居不慎，衝寒受暑所致。若腹中痛，裡急後重者，屬有餘之證；若日久虛寒滑脫者，屬不足之證。痢色黃赤稠黏，多屬於熱；清稀澄澈如鴨糞者，則屬於寒。

【治法】熱者清之，寒者溫之，冷熱不和者調之，虛者補之，實者瀉之。虛實新久之間，宜細心詳參也。

● 痢疾證治

槐連四物湯　芍藥湯　真人養臟湯：熱痢槐連四物效，冷熱有餘芍藥湯，芍藥芩連歸木草，枳[①]桂墜檳痛大黃。虛寒滑脫參朮桂，芍藥訶蔻廣木香，甘草粟殼名養臟，日久十全大補良。

註 熱者清之，故熱痢宜槐連四物湯，即四物湯加槐花、黃連，以清熱而堅腸也。冷熱不和者調之，故宜芍藥湯，即白芍藥、黃芩、黃連、當歸、木香、甘草、肉桂、檳榔；墜者倍加檳榔，痛加生大黃也。若虛寒滑脫，則宜溫補而固澀之，宜真人養臟湯，即人參、白朮、白芍藥、肉桂、肉豆蔻、訶子、木香、甘草、罌粟殼同煎服也。若日久不止，氣血大虛，宜十全大補湯補之。

四物湯　十全大補湯：方俱見首卷。

人參敗毒散　香連丸　加味四物湯：有表痢用敗毒散，羌

①枳：注文芍藥湯中無。

獨枳梗共柴前，參苓芎草薑蔥引。暑濕成痢用香連，血滲大腸成血痢，四物膠榆餘賊添。

註 外感風寒成痢者，宜人參敗毒散，即羌活、獨活、枳殼、桔梗、柴胡、前胡、人參、茯苓、川芎、甘草、薑、蔥引也。若因暑濕致痢，宜香連丸，即黃連、木香為丸也。若敗血滲入大腸成血痢者，宜四物湯加阿膠、地榆、血餘、烏賊魚骨服之。

四物湯：方見首卷。

● 瘧　疾

加味生化湯　加味二陳湯　藿香正氣湯：產後瘧多因瘀血，榮衛不和熱又寒，生化湯中加柴甲，痰食二陳楂朴添。外感不正正氣散，陳半苓朮蘇朴甘，腹皮桔梗藿香芷，引加薑棗一同煎。

註 產後患瘧，多因瘀血停留，榮衛不和，故寒熱往來也。宜用生化湯加柴胡、鱉甲服之。若因痰飲食積者，宜二陳湯加山楂、厚朴；若因外感風寒，方可用藿香正氣湯治之，其方即陳皮、半夏、茯苓、白朮、蘇葉、厚朴、甘草、大腹皮、桔梗、藿香、白芷也。

二陳湯：方見三卷。

蓐勞虛羸總括

產後失調氣血弱，風寒外客內停瘀，飲食過傷兼勞怒，不足之中挾有餘。寒熱往來臍腹痛，懶食多眠頭暈迷，骨蒸盜汗痰嗽喘，面黃肌瘦力難支，蓐勞先須調脾胃，後調榮衛補其虛。

註 產後氣血兩虛，起居不慎，風寒外襲，瘀血內停，更或飲食厚味過傷，憂勞忿怒，乃不足之中挾有餘之證。致生寒熱往來，臍腹脹痛，懶進飲食，喜眠臥，起則頭暈昏迷，骨蒸潮熱，盜汗自汗，痰喘咳嗽，面色萎黃，肌肉消瘦，氣力難支，名為蓐勞，醫治甚難。凡欲療斯疾者，必當先調理其脾胃，使飲食強健，能勝藥力，然後調其榮衛，補其虛損，始能痊癒。

● 蓐勞虛羸證治

三合散：扶脾益胃六君子，穀化精微氣血強，能食漸覺精神爽。調衛和榮三合良，八珍去朮小柴共，隨證加減效非常。病退虛羸補氣血，八珍十補養榮方。

註 產後蓐勞治法，當先扶脾益胃，宜六君子湯加減用之。使脾胃強壯，能食能消，則後天水穀之氣，化生精微，氣血自然壯盛，精神自然漸爽。然後調其衛氣，和其榮血，宜三合散，即八珍湯去白朮加小柴胡湯，乃人參、柴胡、黃芩、半夏、甘草也，隨證加減治之。

如寒熱往來，臍腹脹痛，則去人參、黃芩、生地，加延胡索、桃仁；如懶食、喜睡、頭眩，則去柴胡，加黃者、縮砂、陳皮；如骨蒸、盜汗、自汗，則去川芎、柴胡，加鱉甲、地骨皮、牡蠣；如痰喘、咳嗽，則去人參、柴胡，加麥冬、川貝母、百合；如面黃肌瘦、乏力，則去柴胡、川芎，加黃者，倍用人參。

服後如諸證已痊，惟覺虛羸者，則以八珍、十全、養榮等方培補之。

六君子湯　八珍湯　十全大補湯　益氣養榮湯：方俱見首卷。

● 血　崩

加味十全大補湯　加味逍遙散：產後亡血更血崩，血脫氣陷病非輕，十全大補膠升續，棗仁山萸薑炭尋。若因暴怒傷肝氣，逍遙梔地白茅根。瘀停少腹多脹痛，佛手失笑效如神。

註 產後陰血已亡，更患崩證，則是血脫氣陷，其病非輕，當峻補之。宜用十全大補湯加阿膠、升麻、續斷、棗仁、山茱萸、炮薑炭，以升補其脫陷可見。若因暴怒傷肝血妄行者，宜逍遙散加黑梔、生地、白茅根以清之。若因內有停瘀者，必多小腹脹痛，當用佛手散、失笑散，以補而逐之。

十全大補湯　逍遙散　佛手散　失笑散：方俱見首卷。

● 大便秘結

產後去血亡津液，胃燥腸枯大便難，飲食如常無所苦，不須妄下損真元，量其虛實通利導，血旺津回聽自然。

註　產後去血過傷其津液，多致胃燥腸枯，故令大便秘結。若飲食如常，無脹滿之苦者，不宜輕下，反傷元氣。惟宜量其虛實，用諸導法，待血旺津回，大便自然順利也。

● 小便淋閉

加味四物湯：產後淋閉腹脹痛，熱邪挾血滲胞中，四物蒲瞿桃仁膝，滑石甘草木香通。

註　產後熱邪挾瘀血流滲胞中，多令小便淋閉，宜四物湯加蒲黃、瞿麥、桃仁、牛膝、滑石、甘草梢、木香、木通治之。

四物湯：方見首卷。

● 小便頻數不禁淋瀝

黃耆當歸散　加味地黃湯：產後小便數且白，腎虛不固自遺尿。因產傷胞多淋瀝，頻數補中益氣宜；胞傷黃耆當歸治，參耆朮芍草當歸；不禁六味加桂附，益智螵蛸補骨脂。

註　產後氣虛下陷，多令小便頻數而色白。腎虛不固，小便自遺。因產時穩婆不慎，傷其胞脬，多致小便淋瀝。氣虛頻數者，宜補中益氣湯升舉之。傷胞淋瀝者，宜黃耆當歸散補之，其方即黃耆、當歸、人參、白朮、白芍、甘草也。腎虛遺尿不禁者，宜六味地黃湯加肉桂、附子，名桂附地黃湯，更加益智仁、桑螵蛸、補骨脂治之。

補中益氣湯　六味地黃湯：方俱見首卷。

● 大便出血

加味芩連四物湯：產後便血大腸熱，四物芩連酒炒黑，地榆阿膠荊穗炒，蜜製升麻棕櫚灰。脾虛不攝歸脾效，氣虛下陷補中宜。

註　產後大便出血，有因大腸經熱者，宜芩連四物湯，黃芩、黃連俱酒炒黑用，更加地榆、阿膠、荊芥穗微炒，蜜製升麻、棕櫚皮灰治之。若因脾虛不能攝血者，宜歸脾湯。

中氣下陷者，補中益氣湯。

芩連四物湯　歸脾湯　補中益氣湯：方俱見首卷。

● 敗血成癰

加味生化湯：榮氣不從逆肉理，敗血留內發癰疽。只用生化加連翹，銀花甘草乳沒宜；切勿敗毒施過劑，致令潰腐必難醫。

註　產後氣血兩虛，榮氣不從，逆於肉理，或敗血留內結成癰疽者，只宜用生化湯加連翹、金銀花、甘草節、乳香、沒藥治之。切不可用寒涼敗毒之藥，恐潰後腐爛，必難醫治。

● 產後虛實宜審

震亨產後惟大補，從政莫作不足看，二說須合形證脈，攻補虛實仔細參。

註　朱震亨云：產後氣血兩虛，惟宜大補，雖有他證，以末治之。張從政云：產後慎不可作諸虛不足治之。二說各有偏處，當合形、證、脈三者細參，方不致誤。

● 產後門匯方

開骨散：當歸五錢　龜板醋炙，研，三錢　川芎二錢　婦人髮一團，水煎服。

奪命散：沒藥　血竭各等份，上研為細末。才產下，便用童便細酒各半杯，煎一兩沸，調下二錢，良久再服。其惡血自下行，便不衝上，免生百疾。

清魂散：澤蘭葉　人參各二錢　川芎五錢　荊芥穗一兩　甘草炙，二錢，上為末。用溫酒熱湯各半杯，調一錢灌之，下咽眼即開，氣定即醒。

大岩蜜湯：當歸　熟地　白芍各二錢　乾薑　肉桂各一錢　吳茱萸　獨活　遠志炙　細辛　甘草炙，各八分，上水煎服。

香桂散：當歸　肉桂　川芎各等份，上為末，酒調服。

延胡索散：當歸　赤芍　生蒲黃　桂心　琥珀　紅花　延胡索各等份，上以好醋浸一宿，焙乾為末。每服二錢，酒調。

趁痛散：當歸　官桂　白朮　黃耆　獨活　牛膝　生薑各五錢　甘草炙　薤白各三錢半　桑寄生五錢，上㕮咀，每服五錢，水

煎服。

丁香豆蔻散：公丁香　白豆蔻仁　伏龍肝各等份，上為末，生薑湯點服。

茹橘飲：竹茹　橘紅各三錢　乾柿一枚，水、薑煎服。

參附湯：人參一兩　附子炮，五錢，上作一服，薑、棗水煎，徐徐服。去人參加黃耆，名耆附湯。

二味參蘇飲：人參為末，一兩　蘇木二兩，上以蘇木煎湯，沖人參末服。

枳朮湯：枳實炒，二兩　白朮土炒，二兩，水、薑煎服。

小調中湯：茯苓　當歸　白芍　陳皮各一錢　白朮一錢五分，上作一劑，煎湯服。

小調經散：白芍　當歸　沒藥　琥珀　桂心各一錢　細辛　麝香各五分，上為細末，每服五分。薑汁、溫酒各少許調服。

更生散：當歸　生地　川芎　人參各二錢　荊芥穗三錢　乾薑炮，八分，水煎服。

當歸六黃湯：當歸　熟地自製　黃耆炙，各二錢　生地　黃柏炒黑　黃芩炒黑　黃連炒黑，各一錢，上水煎服。

黃耆湯：黃耆炙，三錢　牡蠣粉二錢　白朮土炒，二錢　茯苓一錢　麥冬二錢　熟地三錢　防風一錢　甘草炙，七分，上加浮小麥一合，煎服。

七珍散：人參　石菖蒲　生地　川芎各一兩　細辛一錢　防風　辰砂另研，各五錢，上為細末，每服一錢。薄荷煎湯調服。

茯神散：茯神去木，一兩　人參　黃耆炙　赤芍　牛膝　琥珀　龍齒研，各一錢五分　生地一兩五錢　桂心五錢　當歸二兩，上為末，每服三錢，水煎服。

妙香散：甘草炒，五錢　遠志製，去心　山藥薑汁炙　茯苓　茯神去木　黃耆炙，各一兩　人參　桔梗各五錢　辰砂另研，二錢　麝香另研，二錢　木香一錢五分，上為細末，每服二錢。當歸、熟地煎湯調下。

參麥飲：人參　麥冬，上水煎服。

人參當歸湯：人參　當歸　熟地　麥冬　白芍各二錢　五味

子三分　桂枝一錢，上銼，水煎服。

竹葉歸耆湯：人參　白朮土炒　當歸　黃耆炙，各二錢　竹葉二十片　甘草炙，五分，上銼，水煎服。

旋覆花湯：旋覆花　赤芍藥　荊芥穗　半夏麴　前胡　甘草炙　茯苓　五味子　杏仁去皮尖，麩炒　麻黃各等份，上㕮咀，每服四錢。水一盞半，生薑三片，棗一枚，煎至七分，去滓，食前溫服。有汗不宜用。

人參澤蘭葉湯：人參五錢　澤蘭葉　丹皮　牛膝各二錢　生地三錢　熟地五錢，藕節五枚煎，沖童便服。

槐連四物湯：當歸　川芎　赤芍藥　生地　槐花　黃連炒，各一錢　御米殼去蒂，蜜炙，五分，上銼，水煎服。

芍藥湯：芍藥炒　當歸　黃連炒，各半兩　檳榔　木香　甘草炙，各二錢　桂二錢五分　黃芩炒，三錢，上每服半兩，水煎。如不減，加大黃。此證又有因中氣虛弱，脾氣鬱結者，治當審察。

真人養臟湯：人參　白朮　白芍藥各二錢　肉桂　肉豆蔻　訶子煨，各一錢　木香　甘草　罌粟殼各八分，上銼，薑、棗煎服。

人參敗毒散：羌活　獨活　柴胡　前胡各一錢五分　枳殼　桔梗　人參　茯苓各一錢　川芎八分　甘草五分，上銼，薑、蔥煎服。

香連丸：黃連淨，十二兩　吳茱萸去枝梗，十兩，上先將二味用熱水拌和，入瓷器內，置熱湯燉一日，同炒至黃連紫黃色，去茱用連為末。每末四兩，入木香末一兩，淡醋米飲為丸，梧桐子大。每服二三十丸，滾湯下。久痢中氣下陷者，用補中益氣湯下；中氣虛者，用四君子下；中氣虛寒者，加薑、桂。

藿香正氣散：藿香一錢五分　桔梗　大腹皮　紫蘇　茯苓　白朮炒　白芷　半夏麴　陳皮　厚朴炙，各一錢　甘草炙，五分，上銼，加薑、棗，水煎服。

三合散：當歸　白芍　茯苓　熟地各一兩　柴胡　人參各一兩五錢　黃芩　半夏製　甘草各六錢　川芎一兩，上為粗末，每服一兩。水一盅半，煎服，日三。

黃耆當歸散：人參　白朮土炒　黃耆　當歸　白芍各三錢　甘草八分，上銼，薑、棗水煎服。

桂附地黃湯：熟地四錢　山萸肉　山藥各二錢　丹皮　澤瀉　茯苓各一錢五分　附子製　肉桂各一錢，上銼，水煎服。

回生丹：錦紋大黃為末，一斤　蘇木打碎，用河水五碗煎汁三碗聽用，三兩　大黑豆水浸取殼，用絹袋盛殼，同豆煮熟，去豆不用，將殼曬乾，其汁留用，三升　紅花炒黃色，入好酒四碗，煎三五滾，去渣，取汁聽用，三兩　米醋陳者佳，九斤。

將大黃末一斤入淨鍋，下米醋三斤，文火熬之，以長木箸不住手攪之成膏。再加醋三斤熬之，又加醋三斤，次第加畢，然後下黑豆汁三碗，再熬。次下蘇木汁，次下紅花汁，熬成大黃膏。取入瓦盆盛之，大黃鍋粑亦鏟下，入後藥同磨。

人參　當歸酒洗　川芎酒洗　香附醋炒　延胡索酒炒　蒼朮米泔浸炒　蒲黃隔紙炒　茯苓　桃仁去皮、尖、油，各一兩　川牛膝酒洗，五錢　甘草炙　地榆酒洗　川羌活　廣橘紅　白芍酒炒，各五錢　木瓜　青皮去穰，炒，各三錢　乳香　沒藥各二錢　益母草三兩　木香四錢　白朮米泔浸炒，三錢　烏藥去皮，二兩五錢　良薑四錢　馬鞭草五錢　秋葵子三錢　熟地酒浸，九次蒸曬，如法製就，一兩　三棱醋浸透，紙裹煨，五錢　五靈脂醋煮化，焙乾，研細，五錢　山萸肉酒浸，蒸搗，五錢

上三十味，併前黑豆殼共曬為末，入石臼內，下大黃膏拌勻，再下煉熟蜜一斤，共搗千杵，取起為丸。每丸重二錢七八分，靜室陰乾，須二十餘日。不可日曬，不可火烘，乾後只重二錢有零。鑠蠟護之，即蠟丸也。用時去蠟殼調服。

產後病證篇方藥的臨床新用

1. 生化湯的臨床應用

【產後脫髮】證屬肝氣鬱結，瘀血內阻。治宜行血通絡，疏肝調氣。方用當歸15g，川芎10g，桃仁10g，赤芍10g，香附15g，柴胡10g，炮薑5g，何首烏30g，芝麻12g，甘草5g。

【產後身痛】屬血瘀氣弱，敗血阻絡，筋脈失養，復感外邪。治宜益氣活血，溫經散寒。當歸15g，川芎10g，赤芍

10g，炮薑10g，黃耆20g，桂枝10g，桑寄生20g，羌活、獨活各15g，防己15g，秦艽15g，甘草5g，大棗5枚。水煎服。

【產後泄瀉】證屬產後瘀血內阻，勞傷氣血，脾虛不運，濕困中焦。治宜活血祛瘀，健脾燥濕。當歸15g，川芎10g，桃仁10g，炮薑5g，黨參20g，茯苓20g，蒼朮、白朮各15g，蓮子10g，甘草5g。水煎服。

【產後缺乳】證屬瘀血內阻，乳汁不暢。治宜活血化瘀，舒肝通乳。方用當歸20g，川芎10g，桃仁10g，炮薑10g，香附15g，漏蘆10g，王不留行15g，橘皮10g，生麥芽30g，甘草5g。服藥3劑，乳汁、飲食俱增，又按原方加減，繼服3劑，乳汁如湧，諸症悉解。

體會：臨床以該方加減運用治產後諸疾，取效滿意。
（王瑞英.中國鄉村醫生雜誌，1998，6：35）

2. 溫補肝陽治癒產後久淋

【溫陽補肝煎加減】肉桂、川椒、紫石英各6g，淫羊藿、吳茱萸、白芍、肉蓯蓉、黃耆各10g，細辛2g，木瓜3g。共服10餘劑，小便通利，諸症悉除。（賀清蓮，四川中醫，1996，14(1)：42）

3. 複方益母草膏治療產後惡露不下216例

【處方】益母草3kg，當歸1.5kg，紅花、木香各1kg，醋元胡0.5kg，紅糖適量。製法：將上述藥物一併加水煎煮兩次，每次2小時，合併兩次煎液，濾過，濾液濃縮成1.25L的清膏，將紅糖加熱炒至全熔，按每100g清膏加入紅糖200g混勻，濃縮至規定的相對密度，加入防腐劑，灌裝，每瓶120g，每次20g，每日2次，口服，3天為1療程。

【治療結果】216例中，痊癒159例，好轉55例，無效2例。總有效率為99.1%。（鄧蘇平.陝西中醫，2004，25(6)：527）

4. 生化湯加味治療產後惡露不絕40例臨床觀察、

【基本方】當歸15g，川芎6g，桃仁9g，炮薑6g，炙甘草6g，紅花6g，坤草30g，製香附30g，荊芥炭15g。加黃酒適量水煎，每日1劑。氣虛者加黨參15g，黃耆30g，白朮20g；血

瘀者加炒蒲黃20g；血熱者加蒲公英20g，敗醬草20g；腰痛甚者加桑寄生15g，杜仲15g，川斷15g；腹痛重者加五靈脂9g，生蒲黃9g。

【治療結果】顯效36例，有效4例，總有效率100%。（呂麗娟.中國實用鄉村醫生雜誌，2005，8(12)：39）

5. 小柴胡湯治療產後發熱體會

【小柴胡湯加減】柴胡10~20g，黃芩10g，黨參20g，半夏10g，當歸10g，桃仁10g，川芎10g，益母草20g，生甘草6g。

【治療結果】治療後，體溫均恢復正常，其中體溫3天內恢復正常15例，5天內恢復正常17例，1週內恢復正常6例。（錢黎.現代中西醫結合雜誌，2005，16(14)：2177）

卷四十九

乳證門

● 乳汁不行證治

加味四物湯：產後血虛乳汁少，四物花粉不留行，木通豬蹄湯熬服，蔥白煎湯乳房淋。

註　產後乳汁不行，因去血過多，血少不行者，宜四物湯加花粉、王不留行、木通，豬蹄熬湯，煎藥服。外用蔥白煎湯，時時淋洗乳房，以通其氣。

湧泉散：氣脈壅塞乳脹痛，湧泉散用白丁香，王不留行天花粉，漏蘆僵蠶豬蹄湯。

註　產後乳汁不行，因瘀血停留，氣脈壅滯者，其乳必脹痛，宜用湧泉散，即白丁香、王不留行、花粉、漏蘆、僵蠶，豬蹄湯煎服也。

● 乳汁自湧證治

免懷散　麥芽煎：產後乳汁暴湧出，十全大補倍參耆。食

少乳多欲回乳，免懷紅花歸芍膝。無兒食乳乳欲斷，炒麥芽湯頻服宜。

　　註　產後乳汁暴湧不止者，乃氣血大虛，宜十全大補湯，倍用人參、黃者。若食少乳多，欲回其乳者，宜免懷散，即紅花、歸尾、赤芍、牛膝也；若無兒食乳，欲斷乳者，用麥芽炒熟，熬湯作茶飲之。

乳證總括

乳房忽然紅腫痛，往來寒熱乳癰成。乳被兒吹因結核，堅硬不通吹乳名。初起結核不腫痛，年深內潰乳岩凶。乳頭生瘡名妬乳，細長垂痛乳懸稱。

　　註　婦人乳房忽然紅腫堅硬疼痛，憎寒壯熱頭痛者，此欲成乳癰也。若乳兒之時，乳被兒口中氣吹，以致乳管不通結核者，名曰吹乳。更有乳內結核如圍棋子，不腫不痛，但堅硬不散，日久內潰者，謂之乳岩，其證甚凶。若乳頭生小細瘡痛者，為妬乳。若瘀血上攻，乳房忽然細小下垂，長過於腹，此名乳懸，惟產後有之。

● 乳癰證治

消毒飲：乳癰初起消毒飲，青芷歸柴浙貝蠶，花粉銀花甘草書，寒熱荊防羌獨添，膿成皂刺穿山甲，潰後益氣養榮煎。

　　註　乳癰乃陽明、厥陰二經，風熱壅盛。初起宜服消毒飲，即青皮、白芷、當歸、柴胡、浙貝母、僵蠶、花粉、金銀花、甘草節也。若兼憎寒壯熱者，加荊芥、防風、羌活、獨活，以解散之；若服後不消，其膿已成者，宜加皂角刺、穿山甲，以穿發之；若潰後氣血虛者，宜益氣養榮湯培補之。如潰久膿清不斂，又須急服大劑參、者、桂、附矣。

益氣養榮湯：方見前首卷匯方內。

● 吹乳證治

瓜蔞散　外敷法：吹乳結核瓜蔞散，乳沒歸甘用酒熬，更加皂刺名立效，已成膿潰未成消。外敷星夏蠶芷刺，草烏為末蜜蔥調。

　　註　吹乳結核不散者，當早消之，久則成癰。宜用瓜蔞

散、瓜蔞實、乳香、沒藥、當歸、甘草，酒熬服也。若服後不散者，加皂角刺，名立效散，膿成者潰，未成者消。外用南星、半夏、僵蠶、白芷、皂角刺、草烏為末，用蔥汁合蜜調敷。

● 乳岩證治

十六味流氣飲　青皮甘草散： 乳岩鬱怒損肝脾，流氣飲歸芍參耆，芎防蘇芷枳桔草，檳榔烏朴桂通隨。外熨木香生地餅，青皮甘草服無時。潰後不瘥須培補，十全八珍或歸脾。

註 乳岩之證，初起結核如圍棋子大，不痛不癢。五七年或十餘年，從內潰破，嵌空玲瓏，洞竅深陷，有如山岩，故名乳岩。皆緣抑鬱不舒，或性急多怒，傷損肝脾所致。宜速服十六味流氣飲，其方即當歸、白芍、人參、黃耆、川芎、防風、蘇葉、白芷、枳殼、桔梗、甘草、檳榔、烏藥、厚朴、官桂、木通。

外以木香、生地搗餅，以熱器熨之，且不時以青皮、甘草為末，煎濃薑湯調服。戒七情，遠葷味，解開鬱怒，方始能瘥。若潰後久不瘥，惟宜培補其氣血，或十全大補湯、八珍湯、歸脾湯選用之。

十全大補湯　八珍湯　歸脾湯： 方俱見首卷。

● 妬乳乳懸證治

鹿角散　連翹散： 妬乳甘草鹿角散，雞子黃調炙敷之，連翹散防升元芍，斂射硝黃甘杏宜。瘀血上攻乳懸證，芎歸湯飲更薰鼻；不應蓖麻貼頂上，乳收即去莫遲遲。

註 乳頭生瘡，謂之妬乳，宜鹿角散之，即鹿角、甘草為末，雞子黃調銅器內，炙敷之。內服連翹散，即防風、升麻、元參、白芍、白斂、射干、芒硝、大黃、甘草、杏仁也。

若產後瘀血上攻，兩乳細長下垂過腹者，謂之乳懸，宜濃煎芎歸湯，不時飲之，以其餘藥薰鼻，則瘀散乳即上升。如不上者，更以蓖麻仁搗貼頂心，收即去之。

芎歸飲： 即佛手散，方見首卷。

● 乳證門匯方

消毒飲：青皮　白芷　當歸　柴胡　浙貝母　僵蠶　花粉　金銀花　甘草節各等份，上銼，水煎服。

瓜蔞散：瓜蔞　乳香　沒藥　當歸　甘草各等份，上為末，酒煎服（加皂角刺，名立效散）。

十六味流氣飲：當歸　白芍　人參　黃耆各二錢　川芎　防風　蘇葉　白芷　枳殼　桔梗各一錢　甘草　檳榔各五分　烏藥　厚朴　官桂　木通各八分，上銼，每服五錢，水煎服。

青皮甘草散：青皮　甘草各一錢，上為末，煎濃薑湯調服。

鹿角散：鹿角　甘草各等份，上為末，雞子黃調銅器內，炙敷之。

連翹散：防風　元參各二錢　白斂　芒硝　大黃　射干各一錢　升麻五分　白芍一錢　甘草五分　杏仁二十粒，上銼，薑水煎服。

加味四物湯：當歸　白芍　熟地　川芎　花粉　王不留行炒　木通各二錢，上豬蹄熬湯，煎藥服。

湧泉散：白丁香　王不留行　花粉　漏蘆各一錢，上豬蹄湯煎服。

免懷散：紅花　赤芍　歸尾　牛膝各二錢，上銼，水煎服。

麥芽煎：麥芽三兩，上一味，水煎作茶飲。

乳證篇方藥的臨床新用

1. 自擬乳癰方治療乳腺炎50例

乳癰是由於乳汁淤積，胃熱蘊滯，以致經絡阻塞，氣滯血瘀，血熱蘊結而成膿塊，熱盛肉腐而成膿。以清熱解毒、散結止痛、通乳消癰為原則。

【藥物組成】金銀花30g，連翹15g，露蜂房12g，蒲公英15g，夏枯草15g，敗醬草15g，馬齒莧15g，當歸9g，穿山甲3g，皂角刺10g，雞內金15g，王不留行10g，瓜蔞15g，僵蠶12g，路路通10g，甘草5g。

加減：結塊大、較硬者加桃仁、橘核；腫塊不明顯、痛甚者加鬱金、地龍。水煎服，每日1劑。總有效率100%。（劉

玉娟.中國民間療法，2005，7：38）

2. 通乳化瘀湯治療產後乳腺不通40例

中醫學認為，乳房為肝經循行之處，若肝氣失調，疏泄功能失職，即可導致氣血瘀阻，從而出現產後乳汁不通、乳房變硬等疾病，以疏肝理氣、化瘀消積通乳為治則。方用：

【自擬化瘀通乳湯】柴胡、白芍、枳殼、川芎、赤芍、香附各12g，浙貝、王不留行、製山甲、瓜蔞殼各15g，青皮、陳皮、甘草各6g。水煎服，1日1劑，分3~4次服完。總有效率為95%。（廖志立.四川中醫，2001，2：44）

3. 自擬通腑康乳湯治療乳癰61例臨床觀察

【組成】大黃10~25g，芒硝（烊化）5g，枳實、連翹、青皮、王不留行各10g，蒲公英20g，丹皮6g，荊芥4g，水煎服，每日1劑。總有效率91.8%。（龐保珍.貴陽中醫學院學報，1994，1：26）

4. 中草藥外敷治療急性乳腺炎11例

【方法】將生四季蔥白140g用刀切小段置於碗中，再將芒硝120g搗碎加入碗中與蔥混合均勻備用；再用紗布縫製一個小紗布袋，紗布袋中央留一個小孔，將碗中的藥物裝入袋內，再將藥袋封口，防止藥的漏出；把茶葉袋入砂罐，加清水1000ml煎濃茶液作清洗患部用。先用濃茶液洗淨患部，裸露乳頭，患者仰臥，把裝有中草藥的紗布袋敷於患部。

【治療結果】11例全部治癒且無後遺症。（韋美雲.中國民間療法，1996，4：31）

5. 手法疏通治療哺乳期乳腺炎

【方法】洗淨乳房，以熱毛巾敷患病乳房約2分鐘，再塗少許潤滑劑，以左手托起乳房，右手五指分開，自乳根部開始向乳頭方向呈梳理式抓拿，抓拿力由輕逐漸轉重，大約10次後用右手食拇二指拉住乳頭向上牽引5次，然後四指托住乳房用兩拇指用力自乳根部向乳頭推壓，使乳汁排出，5~6次後再作抓拿、推壓，反覆4~5次後，大部乳汁流出，腫塊亦隨之消除。每日2次，一般3~5天即可。

【治療結果】85例中痊癒82例（96.5%），好轉2例，無效1例。（張麗萍.中醫外治雜誌，1998，2(7)：9）

前陰諸證門

● 陰腫證治

龍膽瀉肝湯　薰洗法：婦人㿗疝兩拗痛，玉門腫脹墜而疼，濕熱龍膽瀉肝治，導赤車前澤瀉芩，當歸梔子龍膽草。氣虛下陷補中升，艾防大戟熬湯洗，枳實陳皮炒熱騰。

註　婦人子戶腫脹墜痛，及兩拗疼痛者，謂之㿗疝。乃肝、心二經火盛，濕熱下流所致。宜服龍膽瀉肝湯，其方即導赤散（生地、木通、甘草）再加車前子、澤瀉、黃芩、當歸、黑梔子、龍膽草也。若因中氣素虛，下陷重墜者，用補中益氣湯以升舉之；外用蘄艾、防風、大戟熬湯薰洗，更以枳實、陳皮二葉為末，炒熱騰之，其腫自消而痛自定也。

● 陰痛證治

加味逍遙散　乳香四物敷法：陰中痛名小戶嫁，痛極手足不能舒，內服加味逍遙散，四物乳香搗餅敷。

註　婦人陰中作痛，名小戶嫁痛，痛極往往手足不能伸舒。由鬱熱傷損肝脾，濕熱下注所致。宜內服逍遙散加丹皮、梔子；外以四物湯料合乳香搗餅，納陰中，其痛即定。

逍遙散　四物湯：俱見首卷。

● 陰癢證治

桃仁雄黃膏：濕熱生蟲陰戶癢，內服逍遙龍膽方，桃仁膏合雄黃末，雞肝切片納中央。

註　婦人陰癢，多因濕熱生蟲。甚則肢體倦怠，小便淋漓。宜服逍遙散、龍膽瀉肝湯。外以桃仁研膏，合雄黃末，雞肝切片，醮藥納戶中。其蟲一聞肝腥，皆鑽肝內吮食，將肝提出，其病即癒。

逍遙散：方見首卷。

龍膽瀉肝湯：方見前陰腫條。

● 陰挺證治

蛇床洗法　藜蘆敷法：陰挺下脫即癩疝，突物如蛇或如菌，濕熱腫痛尿赤數，氣虛重墜便長清。氣虛補中青梔入，濕熱龍膽瀉肝尋，外熬蛇床烏梅洗，豬油藜蘆敷自升。

[註]　婦人陰挺，或因胞絡傷損，或因分娩用力太過，或因氣虛下陷，濕熱下注，陰中突出一物如蛇，或如菌如雞冠者，即古之癩疝類也。屬熱者，必腫痛小便赤數，宜龍膽瀉肝湯；屬虛者，必重墜小便清長，宜補中益氣湯加青皮、梔子。外用蛇床子、烏梅熬水薰洗之，更以豬油調藜蘆末敷之，無不癒者。

逍遙散：方見首卷。

龍膽瀉肝湯：方見前陰腫條。

● 陰瘡證治

加味四物湯：䘌蝕成瘡膿水淋，時疼時癢若蟲行，少腹脹悶尿赤澀，食少體倦晡熱蒸，四物柴梔丹膽草，潰腐逍遙墜補中。

[註]　婦人陰瘡，名曰䘌。由七情鬱火傷損肝脾，氣血凝滯，濕熱下注，久而蟲生。蟲蝕成瘡，膿水淋漓，時疼時癢，有若蟲行。少腹脹悶，尿赤頻數，食少體倦，內熱晡熱，經候不調，赤白帶下。種種證見，宜分治之：若腫痛者，用四物湯加柴胡、梔子、龍膽草；若潰爛出水而痛者，用加味逍遙散；若重墜者，用補中益氣湯。

加味逍遙散：方見前陰痛條。

四物湯　補中益氣湯：方俱見首卷。

● 陰痔證治

烏頭薰法：陰中突肉名陰痔，或名茄子疾俗稱。黃水易治白難治，烏頭存性醋熬薰。內服逍遙與龍膽，補中歸脾酌量行。

[註]　婦人陰中有肉突出者，名曰陰痔，俗稱茄子疾也。流黃水者易治，流白水者難治。用烏頭燒存性，釅醋熬薰。內服逍遙散、補中益氣湯、歸脾湯，量其虛實，酌而行之。

逍遙散　歸脾湯　補中益氣湯：方俱見首卷。

● 陰冷證治

溫中坐藥：陰冷風寒客子臟，桂附地黃丸最宜，遠志乾薑蛇床子，吳茰為末裹納之。

註　婦人陰冷，皆由風寒乘虛客於子臟，久之血凝氣滯，多變他證，且艱於受孕。宜多服桂附地黃丸，外以遠志、乾薑、蛇床子、吳茱茰研細，綿裹納陰中，日二易。

桂附地黃丸：方見首卷。

● 陰吹證治

膏髮煎：胃氣下泄陰吹喧，《金匱》方用膏髮煎，豬膏亂髮同煎服，導從尿去法通元。氣虛下陷大補治，升提下陷升柴添。

註　婦人陰吹者，陰中時時氣出有聲，如穀道轉矢氣狀，《金匱》謂由穀氣實，胃氣下泄。用膏髮煎，即豬膏煎亂髮服也。導病從小便而出，其法甚奧。若氣血大虛，中氣下陷者，宜十全大補湯加升麻、柴胡，以升提之。

十全大補湯：方見首卷。

● 交接出血證治

加味歸脾湯　桂心釜墨散：交接出血傷心脾，伏龍肝末入歸脾，《千金》桂心釜底墨，酒服方寸匕相宜。

註　婦人每交接輒出血者，由傷損心、脾二經也。宜用歸脾湯加伏龍肝煎服，或用《千金方》中桂心、釜底墨二味為末，酒沖服方寸匕，自癒。

● 前陰諸證門匯方

龍膽瀉肝湯：生地二錢　木通　車前子各一錢五分　澤瀉　黃芩各二錢　當歸二錢　黑梔仁　龍膽各一錢　生甘草五分，上燈草一團，水煎服。

洗方：防風三錢　蘄艾一團　大戟一錢，上熬湯薰洗。

騰方：枳實　廣陳皮各等份，上為末，炒熱騰之。

敷方：四物湯一料　乳香一錢，上搗餅，納戶中，其痛即定。

桃仁雄黃膏：桃仁研膏，五錢　雄黃末，三錢，上二味研勻，用雞肫肝切片，蘸藥納戶中，其蟲即鑽入肝，而癢自止。

　　陰挺洗法：蛇床子五錢　烏梅九枚，上二味，熬湯乘熱薰洗。

　　敷方：藜蘆為末，上用豬脂油調敷自收。

　　陰痔薰法：烏頭，上用釅醋熬薰自消。

　　溫中坐藥方：遠志　乾薑　吳茱萸　蛇床子各等份，上為末，綿裹納戶內，一日二次換。

　　膏髮煎：婦人亂髮一團，上用豬膏熬化服之，小便利則癒。

　　桂心釜墨散：桂心　釜底墨各等份，上二味為末，酒服方寸匕。

前陰諸證篇方藥的臨床新用

1. 補中益氣湯加味治療陰吹病20例

　　20例中，年齡最小的25歲，最大的50歲，病程最短3個月，最長15年。

　　【補中益氣湯加味】黃耆、枳殼各30g，人參、陳皮、白朮、當歸各12g，升麻、柴胡、炙甘草各6g。失眠多夢者加炒棗仁15g，腹冷者加肉桂6g。

　　【治療結果】痊癒（治療後隨訪1年，症狀體徵消失者）16例，佔80%；有效（治療後隨訪1年，少氣微言等症狀消失，陰道中偶有氣出聲響者）3例，佔15%；無效（治療後隨訪1年，症狀體徵無改變者）1例，佔5%。總有效率為95%。用藥量最多45劑，最少6劑。

　　王某，女，25歲，自覺體乏無力，少氣微言，陰道中時有氣出，並有聲響，勞累後症狀加重，小腹部有冷感，失眠多夢，脈虛無力。舌體胖有齒痕，舌質淡白，苔薄白。補中益氣湯加炒棗仁15g，肉桂6g。服藥18劑。隨診1年未復發。（陳汝成.實用中醫藥雜誌，1997，4：46）

2. 固脫湯配合三子湯薰洗治療陰挺下脫100例療效觀察

　　【一般資料】150例均為門診患者，其中年齡最小28歲，最

大65歲,病程最短20天,最長20年。

【臨床表現】婦女陰中有物下墜或突出陰道口外,小腹墜脹腰背酸痛,小便頻數或困難,或尿瀦留,或大便不暢,白帶增多。

固脫湯:黨參20g,炙黃耆20g,菟絲子10g,升麻3g,鹿角片先入10g,全當歸10g,熟地黃10g,春柴胡3g,赤石脂10g,炒枳殼18g,川黃柏10g,土茯苓10g。每日1劑,3煎,早、中、晚飯前服。

三子湯:蛇床子50g,五倍子30g,五味子30g,每日1劑,煎湯,早、晚各薰洗1次,每次20分鐘。

【治療結果】按1個療程為15天。治癒(1個療程內臨床症狀全部消失,子宮、陰道壁位置復原)84例,好轉(1個療程內臨床症狀明顯改善,子宮、陰道壁脫垂明顯好轉)12例,無效(1個療程內子宮、陰道壁位置治療前後無明顯差異)4例,有效率96%。(陳珍治.雲南中醫中藥雜誌,2001,22(1):19)

3. 逍遙散治陰痛

某女,42歲。陰道刺痛2月餘,痛如針刺,每天發作3~5次,每次2~3秒。平日感兩肋刺痛,有時痛引肩背,心煩易躁。婦科檢查輕度宮頸糜爛宮頸炎。超音波檢查子宮及附件無異常。舌質淡紅苔微黃脈弦細。證屬肝氣鬱結氣機逆亂。治宜疏肝理氣,活絡止痛。

方用逍遙散加減:全當歸12g,白芍10g,白朮10g,茯苓10g,柴胡10g,生甘草4g,香附10g,紅花8g,鬱金10g,川芎8g,延胡索10g。進服3劑後肋痛消失,陰痛次數減少。繼進原方藥3劑諸症消失,隨訪3個月未復發。(余潔.湖南中醫雜誌,2000,16(1):23)

4. 行房陰痛辨治舉隅

(1)瘀阻陰戶案:瘀阻陰戶係發生於外傷瘀血所致。證見:損傷初起陰戶隱痛,微脹微熱,皮色暗褐,繼則皮色青紫而刺痛,合房加劇,舌質紫,脈細澀。治擬活血祛瘀,疏肝通絡,方擬復元活血湯化裁。

藥物組成：柴胡15g，天花粉、當歸、紅花、炮山甲、桃仁各10g，大黃、甘草各5g，失笑散20g。水煎服，藥渣熬水薰洗陰部。依據病情隨症加減：損傷初起紅腫疼痛甚者可用赤小豆搗爛外敷；局部青紫，皮色難退者可用地鱉蟲；牽及小腹痛者可用芍藥甘草湯。

劉某，32歲，1983年3月5日初診。半年前騎車陰部挫傷，一直隱痛，未能及時診治，近月來行房陰戶刺痛劇烈，房後墜脹難忍，舌質紫，脈弦澀，查陰部皮色紫，陰毛失榮，給予復元活血湯加地鱉蟲10g，醋白芍30g，蘇木15g，水煎，每日1劑，藥渣熬水薰洗，5劑後紫斑漸消，行房隱痛，藥已獲效，原方疊進，15劑後諸症悉平。

(2) 氣結陰器案：氣結陰器係七情所傷，氣鬱阻滯陰器，肝脈失疏所致。證見：情懷不悅，脾氣急躁或憂鬱，行房陰戶脹痛，小腹脹滿，乳脹竄痛，舌質淡，苔白，脈弦緊。治取疏肝理氣，緩急止痛，用自擬方「疏肝解痙湯」加減。

藥物組成：路路通、柴胡、元胡、烏藥、當歸、川芎各10g，徐長卿、丹參各30g，白芍20g，甘草5g。加減：陰部喜溫者加乾薑、吳茱萸，陰痛劇烈者加牛膝、乳香。

陳某，38歲，1979年3月18日初診。婚後15年合房正常，近年來夫妻經常口角。後同房時陰戶及小腹向上竄痛，脾氣急躁，乳脹肋痛，幾經婦科檢查均無異常，舌質淡，苔白，脈弦緊。治擬疏肝理氣，緩急止痛。用疏肝解痙湯加牛膝、乳香，並做夫妻工作，使之和睦，配合藥物治療，10劑後痛勢明顯減輕，乳脹已除，上藥去乳香加紫蘇葉10g再行5劑，藥後諸症悉除，行房如常。

(3) 陽虛陰縮案：陽虛陰縮由素體陽虛，或驟感寒邪，陽氣被遏，肝腎血運障礙，陰戶內縮所致。證見：陰戶寒冷，內收攣縮，自感性慾低下，精神萎頓，伴有形寒肢冷，舌淡或青紫，脈沉遲或緊。治宜溫陽補腎，養肝填精，給予歸腎丸加減。

藥用：熟地、山茱萸、枸杞子、山藥、茯苓、當歸、紫

石英各10g，白芍、黨參各30g，杜仲、菟絲子各15g。加減：若陰部內縮甚者加淫羊藿、巴戟天，陰部冷甚者加附桂，舌面紫或陰部色紫者加丹參、五靈脂。並可用乾薑煎熬成渣後裝布袋外敷陰戶。

伏某，46歲，1984年12月13日初診。初起始於行房後遇冷，繼而自感行房陰戶內收，乾澀疼痛，陰戶不張，房事困難，時值3年，疊治少效，平素久感陰部厥冷，小便不淨，舌淡苔白，脈沉緊，給予歸腎丸加淫羊藿、附子。並囑用乾薑煎渣裝袋外敷陰戶。7劑後陰部轉暖，內收消失，上藥去附子加丹參調和營血，先後服用30劑，房事無礙，繼用金匱腎氣丸鞏固治療，隨訪1年，一切正常。

(4) 濕熱蘊陰案：濕熱蘊結於陰器，熱邪灼津，濕濁內積，陰戶失養所致。證見：陰戶灼熱，行房劇痛似錐刺，牽及兩側少腹，面紅目赤，大便燥結，小便赤澀，或尿頻尿急尿痛，白帶色黃如膿，或陰部瘙癢，舌質紅，苔黃、脈數。此當祛除濕熱為治療關鍵，方擬「清宮湯」。

藥用：龍膽草、焦梔子、生地、大黃、黃柏、白鮮皮各10g，白花蛇舌草、土茯苓、薏苡仁各30g，每日1劑，水煎服。藥渣加白礬30g煎後坐浴。隨證加減。尿頻急痛者加車前草，白帶色黃氣味臭加墓頭回，陰部癢甚者加蛇床子、苦參。

李某，38歲，1978年6月8日初診。陰戶灼熱，行房劇痛，牽及小腹，頭昏目赤，小便短澀淋痛，白帶黃臭，舌質紅，苔黃膩，脈數有力。治擬清熱利濕止帶，給予清宮湯加墓頭回、苦參各10g，車前草20g，水煎，每日1劑，藥渣加白礬坐浴，每晚半小時，藥用12劑諸症已平，但感脘痛嘈雜，此乃苦寒藥傷胃，上藥去龍膽草、苦參、墓頭回，加當歸、高良薑、砂仁，先後進18劑，行房如常，諸症皆癒。

(5) 津傷陰枯案：津傷陰枯係由放、化療毒性火熱之邪損及肝腎之陰液，使陰竅失養所致。證見：外陰乾燥，陰中乾澀，性交困難，澀痛，甚則出血，腰膝酸軟，口乾且鹹，舌

紅少苔，脈沉細數。治宜補肝益腎，滋陰養液，選用一貫煎加減。

藥選：生地30g，枸杞、麥冬、北沙參、山茱萸、當歸各10g，丹參、白花蛇舌草各20g。加減：陰中出血加參三七，陰虛發熱甚者加銀柴胡，氣虛者加西洋參。並用擴陰器擴陰，再用煎製大黃水沖洗，每晚1次。

李某，34歲，1985年9月10日初診。陰中乾澀行房疼痛3月餘。患者於1年前因子宮頸癌晚期行放療治療，3個月後出現陰中乾澀，繼而日漸加重，行走時陰痛，每逢房事澀痛加劇，甚則出血，伴有腰膝酸軟，面紅如妝，舌質紅苔少，脈細數。治取滋陰增液，補肝益腎，方取一貫煎加參三七，水煎日1劑。並用大黃煎水沖洗及擴陰器反覆擴陰，4週後陰痛好轉，出血消失，陰道濕潤，原方加西洋參燉服，治療2個月後恢復如常，隨訪1年，性生活正常。（楊林.甘肅中醫，1995，8(2)：31）

5.蛇床子散加味外洗治療外陰瘙癢60例療效觀察

【方法】用蛇床子30g，川椒、明礬、百部、五倍子各10g，苦參、蒲公英、白鮮皮、紫花地丁、地膚子各15g，煎煮後用紗布過濾，薰洗或浸泡患處15~20分鐘，每日2次，7日為1療程。

【治療結果】本組60例，治癒（用1~3個療程，病變區炎症消退，瘙癢消失）43例，好轉（用3個療程，有少許瘙癢，病變區皮膚炎症基本消失，鏡檢偶可見真菌或滴蟲）14例，無效（症狀體徵無明顯變化，鏡檢真菌、滴蟲均陽性）3例，總有效率95%。（劉香蕊.光明中醫，1999，14(5)：53）

雜證門

● 熱入血室

加味小柴胡湯：熱入血室經適斷，邪熱乘虛血室潛，寒熱有時如瘧狀，小柴胡加歸地丹。

註　《金匱》云：婦人中風七八日，續來寒熱，發作有時，經水適斷，此為熱入血室，其血必結，故使如瘧狀，發作有時，小柴胡湯主之。此言邪熱未盡，值經來，乘虛入於血室之間而潛藏之，故令血結，而寒熱有時如瘧狀也。血室肝主之，肝與膽為表裡，膽因肝受邪而病寒熱，故用小柴胡湯主之也。加當歸、生地、丹皮者，所以清血分之熱也。

小柴胡湯：方見首卷柴胡四物湯注中。

　　熱入血室經適來，晝日明了夜譫妄，無犯胃氣上二焦，熱隨血去自無恙。

　　註　《金匱》云：婦人傷寒發熱，經水適來，晝日明了，夜則譫語如見鬼狀，此為熱入血室。治之無犯胃氣及上二焦，必自愈也。此言熱雖入於血室，然經行不斷，則熱不留結。勿謂譫妄，遂以硝黃犯其胃氣刺傷榮血，小柴和解犯上二焦。但其熱隨血去，病必自愈。《傷寒論》曰：血自下，下者愈。此之謂也。

　　刺期門法　清熱行血湯：熱入血室成結胸，下血譫語頭汗出，二者皆當刺期門，隨其實取泄而去，清熱行血桃紅丹，靈脂地草穿山赤。

　　註　《金匱》云：婦人中風發熱惡寒，經水適來，得七八日熱除，脈遲身涼，胸脇滿，如結胸狀，譫語者，此為熱入血室也。當刺期門，隨其實而取之。又云：陽明病下血譫語者，此為熱入血室，但頭汗出，當刺期門，隨其實而瀉之，濈然汗出者愈。此二條，一言適來即斷，血結在裡為實證；一言陽明病亦有熱入血室，但下血頭汗出為不同，故為熱入血室，亦由肝實，故均謂當刺期門也。

　　不能刺者，以清熱行血湯治之，其方即桃仁、紅花、丹皮、五靈脂、生地、甘草、穿山甲、赤芍也。合四證觀之，大抵有寒熱如瘧之證，方可用小柴胡。否則或不藥自愈，或期門而清熱行血，以隨其實而瀉之。此仲景心法也，不得概以小柴胡治之也。

血分水分總括

經水先閉後病腫，任衝寒濕血壅經。先發水腫後經閉，水溢皮膚泛濫行。血分難醫水易治，二者詳參要辨明。

註　婦人經水先閉後病腫者，乃寒濕傷於衝、任，血壅經隧也，名曰血分。若先病腫，而後經閉者，乃土不制水，水邪泛濫，溢於皮膚也，名曰水分。血分難治，水分易治，二者須當詳辨。

● 血分證治

加味小調經散：血分血壅不能行，四肢浮腫病非輕，但使經通腫自散，紅丹膝入小調經。

註　血分腫，乃血壅不行，流於四肢，故令浮腫。此不必治腫，但調其經，經通其腫自消，宜小調經散加紅花、丹皮、牛膝治之。

小調經散：方見三卷浮腫。

● 水分證治

先腫後閉名水分，停飲膀胱氣不行，水消腫退經自至，茯苓導水效通神。

註　水分腫，乃水飲內停，膀胱之氣化不行，水溢皮膚，故令浮腫經閉也。此但宜治水，水消腫退，其經自通，用茯苓導水湯治之。

茯苓導水湯：方見胎前門子腫條。

● 夢與鬼交證治

加味歸脾湯：獨笑獨悲畏見人，神虛夜夢鬼邪侵，歸脾湯調辰砂珀，定志清心魂魄寧。

註　婦人七情內傷，虧損心脾，神無所護，鬼邪干正，魂魄不寧，故夜夢鬼交；獨笑獨悲，如有對忤，是其候也。宜用歸脾湯，調辰砂、琥珀末服之，則志定心清，魂魄安而無邪夢矣！

歸脾湯：方見首卷。

● 梅核氣證治

半夏厚朴湯：婦人咽中如炙臠，或如梅核結咽間，半夏厚

朴湯最效,半朴蘇茯薑引煎。

註 《千金方》云:咽中貼如有炙肉,吐之不出,吞之不下,即所謂咽中如有炙臠也,俗名梅核氣。蓋因內傷七情,外傷寒冷所致,宜用《金匱》半夏厚朴湯主之,即半夏、厚朴、蘇葉、茯苓、生薑煎也。

● **血風瘡證治**

加味逍遙散:遍身痞瘰如丹毒,癢痛無時搔作瘡,血風風濕兼血燥,加味逍遙連地方。癒後白屑肌膚強,血虛不潤養榮湯。

註 婦人血風瘡證,遍身起痞瘰,如丹毒狀,或癢或痛,搔之則成瘡,由風濕血燥所致,宜用加味逍遙散加黃連、生地。如瘡結痂而癒,復起白屑,肌膚強硬者,乃血少不潤也,宜服益氣養榮湯。

加味逍遙散:方見前陰痛條。
益氣養榮湯:方見首卷。

● **臁瘡證治**

桂附地黃丸:憂思鬱怒肝脾損,濕熱生長兩臁,外屬三陽為易治,內屬三陰治每難,初起紅腫敗毒散,膿水淋漓補中煎,晡熱陰虛宜六味,食少畏寒桂附丸。

註 婦人憂思鬱怒,傷損肝脾,或飲食不調,損其胃氣,則濕熱下注;更被寒濕外邪所客,則必兩臁生瘡。外臁足三陽經,尚屬易治;若生於內臁,屬足三陰經,每多難癒。初起紅腫,宜人參敗毒散;潰後膿水淋漓,宜補中益氣湯;若更晡熱,是為陰虛,宜兼服六味地黃丸;若食少體倦畏寒,則為真陽不足,宜服桂附地黃丸,即六味地黃丸加肉桂、附子也。

人參敗毒散:方見產後痢條。
補中益氣湯:方見首卷血崩條。
六味地黃丸:方見首卷。

● **足跟痛證治**

督脈發源腎經過,三陰虛熱足跟疼,六味地黃滋真水,腫

潰流膿用八珍。

註 足跟乃督脈發源之地，足少陰腎經從此所過。若三陰虛熱，則足跟疼痛。宜用大劑六味地黃丸料煎服，以峻補其真水。若痛久不癒，腫潰流膿者，宜服八珍湯，以大補其氣血。

● **雜證門匯方**

半夏厚朴湯：半夏　厚朴　蘇葉　茯苓各二錢，上生薑煎服。

清熱血湯：桃仁一錢　紅花一錢　丹皮　五靈脂　生地各二錢　甘草五分　穿山甲　赤芍各一錢，上水煎服。

八珍湯：方見首卷。

雜證篇方藥的臨床新用

1. 木鬱達之治療鬱證4則

(1) 心腎不交

【藥用】合歡花15g，鬱金、炒白芍、當歸、朱茯苓各10g，磁石20g，琥珀粉（沖）3g，生龍骨、生牡蠣各30g，黃連10g，肉桂3g，酸棗仁20g，夜交藤30g，膽南星6g，竹茹、炙甘草各6g。5劑，水煎服，每日1劑，分2次服。

(2) 痰氣鬱結

【藥用】柴胡10g，枳殼6g，炒白芍、當歸、杏仁各10g，厚朴6g，旋覆花（包）10g，海浮石9g，枇杷葉10g，川貝6g，威靈仙12g，玄參20g，桔梗、炙甘草各6g。5劑，每日1劑，水煎服。

(3) 臟躁

【藥用】合歡花15g，鬱金10g，炒白芍12g，當歸10g，小麥、百合各30g，炒黃連4.5g，朱茯苓10g，磁石20g，杏仁、旋覆花（包）各10g，生龍骨、生牡蠣各30g，炒棗仁20g，炙甘草10g。5劑，每日1劑。

(4) 督脈鬱火

【藥用】生地10g，知母、黃柏各6g，肉桂1g，懷牛膝、梔

子、青蒿各6g，合歡花15g，鬱金、山藥各10g，砂仁6g。3劑，每日1劑。（張光茹.遼寧中醫雜誌，2002，29(2)：113）

2. 百合清心調志湯治療婦女更年期虛煩失眠證32例

【藥物組成】百合10g，生地、熟地各12g，太子參10g，知母5g，石斛10g，川桂枝5g，白芍10g，酸棗仁12g，陳皮6g，白朮12g。

加減：汗出多者，加煅牡蠣、煅龍骨、浮小麥；口乾口苦，加淡竹茹、川黃連；情志抑鬱喜嘆息者，加廣鬱金、佛手；目眩者，加桑菊、鉤藤。

用法：水煎每日1劑，早晚分2次服。

【治療結果】顯效（服藥3個療程，主症與次症全部消失）13例，有效（服藥3個療程，主症消失，次症明顯改善）17例，無效（服藥3個療程，主症與次症均無改善）2例，總有效率93.8%。（于斌.江蘇中醫藥，2004，25(7)：31）

3. 半夏厚補湯加減治療梅核氣30例報告

【一般資料】患者皆為在院外多處中西醫藥療效不明顯而來診治，我院和海北第二醫院檢查確診為梅核氣者30例，其中住院5例，門診25例。男9例，女21例，年齡最小18歲，最大60歲。病程最短17天，最長20天，多數患者與情志改變有關，其中21例伴有其他疾病，多為肝區痛，嘔吐，心悸。

【梅核氣分型】單純肝鬱氣滯，痰氣交阻於咽18例，伴氣陰兩虛10例，伴瘀血2例，伴虛火上炎3例，伴風熱上擾4例，心腎陽虛3例。

【方藥組成】法半夏、紫蘇各12g，厚朴10g，茯苓15g，乾薑6g。該方加減堅持少而精的原則，單純肝鬱氣滯，痰氣交阻於咽則加桔梗12g，僵蠶10g；伴氣陰兩虛者加黨參20g，山藥20g，茯苓15g；伴瘀血者加丹參15g，牛膝10g；伴虛火加丹皮10g，茯苓15g；伴風熱上擾者加牛牛子15g，蒲公英20g，葛根12g，乾薑6g；伴心腎陽虛者加附片12g，川斷15g，杜仲15g。每日1劑，煎2次，共取汁200ml，分兩次服，一般3劑後顯效，12劑後基本痊癒。

【療效標準】治癒（咽部不適感消失，伴隨症狀有所緩解，1年內有1~2次復發）23例，無效（咽部時有不適，伴隨症狀緩解不明顯）3例，治癒率76.60%。治癒患者均隨訪1年以上，無一例復發。（羅永壽.交通醫學，1996，10(2)：124）

4. 中藥治療梅核氣病60例臨床療效觀察

【治療方法】用加味半夏厚朴湯。

【基本方劑】半夏、厚朴、蘇子、前胡、射干各9g，香附、茯苓各12g，桔梗6g，甘草4.5g。水煎，每日1劑，分2次溫服。

痛劇者加乳香、沒藥、三棱、莪朮各3~6g；胸悶加青皮、木香各3~6g，枳殼6~9g；心下如盤加枳實3~6g；其鬱血滯或重痛定處加桃仁、紅花各3~6g，噯氣不減者加丁香、檀香、砂仁各3~6g，藿香6~9g；嘔吐甚者加陳皮9g，生薑6g，加重半夏；口苦加柴胡、黃芩各6~9g；心煩加生鐵落50g；泛酸苔黃加黃連、吳茱萸各3~6g；泛酸舌淡加烏賊骨、煅龍骨、煅牡蠣各10g；胃脘疼痛加木香、砂仁各3~6g。

【治療結果】總有效率97.67%。（賈蓉.甘肅中醫，1996，9(1)：31）

幼科雜病心法要訣

| 卷五十 |

四診總括

兒科自古最為難，毫釐之差千里愆，氣血未充難據脈，神識未發不知言。惟憑面色識因病，再向三關診熱寒，聽聲審病兼切脈，表裡虛實隨證參。

[註] 兒科一道，自古為難，蓋以小兒形質柔脆，易虛易實，調治少乖，則毫釐之失，遂致千里之謬。氣血未充者，氣血尚未充盈也。難據脈者，脈無定準，不可只以脈為主也。神識未發者，茫然無知識也。

不知言者，不能言其疾苦也。診小兒之病，惟憑察面部形色，識其因何而生也。三關者，手虎口處風、氣、命三關也，當視脈紋形色，以診其屬熱屬寒也。聽聲者，聽其五聲所主之病也。審病者，審其安、煩、苦、欲、飲食、二便也。切脈者，切脈之浮、沉、遲、數、滑、澀、大、小、有力、無力也。醫者誠能以四診參合表裡、虛實、寒熱之病，則可保萬全也。

● 察　色

欲識小兒百病原，先從面部色詳觀，五部五色應五臟，誠中形外理昭然。額心頦腎鼻脾位，右腮屬肺左屬肝，青肝赤心黃脾色，白為肺色黑腎顏。青主驚風赤火熱，黃傷脾食白虛寒，黑色主痛多惡候，明顯濁晦輕重參。

部色相生為病順，部色相剋病多難，相生實者邪助病，相剋虛者正難堪。天庭青暗驚風至，紅主內熱黑難痊，太陽青驚入耳惡，印堂青色驚瀉纏。風氣青驚紫吐逆，兩眉青吉紅熱煩，鼻赤脾熱黑則死，唇赤脾熱白脾寒。

左腮赤色肝經熱,右腮發赤肺熱痰,承漿青驚黃嘔吐,黑主抽搐病纏綿。此是察色之大要,還將脈證一同參。

【註】小兒之病,先從面部氣色觀之。詳察五部之色,則五臟之病,自昭然可見矣。

五部者:額屬心,頦屬腎,鼻屬脾,左腮屬肝,右腮屬肺也。

五色者:青為肝色,赤為心色,黃為脾色,白為肺色,黑為腎色也。如面青主是驚風之證,面赤主火熱,面黃主傷脾傷食,面白主虛寒,面黑主痛,多是惡候。總之,五色明顯為新病,其證輕;濁晦為久病,其證重。

部色相生為順者,如脾病色黃,此正色也。若見紅色,乃火能生土,故為順也。若見青色,乃木來剋土,故為逆也。餘病仿此。若氣血充實,又遇部色相生,縱有外邪助病,亦易為治療。若久病氣血虛弱,又遇部色相剋,則正氣不支,每難治療。如天庭青暗主驚風,紅主內熱,黑則不治。太陽青,主驚風,青色入耳者死。印堂,主驚瀉。風池在眉下,氣池在眼下,二處青主驚風,紫多吐逆。兩眉青主吉,紅色主多煩熱。鼻赤主脾熱,鼻黑則死。唇赤主脾熱,白主脾寒。左腮發赤主肝經有熱,右腮發赤主肺熱痰盛。承漿青主驚,黃主吐,黑主抽搐。此皆察色之大要,再以脈證參之,庶治得其要矣。

● 聽 聲

診兒之法聽五聲,聆音察理始能明,五聲相應五臟病,五聲不和五臟情。心病聲急多言笑,肺病聲悲音不清,肝病聲呼多狂叫,脾病聲歌音顫輕,腎病聲呻長且細,五音昭著證分明。啼而不哭知腹痛,哭而不啼將作驚。嗞煎不安心煩熱,嗄聲聲重感寒風。有餘聲雄多壯厲,不足聲短怯而輕,多言體熱陽腑證,懶語身冷陰臟形。狂言焦躁邪熱盛,譫語神昏病熱凶,鴨聲在喉音不出,直聲無淚命將傾。虛實寒熱從聲別,聞而知之無遁情。

【註】小兒之病,既觀其色,又當細聽其聲。蓋笑、呼、

歌、悲、呻五聲，內心、肝、脾、肺、腎五臟也。五聲不和，則知五臟有病之情矣。如心屬火病，則聲急喜笑；肺屬金病，則聲悲音濁；肝屬木病，則聲狂叫①多呼；脾屬土病，則聲顫輕如歌；腎屬水病，則其聲長細如呻吟。有聲有淚聲長曰哭，有聲無淚聲短曰啼。如啼而不哭，則氣不伸暢，主腹痛；哭而不啼，則氣急心煩，將成驚也。嗞煎不安者，乃心經內熱，故煩躁不寧也。嗄聲，音啞也。聲重，聲濁也。此為外感風寒也。

有餘之證其氣實，故聲雄大而壯厲；不足之證其氣虛，故聲怯弱而輕短。多言與身熱皆陽也，陽主腑，故曰陽腑證也；懶語與身涼皆陰也，陰主臟，故曰陰臟證也。狂言焦躁者，邪熱盛也；神昏譫語者，熱乘於心，故曰病熱凶也。鴨聲，聲在喉中而啞，氣將絕也；直聲，聲無回轉而急，氣將散也，二者俱為不治之證。醫者果能以此察之，則知表裡臟腑，寒熱虛實，諸病之情態無所遁矣！

● 審病

審兒之病貴詳參，要在安煩苦欲間，能食不食渴不渴，二便調和通秘勘，發熱無汗為表病，內熱便硬作裡看，安煩晝夜陰陽證，苦欲冷暖定熱寒。

能食不食胃壯弱，渴與不渴胃濕乾，便稠黏穢為滯熱，尿清不赤乃寒佔。耳尻肢涼知痘疹，指梢發冷主驚癇，肚腹熱悶乃內熱，四肢厥冷是中寒。眉皺曲啼腹作痛，風熱來臨耳熱纏，腹痛須按軟與硬，喜按不喜虛實參。欲保赤子誠心辨，對證施方治不難。

註　小兒有病，貴乎詳審。先問起居、安煩、苦欲何如？次問飲食能食不食？渴與不渴？又次問二便或通或秘？而後病源可識矣！如發熱、發汗，此邪在表也；內熱便硬，此邪在裡也。安煩者，謂晝若煩熱而夜安靜，是陽旺於陰分，其病在陽；若夜煩熱而晝安靜，是陽陷於陰分，其病在

①叫：原作呌，俗字，下同。

陰。苦欲者，喜冷惡熱皆屬陽病，故為熱也；喜熱惡冷皆屬陰病，故為寒也。

胃壯者能食，胃弱者不能食，胃乾燥者口渴，胃濕盛者口不渴。至於大便稠黏，穢氣難聞者，是內有滯熱，從熱化也；小便清白不赤為虛寒，從寒化也。若耳梢冷，尻骨冷，四肢發冷者，此痘疹欲發之候。如單指梢發冷者，此驚癇將作之徵。肚腹熱悶主內熱，手足厥冷主中寒。小兒無故皺眉曲腰啼叫者，主內因腹痛也。兩耳常常發熱者，主外因風熱也。然腹痛又當按其或軟與硬，若喜按者為虛，不喜按者為實。保赤者須誠心勘問，對證施治，庶隨手奏效矣！

● 切　脈

小兒週歲當切脈，位小一指定三關，浮脈輕取皮膚得，沉脈重取筋骨間。一息六至平和脈，過則為數減遲傳，滑脈如珠多流利，濇脈滯濇往來艱。三部無力為虛脈，三部有力作實言，中取無力為芤脈，微脈微細有無間。洪脈來盛去無力，數緩時止促結佔，緊脈左右如轉索，弦則端直張弓弦。浮為在表外感病，沉為在裡內傷端，數為在腑屬陽熱，遲為在臟乃陰寒。滑痰洪火微怯弱，弦飲結聚促驚癇，芤主失血濇血少，沉緊腹痛浮感寒。虛主諸虛不足病，實主諸實有餘看，痘疹欲發脈洪緊，大小不勻中惡勘。一息三至虛寒極，九至十至熱極炎，一二十一十二死，浮散無根沉伏難。表裡陰陽虛實診，惟在兒科隨證參。

〔註〕週歲者，一歲也。有疾則當切脈，但部位甚小，不能以三指診之，須用一指以定三關。三關者，寸、關、尺也。浮脈者，輕取皮膚之上即得，故曰浮也。沉脈者，重按筋骨之間則見，故曰沉也。一息者，人之一呼一吸也。至者，脈之至數也。一息六至為和平之脈，則曰無疾。至數若過者，七至、八至也，謂之數脈；至數若減者，四至、五至也，謂之遲脈。滑脈如珠，往來流利；濇脈滯濇，往來艱難。

三部者，脈之浮、中、沉也。浮、中、沉三部無力為

虛，浮、中、沉三部有力為實。芤脈者，中取無力；微脈者，按之微細，若有若無，洪脈者，來時雖盛，去時無力；促脈者，數而時止；結脈者，緩而時止；緊脈者，左右如轉索之象；弦脈者，端直如張弓弦，此皆言脈之形象至數也。浮脈病在表，外感風寒也；沉脈病在裡，內傷飲食也。數脈，病在六腑屬陽也；遲脈，病在五臟屬陰也。滑主痰盛，洪主火熱，微主怯弱之證。弦主停飲，結主積聚，促主驚癇，芤主失血，澀主血少。沉緊主腹痛，浮緊主感寒。虛為不足，主諸虛；實為有餘，主諸實。洪緊者，痘疹欲發也。大小不勻者，中惡之證也。一息三至是虛寒之極，九至十至乃火熱太甚。此諸脈所主之病也。若一息只一至、二至，或十一、十二至者，皆死脈也。浮散無根及沉浮取之不應指者，皆難治之脈也。凡病之陰陽表裡虛實，雖可以診脈而得，惟臨證時合望、聞、問三者，細為參考焉。

● 虎口三關部位脈紋形色

初生小兒診虎口，男從左手女右看，次指三節風氣命，脈紋形色隱隱安。形見色變知有病，紫屬內熱紅傷寒，黃主脾病黑中惡，青主驚風白是疳。風關病輕氣關重，命關若見病多難，大小曲紫傷滯熱，曲青人驚走獸佔。赤色水火飛禽撲，黃色雷驚黑陰癇，長珠傷食流珠熱，去蛇吐瀉來蛇疳。弓裡感冒外痰熱，左斜傷風右斜寒，針形槍形主痰熱，射指射甲命難全。紋見乙字為抽搐，二曲如鉤傷冷傳，三曲如蟲傷硬物，水紋咳嗽吐瀉環。積滯曲蟲驚魚骨，形似亂蟲有蛔纏，脈紋形色相參合，醫者留神仔細觀。

註　凡初生小兒有疾病者，須視虎口叉手處脈紋之形色，以決病之生死輕重，男先看左手次指內側，女先看右手次指內側，指之三節，初節曰風關，次節曰氣關，三節曰命關。其紋色紅黃相兼，隱隱不見，則為平安無病，若紋色紫屬內熱，紅屬傷寒，黃為傷脾，黑為中惡，青主驚風，白主疳證。紋在風關主病輕，氣關主病重，若過命關主病危難治。又當視其紋形大、小、曲、彎。色紫者主傷食內熱，色

青者主人驚及走獸驚，色赤者主水、火、飛禽所驚，黃主雷驚，黑主陰癇。如指上紋形一點紅色，名曰流珠紋，主內熱；圓長者名曰長珠形，主飲食傷；上尖長下微大者，名曰去蛇形，主傷食吐瀉；上大下尖長者，名曰來蛇形，主濕熱成疳。弓反裡者，形彎向中指，主感冒寒邪；弓反外者，形彎向大指，主內熱痰盛；紋斜向左者，其紋斜向中指，主傷風；紋斜向右者，其紋斜向大指，主感寒，針形者，直若懸針微短；槍形者，直射如槍微長，皆主痰熱。

透關射指、射甲者，其紋直射指甲指端，主脾氣大敗，病危不起，二者俱屬不治。乙字紋，似乙字，主驚風抽搐。二曲如鉤，主傷生冷；三曲如蟲，主傷硬物。水紋形似水字，主咳嗽；環形聯絡如環，主疳病。曲蟲紋如彎蟲，主積滯；魚骨紋如魚刺，主驚熱；紋形如亂蟲者，主蛔蟲纏擾。習幼科者，必以此形色合參，留神診察，始不誤矣。

初生門（上）

● 拭口（附：下胎毒法）

拭口須用燕脂法，穢淨方無口病生，古云未啼先取穢，只緣未察此中情。

註 嬰兒初生，須用軟棉裹指，拭淨口中不潔，繼以燕脂蘸茶清，擦口舌齒頰之間，則不使一切口病生矣！古云：子未啼時先取穢血。此古人不詳體察，蓋兒在胞衣之中，以臍蒂資生，胞中皆是氤氳精氣，生長蒸化，並無血脈，兒口之血，從何而來？此說不經，不可為訓也。

甘草法：

甘草之法自古稱，能解諸毒性味平，濃煎頻令兒吮服，免使胎毒蘊腹中。

註 甘草味甘，平和五臟，解百毒之藥也。四時皆可用，虛實皆可服。取中指一節，用水煎濃，以棉纏指蘸水，令兒吮之，其毒自解。

黃連法：

素稟胎熱蘊於中，惟有黃連法最靈，水浸濃汁滴口內，臍糞胎毒自此清。

註　黃連，清熱解毒之要藥也。凡夏月及四時，看兒有胎熱者，恐熱蘊於中致生他病，故宜用之。須取黃連數塊，捶碎用湯浸出汁，時時滴兒口中，以臍糞下為度，其毒自解矣。

朱蜜法：

朱蜜鎮神利腸胃，清熱防驚大有功，胎熱便秘皆堪用，稟賦怯弱慎而行。

註　硃砂鎮心定驚，兼能除邪。蜂蜜解毒潤腸，更能清熱。一鎮一潤，功效殊常。胎熱便閉者，四時皆可用之。取一大豆許，研細水飛過，煉蜜調勻，乳汁化服最佳。惟胎稟太弱者，不宜用也。

豆豉法：

怯弱之兒豆豉法，宣發胎毒功最良，兒生冬月亦宜此，煎取濃汁當乳嘗。

註　淡豆豉，輕腐宣發之藥也。凡怯弱之兒，或值冬月欲解胎毒者，只將此藥煎濃汁，與兒三五口，其毒自開矣。

● 斷　臍

臍帶煎下即用烙，男女六寸始合宜，烙臍灸法防風襲，胡粉封臍為避濕。

註　嬰兒初生，先用剪刀向火烘熱，剪斷臍帶。次用火器繞臍帶烙之，當以六寸為度，不可過為短長。短則傷臟，長則損肌。斷訖，又用烙臍餅子安灸臍上，以防風邪外入。隨用胡粉散敷臍帶間，用軟絹新棉封裹之，以避尿濕、風邪。如藥不備，即以細熟艾一塊，照依前法封裹。

胡粉散： 胡粉　甑帶灰　乾薑　白石脂　棉灰各等份　麝香少許，上共為細末。每用一錢，敷臍上封之。

烙臍餅子： 豆豉　黃蠟各等份　麝香少許，上以豆豉、麝香研勻，熔蠟，量臍大小捻為餅，灸用。

● 浴　兒

浴兒之法五枝湯，冬夏寒溫適可當，加豬膽汁去污穢，且滋肌膚免生瘡。

註　斷臍後三日浴兒，此法其來舊矣，為其革污穢也。臨浴時，須擇無風密處，適可而止，不可久在水中，冬月恐其受寒，夏日恐其傷熱。其為湯之法，須用桃、槐、桑、梅、柳枝熬成，再加豬膽汁以去其污穢，且能滋潤肌膚，令兒胎瘡不生。

● 藏胎衣法

藏衣新瓶用帛纏，埋築天德月空邊，向陽高燥宜嚴密，令兒無疾壽綿綿。

註　凡藏胎衣，盛在新瓶內，以青帛裹瓶口，擇向陽高燥之地，天德月空處，掘地三尺埋之，兒自長壽無疾。若藏衣不謹，於兒不利。

● 天德月空

正月在丁二月坤，三月居壬四月辛，五乾六甲七月癸，八艮九丙十乙宮，十一巽兮庚十二，此是天德牢記心。月空單月壬共丙，雙月俱在甲與庚。

註　天德：如正月在丁，二月在坤，三月在壬，四月在辛，五月在乾，六月在甲，七月在癸，八月在艮，九月在丙，十月在乙，十一月在巽，十二月在庚是也。

月空：如正月在丙壬，二月在甲庚，三月在丙壬，四月在甲庚，五月在丙壬，六月在甲庚，七月在丙壬，八月在甲庚，九月在丙壬，十月在甲庚，十一月在丙壬，十二月在甲庚是也。

天德方向俱依此圖為準。其月空方向，單月在丙壬方，雙月在甲庚方，四處如值天德方向不便，即按圖尋丙、壬、甲、庚所在用之；如值月空方向不便，亦按圖尋天德用之。

● 剃　頭

小兒彌月剃胎頭，密室溫和適可求，杏麻薄膩揉頭上，胎毒瘡癬一切休。

註 兒滿月剃頭，須向密室溫暖處剃之，為其氣血未盈，寒風易入。剃後須用杏仁三枚研細，入薄荷三葉，再同研，將麻油滴三四點，合膩粉拌勻，擦頭上能避風邪，免生瘡癤、熱毒等證。

● 不 啼

小兒生下不能啼，俗語名之為草迷，多因臨產難生育，或值嚴寒氣所逼。氣閉不通聲不出，奄奄呼吸命須臾，氣閉不通蔥鞭背，寒逼急用火薰臍。

註 兒生落地，啼聲即發，形生命矣。有不啼者，俗云草迷。多因臨產時生育艱難，以致兒生，氣閉不通，所以不啼也。急以蔥鞭其背，使氣通則啼。又有時值天寒之際，兒氣為寒所逼，亦不能啼。宜用薰臍帶法，急為挽回，庶氣通而啼聲出也。若氣絕無聲，面青甲黑，是形雖存而命已不立，安望其生哉！

鞭背法：

小兒初生氣不通，奄奄呼吸少啼聲，用蔥鞭背輕輕擊，須臾聲發可回生。

註 蔥辛通氣，擊動醒神。用蔥鞭背者，取開通擊醒之義也。如無蔥，以手輕擊之亦可。

薰臍帶法：

小兒生下或冒寒，氣閉無聲啼則難，油捻薰臍休剪帶，暖氣入腹自通安。

註 兒初生方離母腹，若值天寒，氣為寒閉，使兒聲不出。須急用棉絮包裹，抱於懷中，且勿斷臍，用紙捻蘸油，點火於臍帶下往來薰之，令火氣由臍入腹，寒得溫散，氣得暖通，啼聲自出矣！

● 不 乳

兒生能乳本天然，若不吮兮必有緣，腹中穢惡未下淨，或在胎中素稟寒。穢惡不淨一捻效，胎寒不乳勻氣先，若更面青肢冷厥，此是寒虛理中煎。

註 不乳，謂初出胞胎不吮乳也。其故有二，不可不

辨：兒生腹中臍糞未下，能令小兒腹滿氣短，嘔吐不乳，當用一捻金治之。若兒母過食寒涼，胎受其氣，兒必腹痛多啼，面色青白，宜勻氣散主之；若四肢厥逆者，理中湯主之。

一捻金：大黃生　黑牽牛　白牽牛　人參　檳榔各等份，上為細末，每少許，蜜水調服。

勻氣散：陳皮　桔梗各一錢　炮薑　砂仁　炙甘草各五分　木香三分，上共為細末。每服五分，紅棗煎湯調服。

理中湯：人參　白朮土炒　乾薑　甘草炙，引用紅棗肉，水煎服。

方歌　理中人參並乾薑，白朮甘草共為湯，胎寒諸症皆當服，不乳肢冷更堪嘗。

● 眼不開

兒生眼閉不能開，皆因脾熱受於胎，內用地黃湯最妙，熊膽洗目效靈哉。

註　小兒初生眼不開者，因孕婦飲食不節，恣情厚味，熱毒薰蒸，以致熱蘊兒脾，眼胞屬脾，其脈絡緊束，故不能開也。內服生地黃湯，外用熊膽湯洗之自癒。

生地黃湯：生地黃　赤芍藥　川芎　當歸　天花粉　甘草生，水煎服。

方歌　目閉不開胎熱成，生地黃湯赤芍芎，當歸花粉生地草，水煎速服莫消停。

熊膽洗法：熊膽　黃連各少許，用滾湯淬洗，其目自開。

● 吐不止

兒吐不止何因生，穢惡停留胃內成，或緣稟賦胎寒熱，或因生時感寒風。穢惡一捻金散下，外感香蘇溫散能，熱涎酸沾黏陳治，寒吐清沫用理中。

註　兒自胞胎既脫以後，有因便秘，腹中穢惡不淨，令兒腹滿其吐不止者，一捻金主之；若生育時觸冒寒邪，入裡犯胃，則曲腰而啼，吐沫不止者，香蘇飲溫散之。又有胎前受熱，面黃赤、手足溫、口吐黃涎酸黏者，二陳湯加黃連主

之；若胎前受寒，面青白、四肢冷、口吐清稀白沫者，理中湯主之。

一捻金：方見不乳。

香蘇飲：藿香　蘇葉　厚朴薑炒　陳皮　枳殼麩炒　茯苓　木香煨　炙甘草，引用生薑，水煎服。

方歌　香蘇飲用藿香蘇，厚朴陳皮枳殼茯，甘草木香一併入，生薑為引吐能除。

黃連二陳湯：半夏薑製　陳皮　茯苓　生甘草　黃連薑炒，引用生薑，水煎服。

方歌　兒生胎熱吐頻頻，醫治須當用二陳，半夏陳皮茯苓草，薑連加入效如神。

理中湯：方見不乳。

● **不小便**

小便不通胎熱壅，導赤八正二方從，外用豆豉貼臍法，須臾小便自能通。

註　小兒初生不小便者，乃胎熱流於下也，宜導赤散。熱盛者八正散主之。外用豆豉膏貼臍上，則小便自通矣。

導赤散：生地黃　木通　甘草生，引用燈心、竹葉，水煎服，加黃連、滑石、赤苓更妙。

方歌　方名導赤妙難言，生地木通甘草煎，引用燈心共竹葉，清熱利水便如泉。

八正散：萹蓄　瞿麥　滑石飛　木通　赤苓　車前子　生大黃　梔子生，引用燈心，水煎服。

方歌　八正散治小便秘，萹蓄瞿麥車前利，木通滑石赤茯苓，大黃梔子合成劑。

豆豉膏：淡豆豉一杓　田螺十九個　蔥一大束，上搗爛，用芭蕉汁調貼臍上。

● **不大便**

大便不通名鎖肚，皆緣熱毒受胎中，朱蜜捻金俱可用，急啞五心臍下通。

註　小兒初生之日或次日即大便者，俗云下臍屎。此腸

胃通和，幽門潤澤也。若至二三日不大便者，名曰鎖肚，乃胎中受辛熱之毒，氣滯不通也。其兒必面赤、腹脹、不乳、多啼，宜先用朱蜜法治之。設若不應，用一捻金量兒與之。繼令婦人以溫水漱口，咂兒前後心、手足心並臍下，共七處，以皮見紅赤色為度，須臾大便自通矣。

朱蜜法：方見拭口。

一捻金：方見不乳。

● 大小便不通

二便俱秘胎熱極，木通散與紫霜丸，行熱開結真神妙，口噙之法悉如前。

註 小兒初生大小便不通者，最為急候，乃胎中熱毒太甚而成也。急用前口咂五心臍下法，再以木通散行其熱，紫霜丸開其結，庶可望生。若延至七日，謂之一臘，肚腹硬脹，常作呻吟，則難治矣！

木通散：車前子　萹蓄　瞿麥　木通　赤苓　山梔　滑石飛　黃芩　生甘草　大黃，引用燈心，水煎服。或入薄荷同煎。

方歌 二便閉兮如何醫，木通散用甚為奇，車萹瞿通苓梔子，滑芩甘草大黃宜。

紫霜丸：代赭石火煨，醋三五次，研，一兩　赤石脂一兩　杏仁炒，去皮、尖，六十粒　巴豆去油膜，三十粒，上為末，飯糊如麻子大。日服三丸，白水下。

● 肛門內合

有因熱毒肛門結，或是內合無隙通，清毒宜服黑白散，脂瞞簪通導法精。

註 小兒初生，肛門內合有二：一者熱毒太甚，壅結肛門；一者脂膜遮瞞，無隙可通。如肛門壅結者，急服黑白散，外用蘇合香丸，作棗核狀納入孔中，取其香能開竅，又能潤澤。大便一下，庶可望生。如脂膜遮瞞，無隙可通者，先以金玉簪透之，刺破脂膜，再以蘇合香丸照前法導之，庶可挽回於萬一耳！

黑白散：黑牽牛半生半炒　白牽牛半生半炒　大黃生　檳榔　陳皮各五錢　生甘草三錢　元明粉一兩，上除檳榔不過火，餘五味或曬或焙，仍合檳榔為末，同元明粉入乳鉢內研細。每服五分至六七分，溫蜜湯調化。

蘇合香丸：蘇合香油入安息香內，五錢　安息香另為末，用無灰酒半斤熬膏，一兩　丁香　青木香　白檀香　沉香　蓽拔　香附子　訶子煨，取肉　烏犀鎊　硃砂水飛，各一兩　薰陸香　片腦研，各五錢　麝香七錢半，上為細末，入安息香膏，煉蜜和劑，圓如芡實大。空心用沸湯化下，酒下亦可。

● 噤　口

噤口舌上如黍米，吮乳不得啼漸難，清肝龍膽湯極妙，腹硬便秘紫霜丸。吐涎牙緊擦牙效，次用辰砂全蠍煎，病勢稍安勿過劑，調和脾胃勻氣先。

[註]　小兒噤口之證，失治多至不救。其喉舌生瘡如黍米狀，吮乳不得，啼聲漸小，因胎熱所致也。法當清熱疏利，以龍膽湯主之。若肚腹脹硬，二便不通者，紫霜丸主之。又有一種口吐白沫，牙關緊急者，此胎熱內結，復為風邪外襲，當以秘方擦牙散先擦其牙關，次服辰砂全蠍散，中病即止，不可過服。證退當調和脾胃，以勻氣散主之。

龍膽湯：柴胡　黃芩　生甘草　鉤藤　赤芍　大黃紙裹，煨　龍膽草　蛻蟬去翅、足　桔梗　赤茯苓，引用棗肉，水煎服。

[方歌]　噤口龍膽湯極靈，柴胡黃芩草鉤藤，赤芍大黃龍膽草，蛻蟬桔梗赤茯苓。

紫霜丸：方見二便不通。

秘方擦牙散：生南星去皮、臍，二錢　龍腦少許，上研為極細末，用指蘸，合生薑汁放大牙根擦之立效。如不開者，將應用之藥調和稀糊，含在不病人口內，以筆管插入病人之鼻孔，用氣將藥極力吹入，其關立時即開。此法有通仙之妙，不可不知。

辰砂全蠍散：辰砂水飛，五分　全蠍去毒，三枚　硼砂　龍腦　麝香各一分，上為極細末，用乳母唾調，抹口唇裡及齒上。

匀氣散：方見不乳。

● 撮　口

撮如囊口吮乳難，舌強唇青吐沫痰，面色赤黃胎熱極，四肢厥冷命難全。痰盛宜用僵蠶散，便秘須進紫霜丸，驚熱龍膽湯極妙，抽搐撮風散自安。

[註] 撮口者，口撮如囊口也。吮乳不得，舌強唇青，面色黃赤，乃心脾之熱，受自胎中而然也。其證為危候，急當隨證治之。如氣高痰盛者，辰砂僵蠶散主之；二便秘結者，紫霜丸主之；身熱多驚者，龍膽湯主之；手足抽搐者，撮風散主之。若更口吐白沫，四肢厥冷，雖有神丹，終屬無濟。

辰砂僵蠶散：辰砂水飛，五分　僵蠶直的，去系嘴，炒，一錢　蛇蛻皮炒，一錢　麝香五分，上為末，用蜜調敷唇口。

紫霜丸：方見二便不通。

龍膽湯：方見噤口。

撮風散：赤腳蜈蚣炙，半條　鉤藤一錢五分　硃砂水飛　直僵蠶焙　全蠍尾各一錢　麝香一字，上為末，每服一字，竹瀝調下。

● 臍濕臍瘡

浴兒不慎水浸臍，或因襁褓袍濕漬之，臍間淋漓多痛癢，甚則焮腫作瘡痍。臍濕必用滲臍散，瘡腫金黃散最宜，治療之法須如此，臨證施之不可疑。

[註] 兒生洗浴，不可久在水中，任意洗濯。即包裹畢，宜時常留意，勿令尿濕浸臍，如不知慎，遂致肚臍浸漬不乾，名曰臍濕，須以滲臍散之。甚則焮赤成瘡，名曰臍瘡，須以金黃散敷之，庶不致寒濕之氣內攻也。

滲臍散：枯礬　龍骨煅，各二錢　麝香少許，上研細末，乾撒臍中。

金黃散：川黃連二錢半　胡粉　龍骨煅，各一錢，上為末，敷患處。

● 臍　突

嬰兒蘊熱在腹中，伸引頻頻臥不寧，努脹其氣衝臍本，虛大光浮臍突成。速服犀角消毒飲，二豆能消腫赤攻，最忌寒涼

敷臍上，冰凝毒熱反成凶。

【註】嬰兒熱在腹中，無所發瀉，故頻頻伸引，睡臥不寧，努脹，其氣衝入臍間，所以臍忽腫赤，虛大光浮，名曰臍突。此乃胎熱所致，非斷臍不利之過也。內服犀角消毒飲，外敷二豆散，其腫自消。最忌寒涼之藥敷於臍上，恐寒凝毒熱，反為害也。

犀角消毒飲：牛蒡子炒，研　生甘草　荊芥　防風　金銀花，水煎熟，臨服入犀角細末，調勻服。

【方歌】犀角消毒牛蒡加，甘草荊防金銀花，細研犀角調勻服，臍突能消功最佳。

二豆散：赤小豆不去皮　豆豉　天南星去皮、臍　白斂各一錢，上為細末，用五分芭蕉汁，調敷臍四旁，日二次。

● 臍風

斷臍不慎起臍風，感受風寒濕水成，將作驅風散最效，已成兼證要分明，腹脹便秘黑白散，面白肢寒用理中，痰涎壅盛僵蠶散，壯熱面赤龍膽清。嘔吐多啼益脾治，唇青撮口撮風平，臍青口噤為不治，一臘逢之命必傾。

【註】臍者，小兒之根蒂也，名曰神闕。穴近三陰，喜溫惡涼，喜乾惡濕，如斷臍悉遵前法，臍風何自而起？惟不知慎重，以致水濕、風冷之氣入於臍中，兒必腹脹臍腫，日夜啼叫，此臍風之將作也，須急用驅風散治之。若寒邪深入，已成臍風者，又當視其所兼之形證治之。

如肚腹脹硬，大便不通者，風兼實也，黑白散主之；面青肢冷，二便不實者，風兼虛也，理中湯主之；痰涎壅盛，氣高喘急者，風兼痰也，辰砂僵蠶散主之；身體壯熱，面赤口乾者，風兼熱也，龍膽湯主之；面青嘔吐，曲腰多啼者，風兼寒也，益脾散主之；撮口唇青，抽搐不止者，風兼驚也，撮風散主之。若臍邊青黑，口噤不開者，是為內抽不治。臍風見於一臘者，亦不治。一臘者，七日也。兒生七日，血脈未凝，病已中臟，醫之無益。

驅風散：紫蘇葉　防風　陳皮　厚朴薑炒　枳殼麩炒　木香

煨　僵蠶炒　鈎藤　生甘草，引用生薑，水煎服。

[方歌]　臍風將作用驅風，蘇防陳朴枳香從，僵蠶鈎藤與甘草，生薑加入更通靈。

黑白散：方見肛門內合。

理中湯：方見不乳。

辰砂僵蠶散：方見撮口。

龍膽湯：方見噤口。

益脾散：白茯苓　人參　草果煨　木香煨　炙甘草　陳皮　厚朴薑炒　紫蘇子炒，各等份，上為末，每服一錢，薑、棗湯調服。

撮風散：方見撮口。

● 天　釣

天釣邪熱積心胸，痰涎壅盛氣不通，瘈瘲壯熱同驚證，頭目仰視若釣形。九龍控涎醫搐掣，牛黃散用善驅風，瘈疭減參鈎藤飲，爪甲青色蘇合精。

[註]　小兒天釣證，由邪熱痰涎壅塞胸間，不得宣通而成。發時驚悸壯熱，眼目上翻，手足瘈瘲，爪甲青色，證似驚風，但目多仰視，較驚風稍異。痰盛兼搐者，九龍控涎散主之；驚盛兼風者，牛黃散主之；搐盛多熱者，鈎藤飲主之；爪甲皆青者，蘇合香丸主之。

九龍控涎散：赤腳蜈蚣酒塗炙乾，一條　滴乳　天竺黃二味研勻，各一錢　臘茶　雄黃　炙甘草各二錢　荊芥穗炒　白礬枯，各一錢　綠豆半生半熟，一百粒，上為末，每服五分，人參薄荷湯調下。

牛黃散：牛黃細研，一錢　硃砂水飛細研，一錢　麝香五分　天竺黃二錢　蠍梢一錢　鈎藤二錢，上研勻，每服一字，新汲水調下。

鈎藤飲：人參　全蠍去毒　羚羊角　天麻　甘草炙　鈎藤，水煎服。

[按]　天釣乃內熱痰盛，應減人參。

[方歌]　天釣須用鈎藤飲，瘈瘲連連無止歇，人參羚羊與鈎藤，炙草天麻共全蠍。

蘇合香丸：方見肛門內合。

● 內　釣

　　內釣肝臟病受寒，糞青潮搐似驚癇，傴僂腹痛吐涎沫，紅絲血點目中纏。瘈瘲甚者鈎藤飲，急啼腹痛木香丸，肢冷甲青唇口黑，養臟溫中或保全。

　　註　內釣者，多因肝臟素病，外受寒冷，其候糞青潮搐者，作止有時也。傴僂腹痛者，曲腰而痛也。口吐涎沫，證雖與驚癇相類，但目有紅絲血點。瘈瘲甚者，鈎藤飲主之；急啼腹痛者，木香丸主之；若肢冷甲青，唇口黑者，養臟散主之。然內釣至此，乃中寒陰盛不治之證，用此救治，庶或保全。

　　鈎藤飲：方見天釣。

　　木香丸：沒藥　木香煨　茴香炒　鈎藤　全蠍　乳香各等份，先將乳香沒藥研勻，後入諸藥末和畢，取大蒜少許研細，和丸如桐子大，曬乾。每次二丸，鈎藤湯下。

　　養臟散：當歸　沉香　木香煨　肉桂　川芎各半兩　丁香二錢，上為末，每服一錢，淡薑湯調服。

● 盤腸氣痛

　　盤腸寒摶腸中痛，曲腰不乳蹙雙眉，定痛溫中豆蔻散，熨臍外治法堪垂。

　　註　凡盤腸氣痛，皆由寒邪所摶，肝腎居下，故痛則蟠腰。宜白豆蔻散主之。外用熨臍法，其效甚速。

　　白豆蔻散：白豆蔻　砂仁　青皮醋炒　陳皮　炙甘草　香附米製　蓬莪朮各等份，上為末，每服一錢，紫蘇煎湯調下。

　　熨臍法：淡豆豉　生薑切碎，各二錢　蔥白五莖　食鹽一兩，同炒熱，置臍上熨之。

初生兒病症篇方藥的臨床新用

1. 雲南白藥外用治療新生兒臍炎

【方法】根據病情選用抗生素，外治以雙氧水局部清洗後外塗本品，全身症狀較嚴重者可配合輸液、輸血等支持療法。

【治療結果】本組40例中除1例因敗血症死亡外，均痊癒。局部症狀消失時間，本組明顯短於外塗龍膽紫組。結論：在全身抗感染治療的同時配合外塗本品，可加快局部症狀消失，有利於全身症狀好轉。（崔年芳.北京中醫藥大學學報，1999，22(2)：54）

2. 三子油治療嬰兒尿布皮炎和肛周皮炎121例

【治療嬰兒尿布皮炎和肛周皮炎的三子油方】山茶子、蛇床子、蒼耳子各適量，按植物油提取方法提取，過濾，取上清液備用。

【用法】以溫水洗淨創面拭乾，以三子油均勻塗抹，每次大小便後即用，3日為1療程。

【結果】本組121例中治癒98.34%，顯效1.66%。（何仁亮.湖南中醫雜誌，1998，14(6)：57）

| 卷五十一 |

初生門（下）

●目　爛

兒生兩目痛難睜，胞邊赤爛胎熱攻，內用地黃湯清熱，外點真金目即明。

註　目爛者，胞邊赤爛，痛癢難睜。因胎中蘊熱，生後，毒熱上攻於目，故有是證。內服地黃湯以清熱，外用真金散以點目，其證自癒。

生地黃湯：方見目不開。

真金散：黃連生　黃柏生　當歸　赤芍藥各一錢　杏仁炒,去皮、尖,五分，上銼散，乳汁浸一宿，曬乾為極細末，用生地黃汁調一字，頻頻點眼即癒。

● 懸癰

齶上腫起號懸癰，皆因胎毒熱上衝，法當刺破鹽湯拭，如聖一字摻之靈。

註　凡喉裡上齶腫起，如蘆籜盛水狀者，名曰懸癰（蘆籜者，蘆筍也）。此胎毒上攻，須以棉纏長針留鋒刺之，瀉去青黃赤汁，未消者來日再刺。刺後以鹽湯拭口，用如聖散或一字散摻之。

如聖散：鉛霜一錢　真牛黃一錢　太陰元精石　硃砂水飛，各二錢五分　龍腦五分，上為極細末，每用一字摻患處。

一字散：硃砂水飛　硼砂各五分　龍腦　朴硝各一字，上為極細末，用蜜調少許，鵝翎蘸搽口內。

● 重齦

重齦胎熱胃中蓄，牙根腫脹痛難禁，刺破一字散敷上，繼進清胃效如神。

註　重齦者，因小兒在胎有熱蓄於胃中，故牙根腫如水泡，名曰重齦。治法用針刺破，以鹽湯拭淨，外敷一字散，內服清胃散，其腫自消。

一字散：方見懸癰。

清胃散：生地　丹皮　黃連　當歸　升麻　石膏煅，引用燈心，水煎服。

方歌　清胃散治胃熱薰，生進黃連當歸身，丹皮升麻石膏煅，臨煎須要入燈心。

● 鵝口

鵝口白屑滿舌口，心脾蘊熱本胎原，清熱瀉脾搽保命，少遲糜爛治難痊。

註　鵝口者，白屑生滿口舌，如鵝之口也。由在胎中受母飲食熱毒之氣，蘊於心、脾二經，故生後遂發於口舌之間。治法以清熱瀉脾散主之，外用發蘸井水拭口，搽以保命散，日敷二三次，白退自安。倘治之稍遲，必口舌糜爛，吮乳不得，則難痊矣。

清熱瀉脾散：山梔炒　石膏煅　黃連薑炒　生地　黃芩　赤

苓，引用燈心，水煎服。

方歌　清熱瀉脾治鵝口，石膏生地赤苓煎，芩連梔子合成劑，加入燈心病即安。

保命散：白礬燒灰　硃砂水飛，各二錢五分　馬牙硝五錢，上研末，以白鵝糞水攪取汁，塗舌與口角上。

● 吐 舌

吐長收緩名吐舌，皆是心經有熱成，面紅煩渴尿赤澀，瀉心導赤服即寧。

註　吐舌者，伸長而收緩也。因心經有熱所致，故面紅，煩躁、口渴、尿赤，宜瀉心導赤湯主之。

瀉心導赤湯：木通　生地　黃連　甘草生，引用燈心，水煎服。

方歌　瀉心導赤湯最良，心熱吐舌即堪嘗，木通生地黃連草，燈心加入服自強。

● 弄 舌

弄舌時時口內搖，心脾熱發口唇焦，煩熱舌乾大便穢，瀉黃導赤並能療。

註　兒舌口中搖動者，因心脾有熱，以致唇焦舌乾，煩熱便穢。先用瀉黃散，次服瀉心導赤湯。

瀉黃散：藿香葉　山梔子炒　石膏煅　防風　甘草生，引加燈心，水煎服。

方歌　弄舌瀉黃散最神，藿香葉配山梔仁，甘草防風石膏煅，臨時煎服入燈心。

瀉心導赤湯：方見吐舌。

● 重 舌

舌下腫突似舌形，心脾積熱上攻衝，內服宜以清熱飲，外敷涼心功最靈。

註　重舌者，因舌下近舌根處其形似舌，故名重舌。此心、脾之熱，宜服清熱飲，外吹涼心散。

清熱飲：黃連生　生地　木通　甘草生　連翹去心　蓮子，引用淡竹葉，水煎，時時灌入口中。

__方歌__ 清熱飲內用黃連，生地蓮子木通甘，連翹更加淡竹葉，一同煎服自然安。

涼心散：青黛　硼砂　黃柏　黃連人乳拌曬　人中白煅過,各二錢　風化硝一錢　冰片二分，上為極細末，吹之甚效。

● 木　舌

木舌心脾積熱成，腫脹木硬證多凶，外用川硝敷舌上，內服瀉心導赤靈。

__註__ 木舌一證，皆因心脾積熱而成。蓋脾之脈絡在舌下，又舌為心苗，遇火上衝，令兒舌腫滿木硬，不能轉動，故名木舌。外用川硝散敷舌上，內服瀉心導赤湯。若不急治，必至難救。

川硝散：朴硝五分　真紫雪二分　鹽一分，上為細末，以竹瀝調敷舌上。

瀉心導赤湯：方見吐舌。

● 呃　乳

呃（ㄒㄧㄢˋ，噫奶）乳之候非一端，傷乳停痰胃熱寒，熱宜和中清熱飲，寒用溫中止吐煎。傷乳平胃散最妙，停痰二陳湯可痊，若是滿而自溢者，常須節乳自能安。

__註__ 小兒呃乳，證非一端，有宿乳、停痰、胃寒、胃熱之分，不可一例而治。如面色多赤，二便微秘，手足指熱，此為熱呃也，宜和中清熱飲主之；面色青白，糞青多沫，手足指冷，此因寒而呃也，宜溫中止吐湯主之；口熱唇乾，夜臥不寧，手足心熱，此為傷乳而呃也，宜平胃散主之；胸膈膨滿，嘔吐痰涎，此因停痰而呃也，宜枳桔二陳湯主之。若吃乳過多，滿而自溢者，不須服藥，惟節乳則呃自止矣。

和中清熱飲：黃連薑炒　半夏薑製　陳皮　茯苓　藿香　砂仁，引用薑，水煎服。

__方歌__ 和中清熱飲黃連，半夏陳皮茯苓攢，藿香砂仁合成劑，水煎徐服可安全。

溫中止吐湯：白豆蔻研　茯苓　半夏薑製　生薑，水煎，沖磨沉香汁服。

方歌 溫中止吐白豆蔻，茯苓半夏共生薑，臨服沉香汁加入，專治呃乳白寒傷。

平胃散：蒼朮炒　陳皮　厚朴薑炒　甘草炙　麥芽炒　砂仁研，引用薑，水煎服。

方歌 小兒傷乳多吐呃，平胃調和功可見，蒼陳厚朴甘草偕，加入麥砂薑一片。

枳桔二陳湯：枳殼麩炒　桔梗　陳皮　半夏薑製　茯苓　甘草炙，引用薑，水煎服。

方歌 停痰呃乳不能安，枳桔二陳湯最先，枳桔陳半苓甘草，生薑加入即時痊。

● **夜　啼**

夜啼寒熱因胎受，須將形色辨分明。寒屬脾經面青白，手腹俱冷曲腰疼。面赤尿閉屬心熱，熱用導赤寒鈎藤。若無寒熱表裡證，古法蟬花散最精。

註 小兒初生夜啼，其因有二：一曰脾寒，二曰心熱。皆受自胎中，觀其形色便知病情矣。如面色青白，手腹俱冷，不欲吮乳，曲腰不伸者，脾寒也，鈎藤飲主之；面赤唇紅，身腹俱熱，小便不利，煩躁多啼者，心熱也，導赤散主之。若無以上形證，但多啼者，用蟬花散最當。

鈎藤飲：川芎　白當歸　茯神　白芍炒　茯苓　甘草炙　木香煨　鈎藤，引用紅棗，水煎服。

方歌 夜啼之證因脾寒，須服鈎藤飲可痊，芎歸神芍苓甘草，木香鈎藤紅棗煎。

導赤散：方見小便不通。

蟬花散：蟬蛻下半截，不拘多少，上研細末，每服少許，薄荷煎湯調下。

● **胎　黃**

兒生遍體色如金，濕熱薰蒸胎受深，法當滲濕兼清熱，地黃犀角二方神。

註 胎黃者，遍體面目皆黃，其色如金，乃孕婦濕熱太盛，小兒在胎受母熱毒，故生則有是證也。法當滲濕清熱，

須分輕重治之，色微黃者生地黃湯，深黃者犀角散。

生地黃湯：生地黃　赤芍藥　川芎　當歸　天花粉　赤茯苓　澤瀉　豬苓　甘草生　茵陳蒿，引用燈心，水煎，食前服。

方歌　胎黃須用地黃湯，四物花粉赤苓良，澤瀉豬苓甘草等，茵陳加入水煎嘗。

犀角散：犀角鎊　茵陳蒿　瓜蔞根　升麻　甘草生　龍膽草　生地　寒水石煅，水煎，不拘時服。

方歌　胎黃又有犀角散，甘草犀角與茵陳，升麻膽草生地共，寒水石同瓜蔞根。

● **胎　赤**

胎赤胎中受毒熱，生後遍體若丹塗，清熱解毒湯極妙，蔣氏化毒功效殊。

註　胎赤者，因孕婦過食辛熱之物，以致毒熱凝結，蘊於胞中，遂令小兒生下頭面、肢體赤若丹塗，故名曰胎赤。當以清熱解毒湯主之。熱盛便秘者，蔣氏化毒丹主之。

清熱解毒湯：生地　黃連　金銀花　薄荷葉　連翹去心　赤芍　木通　甘草生，引用燈心，水煎服。

方歌　清熱解毒湯堪誇，生地黃連金銀花，薄荷連翹赤芍藥，木通甘草燈心加。

蔣氏化毒丹：犀角　黃連　桔梗　玄參　薄荷葉　甘草生　大黃生，各一兩　青黛五錢，上為細末，煉白蜜為丸，重六分。每服一丸，燈心湯化服。

● **赤遊風**（蕁麻疹、濕疹）

赤遊胎中毒熱成，皮膚赤腫遍身行，頭面四肢猶可治，若歸心腹命難生。內服犀角藍葉散，外用砭法敷神功，百日之內忌砭血，貼塗二法可安寧。

註　小兒赤遊風證，多由胎中毒熱而成。或生後過於溫暖，毒熱蒸發於外，以致皮膚赤熱而腫，色若丹塗，遊走不定，行於遍身，故名曰赤遊風。多發於頭面、四肢之間，若內歸心腹則死。治法當服犀角解毒飲。如不癒，繼以藍葉

散，外用砭法刺出毒血。毒甚者，敷以神功散；毒輕者，不用敷藥。在百日內者，小兒忌砭血，以其肌肉難任也。須用豬肉貼法，或以赤小豆末，雞子清調塗之，甚效。

犀角解毒飲： 牛蒡子炒　犀角　荊芥穗　防風　連翹去心　金銀花　赤芍藥　生甘草　川黃連　生地黃，引用燈心，水煎服。

方歌　犀角解毒藥最良，牛蒡犀角合荊防，連翹銀花赤芍藥，甘草川連生地黃。

藍葉散： 藍葉五錢　黃芩　犀角屑　川大黃銼，微炒　柴胡　梔子生，各二錢　川升麻一錢　石膏一錢　生甘草一錢，上為粗末，每服一錢。水一小盞，煎五分，去渣兌竹瀝一酒杯，煎三兩沸，放溫，量兒大小用之。氣怯弱者可去大黃。

砭血法：
口吮毒血各聚一處。有細瓷器擊碎，取鋒芒者，將箸頭劈開夾住，用線縛定。兩指輕撮箸梢，令瓷芒對聚血處，再加箸一根頻擊，刺出毒血。砭後毒甚者，以神功散敷之；毒輕者，砭後不可用，恐皮膚既破，草烏能作痛也。如患在頭者，不用砭法，只宜臥針倒挑患處，出毒血則癒。

神功散： 黃柏炒　草烏生，上各為末，等份，用漱口水調敷，頻以漱口水潤之。

豬肉貼法： 用生豬肉切片，貼於赤腫處，頻頻更換。

塗法： 生赤小豆不拘多少，研為細末，用雞子清調塗患處，乾則再塗。

● 初生無皮

兒生無皮有二端：父母梅毒遺染傳，或因未足月生早，無皮赤爛痛難堪。梅毒換肌消毒散，胎怯當歸飲能痊；外敷清涼鵝黃粉，毒解形完膚自堅。

註　嬰兒生下無皮，其證有二：或因父母素有楊梅結毒，傳染胞胎，故生下或上半身赤爛，或下半身赤爛，甚至色帶紫黑；又有因月分未足，生育太早，遍體浸漬紅嫩而光。二證俱屬惡候。遺毒者，內服換肌消毒散，外用清涼膏

或鵝黃散敷之；胎元不足者，內服當歸飲，外用稻米粉撲之。毒解形完者，謂解去毒氣，其皮自漸漸生完而堅實矣。

換肌消毒散：當歸　生地黃　赤芍藥　川芎　皂用刺　土茯苓　金銀花　連翹去心　甘草生　白芷　苦參　白鮮皮　防風，引用燈心，水煎服。

方歌　無皮換肌消毒治，四物皂刺土茯苓，銀花連翹草白芷，苦參白鮮共防風。

當歸飲：何首烏製　白鮮皮　白蒺藜　甘草　當歸　生地黃　白芍藥　人參　黃耆　川芎，水煎服。

方歌　當歸飲治兒無皮，面白肢冷服最宜，首烏鮮皮白蒺藜，甘草四物共參耆。

清涼膏：石灰未經水濕成塊者，四兩，用水泡之，沒指半許，露一宿，面上有浮起如雲片者，輕輕取之。微帶清水，視其多寡，對小磨香油亦如之，以順攪成膏成度，用雞翎茶之自癒。

鵝黃散：黃柏生　石膏煅，各等份，共研為細末，撲之。濕則乾撲，乾則用豬苦膽調搽。

撲粉法：旱稻白米作粉，時時撲之，其皮漸生，神效。

● 變　蒸

萬物春生夏熱長，兒生同此變形神。三十二日為一變，六十四日曰一蒸。變長百骸生臟腑，蒸增智慧發聰明。十八五百七十六，變蒸既畢形神成。變蒸之狀身微熱，耳尻骨冷無病情。

註　天地生化萬物，此以春溫、夏熱。兒之初生，變生形神亦同此理。自生之日至三十二日，曰一變；至六十四日，曰一蒸。變則長其百骸，生其臟腑；蒸則增其智慧，發其聰明也。曰十八五百七十六者，謂十變五蒸之外，又有三大蒸，合計五百七十六日也。為蒸既畢，形神俱足，此後則不復變蒸矣。然每變蒸之時，其狀惟身微熱、耳冷、尻骨冷，而無他病情狀。蓋以陰陽和變，生化形神，故無他病情狀也。身微熱者，以陰陽氤氳變蒸之氣而然也；耳尻冷者，耳尻屬陰，以陽不傷陰，而與陰和之象，故不熱也。

按 變蒸既曰生五臟六腑次序，又曰包絡、三焦二經俱無形狀，故不變不蒸。夫包絡乃周身脂膜聯絡百骸臟腑者，三焦乃軀殼內氣充滿百骸臟腑者，變蒸時豈獨不及之耶？其說不經，細閱《靈》《素》自知，附辨以俟識者。

初生兒病症篇方藥的臨床新用

1. 安臥湯治療小兒夜啼30例

【藥用】鈎藤（後下）9g，九節菖蒲6g，蟬蛻3g，炙白僵蠶6g，木通、燈心草各3g。若脾陽虧虛，哭聲低微，腹部喜溫喜按，四肢欠溫，食少便溏加肉桂3g，乾薑1.5g，炒黨參9g；心經積熱，出現哭聲較響，見燈光則啼哭更劇，哭時面赤唇紅，煩躁不安，便結，小便短赤加生地9g，生甘草梢、生大黃（後下）各3g；驚恐傷神，夜寐突然啼哭，哭聲尖銳，如見異物狀，緊偎母懷，面色青灰加硃砂0.3g，靈磁石（先煎）20g。水煎服，早、中、晚各1次。每日1劑，7天為1療程。

【治療結果】治癒（啼哭休止，夜寐正常）26例，好轉（入夜啼哭次數減少，程度減輕，稍哄即止）3例，未癒（夜啼如前，未能休止）1例，總有效率96.67%。（金峰.遼寧中醫雜誌，2001，28(10)：597）

2. 紅花水煎治療嬰兒夜啼

患兒最大1歲，最小3個月；病程長者1年，短者1個月；曾治療無效者23例，未治療9例；夜啼通宵達旦者5例，定時哭啼者3例。

【治療方法】紅花2~3g，水煎加冰糖少許，代水服。效果：治癒28例，好轉2例，未癒2例，總有效率93.75%。（曲衛毅.山東中醫雜誌，1999，18(9)：429）

3. 茵陳四苓湯加味治療「胎黃」

【臨床資料】30例中，男19例，女11例；年齡：7~10天18例，30~60天12例。

【治療方藥】茵陳、白朮、茯苓、澤瀉、豬苓、丹參、薑

黃、莪朮、甘草；嘔吐加藿香，食慾不振加雞內金。上方日服1劑，濃煎200ml，加白糖少許，分3~4次服完。

【治療結果】全部患兒黃疸均消退，治癒出院。黃疸消退時間，從服藥第2天算起，最短2天，最長8天，平均4.3天。（梁瓊芬.雲南中醫學院學報，1994，17(1)：43）

4. 鈎藤飲治療小兒夜啼症30例

30例患兒均是白天正常，夜間啼哭或定時啼哭，夜夜如是。辨證以心熱、驚恐、食積氣滯三型最為常見，而且三型之間交互兼挾。鈎藤飲方：鈎藤6g，蟬蛻6g，木香3g，枳殼3g，檳榔3g，炙雞內金3g，珍珠母30g，夜交藤10g。加減法：心熱型，加川黃連0.5~1g，淡竹葉3g；驚恐型加僵蠶3g，煅龍骨、煅牡蠣各15g；食積氣滯型，加穀芽、麥芽各1g。一般每日1劑，分2~3次服用。總有效率96.7%。（蔡寅壽.江蘇中醫，1995，9：20）

5. 推拿治療小兒夜啼230例

230例患兒均有夜間睡後突然啼哭不止3天以上，白天正常。伴有汗出，納差，大便溏薄或煩躁不安，哭時面赤唇紅，見燈光哭聲更劇或心神不安，睡中驚惕。推拿主要穴位為：清補脾經150次，揉外勞宮150次，運內八卦100次（乾震順運，即自乾經坎，艮動至震），搗小天心100次，揉一窩蜂100次，按揉耳後高骨穴150次（雙側），揉百會100次，摩腹、揉中脘各100次。若兼有納差、便溏者，加推上三關100次；若兼煩躁不安、哭時面赤唇紅者，加清心經、清肝經各150次，揉掐五指節150次。每日推1次。總有效率96.7%。（李靜芝.河南中醫，2003，1：56）

6. 辨證治療小兒吐弄舌18例

【中醫辨證】①心脾積熱型10例，多見於病程較短的患者，除見吐弄舌外，可見發熱，驚悸，哭鬧不安，小便短赤，大便乾，舌質深紅或伴潰瘍，舌苔黃厚，脈洪大。②肝風內動型5例，除主症外，兼見虛煩疲憊而色潮紅，或嗜睡露睛，偶見發熱，時作抽，舌質淡，苔白，脈沉弱。③氣陰兩

虛型3例，多見於病程較長，或大病後期，氣陰兩傷。除主症外，可見倦怠，乏力，嗜睡，口渴欲飲，手足心熱，舌淡少苔或光剝，脈細數。

【治療方法】①心脾積熱型。治以清熱瀉火，定驚安神，方用瀉黃散加減：黃芩5g，黃連3g，梔子5g，石膏10g，防風5g，僵蠶3g，鉤藤5g，薄荷5g，燈心草1g，琥珀（沖）1g，竹葉6g，通草2g，生甘草3g。②肝風內動型。治以滋陰息風，鎮驚安神，方用鎮肝息風湯加減：白芍6g，玄參4g，僵蠶3g，生龍骨、生牡蠣各9g，石決明5g，鉤藤5g，薄荷5g，菊花5g，炙遠志3g，甘草3g。③氣陰兩虛型治以益氣養陰安神除煩，方用地黃飲子加減：生地5g，麥冬5g，石斛5g，五味子3g，天花粉5g，益智仁6g，山茱萸6g，鉤藤5g，薄荷5g，炙遠志3g，柏子仁5g，甘草3g。

【治療結果】18例中痊癒15例，佔83.3%；好轉2例，佔11.1%；無效1例。（李雪峰.天津中醫，2000，17(6)：48）

驚風門

驚風總括

心主驚兮肝主風，心熱肝風作急驚，素虛藥峻因成慢，吐瀉後起慢脾風。急驚陽證有實象，慢脾陰證有虛形，慢驚半陰半陽證，虛實寒熱要詳明。

註　心藏神，心病故主驚也；肝屬木，肝病故主風也。凡小兒心熱肝盛，一觸驚受風，則風火相摶，必作急驚之證也。若素稟不足，或因急驚用藥過峻，暴傷元氣，每致變成慢驚之證。更有因吐瀉既久，中氣大虛，脾土衰弱，肝木乘虛而內生驚風者，名曰慢脾風也。三者致病之因既不同，故所現之證亦各異。急驚屬陽，必有陽熱有餘等實象也；慢脾屬陰，必有陰冷不足等虛象也。至於慢驚初得之時，陰陽尚未過損，或因急驚傳變而成，其中常有夾痰、夾熱等證，故屬半陰陽，不比慢脾純陰之病也。治者須詳分虛、實、寒、

熱以治之，庶不致誤矣！

● **驚風八候**

驚風八候搐搦掣，顫反引竄視之名。肘臂伸縮名為搐，十指開合搦狀成，勢若相撲謂之掣，顫則頭肢動搖鈴，反張身仰頭向後，引狀兩手若開弓，竄則目直常似怒，視則睹物不轉睛。內外左右分順逆，須識急慢證皆同。

註 八候，謂搐、搦、掣、顫、反、引、竄、視是也。搐謂肘臂伸縮，搦謂十指開合，掣謂肩頭相撲，顫謂手足動搖，反者身仰向後，引者手若開弓，竄則目直而似怒，視則睛露而不活。其搐以男左女右手，男大指在外，女大指在內為順，反是為逆。此候急驚、慢驚同皆見之，虛實無所異焉，治者宜切記之。

● **通關急救法**

驚風搐搦神昏憒，痰壅氣塞在心胸，急用通關吹入鼻，無嚏則死有嚏生。

註 驚風搐搦，必神氣昏憒，皆由痰壅氣塞，壅結胸中而致。急用通關散吹入鼻內，無嚏者不治；有嚏者，審其表裡、虛實證治之。

通關散：半夏生　皂角　細辛　薄荷各等份，共為細末，用筆管吹入鼻內少許。

● **急驚風**

急驚觸異心驚熱，或由風鬱火生風，暴發痰盛或熱極，壯熱煩急面唇紅，痰壅氣促牙關噤，二便秘澀脈數洪。驚用鎮驚風至寶，牛黃痰涼膈清，平治羌活瀉青等，化痰導赤共涼驚。

註 急驚風一證，有因目觸異物，耳聞異聲，神散氣亂而生者；有因心肝火盛，外為風寒鬱閉，不得宣通而生者；有因痰盛熱極而內動風者。然證多暴發壯熱，煩急，面紅，唇赤，痰壅氣促，牙關噤急，二便秘澀。噤急者，齒緊急不能開也。二便秘澀者，大便秘結而小便澀難也。

脈洪數者，主陽熱也。解異致驚者，清熱鎮驚湯、安神鎮驚丸主之；火鬱生風者，至寶丹主之；痰盛生驚者，牛黃

丸攻下之；熱極生風者，涼膈散清解之；病不甚者，則用平治之法。風熱者，羌活散主之；肝熱者，瀉青丸主之；痰兼熱者，清熱化痰湯主之；心經熱者，導赤散、涼驚丸主之。惟在臨證者審而用之。

清熱鎮驚湯：柴胡　薄荷　麥冬去心　梔子　川黃連　龍膽草　茯神　鉤藤　甘草生　木通，引加燈心、竹葉，調硃砂末服。

方歌　清熱鎮驚治外驚，柴胡薄荷麥門冬，梔子黃連龍膽草，茯神鉤藤草木通。

安神鎮驚丸：天竺黃　茯神各五錢　膽星　棗仁炒　麥冬去心　赤芍　當歸各三錢　薄荷葉　黃連　辰砂　牛黃　梔子　木通　龍骨煅，各三錢　青黛一錢，上為細末，煉蜜丸如綠豆大，赤金箔為衣。量兒大小與之，淡薑湯化下。

至寶丹：麻黃　防風　荊芥　薄荷　當歸　赤芍　大黃　芒硝　川芎　黃芩　桔梗　連翹去心　白朮土炒　梔子　石膏煅　甘草生　滑石　全蠍去毒　細辛　天麻　白附子　羌活　僵蠶炒　川連　獨活　黃柏各等份，上共為細末，煉蜜為丸，每丸重五分。量兒大小與之，薑湯化下。

牛黃丸：黑牽牛　白牽牛各七錢半　膽南星　枳實麩炒　半夏薑製，各五錢　牙皂去皮、弦，二錢　大黃一兩半，上研極細末，煉白蜜為丸，重五分。量兒大小與之，薑湯化下。

涼膈散：黃芩　大黃　連翹去心　芒硝　甘草生　梔子　薄荷，引用竹葉，生蜜，水煎服。無汗者加防風、羌活。

方歌　涼膈散治膈熱盛，梔翹芩薄芒硝黃，便秘硝黃加倍用，無汗更加羌活防。

羌活散：羌活　防風　川芎　薄荷　天麻　僵蠶炒　甘草生　川黃連　柴胡　前胡　枳殼麩炒　桔梗，引用生薑，水煎服。

方歌　羌活散風兼清熱，羌防川芎薄荷葉，天麻僵蠶草黃連，柴胡前胡枳殼桔。

瀉青丸：龍膽草焙　梔子　大黃煨　羌活　防風各一錢　川芎錢半，上研末，煉蜜為丸，如梧桐子大。竹葉薄荷湯調下。

清熱化痰湯：橘紅　麥冬去心　半夏薑製　赤苓　黃芩　竹茹　甘草生　川連　枳殼麩炒　桔梗　膽南星，引用生薑、燈心，水煎服。

方歌　清熱化痰有橘紅，麥冬半夏赤茯苓，黃芩竹茹生甘草，川連枳桔膽南星。

瀉心導赤湯：方見木舌。

涼驚丸：龍膽草　防風　青黛各三錢　鈎藤二錢　黃連五錢　牛黃一錢，上研細末，麵糊為丸，如粟米大。量兒大小與之，金器煎湯化下。

● 急驚後調理法

急驚之後尚未清，痰熱琥珀抱龍靈，神虛氣弱痰兼熱，清心滌痰大有功。

註　急驚多用寒涼之藥，亦急則治標之法。但是痰火稍退，即當調補氣血。若過用寒涼，必致轉成慢驚等證。故驚邪一退，餘熱尚在者，當用琥珀抱龍丸主之；若脾虛多痰者，宜清心滌痰湯主之。

琥珀抱龍丸：人參　琥珀　茯神各五錢　山藥炒，一兩　甘草炙，四錢　檀香三錢　天竺黃　枳殼麩炒　枳實麩炒，各五錢　辰砂三錢　膽南星五錢　赤金箔二十片，上為細末，煉蜜為丸，每丸重一錢。大兒一丸，小兒半丸，淡薑湯化下。

清心滌痰湯：竹茹　橘紅　半夏薑製　茯苓　枳實麩炒　甘草生　麥冬去心　棗仁炒　人參　石菖蒲　天南星　川黃連，引用生薑，水煎服。

方歌　清心滌痰湯效靈，補正除邪兩收功，參苓橘半連茹草，枳實菖棗星麥冬。

● 慢驚風

慢驚多緣稟賦弱，或因藥峻損而成。緩緩搐搦時作止，面白青黃身則溫，昏睡眼合睛或露，脈遲神慘大便青。氣虛夾痰醒脾效，脾虛肝旺緩肝靈。

註　慢驚一證，或緣稟賦虛弱，土虛木盛者有之；或由急驚過用峻利之藥，以致轉成此證者有之。發時緩緩搐搦，

時作時止，面色淡黃，或青白相兼，身必溫和，昏睡眼合，或睡臥露睛，脈來遲緩，神氣慘慘，大便青色。此乃脾胃虛弱，治宜培補元氣為主。虛而夾痰者，醒脾湯主之；脾虛肝旺者，緩肝理脾湯主之。

醒脾湯：人參　白朮土炒　茯苓　天麻　半夏薑製　橘紅　全蠍去毒　僵蠶炒　甘草炙　木香　陳倉米　膽南星，引用生薑，水煎服。

方歌　氣虛夾痰醒脾治，參朮天麻白茯苓，橘半全蠍僵蠶草，木香倉米膽南星。

緩肝理脾湯：廣桂枝　人參　白茯苓　白芍藥炒　白朮土炒　陳皮　山藥炒　扁豆炒，研　甘草炙，引用煨薑、大棗，水煎服。

方歌　肝旺脾虛緩肝湯，桂枝參苓芍朮良，陳皮山藥扁豆草，煎服之時人棗薑。

● 夾熱夾痰慢驚

慢驚夾熱或夾痰，身熱心煩口溢涎，宜以清心滌痰治，白丸柴芍六君煎。

註　慢驚之證，本無熱可言，但脾虛虛熱內生，故痰涎上泛，咽喉氣粗，身熱心煩。所謂虛夾痰熱是也。痰熱相兼者，清心滌痰湯主之；脾虛肝旺痰盛者，青州白丸子、柴芍六君子湯主之。

清心滌痰湯：方見急驚後調理法。

青州白丸子：生川烏去皮、臍，五錢　生半夏七兩　天南星生，三兩　白附子生，二兩，上為末，盛生絹袋內，用井花水擺出粉，未盡再擺，以粉盡為度。置瓷盆內，日曬夜露，每早撇去舊水，別用新水攪。春五日，夏三日，秋七日，冬十日，去水曬乾，研為細末，用糯米粉煎粥清丸綠豆大。每服三五丸，薄荷湯送下。

柴芍六君子湯：人參　白朮土炒　茯苓　陳皮　半夏薑製　甘草炙　柴胡　白芍炒　鈎藤，引用薑、棗，水煎服。

方歌　脾虛木旺風痰盛，四君人參朮草苓，痰盛陳半因

加入，肝風更用柴芍藤。

● **慢脾風**

　　肝盛脾衰金氣弱，金失承制木生風。每因吐瀉傷脾胃，閉目搖頭面唇青，額汗昏睡身肢冷，舌短聲啞嘔澄清。溫中補脾為主劑，固真理中隨證從。

　　註　慢脾風一證，多緣吐瀉既久，脾氣大傷，以致土虛不能生金，金弱不能制木，肝木強盛，惟脾是剋，故曰脾風。閉目搖頭，面唇青黯，額汗昏睡，四肢厥冷，舌短聲啞，頻嘔清水，此乃純陰無陽之證。逐風則無風可逐，治驚則無驚可治，惟宜大補脾土，生胃回陽為主。吐瀉亡陽者，溫中補脾湯主之；大病後成者，固真湯主之；四肢厥冷者，理中湯加附子主之。

　　溫中補脾湯：人參　黃耆蜜炙　白朮土炒　乾薑　陳皮　半夏薑製　附子製　茯苓　砂仁　肉桂去粗皮,研　白芍炒焦　甘草炙　丁香，引用煨薑，水煎服。

　　方歌　慢脾溫中補脾湯，參耆白朮共乾薑，陳半附苓縮砂桂，白芍甘草共丁香。

　　固真湯：人參　白朮土炒　肉桂去粗皮　白茯苓　山藥炒　黃耆蜜炙　甘草濕紙裹煨透　附子去皮、臍,湯泡浸，引用薑、棗，水煎服。

　　方歌　固真湯治慢脾風，人參白朮桂茯苓，山藥黃耆煨甘草，附子浸泡最宜精。

　　理中湯：方見不乳。

小兒驚風病症篇方藥的臨床新用

1. 固真湯加阿膠白芍治小兒慢脾風證體會

　　趙某，男，兩個半月。1997年10月20日就診。其母代訴：患兒近10多天以來經常嘔吐，每日3~4次，常見於食後吐，吐出物多為不消化之奶瓣，無酸腐味，有時伴腹瀉。經服助消化藥、維生素B_6等效不佳。今突然發現患兒手足震顫，面肌顫動，口不能吮乳故前來診治。

【體查】體溫36.6°C，形神疲憊，兩目無神，面色白，囟門微陷，手足顫動，乏力。心肺聽診無異常，舌質淡，苔薄白，指紋淡青。經詳細詢問，得知患兒出生於7月份。

生後4天患鵝口瘡，經治而癒（用藥不詳）。患兒係第一胎未足月分娩，由於生後母乳缺乏，嬰兒以服奶粉（人工餵養）為主。生後10餘天就開始嘔吐，時輕時重，大便每日3~4次，曾服助消化藥、維生素類藥效不佳。近10餘天來嘔吐、腹瀉加重，睡眠時易驚、易啼、易汗出，今又發現手足顫動。辨證為脾虛無力消磨水穀，以致氣血生化不足故見爾，口鼻氣冷，陰血不足，筋脈失養而手足顫動，證屬慢脾風證。

【藥用】肉桂2g，炮附子2g，黨參6g，黃耆6g，炒白朮6g，炙甘草3g，懷山藥6g，白芍6g，阿膠6g烊化。煎湯頻服，當日服完1劑後嘔吐減輕，手足顫動間隔時間延長；連服3劑後嘔吐停止，手足顫動消失，精神轉佳；共進6劑後，精神轉佳，嬉戲如常，嘔吐停止，大便1日1次，面色轉紅潤，手足顫動停止。（劉有娥.光明中醫，2000，15（88）：26）

2. 小兒急驚風治療舉隅

【病例1】陳某，女，3歲。1993年3月2日晚急診。診見：神昏，煩躁，四肢抽搐，兩目上視，舌質紅、苔黃乾，脈弦數，指紋青紫透達三關。針刺人中及十宣放血外，急服水牛角鉤藤湯與止痙散加減：水牛角10g（先煎30分鐘），鉤藤10g，菊花10g，桑葉10g，生地15g，白芍10g，甘草5g，地龍10g，全蠍2g，蜈蚣2g。3月2日複診，患者熱退神清，諸症大減，原方再服，1週而痊癒。

【病例2】李某，男，7歲。1993年7月7日來急診。病已10多天，在某醫院診斷為小兒肺炎，用中西藥等，汗出甚多，熱雖退，但病仍嚴重。症見：面色蒼白，四肢清冷，喘咳氣促，鼻煽，舌苔中黃，脈細弱而數，治擬扶正去邪，以獨參湯扶正氣，以挽救虛脫；合瀉白散加味以去邪，清瀉肺中伏熱而定喘咳。

處方：紅參5g（另燉服），桑白皮15g，地骨皮20g，甘草3g，酸棗仁10g，蛇膽川貝末1支（沖服）。7月18日複診，服上藥後，症狀改善，四肢微溫，冷汗止，氣喘鼻煽之象消失，但仍有咳嗽，痰微黃，口乾，喜飲水，舌苔黃漸退，脈細有力略數，此正氣漸復，邪熱漸退，原方加滋養陰液之沙參、麥冬、玉竹各10g，再服2劑而痊癒。（陳鎮洲.江西中醫藥，1995增刊：134）

3. 針刺推拿治療小兒驚風50例

【急驚風】以開竅清熱定驚息風為主。主穴：十宣、印堂、人中、曲池、太衝均用瀉法。配穴：昏厥不醒加勞宮、湧泉；抽搐不止加行間、陽陵泉、崑崙、後谿；高燒不退加大椎（點刺合谷出血。推脊柱：用食、中指自大椎推至長強100次）。

【慢驚風】以滋陰益腎柔肝息風為主。主穴：中脘、關元、足三里、章門、印堂均用平補平瀉法。推拿用捏脊療法，每次3~5遍。

【慢脾風】以回陽救逆，培元固木為主。肝俞、脾俞、百會、神闕（灸）、足三里均用補法。推拿法同上，慢驚風與慢脾風配穴同上。有效率95.2%。（鄭兆儉.現代中西醫結合雜誌，2000，8：1504）

4. 單味羚羊角粉治療小兒發熱抽風遠期療效觀察

筆者根據中醫理論，結合臨床實踐，從「治未病」著手，即在抽風之症控制後，服用羚羊角粉10天，以平心肝肺之餘熱，從本論治，以防復犯。透過對21例患兒長期療效觀察，取得滿意效果。

高某，男性，7歲。患兒自3歲起，每逢發熱超過38.5℃即抽風，均採用物理降溫、鎮靜劑、輸液治療，熱退後，一切如常。年內頻頻發作，西醫屢作腦電圖，報告各波型正常，檢血鈣亦正常。曾多方治療，未見效果。此次發熱兩天，抽風又作，見頭痛咳嗽，痰黃不暢。診為風熱外感，肺熱未清，進以桑菊飲加味3劑，每日1劑，水煎服，另服羚羊

角粉0.2g。3日後複診，外感已除，肺熱已清。投以羚羊角粉2g，分10次水沖服，每日1次。後未再復發。（嚴可斌.上海中醫藥雜誌，1994，6：25）

癇證門

癇證總括

小兒癇證類痙驚，發時昏倒搐涎聲，食頃即蘇如無病，陰陽驚熱痰食風。

[註] 癇證類乎驚風、痙風者，謂發時昏倒抽搐，痰涎壅盛，氣促作聲，與驚、痙二證相似也。但四體柔軟，一食之頃即醒，依然如無病之人，非若痙風一身強硬，終日不醒也。陰者，陰癇也，見臟陰證。陽者，陽癇也，見腑陽證。驚癇因驚熱，痰癇因痰，食癇因食，風癇因風。其證不一，治亦不同，臨證宜詳辨之。

● 陰癇

陰癇屬臟肢厥冷，傴臥拘急面白青，吐沫聲微脈沉細，醒脾固真定癇靈。

[註] 陰癇屬陰，臟寒之病也。多因慢驚之後，痰入心包而得。發時手足厥冷，傴臥拘急，面色青白，口吐涎沫，聲音微小，脈來沉細。輕者醒脾湯，甚者固真湯。病退調理，用定癇丹主之。

醒脾湯：方見慢驚風。

固真湯：方見慢脾風。

定癇丹：人參三錢　當歸三錢　白芍炒，三錢　茯神　棗仁炒，各五錢　遠志去心，三錢　琥珀三錢　天竺黃四錢　白朮土炒，五錢　橘紅　半夏薑製　天麻各三錢　鉤藤四錢　甘草炙，二錢，上共為細末，煉蜜丸如榛子大。每服一丸，淡薑湯化服。

● 陽癇

陽癇屬腑身熱汗，仰臥面赤脈數洪，噤急啼叫吐涎沫，龍膽瀉青與抱龍。

註 陽癇屬陽，腑熱之病也。多因急驚去風下痰不淨，久而致成此證。發時身熱自汗，仰臥面赤，脈象洪數，牙關噤急，或啼叫不已，口吐涎沫。如風兼熱者，用龍膽湯；肝經熱者，用瀉青丸；痰涎壅盛者，用四製抱龍丸主之。

龍膽湯：方見噤口。

瀉青丸：方見急驚風。

四製抱龍丸：天竺黃五錢　辰砂二錢　膽南星一兩　雄黃二錢　麝香一分半，上為極細末。另用麻黃、款冬花、甘草各五錢，煎湯去滓，慢火熬成膏，合藥末為丸，如芡實大。每服一丸，薄荷湯化下。

● 驚　癇

驚癇觸異驚神氣，吐舌急叫面白紅，發作如人將捕狀，安神大青鎮驚靈。

註 小兒心、肝熱盛，偶被驚邪所觸，因而神氣潰亂，遂成癇證。發時吐舌急叫，面色乍紅乍白，悚惕不安，如人將捕之狀。先服大青膏，次服鎮驚丸，則癇自定矣。

大青膏：天麻三錢　白附子二錢　青黛研，一錢　蠍尾去毒，一錢　硃砂研，一錢　天竺黃二錢　麝香三分　烏梢蛇肉酒沒，焙乾，一錢，上同研細，煉蜜和膏。每服大兒五分，小兒三分，薄荷湯化服。

鎮驚丸：茯神　麥冬去心，各五錢　辰砂　遠志去心　石菖蒲　棗仁砂，各三錢　牛黃一錢半　川黃連生，三錢　珍珠二錢　膽南星五錢　鉤藤五錢　天竺黃五錢　犀角三錢　甘草生，二錢，上共研細末，煉蜜為丸，每丸重五分。量兒大小與之，用淡薑湯下。

● 痰　癇

痰癇平素自多痰，發時痰壅在喉間，氣促昏倒吐痰沫，一捻金與滾痰丸。

註 痰癇者，因小兒平素痰盛，或偶因驚熱，遂致成癇。發時痰涎壅塞喉音，氣促昏倒，口吐痰沫。宜先服一捻金，以急下其痰；次服朱衣滾痰丸，則氣順、痰清而癇自止矣。

一捻金：方見不乳。

朱衣滾痰丸：礞石煅，一兩　沉香五錢　黃芩七錢　大黃一兩，上為細末，水泛為丸，硃砂為衣。多寡量兒大小，白滾水化服。

● 食　癇

食癇食過積中脘，一時痰熱使之然，面黃腹滿吐利臭，妙聖滾痰和胃安。

[註]　食癇者，其病在脾。因小兒乳食過度，停結中脘，乘一時痰熱壅盛，遂致成癇。其初面黃腹滿，吐利酸臭，後變時時發搐。宜用妙聖丹主之，痰盛者朱衣滾痰丸主之，後用清熱和胃丸調理，則積滯清而驚癇定矣。

妙聖丹：雄黃　蠍梢　硃砂　代赭石煅，醋淬，各二錢　巴豆去油，三個　杏仁炒，去皮、尖，二錢，上共為細末，蒸棗肉丸如桐子大。每服三五丸，木香煎湯化服。

朱衣滾痰丸：方見痰癇。

清熱和胃丸：黃連生，五錢　梔子生，五錢　竹茹四錢　麥冬去心，五錢　連翹去心，四錢　山楂一兩　神麴炒，一兩　麥芽炒，一兩　陳皮四錢　枳實麩炒，五錢　大黃五錢　甘草生，三錢，上共為細末，煉蜜為丸，每丸重一錢。量兒與之，用滾白水化下。

● 風　癇

風癇汗出風襲經，二目青黯面淡紅，十指屈伸如數物，化風羌活牛黃寧。

[註]　風癇因汗出脫衣，腠理開張，風邪乘隙而入。發時目青面紅，手如數物，治法先宜疏風解表，輕則化風丹主之，重則羌活桂枝湯主之。風兼痰者，牛黃丸主之。

化風丹：膽南星二錢　羌活　獨活　天麻　防風　甘草生　荊芥穗　人參　川芎各一錢，上共為細末，煉蜜丸皂子大。每服一丸，薄荷湯化開服。

羌活桂枝湯：羌活　防風　麻黃　桂枝　天麻　大黃　甘草生，引用生薑，水煎服。

[方歌]　羌活桂枝治風癇，疏風瀉熱妙難言，羌防麻桂天

麻草，大黃煎服自然安。

牛黃丸：膽南星　全蠍去毒　蟬蛻各二錢半　防風　牛黃　白附子生　僵蠶炒　天麻各一錢五分　麝香五分，上為細末，煮棗去核、皮，取肉和丸，如綠豆大。每服三五丸，生薑湯化服。

卷五十二

疳證門

疳證總括

大人為勞小兒疳，乳食傷脾是病原，甘肥失節生積熱，氣血津液被熬煎。初患尿泔午潮熱，日久青筋肚大堅，面色青黃肌肉瘦，皮毛憔悴眼睛眙（一ㄕˊ，更視貌）。

註　大人者，十五歲以上也，病則為勞；若十五歲以下者，皆名為疳。緣所稟氣血虛弱，臟腑嬌嫩，易於受傷。或因乳食過飽，或因肥甘無節，停滯中脘，傳化遲滯，腸胃漸傷，則生積熱。熱盛成疳，則消耗氣血，煎灼津液。凡疳病初起，尿如米泔，午後潮熱。日久失治，致令青筋暴露，肚大堅硬，面色青黃，肌肉消瘦，皮毛憔悴，眼睛發眙，而疳證成矣。然當分其所屬而治之，庶不致有誤也。

● 脾　疳

脾疳面黃肌消瘦，身熱困倦喜睡眠，心下痞硬滿腫脹，臥冷食泥腹痛堅，頭大頸細食懶進，吐瀉煩渴便腥黏。攻積消疳肥兒治，補脾參苓白朮先。

註　脾屬土，色黃主肌肉。故脾疳則見面黃，肌肉消瘦，身體發熱，困倦喜睡，心下痞硬，乳食懶進，睡臥喜冷，好食泥土，肝腹堅硬疼痛，頭大頸細，有時吐瀉，口乾煩渴，大便腥黏之證也。宜先攻其積，用消疳理脾湯、肥兒丸主之。積退然後調理其脾，以參苓白朮散主之。

消疳理脾湯：蕪荑　三棱　莪朮　青皮炒　陳皮　蘆薈　檳榔　使君子肉　甘草生　川黃連　胡黃連　麥芽炒　神麴炒，引用燈心，水煎服。

　　方歌　消疳理脾用蕪荑，三棱莪朮青陳皮，蘆薈檳榔使君草，川連胡連麥芽麴。

肥兒丸：人參二錢　白朮土炒，五錢　茯苓三錢　黃連二錢　胡黃連五錢　使君子肉，四錢　神麴炒　麥芽炒　山楂肉各三錢　半甘草炙，錢半　蘆薈煨，二錢半，上為末，黃米糊丸，如黍米大。每服二三十丸，米湯化下。

參苓白朮散：人參二錢　茯苓　白朮土炒　扁豆炒　薏苡仁炒　山藥炒，各五錢　陳皮三錢　縮砂　桔梗各二錢　甘草炙，一錢　建蓮子去心，五錢，上共為細末，每服一錢，老米湯調服。

●　疳　瀉

疳疾傷脾因作瀉，先清後補為妙訣，初宜清熱和中湯，久瀉參苓白朮捷。

　　註　疳瀉之證，多緣積熱傷脾，以致水穀不分，頻頻作瀉，法當清熱滲濕，以清熱和中湯主之。若瀉久不癒，當漸為調理，參苓白朮散主之。

清熱和中湯：白朮土炒　陳皮　厚朴薑炒　赤苓　黃連　神麴炒　穀芽炒　使君子　生甘草　澤瀉，引用燈心，水煎服。

　　方歌　疳久泄瀉名疳瀉，清熱和中功甚捷，白朮陳厚赤苓連，神穀使君草澤瀉。

參苓白朮散：方見脾疳。

●　疳腫脹

疳疾腫脹面浮光，傳化失宜脾肺傷，氣逆喘咳胸膈滿，御苑勻氣服最良。

　　註　疳疾腫脹之證，多因傳化失宜，以致脾肺兩傷。現證氣逆喘咳，胸膈痞悶，肚腹腫脹，面色浮光。宜用御苑勻氣散治之，其腫脹自消矣。

御苑勻氣散：桑皮蜜炒　桔梗　赤苓　甘草生　藿香　陳皮　木通，引用薑皮、燈心，水煎服。

方歌 疳久脾虛腫脹生，御苑勻氣有奇功。桑皮桔梗赤苓草，藿香陳皮合木通。

● 疳 痢

疳疾日久頻下痢，多緣腸胃熱凝滯，或赤或白腹窘急，香連導滯為妙劑。

註 疳痢之由，皆因熱結腸胃所致。故痢時或赤或白，腹中窘痛，急用香連導滯湯治之，其痢自癒。

香連導滯湯： 青皮炒　陳皮　厚朴薑炒　川黃連薑炒　生甘草　山楂　神麴炒　木香煨　檳榔　大黃，引用燈心，水煎服。

方歌 疳久下痢名疳痢，香連導滯功最良，青陳厚朴川連草，楂麴木香檳大黃。

● 肝 疳

肝疳面目爪甲青，眼生眵淚澀難睜，搖頭揉目合面臥，耳流膿水濕瘡生，腹大青筋身羸瘦，燥渴煩急糞帶青，清熱柴胡同蘆薈，調養逍遙抑肝靈

註 肝屬木，色青主筋。故肝疳則見面目爪甲皆青，眼生眵淚，隱澀難睜，搖頭揉目，合面睡臥，耳瘡流膿，腹大青筋，身體羸瘦，燥渴煩急，糞青如苔之證也。治宜先清其熱，用柴胡清肝散，蘆薈肥兒丸主之。若病勢稍退，當以逍遙散、抑肝扶脾湯調理。

柴胡清肝散： 銀柴胡　梔子微炒　連翹去心　胡黃連　生地黃　赤芍　龍膽草　青皮炒　甘草生，引用燈心、竹葉，水煎服。

方歌 柴胡清肝治肝疳，銀柴梔子翹胡連，生地赤芍龍膽草，青皮甘草一同煎。

蘆薈肥兒丸： 五穀蟲炒，二兩　蘆薈生　胡黃連炒　川黃連薑炒，各一兩　銀柴胡炒，一兩二錢　扁豆炒　山藥炒，各二兩　南山楂二兩半　蛤蟆煆，四個　肉豆蔻煨，七錢　檳榔五錢　使君子炒，二兩半　神麴炒，二兩　麥芽炒，一兩六錢　鶴蝨炒，八錢　蕪荑炒，一兩　硃砂水飛，二錢　麝香二錢，共研細末，醋糊為丸，如黍米大。每服一錢，米飲下。

加味逍遙散： 茯苓　白朮炒　當歸　白芍炒　柴胡　薄荷　炙甘草　丹皮　梔子炒，引用薑、棗，水煎服。

方歌　加味逍遙散如神，茯苓白朮當歸身，白芍柴胡薄荷草，再加丹皮梔子仁。

抑肝扶脾湯： 人參　白朮土炒　黃連薑炒　柴胡酒炒　茯苓　青皮醋炒　陳皮　白芥子　龍膽草　山楂　神麴炒　炙甘草，引用薑、棗，水煎服。

方歌　調理抑肝扶脾湯，參朮黃連柴苓良，青陳白芥龍膽草，山楂神麴甘草嘗。

● 心疳

心疳面赤脈絡赤，壯熱有汗時煩驚，咬牙弄舌口燥渴，口舌生瘡小便紅。胸膈滿悶喜伏臥，懶食乾瘦吐利頻，瀉心導赤珍珠治，茯神調理可收功。

註　心屬火，色赤主血脈。故心疳則見面紅目脈絡赤，壯熱有汗，時時驚煩，咬牙弄舌，口舌乾燥，渴飲生瘡，小便紅赤，胸膈滿悶，睡喜伏臥，懶食乾瘦，或吐或利也。熱盛者，瀉心導赤湯主之；熱盛兼驚者，珍珠散主之；病久心虛者，茯神湯調理之。

瀉心導赤湯： 方見木舌。

珍珠散： 珍珠三錢　麥冬去心，五錢　天竺黃三錢　金箔二十五片　牛黃一錢　胡黃連三錢　生甘草二錢　羚羊角　大黃　當歸各一錢　硃砂二錢　雄黃一錢　茯神五錢　犀角三錢，上為細末，每服五分，茵陳湯調服。

茯神湯： 茯神　當歸　炙甘草　人參，引用龍眼肉，水煎服。煩熱者，加麥冬。

方歌　茯神湯內用茯神，當歸甘草共人參，若是煩熱麥冬入，清補兼施功最純。

● 疳渴

肥甘積熱傷津液，大渴引飲心煩熱，速用清熱甘露宜，熱減津生渴自歇。

註　疳渴者，多因肥甘積熱煎耗脾胃，以致津液虧損，

故不時大渴引飲，心神煩熱。速用清熱甘露飲，其渴自癒。

清熱甘露飲：生地黃　麥冬去心　石斛　知母生　枇杷葉蜜炙　石膏煅　甘草生　茵陳蒿　黃芩，引用燈心，水煎服。

方歌　耗液傷津成疳渴，清熱甘露飲如神，生地麥冬斛知母，枇杷石膏草茵芩。

● 肺 疳

面白氣逆時咳嗽，毛髮焦枯皮粟乾，發熱憎寒流清涕，鼻頰生瘡號肺疳。疏散生地清肺效，清熱甘露飲為先，肺虛補肺散最妙，隨證加減莫遲延。

註　肺屬金，色白主皮毛。故肺疳則見面白，氣逆咳嗽，毛髮枯焦，皮上生粟，肌膚乾燥，憎寒發熱，常流清涕，鼻頰生瘡也。先用生地清肺飲以疏解之，繼用甘露飲清之。日久肺虛者，當以補肺散主之。

生地清肺飲：桑皮炒　生地黃　天冬　前胡　桔梗　蘇葉　防風　黃芩　生甘草　當歸　連翹去心　赤苓，引用生薑、紅棗，水煎服。

方歌　生地清肺用桑皮，生地天冬前桔齊，蘇葉防風黃芩草，當歸連翹赤苓宜。

甘露飲：生地黃　熟地黃　天冬　麥冬去心　枳殼麩炒　桔梗　黃芩　枇杷葉蜜炙　茵陳蒿　石斛，引用紅棗肉，水煎服。

方歌　甘露飲治肺火壅，生熟地黃二門冬，枳桔黃芩枇杷葉，茵陳石斛共煎成。

補肺散：白茯苓　阿膠蛤粉炒　糯米　馬兜鈴　炙甘草　杏仁炒，去皮、尖，水煎服。

方歌　肺虛補肺散通仙，茯苓阿膠糯米攢，馬兜鈴配炙甘草，杏仁微炒去皮尖。

● 腎 疳

解顱鶴膝齒行遲，骨瘦如柴面黑黧，齒齦出血口臭氣，足冷腹痛瀉哭啼。腎疳先用金蟾治，九味地黃繼進宜，若逢稟賦氣虛弱，調元散進莫遲疑。

註　腎屬水，色黑主骨。患此疳者，初必有解顱、鶴

膝、齒遲、行遲、腎氣不足等證。更因甘肥失節，久則漸成腎疳，故見面色黧黑，齒齦出血，口中氣臭，足冷如冰，腹痛泄瀉，啼哭不已之證。先用金蟾丸治其疳，繼以九味地黃丸調補之。若稟賦不足者，調元散主之。

金蟾丸：乾蛤蟆煅,五個　胡黃連　黃連各三錢　鶴蝨二錢　肉豆蔻煨　苦楝根白皮　雷丸　蘆薈生　蕪荑各三錢，上為末，麵糊為丸，綠豆大，雄黃為衣。每服十五丸，米湯化下。

九味地黃丸：熟地　茱萸肉各五錢　赤茯苓　澤瀉　牡丹皮　山藥炒　當歸　川楝子　使君子肉,各三錢，上為細末，煉白蜜為丸，如芡實大。用滾白水研化，食前服。

調元散：人參　茯苓　白朮土炒　山藥炒　川芎　當歸　熟地黃　茯神　黃耆炙　甘草炙　白芍炒，引用薑、棗，水煎服。

方歌　調元散治稟賦弱，參苓白朮乾山藥，芎歸熟地共茯神，黃耆甘草同白芍。

● 疳 熱

小兒疳疾身發熱，輕重虛實當分別，初用青蒿飲為宜，日久鱉甲散最捷。

註　疳疾之證，身多發熱。治者宜分別輕重、虛實治之。病初起多實者，鱉甲青蒿飲主之；日久多虛者，鱉甲散主之。

鱉甲青蒿飲：銀柴胡　鱉甲炙　青蒿　生甘草　生地黃　赤芍　胡黃連　知母炒　地骨皮，引用燈心，水煎服。

方歌　疳疾血虛身發熱，鱉甲青蒿藥有靈，銀柴鱉蒿草地芍，胡連知母地骨同。

鱉甲散：人參　黃耆炙　鱉甲炙　生地　熟地　當歸　白芍炒　地骨皮，水煎服。

方歌　疳疾日久骨熱蒸，鱉甲散治效從容，參耆鱉甲生熟地，當歸白芍地骨同。

● 腦 疳

腦疳多緣受風熱，又兼乳哺失調節。頭皮光急生餅瘡，頭熱髮焦如穗結，鼻乾心煩腮囟腫，困倦睛黯身汗熱。龍膽龍腦

丸甚良，吹鼻龍腦效甚捷。

註 腦疳者，因兒素受風熱，又兼乳哺失調，以致變生此證。頭皮光急，腦生餅瘡，頭熱毛焦，髮結如穗，鼻乾心煩，腮囟腫硬，困倦睛黯，自汗身熱也。腦熱生瘡者，龍膽丸主之；煩熱羸瘦者，龍腦丸主之。外用吹鼻龍腦散吹之，其證自癒。

龍膽丸：龍膽草　升麻　苦楝根皮焙　赤茯苓　防風　蘆薈　油髮灰各二錢　青黛　黃連各三錢，上為細末，豬膽汁浸糕糊丸，如麻子大。薄荷湯下，量兒大小與之。

龍腦丸：龍腦　麝香各五分　雄黃二錢　胡黃連三錢　牛黃一錢　硃砂一錢五分　蘆薈生，三錢　乾蛤蟆灰，四錢，上為細末，熊膽合丸，如麻子大。每服三丸，薄荷湯下。

吹鼻龍腦散：龍腦　麝香各研細末，少許　蝸牛殼炒黃　蛤蟆灰　瓜蒂　黃連　細辛　桔梗各等份，上為細末，入瓷盒內貯之。每取少許，吹入鼻中，日吹二次。

● 眼　疳

疳熱上攻眼疳成，癢澀赤爛胞腫疼，白睛生翳漸遮滿，流淚羞明目不睜。疏解瀉肝散最妙，去翳清熱退翳靈，目久不瘥當補養，逍遙瀉肝二方從。

註 眼疳者，疳熱上攻於眼，故發時癢澀赤爛，眼胞腫疼，白睛生翳，漸漸遮滿，不時流淚，羞明閉目也。先用瀉肝散疏解之，再用清熱退翳湯消其翳。若目久不瘥，法當調補逍遙散，或羊肝散主之。

瀉肝散：生地黃　當歸　赤芍　川芎　連翹去心　梔子生　龍膽草　大黃　羌活　甘草生　防風，引用燈心，水煎服。

方歌 瀉肝散治肝熱壅，生地當歸赤芍芎，連翹梔子龍膽草，大黃羌活草防風。

清熱退翳湯：梔子微炒　胡黃連　木賊草　赤芍　生地　羚羊角　龍膽草　銀柴胡　蟬蛻　甘草生　菊花　蒺藜，引用燈心，水煎服。

方歌 清熱退翳消雲翳，梔連木賊芍生地，羚羊龍膽銀

柴胡，蟬蛻甘草菊蒺藜。

逍遙散：方見肝疳。

羊肝散：青羊肝去筋膜，切韭葉厚片，一具　人參　羌活　白朮土炒　蛤粉各等份，上為細末，令勻聽用。將藥置荷葉上，如錢厚一層，鋪肝一層包固，外以新足青布包裹蒸熟，任兒食之。如不食者，及夏月恐腐壞，則曬乾為末，早晚白湯調服。服完再合，以好為度。若熱者減人參。

● 鼻疳

疳熱攻肺成鼻疳，鼻塞赤癢痛難堪，浸淫潰爛連唇際，咳嗽氣促髮毛乾。熱盛清金化毒效，疳蟲蝕鼻化蟲丸，調敷須用鼻疳散，吹鼻蟬殼效通仙。

[註] 鼻疳者，因疳熱攻肺而成。蓋鼻為肺竅，故發時鼻塞赤癢，疼痛浸淫潰爛，下連唇際成瘡，咳嗽氣促，毛髮焦枯也。熱盛者，宜清金散、蔣氏化毒丹主之；蟲蝕者，用化蟲丸主之。外用鼻疳散敷之，或以吹鼻蟬殼散吹入鼻內。

清金散：生梔子　黃芩　枇杷葉蜜炙　生地黃　花粉　連翹　麥冬去心　薄荷　元參　生甘草　桔梗，引用燈心，水煎服。

[方歌] 清金散治肺壅熱，梔子黃芩枇杷葉，生地花粉翹麥冬，薄荷元參甘草桔。

蔣氏化毒丹：方見胎赤。

化蟲丸：蕪荑　蘆薈生　青黛　川芎　白芷梢　胡黃連　川黃連　蛤蟆灰，各等份，上為細末，豬膽汁浸糕為丸，如麻子大。每服二十丸，食後杏仁煎湯下。

鼻疳散：青黛一錢　麝香少許　熊膽五分，上為細末，乾者，用豬骨髓調貼；濕者，乾上。

吹鼻蟬殼散：蟬殼微炒　青黛研　蛇蛻皮灰　滑石　麝香細研，各等份，上為細末，每用綠豆大，吹入鼻中。日三用之，疳蟲盡出。

● 牙疳

疳成毒熱內攻胃，上發齦肉赤爛疼，口鼻血出牙枯落，穿腮蝕唇命多傾。攻毒消疳蕪荑效，繼以蘆薈肥兒靈，外用牙疳

散時上,能食堪藥始能生。

註 牙疳者,因毒熱攻胃而成。故熱毒上發,齦肉赤爛疼痛,口臭血出,牙枯脫落,穿腮蝕唇,病勢危急。急用消疳蕪荑黃湯瀉其毒熱,繼以蘆薈肥兒丸清其餘熱。外用牙疳散,時時敷之自癒。總之,此證必胃強能食,堪勝峻藥,始有生機,否則難治也。

消疳蕪荑湯：大黃　芒硝　蕪荑　蘆薈生　黃連　胡黃連　黃芩　雄黃,水煎服。服後便軟及不食者,去大黃、芒硝,加石膏、羚羊角。

方歌 蕪荑消疳大黃硝,蘆薈蕪荑二連標,黃芩雄黃一同入,能清積熱牙疳消。

蘆薈肥兒丸：方見肝疳。

牙疳散：人中白煅,存性　綠礬燒紅　五倍子炒黑,各等份　冰片少許,上為極細末。先用水拭淨牙齒,再以此散敷之。有蟲者加檳榔。

● **脊疳**

積熱生蟲蝕脊膂,手擊其背若鼓鳴,羸瘦脊骨鋸齒狀,身熱下利煩渴增。十指皆瘡嚙爪甲,此名脊疳病熱凶,蘆薈丸同金蟾散,急急調治莫從容。

註 脊疳者,因積熱生蟲,上蝕脊膂也。以手擊其背,必空若鼓鳴,脊骨羸瘦,狀若鋸齒,始為脊疳外證。亦身體發熱,下利煩渴,十指皆瘡,頻嚙爪甲,其證最為可畏。須先以蘆薈丸殺其蟲,繼用金蟾散消其疳,隨時調治,或可癒也。

蘆薈丸：生蘆薈　青黛　硃砂　熊膽　胡黃連　貫眾　地龍微炒　川黃連　蟬蛻去足　雷丸各五錢　麝香一錢　蛤蟆酥塗,炙焦,一個,上為細末,用蝸角肉研和,丸如麻子大。每服五丸,粥飲下。量兒大小與之。

金蟾散：蟾酥塗,炙焦,一枚　夜明砂炒　桃白皮　樗根白皮　地榆　黃柏　訶黎勒皮煨　百合　人參　大黃　白蕪荑炒　胡粉各三錢　檳榔一錢　丁香三十七粒,上為細末,每服五分,粥飲調

下。

● 蚘疳

過食膩冷並肥甘，濕熱生蚘腹內纏，時煩多啼時腹痛，口唇色變溢清涎，腹脹青筋肛濕癢，使君散治莫遲延。不癒下蟲丸極效，蚘退補脾肥兒丸。

[註] 蚘疳者，因過食生冷、油膩、肥甘之物，以致濕熱生蚘，腹中擾動，故有時煩躁多啼，有時肚腹絞痛，口唇或紅或白，口溢清涎，腹脹青筋，肛門濕癢也。先用使君子散治之；不癒，下蟲丸主之。若蚘退，又當調補其脾，肥兒丸主之。

使君子散：使君子瓦上炒，為末，十個　苦楝子泡，去核，五個　白蕪荑　甘草膽汁浸一宿，各一錢，上為末，每服一錢，水調服。

下蟲丸：苦楝根皮新白者佳，酒浸，焙　木香　桃仁浸，去皮、尖　綠包貫眾　蕪荑焙　雞心　檳榔各二錢　輕粉五分　鶴蝨炒，一錢　乾蛤蟆炒黑，三錢　使君子取肉，煨，三錢，上為末，麵糊成丸，如麻子大。每服二十丸，滾白水下。

肥兒丸：方見脾疳。

● 無辜疳

無辜疳傳有二因，鳥羽污衣著兒身，或緣乳母病傳染，頸項瘡核便利膿，蟲蝕臟腑身羸瘦，面黃發熱致疳生。清熱宜用柴胡飲，消疳肥兒效如神。

[註] 無辜疳者，其病原有二：或因浣衣夜露，被無辜鳥落羽所污，兒著衣後，致成此證；或因乳母有病，傳染小兒，以有此疾。其證頸項生瘡，或項內有核如彈，按之轉動，軟而不疼，其中有蟲如米粉，不速破之，使蟲蝕臟腑，便利膿血，身體羸瘦，面黃發熱也。治宜先清其熱，柴胡飲主之；再消其疳，以蘆薈肥兒丸主之。

柴胡飲：赤芍藥　柴胡　黃連　半夏薑製　桔梗　夏枯草　龍膽草　浙貝母　黃芩　甘草生，引用燈心，水煎服。

[方歌] 柴胡飲治無辜疳，赤芍柴胡川黃連，半夏桔梗夏枯草，龍膽浙貝芩草煎。

蘆薈肥兒丸：方見肝疳。

● 丁奚疳

遍身骨露號丁奚，肌肉乾澀晝夜啼，手足枯細面黧黑，項細腹大突出臍，尻削身軟精神倦，骨蒸潮熱渴煩急。化滯五疳消積治，補養人參啟脾宜。

[註] 丁奚者，遍身骨露，其狀似丁，故名曰丁奚也。其證肌肉乾澀，啼哭不已，手足枯細，面色黧黑，項細腹大，肚臍突出，尻削身軟，精神倦怠，骨蒸潮熱，燥渴煩急也。先用五疳消積丸化其滯，繼用人參啟脾丸理其脾病，可漸癒矣。

五疳消積丸：使君子肉炒，五錢　麥芽炒　陳皮　神麴炒　山楂各一兩　白蕪荑　黃連　龍膽草各三錢，上為末，陳米飯為丸。每服一錢，米飲下。

人參啟脾丸：人參五錢　白朮土炒，五錢　白茯苓五錢　陳皮四錢　扁豆炒，五錢　山藥炒，五錢　木香煨，二錢　穀芽炒，三錢　神麴炒，三錢　炙甘草二錢，上研細末，煉蜜為丸，重一錢，用建蓮湯化下。

● 哺露疳

乳食不節傷脾胃，羸瘦如柴哺露成，吐食吐蟲多煩渴，頭骨開張晡熱蒸。先用集聖消積滯，繼用肥兒甚有靈，若還腹大青筋現，人參丸服莫從容。

[註] 哺露者，因乳食不節，大傷脾胃也。其證羸瘦如柴，吐食吐蟲，心煩口渴，頭骨開張，日晡蒸熱。先用集聖丸消其積滯，再用肥兒丸調理其脾。若哺露日久，肚大青筋者，又宜攻補兼施，以人參丸主之。

集聖丸：蘆薈微炒　五靈脂炒　夜明砂淘洗，焙乾　縮砂　木香　陳皮　莪朮　使君子肉　黃連　川芎酒洗，炒　乾蟾炙，各二錢　當歸一錢五分　青皮製，二錢，上為細末，用雄豬膽二個，取汁和麵糊為丸。每服一錢，米飲送下。

肥兒丸：方見脾疳。

人參丸：人參　麥冬去心　半夏薑製　大黃微炒　黃耆炙　茯

芩　柴胡　黃芩　炙甘草　川芎　訶黎勒煨　鱉甲炙，上為細末，煉蜜為丸，如麻子大。以粥飲下，量兒大小用之。

疳證篇方藥的臨床新用

1. 捏脊治療小兒疳疾89例

患兒取俯臥位，暴露背部皮膚。術者在患兒棘突旁開1.5寸，採用拇、食指捏揉二側皮膚（用力度視患兒胖瘦及年齡酌定），從頸部大椎穴至尾骨長強穴邊捏揉邊向下移動皮膚，每捏揉2~3次，用二指捏起皮膚稍用力掀動2次。如此循環2~3次，再用力將拇指掌於按摸長強穴1分鐘。

每日1次。若症情較重，不思飲食，心煩易怒，口渴口乾，小便黃濁，形體羸弱者，可加針刺四縫穴。（倪世德.安徽中醫臨床雜誌，1995，1：55）

2. 二陳湯加味治療小兒疳積122例臨床觀察

122例患者全部採用二陳湯加蒼朮，製豬牙皂、焦神麴、生山楂為基本方。

【煎煮方法】製半夏9g，橘紅9g，白茯苓6g，炙甘草3g，蒼朮6g，製豬牙皂3g，焦神麴10g，生山楂10g，上藥加適量水浸泡30分鐘，煮沸後文火慢煎30分鐘，趁熱過濾藥液，自然滴盡，二煎煮法同上。合併濾液濃縮至180ml，加入15g白砂糖，分3次服用。

【藥物加減】兼有乳食停滯、大便秘結加酒大黃；兼有脾濕困中加炮薑；兼有脾胃虛弱加黨參、山藥；兼噁心、嘔吐加藿香、枳殼；兼大便稀溏加桂枝、車前草。總有效率為98.8%。（趙玉華.現代中西醫結合雜誌，1999，8：1299）

3. 消疳飲治療小兒疳證66例

【臨床資料】男孩42例，女孩24例；1~3歲56例，4~6歲8例，7歲2例。

【治療方法】雞內金10g，陳皮6g，麥芽6g，木瓜10g，烏梅6g，山橘10g，山藥10g，茯苓10g。水煎服，分3次溫服，每日1劑，10劑為1療程。

隨證加減：口臭尿黃石膏20g，白茅根10g；口渴加石斛10g；低熱加青蒿、地骨皮各10g；夜不安加茯神10g，蓮子心3g；腹脹明顯加木香、青皮各6g。

【治療結果】痊癒48例，有效16例，無效2例。總有效率97%。（陳秀娟.現代中西醫結合雜誌，2000，9(3)：244）

吐證門

吐證總括

諸逆上衝成嘔吐，乳食傷胃或夾驚，或因痰飲或蟲擾，虛實寒熱要分明。

註　嘔吐一證，皆諸逆上衝所致也。夫諸逆之因，或以乳食過多，停滯中脘，致傷胃氣，不能健運而上逆也；或於食時觸驚，停積不化而上逆也；或痰飲壅盛，阻隔氣道；或蛔蟲擾亂，懊憹不安而上逆也。總之，上逆之因雖不同，而皆能成嘔吐也。但病有虛有實，有寒有熱，治者當於臨證時參合兼見之證，審慎以別之，庶不誤矣！

● 辨嘔吐噦證

有物有聲謂之嘔，有物無聲吐證名，無物有聲為噦證，分別醫治中病情。

註　吐證有三：曰嘔，曰吐，曰噦。古人謂嘔屬陽明，有聲有物，氣血俱病也；吐屬太陽，有物無聲，血病也；噦屬少陽，有聲無物，氣病也。獨李杲謂嘔、吐、噦俱屬脾胃虛弱。潔古老人又從三焦以分氣、積、寒之三因。然皆不外諸逆上衝也。治者能分虛實，別寒熱以治之，自無不曲中病情矣。

● 傷乳吐

乳食過飽蓄胃中，乳片不化吐頻頻，身熱面黃腹膨脹，消乳保和有神功。

註　傷乳吐者，因乳食過飽，停蓄胃中，以致運化不及，吐多乳片，猶如物盛滿而上溢也。其證身熱面黃，肚腹

膨脹。治宜消乳丸、保和丸。化其宿乳，安胃和中，節其乳食，自然止也。

消乳丸：香附製，二兩　神麴炒　麥芽炒，各一兩　陳皮八錢　縮砂仁炒　甘草炙，各五錢，上為細末，滴水為丸，如粟米大。量兒大小服之，薑湯化下。

保和丸：南山楂二兩　神麴炒，一兩　茯苓　半夏薑製，各一兩　連翹去心　陳皮　萊菔子炒，各五錢，上為細末，麵糊為丸。麥芽湯化服。

● 傷食吐

過食傷胃腹脹熱，惡食口臭吐酸黏，眼胞虛浮身潮熱，須服三棱和胃煎。

註　傷食吐者，因小兒飲食無節，過食油膩、麵食等物，以致壅塞中脘而成也。其證肚腹脹熱，惡食口臭，頻吐酸黏，眼胞虛浮，身體潮熱。治宜清胃和中為主。先用三棱丸止其吐，再用和胃湯化其滯，而病漸癒矣。

三棱丸：三棱煨　陳皮　半夏製　神麴炒，各一兩　黃連薑炒　枳實麩炒　丁香各五錢，上研細末，麵和為丸，如黃米大。每服二十丸，食後薑湯下。

和胃湯：陳皮　半夏薑製　縮砂仁研　蒼朮炒　厚朴薑炒　藿香葉　香附炒　甘草炙　山楂　神麴炒，引用生薑，水煎服。

方歌　和胃湯治嘔吐頻，陳皮半夏縮砂仁，蒼朮厚朴藿香葉，香附甘草山楂神。

● 夾驚吐

食時觸異吐清涎，身熱心煩睡不安，截風觀音散極妙，止吐定吐丸可痊。

註　夾驚吐者，多因飲食之時，忽被驚邪所觸而致吐也。其證頻吐清涎，身體發熱，心神煩躁，睡臥不寧。先用全蠍觀音散截其風，次用定吐丸止其嘔，而病可痊矣。

全蠍觀音散：人參三錢　黃耆蜜炙　扁豆炒　茯苓各五錢　蓮肉去心，三錢　木香煨，一錢五分　白芷二錢　羌活　防風　天麻　全蠍去毒，各三錢　炙甘草一錢五分，上為細末。薑、棗煎湯調服，量

兒大小與之。

定吐丸：丁香二十一粒　蠍梢去毒，四十九條　半夏薑製，三個，上為細末令勻，煮棗肉為丸，如黍米大。每服七丸，金器煎湯化服。

● 痰飲吐

痰飲壅盛在胸中，痰因氣逆嘔吐成，眩暈面青吐涎飲，香砂二陳六君寧。

註　痰飲吐者，由小兒飲水過多，以致停留胸膈，變而為痰，痰因氣逆，遂成嘔吐之證。其候頭目眩暈，面青，嘔吐涎水痰沫也，宜用香砂二陳湯。虛者，香砂六君子湯治之。

二陳湯：方見不乳，本方加藿香、砂仁。

香砂六君子湯：藿香　縮砂仁　白朮土炒　人參　茯苓　半夏薑製　陳皮　甘草炙，引用生薑，水煎服。

方歌　香砂六君虛痰吐，藿香縮砂共白朮，人參茯苓及陳皮，半夏甘草同煎服。

● 蟲　吐

蟲吐胃熱或胃寒，色變時疼嘔清涎，寒熱當以陰陽辨，化蟲加減理中痊。

註　蟲吐之證有二：有以胃經熱蒸者，有以胃經寒迫者，皆能令蟲不安，擾亂胃中而作吐也。其證唇色或紅或白，胃口時痛時止，頻嘔清涎。屬寒屬熱，當從陰陽之證辨之。熱者化蟲丸主之，寒者加減理中湯主之。

化蟲丸：蕪荑五錢　鶴蝨　苦楝根皮　胡粉　使君子肉　檳榔各一兩　枯礬二錢五分，上為細末，麵糊為丸。量兒大小用之。

加減理中湯：人參　乾薑　白朮土炒　川椒，引用烏梅一個，水煎服。

方歌　加減理中寒吐蟲，人參乾薑白朮從，川椒烏梅伏蟲動，煎成服下即安寧。

● 虛　吐

虛吐多因胃弱成，神倦囟動睡露睛，自利不渴頻嘔吐，丁

沉四君藥最靈。

[註] 虛吐之證，多因胃氣虛弱，不能消納乳食，致成此證也。其精神倦怠，囟門煽動，睡臥露睛，自利不渴，頻頻嘔吐者，以丁沉四君子湯治之。

丁沉四君子湯：人參　白朮土炒　茯苓　炙甘草　丁香　沉香，引用煨薑，水煎服。

[方歌] 胃虛嘔吐不思食，丁沉四君治最宜，參朮苓草補其胃，丁香沉香溫其脾。

● 實　吐

小兒實吐腹脹滿，二便不利痞硬疼，發渴思涼吐酸臭，三一承氣可收功。

[註] 實吐者，小兒平素壯實，偶而停滯，胸腹脹滿，二便秘澀，痞硬疼痛，口渴思飲寒涼，吐多酸臭也。宜用三一承氣湯下之，二便利而吐止矣。

三一承氣湯：芒硝　生大黃　枳實麩炒　甘草生　厚朴薑炒，引用生薑，水煎服。

[方歌] 三一承氣治實吐，滌滯通塞功最著，芒硝相配生大黃，枳實甘草同厚朴。

● 寒　吐

朝食暮吐為冷吐，乳食不化不臭酸，四肢厥冷面唇白，薑橘丁萸理中煎。

[註] 寒吐者，皆因小兒過食生冷，或乳母當風取涼，使寒氣入乳，小兒飲之，則成冷吐之證。其候朝食暮吐，乳食不化，吐出之物，不臭不酸，四肢逆冷，面唇色白，治當溫中定吐。胃微寒者，薑橘散主之；寒甚者，丁萸理中湯主之。

薑橘散：白薑二錢　陳皮一兩　炙甘草一錢，上為細末，每服一錢，溫棗湯調服。

理中湯：方見不乳，本方加丁香、吳茱萸。

● 熱　吐

食入即吐因胃熱，口渴飲冷吐酸涎，身熱唇紅小便赤，加

味溫膽湯可痊。

註 熱吐之證，或因小兒過食煎煿之物，或因乳母過食厚味，以致熱積胃中，遂令食入即吐，口渴飲冷，嘔吐酸涎，身熱唇紅，小便赤色。治宜清熱為主，加味溫膽湯主之。

加味溫膽湯：陳皮　半夏薑製　茯苓　麥冬去心　枳實麩炒　生甘草　竹茹　黃連薑炒，引用燈心，水煎服。

方歌 熱吐須用溫膽湯，陳皮半夏茯苓良，麥冬枳實生甘草，竹茹黃連水煎嘗。

吐證篇方藥的臨床新用

1. 四磨湯治療新生兒嘔吐50例臨床資料

【一般資料】男27例，女23例，日齡1~3天25例，3~7天13例，7~28天12例。排除器質性病變引起的患兒（如顱內高壓、胃腸道畸形等）。

【治療方法】餵奶前10分鐘給予口服四磨湯。劑量：體重<3kg，3ml/次；體重3~4kg，5ml/次；體重>4kg，8ml/次。同時給予正確餵養指導，糾正因嘔吐所引起的水、電解質、酸鹼失衡等一般處理。

【治療結果】1天內痊癒25例，好轉20例，無效5例；2~3天內痊癒16例，好轉5例，無效4例。3天內總有效率92%，治癒率82%，無效率8%。（李桂平.浙江中西醫結合雜誌，2001，11(8)：520）

2. 推拿治療小兒嘔吐60例

【一般資料】本組60例，男37例，女23例；年齡1歲以內32例，1~2歲16例；2~4歲12例；中醫辨證屬傷食吐39例，寒吐9例，熱吐12例；病程24小時以內33例。25~72小時18例；96小時以上9例。全部病例均經理化檢查，排除某些急性傳染病和急腹症。

【治療方法】補脾經，分推腹陰陽，運內八卦（左旋運），推天柱骨；寒吐，可在基本方上加推三關，揉外勞

宮；熱吐，加退六腑，清天河水，清大腸，推下七節骨；若傷食吐，加揉板門，揉中脘，按揉雙足三里。每日1~2次。

【治療效果】本組60例，全部治癒治療1次者16例，2次20例，3次9例，4次7例，5次8例。

【病例介紹】魏某，男，1歲，1988年7月4日初診。其母代述：夜間嘔吐3次，量不多，嘔吐物為食物和水，有酸腐味，腹脹，不思飲食，舌苔白膩，指紋暗滯。辨為傷食吐。治以消食導滯、和胃降逆：推脾經800次，推天柱骨1000次，揉板門900次，分推腹陰陽200次，揉中脘200次，運內八卦200次。第二天複診，嘔吐已止，但仍有腹脹，不思乳食，舌苔由厚轉薄。

按上方去推天柱骨，分推腹陰陽減半，加按揉足三里3分鐘。第三天家長告知，患兒病癒。（潘學孟.山東中醫雜誌，1995，14(4)：165）

瀉證門

瀉證總括

小兒泄瀉須認清，傷乳停食冷熱驚，臟寒脾虛飱水瀉，分消溫補治宜精。

註 瀉之一證，多因脾被濕浸，土不勝水而成。然致病之原各異：或乳食停滯不化，或感受寒暑之氣，或驚邪外觸，或臟受寒冷，或脾虛作瀉，更有飱瀉、水瀉之證。致疾之因不同，而調治之法亦異。醫者詳細辨之，或分消，或溫補，因證施治，庶不誤矣。

● 傷乳食瀉

乳食過傷瀉酸臭，噫臭腹熱脹滿疼，口渴惡食尿赤澀，保安平胃奏神功。

註 傷乳食瀉者，因乳食過飽，損傷脾胃，乳食不化，故頻瀉酸臭也。噫臭腹熱，脹滿疼痛，口渴惡食，小便赤澀，須用保安丸消其滯，次用平胃散和其脾，庶積消而瀉止矣。

保安丸：香附醋炒　縮砂仁各一兩　白薑炮　青皮醋炒　陳皮　三棱　莪朮　炙甘草各五錢，上為細末，麵糊為丸。量兒大小與之，白湯化下。

● 中寒瀉

過食生冷中寒瀉，腸鳴脹痛泄澄清，面白肢冷懶飲食，理中訶子散堪行。

註　中寒瀉者，因過食生冷，以致寒邪凝結，腸鳴腹脹，時復疼痛，所瀉皆澄澈清冷，面色淡白，四肢逆冷，飲食懶進也。溫中理中湯主之。止瀉，訶子散主之。

理中湯：方見不乳。

訶子散：訶子麵煨　肉豆蔻麵煨　白朮土炒　人參　茯苓　木香煨，各一兩　陳皮　炙甘草各五錢，上為細末，每服一錢，薑湯調服。

● 火　瀉

火瀉內熱或傷暑，暴注下迫腹痛疼，煩渴瀉黃小便赤，玉露四苓可收功。

註　火瀉者，皆因臟腑積熱，或外傷暑氣，故瀉時暴注下迫，肚腹疼痛，心煩口渴，瀉多黃水，小便赤色也。先用玉露散清其熱，再用四苓湯利其水，庶得其要矣。

玉露散：寒水石　石膏各一兩　甘草三錢，上為細末，量兒大小，溫湯無時調服。

四苓湯：茯苓　白朮土炒　豬苓　澤瀉，引用燈心，水煎服。

方歌　火瀉小便不利通，利水除濕用四苓，茯苓白朮豬苓澤，燈心為引共煎成。

● 驚　瀉

驚瀉因驚成泄瀉，夜臥不安晝惕驚，糞稠若膠帶青色，鎮驚養脾服通靈。

註　驚瀉者，因氣弱受驚，致成此證。其候夜臥不安，晝則驚惕，糞稠若膠，色青如苔。治宜鎮心抑肝，先以益脾鎮驚散定其驚，次以養脾丸理其脾，庶可癒矣。

益脾鎮驚散：人參錢半　白朮土炒　茯苓各三錢　硃砂八分　鈎藤二錢　甘草炙,五分，上為細末，每服一錢，燈心湯調服。

養脾丸：人參　白朮土炒　當歸　川芎各三錢　青皮醋炒　木香煨　黃連薑炙　陳皮各二錢　神麴　山楂　縮砂仁　麥芽炒,各一錢，上研細末，神麴糊為丸，如麻子大。每服二十丸，陳倉米飲下。

● 臍寒瀉

剪臍失護受寒冷，糞色青白腹痛鳴，散寒和氣飲極效，溫補調中湯最靈。

註　臍寒瀉者，多因斷臍失護，風冷乘入，傳於大腸，遂成寒瀉之證。其候糞色青白，腹痛腸鳴。先用和氣飲溫散之，再以調中湯溫補之，庶治得其要矣。

和氣飲：蒼朮　紫蘇　防風　赤苓　豆豉　藿香　陳皮　厚朴薑炒　炙甘草，引用生薑、燈心，水煎服。

方歌　和氣飲具溫散功，蒼朮紫蘇共防風，赤苓豆豉藿香葉，陳皮厚朴甘草同。

調中湯：人參　茯苓　藿香　白朮土炒　炙甘草　木香煨　香附製　縮砂仁，引用煨薑，水煎服。

方歌　臍寒瀉用調中湯，人參白朮煨木香，藿香茯苓同香附，縮砂炙草引煨薑。

● 脾虛瀉

脾虛食後即作瀉，腹滿不渴少精神，面黃懶食肌消瘦，參苓白朮奏奇勛。

註　脾虛瀉者，多因脾不健運。故每逢食後作瀉，腹滿不渴，精神短少，面黃懶食，肌肉消瘦也，宜用參苓白朮散以補脾，其瀉自止。

參苓白朮散：方見脾疳。

● 飧　瀉

清氣下陷失健運，完穀不化飧瀉名，補中益氣湯升補，久瀉腸滑用四神。

註　飧瀉者，或因春傷風邪，清氣下陷，脾失健運，以

致完穀不化也。治者須補養脾土，用補中益氣湯升其中氣。若泄瀉日久，腸滑不禁者，用四神丸治之。

補中益氣湯：人參　黃耆蜜炙　當歸土炒　白朮土炒　炙甘草　陳皮　升麻土炒　柴胡醋炒，引用薑、棗，水煎服。

方歌　飧瀉多因清陽陷，補中益氣湯最驗，參耆歸朮草陳皮，升麻柴胡功無限。

四神丸：補骨脂四兩　五味子　肉豆蔻麵裹煨，各二兩　吳茱萸水浸，炒，一兩，上為細末，生薑、棗肉為丸。每服一錢，米飲下。

● 水　瀉

脾胃濕盛成水瀉，懶食溏瀉色多黃，清濁不分尿短澀，胃苓升陽除濕湯。

註　水瀉者，皆因脾胃濕盛，以致清濁不分，變成水瀉之證。其候小便短澀、懶食、溏瀉色黃，宜用胃苓湯以除濕。若瀉久不止，則用升陽除濕湯治之，其證自癒。

胃苓湯：蒼朮炒　陳皮　厚朴薑炒　白朮土炒　茯苓　炙甘草　肉桂　澤瀉　豬苓，引用生薑、紅棗，水煎服。

方歌　濕瀉胃苓湯堪行，蒼朮陳皮厚朴同，白朮茯苓炙甘草，肉桂澤瀉共豬苓。

升陽除濕湯：蒼朮炒　陳皮　防風　神麴炒　麥芽炒　澤瀉　炙甘草　升麻　羌活　柴胡　豬苓，引用生薑，水煎服。

方歌　升陽除濕瀉不停，蒼朮陳皮共防風，神麴麥芽澤甘草，升麻羌活柴豬苓。

瀉證篇方藥的臨床新用

1. 小兒泄瀉的辨證與治療

(1) 水瀉：其症腹鳴而不痛，瀉下如注，呈水樣便，小便短少，口渴而不引飲，倦怠，納呆，舌淡紅、苔白膩，脈細緩，指紋淡紅紫滯。治以健脾利水，行氣燥濕之法。

用**分利止瀉湯**（自擬驗方）：厚朴、蒼朮各6g，陳皮、甘草、砂仁（後下）各3g，豬苓、茯苓、澤瀉各9g，蠶砂7g。

若瀉甚如注加石榴皮6g，易茯苓為茯苓皮8g；若泄瀉數日不癒易蒼朮為土炒白朮，加炒扁豆12g；疲倦加太子參9g。

(2) 寒瀉：其證惡寒或有發熱，無汗，頭痛，腹鳴腹脹，時時作痛，瀉下清稀，小便清長，四肢厥冷，飲食懶進，面色淡白，舌淡紅、苔薄白或白潤，脈浮緊或沉遲，指紋青藍或淡紅。治以疏散風寒，溫中健脾，化濕止瀉之法。

用溫化止瀉湯（自擬驗方）：蘇葉7g，藿香、大腹皮、川厚朴、桔梗、白朮各6g，茯苓、法半夏各8g，陳皮4g，甘草3g，生薑3片。若臟寒肢冷者易生薑為乾薑6g；腹痛加廣木香（後下）6g，鉤藤7g；胸悶加砂仁（後下）3g，若病已遷延數日，無明顯表證而疲倦者去蘇葉，加黨參6g，肉豆蔻3g。

(3) 熱瀉：其證暴注下迫，瀉如水注，蛋花樣，日10~30次，身熱，面赤，無汗，口渴引飲，口中氣熱，煩躁不安，時而啼哭，肛門紅灼，或吐或不吐，小便短赤，舌紅、苔黃而乾，脈洪數或滑數有力，指紋紅紫。重則疲倦，涕淚乾，眼眶凹陷，四肢厥冷，抽搐，煩躁不寧，舌絳唇焦治以苦寒清熱，滌暑利濕之法。

用清滌止瀉湯（自擬驗方）：葛根10g，黃連（打碎）4g，甘草3g，黃芩、佩蘭、香薷各6g，火炭母9g，白扁豆12g，川厚朴（後下）5g。若煩躁、啼哭加鉤藤、蠶砂各6g；渴甚加西瓜翠衣15g；高熱而驚惕者加羚羊角（另煎沖）2g；傷陰唇焦加石斛、烏梅各6g；神倦甚者加西洋參（切片另燉）3g。腹脹甚者可用吳茱萸200g，生鹽500g，共炒熱布包，溫敷腹部，以行氣去脹。高熱抽搐加服紫雪丹，神昏用安宮牛黃丸沖服。

(4) 濕熱瀉：其臨床見腹痛腹瀉，糞便稀溏或兼有黏滯，色黃而臭，日瀉7~8次，伴身熱，口渴，肛門有灼熱感，小便短赤，舌紅、苔黃膩，脈滑數。治以苦泄清熱，淡滲利濕之法。

用清滲止瀉湯（自擬驗方）：蒼朮、川厚朴（後下）各6g，陳皮、甘草各3g，茯苓、澤瀉、豬苓各9g，黃連（打

碎）4g，火炭母9g。若瀉下不爽腹痛加廣木香（後下）、蠶砂各6g；身熱加黃6g。

(5) 傷食瀉：其症噯酸惡食，或嘔吐，脘腹脹悶，瀉下臭穢，食物不化，瀉後則腹痛寬解，小便短或赤，舌稍紅、苔粗黃濁膩，脈滑實或滑數有力，指紋沉滯略紫。治以消食導滯、和胃利濕之法。

用消滯止瀉湯（自擬驗方）：神麴、連翹、山楂葉、萊菔子各6g，茯苓、法半夏各7g，陳皮、甘草各3g，炒麥芽15g，山楂12g。若腹脹痛甚加枳實、川厚朴（後下）各6g；嘔吐甚加藿香6g；腹瀉次數多加蒼朮6g。

(6) 脾虛瀉：其證腹虛脹，食後作瀉，瀉下清稀，神疲體倦，面色黃白無華，胃納不振，肌肉消瘦，舌淡而胖、苔白，脈濡弱而緩或虛數無力，指紋淡紅。若泄瀉日久，拖延失治，會導致命門火衰，不能溫暖脾胃而成脾腎虛寒之瀉（古稱五更腎瀉）。治以健脾益氣，溫中扶陽之法。

用健運止瀉湯（自擬驗方）：黨參、白朮、廣木香（後下）各6g，茯苓9g，陳皮、炙甘草各3g，砂仁（後下）4g。若泄瀉日久易白朮為土炒白朮6g，加炒扁豆15g；若出現五更瀉者應加補骨脂、熟附片各6g。（林季文.新中醫，1995，8：60）

2. 推拿治療小兒腹瀉166例臨床體會

(1) 脾虛瀉：以補為主，補脾土、大腸健脾益氣、固腸實便；推三關、摩腹、捏脊溫陽補中以助脾土；推上七節、揉龜尾溫陽止瀉。

(2) 傷食瀉：以補為主，兼用清法。補脾土，揉中脘及板門、摩腹達到健脾和胃、行滯消食的目的；清大腸、揉天樞以疏調腸腑積滯；揉龜尾理腸止瀉。

(3) 寒濕瀉：散寒溫陽為主。推三關、揉外勞溫陽散寒，補脾土、揉臍、按揉足三里健脾化濕，溫中散寒，補大腸、摩腹、推上七節、揉龜尾溫中止瀉。

(4) 濕熱瀉：以清為主。清脾經則可清中焦濕熱；清大

腸、揉天樞以利濕熱積滯；退六腑清熱利尿除濕。1日1次。總有效率為95.8%。（陳偉平等.按摩與導引，2002，8：23）

卷五十三

感冒門

感冒風寒總括

小兒肌膚最柔脆，偶觸風寒病榮衛，輕為感冒病易痊，重為傷寒證難退，夾食夾熱或夾驚，疏散和解宜體會。

[註] 小兒氣血未充，肌膚柔脆，風寒所觸，邪氣入於腠理，榮衛受病。輕者為感冒，易痊；重者為傷寒，難治。又有夾食、夾熱、夾驚等證，或宜疏散，或宜和解，臨證時細為體察焉。

● 傷 風

肺主皮毛感邪風，發熱憎寒頭痛疼，有汗嚏涕脈浮緩，鼻塞聲重咳嗽頻。杏蘇飲同金沸散，疏風解表莫從容。

[註] 傷風者，風邪傷衛也。衛主皮毛，內合於肺，故令身體發熱憎寒，頭疼有汗，嚏涕鼻塞聲重，不時咳嗽也。脈浮緩，宜杏蘇飲解散外邪，繼用金沸草散開通氣逆，則癒。

杏蘇飲： 杏仁炒，去皮、尖　紫蘇　前胡　桔梗　枳殼麩炒　桑皮炒　黃芩　甘草生　麥冬去心　浙貝母去心　橘紅，引用生薑，水煎服。

[方歌] 杏蘇飲治風傷肺，杏仁紫蘇前桔同，枳殼桑皮黃芩草，麥冬貝母合橘紅。

金沸草散： 細辛　荊芥　半夏薑製　旋覆花　前胡　甘草生　赤苓，引用薑、棗，水煎服。

[方歌] 金沸草散微傷風，細辛荊芥半夏同，旋覆前胡生甘草，生薑紅棗赤茯苓。

● 傷 寒

小兒傷寒表感寒，發熱無汗而惡寒，頭痛身痛脈浮緊，嘔逆煩渴病邪傳。初用羌活熱通聖，邪傳柴葛大柴煎。

註　傷寒者，乃寒邪傷表營分也。其證身體發熱，惡寒無汗，頭痛身痛，而脈浮緊。若嘔逆煩渴者，則為邪盛傳經也。此證初宜九味羌活湯，如熱盛者，以雙解通聖湯治之。服此藥後，已汗下不解而傳經者，用柴葛解肌湯；兼裡證者，用大柴胡湯以解表通裡，因證施治，庶不致誤。

九味羌活湯：蒼朮炒　白芷　川芎　細辛　羌活　防風　生地　黃芩　甘草生，引用生薑、蔥白，水煎服。大便秘者，加大黃。

方歌　傷寒初起羌活湯，蒼芷芎細合羌防，生地芩草薑蔥入，便秘之時加大黃。

雙解通聖湯：麻黃　朴硝　大黃　當歸　赤芍　川芎　白朮土炒　石膏　滑石　桔梗　梔子　連翹去心　黃芩　薄荷　甘草生　荊芥　防風，引用生薑、蔥白，水煎服。

方歌　傷寒熱盛通聖湯，表裡兩解麻硝黃，歸芍芎朮膏滑桔，梔翹芩薄草荊防。

柴葛解肌湯：葛根　柴胡　白芷　羌活　桔梗　石膏　黃芩　赤芍藥　甘草生，引用生薑、紅棗，水煎服。

方歌　柴葛解肌解三陽，葛根柴胡白芷羌，桔梗石膏芩赤芍，甘草煎服自安康。

大柴胡湯：柴胡　黃芩　赤芍藥　半夏薑製　枳實麩炒　大黃，引用生薑、大棗，水煎服。

方歌　大柴胡治邪傳經，少陽陽明表裡通，柴胡黃芩赤芍藥，半夏枳實大黃同。

● 感冒夾食

內傷飲食感寒風，發熱憎寒頭痛疼，惡食噯臭吐酸物，便秘尿澀腹熱膨。雙解藿香正氣飲，化滯平胃斟酌行。

註　小兒平日飲食無節，內傷停滯，外復為風寒所襲，故成是證也。其候發熱憎寒，頭痛惡食，噯臭吐酸，便秘尿

澀，腹熱膨脹也。熱盛者，用雙解通聖湯兩解之；內無熱者，用藿香正氣湯和解之。表邪既解，然後調理其脾，用平胃散消導之，庶幾外無餘邪，內無滯熱，而病自癒矣。

雙解通聖湯：方見傷寒。

藿香正氣湯：蘇葉　白芷　藿香　陳皮　半夏薑製　茯苓　大腹皮　甘草生　厚朴薑炒　桔梗，引用生薑、紅棗，水煎服。

方歌　和解藿香正氣湯，蘇葉白芷共藿香，陳半茯苓大腹草，厚朴桔梗引棗薑。

● 感冒夾熱

平素有熱感風寒，面赤唇焦口鼻乾，憎寒壯熱頻飲冷，心煩譫妄便多艱，瀉熱先宜用通聖，清熱涼膈天水煎。

註　小兒臟腑素稟多熱，今復為風寒所傷，風熱相搏，則火邪愈盛。故其現證有面赤唇焦，口鼻乾燥，憎寒壯熱，口渴飲冷，心神煩躁，譫語狂妄，二便秘澀。治宜散其風寒，更宜兼瀉其熱，須用雙解通聖湯兩解之。若服藥後汗出便利，病雖少減，熱猶不退者，治宜清熱為主，當以涼膈散合天水散治之，則表裡清而病癒矣。

雙解通聖湯：方見傷寒。

涼膈散：方見急驚風。

天水散：滑石飛，六兩　甘草生，一兩，其為細末，每服一錢，燈心湯調下。

● 感冒夾驚

感冒病時觸驚異，心驚膽怯睡不安，身熱煩躁面青赤，疏解散與涼驚丸，和以柴胡溫膽劑，寧神定志效通仙。

註　小兒感冒邪氣未解，復為驚異所觸，故見心驚膽怯，睡臥不安，身熱煩躁，面色青赤之證。先以疏解散疏散之，再以涼驚丸清鎮之。如病雖退，尚覺心驚不寐者，宜用柴胡溫膽湯和解之。

疏解散：羌活　蘇葉　防風　枳殼麩炒　桔梗　前胡　赤芍藥　杏仁炒，去皮、尖　僵蠶炒　甘草生　黃連酒炒，引用生薑，水煎服。

方歌 疏解散治感冒驚，羌活蘇葉及防風，枳桔前胡黃連芍，杏仁僵蠶甘草同。

涼驚丸：方見急驚風。

柴胡溫膽湯：柴胡　陳皮　半夏薑製　茯苓　甘草生　竹茹　枳實麩炒，引用生薑，水煎服。

方歌 柴胡溫膽感冒驚，病後餘邪尚未寧，柴胡陳半茯苓草，竹茹枳實薑用生。

小兒感冒篇方藥的臨床新用

1. 解表退熱液直腸滴注治療小兒感冒發熱41例

【目的】觀察解表退熱液直腸滴注治療小兒上感發熱的臨床療效。

【方法】本組41例，用本品含石膏100g，知母、荊芥、薄荷、赤芍、僵蠶、葛根、生地黃、羌活、蟬蛻各10g，金銀花、連翹、青蒿各15g。水煎取液200ml，按每公斤體重3ml藥液放入洗淨空鹽水瓶中，藥溫為38℃，保留灌腸，每分鐘20滴，4~6小時1次。對照組40例，用青黴素鈉鹽針每公斤5~10萬單位/kg分次肌注或靜滴；病毒唑10~15mg/d靜滴，並用小兒退熱栓塞肛，作對症處理。

【結果】本組24小時、48小時、72小時退熱時間均短於對照組（P<0.01）。結論：本法簡便，效驗，療效滿意。（趙堅祥.浙江中醫學院學報，1999，23(2)：32－33）

2. 清解湯治療小兒表寒裡熱型外感發熱的臨床研究

【小兒清解湯處方】銀花15g，連翹12g，石膏20g，葛根15g，柴胡15g，薄荷9g，青蒿12g，荊芥9g，藥物劑量隨年齡增減（此為7~12歲組劑量）。水煎服，日1劑。

【結果】治療3天，總有效率94.3%。（周峰然.中華實用中西醫雜誌，2005，18(14)：405）

3. 銀連解毒湯治療小兒急性上呼吸道感染1566例療效觀察

全部病例均有不同程度的上呼吸道感染症狀：發熱惡

寒，頭痛，鼻塞噴嚏，流涕，咳嗽等。

【基本方】金銀花5~10g，連翹2~6g，陳皮2~6g，桔梗2~6g，蒲公英5~10g，半枝蓮5~10g，貫眾3~6g，板藍根5~10g，玄參3~6g，生甘草3~6g，烏梅3~6g，生薑3~6g。高熱者適當應用解熱鎮痛劑；咳甚者合止嗽散加魚腥草、地龍；痰多、便乾者加全瓜蔞；嘔吐者加香薷，並加大生薑用量；有驚厥者加鈎藤、僵蠶。用藥劑量根據患兒年齡而定。

【用法】每日1劑，水煎2次，每次煎10~15分鐘，共取汁100~250ml，分4~6次服。總有效率為98.8%。（龔兵.等，甘肅中醫，2004，12：15）

4. 甘露消毒丹治療小兒時疫感冒120例小結

患兒均以發熱惡寒、咳嗽、鼻塞流涕、噴嚏等症為臨床特點，伴嘔吐、腹瀉或高熱驚厥。

【基本方】滑石、茵陳、黃芩、石菖蒲、川貝母、木通、藿香、射干、連翹、薄荷、白豆蔻各5~7g，每日1劑，水煎，2次分服。臨症加減：發熱持續不退者，加少量常山；無咳嗽者去川貝，咳甚者加葶藶子、魚腥草；嘔吐者加法半夏、竹茹；腹瀉者加葛根；咽痛者加玄參、牛蒡子；鼻流清涕者加蘇葉。總有效率為100%。（程智慧．湖南中醫雜誌，1995，3：34）

瘟疫門

瘟疫總括

瘟病傷寒傳變同，感寒即病傷寒名，冬受寒邪春復感，因感而發溫病成。到夏感發為熱病，逐戶相傳乃天行，四時不正為時氣，痧疹溫癍要詳明。

【註】瘟病之傳變與傷寒無異，有冬感於寒而即病者，名曰傷寒。有冬傷於寒而未即病者，寒邪藏於肌膚之內，伏於榮衛之間，至春復感春風，發為溫病；到夏復感暑熱，發為熱病。若逐戶闔門老幼相傳，乃天行瘟疫，其害更烈。或春

夏應暖熱而反寒，秋冬應寒涼而反熱，此時四時不正之氣，名曰時氣，相感為病，亦與傷寒同其治也。其間或發癍、發痧、發疹，要詳明其證，治法在後。

● 溫 病

冬受寒邪不即病，復感春寒發名溫，證同傷寒治雙解，嘔加生薑半夏均。

註 溫病一證，乃冬受寒邪不即為病，至春復感春風而發者也。現證與傷寒相同，用雙解通聖湯兩解之。若嘔吐者，以生薑、半夏入之，其嘔自止。

雙解通聖湯：方見傷寒。

● 風 溫

風溫復感春風發，汗熱身重睡鼾眠，汗少荊防敗毒治，汗多桂枝白虎煎。

註 風溫，冬受寒邪，復感春風而發為病也。其證身重睡鼾，發熱自汗。汗少者，以荊防敗毒散解之；汗多者，以桂枝合白虎湯清解之。

荊防敗毒散：荊芥　防風　羌活　獨活　柴胡　前胡　甘草生　川芎　枳殼麩炒　桔梗　茯苓，引用生薑，水煎服。

方歌 荊防敗毒宜時氣，風溫無汗用之靈，荊防羌獨柴前草，川芎枳桔與茯苓。

桂枝合白虎湯：桂枝　芍藥　石膏煅　知母生　甘草生　粳米，引用生薑、大棗，水煎服。

方歌 桂枝湯合白虎湯，壯熱多汗服此方，桂芍石膏知母草，粳米大棗共生薑。

● 熱 病

冬受寒邪不即病，至夏復感暑熱成，身不惡寒而多渴，證同溫病治亦同。

註 熱病，乃冬受寒邪不即為病，至夏復感暑熱而成，故名曰熱病。現證與溫病相類，但不惡寒、口乾渴為少異耳，治法亦與溫病同。

● 瘟疫

天行厲氣瘟疫病，為病挨門合境同，皆由邪自口鼻入，故此傳染迅如風。當分表裡陰陽毒，因時取治審重輕，古法皆以攻為急，荊防普濟救苦攻。

註 瘟疫一證，乃天地之厲氣流行，沿門闔戶，無論老少強弱，觸之者即病。蓋邪氣自口鼻而入，故傳染之速迅如風火。但毒有在表、在裡、在陰、陽之分，其或發、或攻、或清，當因春風、夏熱、秋涼、冬寒之四時各異，隨人虛實，量乎輕重以施治也。古法皆以攻毒為急者，以邪自口鼻而入，在裡之病多故也。發以荊防敗毒散，清以普濟消毒飲，攻以二聖救苦丹，則酌量合宜，審度醫治，庶幾臨證時有得心應手之妙矣！

荊防敗毒散：方見風溫。

普濟消毒飲：黃芩酒炒　黃連酒炒　陳皮　桔梗　板藍根　升麻　柴胡　薄荷　連翹去心　牛蒡子炒研　僵蠶炒　馬勃　甘草生　元參，引用燈心，水煎服。

方歌 普濟消毒清時瘟，芩連陳桔板藍根，升柴薄荷翹牛蒡，僵蠶馬勃草元參。

二聖救苦丹：大黃四兩　皂莢二兩，上為末，水丸。每服一錢，量兒大小與之，用無根水下。

● 瘟痧疹癍

傷寒疹癍失汗下，時氣初感即其然，表邪覆鬱榮衛分，外泛皮脈痧疹癍。痧白疹紅如膚粟，癍紅如豆片連連，紅輕赤重黑多死，淡紅稀黯是陰癍。未透升麻消毒治，熱盛三黃石膏煎，已透消癍青黛飲，痧疹表裡雙解先。

註 傷寒發癍、疹、痧，皆因汗下失宜，外邪覆鬱，內熱泛出而成也。惟時氣傳染，感而即出，亦猶疫之為病，烈而速也，發於衛分則為痧，衛主氣，故色白如膚粟也。發於榮分則為疹癍，榮主血，故色紅。膚淺為疹，深重為癍。癍形如豆，甚則成片連連。

癍疹之色紅者輕，赤者重，黑者死，此以色辨熱之淺

深，驗死生也。若其色淡紅稀黯者，皆因邪在三陽，已成癍疹，由外入裡，邪從陰化，或過服涼藥所致，是為陰癍、陰痧、陰疹，法當從陰寒治也。

癍出未透，表熱輕者，宜升麻葛根湯合消毒犀角飲治之；表熱重者，宜三黃石膏湯發之；已透者，用消癍青黛飲加減清之；疹痧初起，表裡不清，用雙解通聖湯先通表裡，餘法同前。

升麻葛根湯合消毒犀角飲：升麻　葛根　芍藥　甘草生　牛蒡子　荊芥　防風　犀角，引用芫荽，水煎服。

方歌　升麻消毒表癍疹，升葛芍草蒡荊防，倍加犀角急煎服，表實熱盛另有方。

三黃石膏湯：黃連　黃芩　梔子　黃柏　豆豉　麻黃　石膏，引用生蔥，水煎服。

方歌　三黃石膏發癍疹，表實熱盛有奇功，連芩梔柏與豆豉，麻黃石膏生用蔥。

消癍青黛飲：石膏煅　知母　犀角　甘草生　梔子生　黃連生　青黛　元參　柴胡　生地　人參　大黃，引用薑、棗，水煎。臨服入苦酒一匙和服。

方歌　消癍青黛消毒癍，石知犀角草梔連，青黛元參柴生地，人參大黃斟酌添。

雙解通聖湯：方見傷寒。

瘟疫篇方藥的臨床新用

1. 普濟消毒飲加味治癒大頭瘟

【普濟消毒飲加味】黃芩15g，黃連15g，陳皮10g，玄參10g，連翹12g，板藍根15g，桔梗12g，大黃6g（後下），甘草6g。每日1劑，水煎，分2次服。3劑後患者症狀明顯減輕，上方去大黃，玄參改為15g，續服3劑後病癒。（賈學軍.中國民間療法，2000，8(4)：43）

2. 中西醫結合治療流行性腮腺炎48例療效觀察

西藥利巴韋林對症處理。

【中藥治療】大青葉30g，板藍根30g，土茯苓12g，金銀花20g，連翹15g，大黃3g（後下），柴胡3g。每日1劑，水煎，分2次內服。

【外敷】仙人膏（鮮仙人掌適量，洗淨去刺，剖開搗爛，加鴨蛋清調勻），視腮腺腫大範圍，取適量膏藥攤紗布上，敷貼患處，每日換藥1次。結果共收治48例，臨床治癒40例，有效8例，無效0例。總有效率100%。（梁淑榮.實用醫技雜誌，2004，11(12)：2680）

3. 柴葛消腮湯治流行性腮腺炎60例療效觀察

【柴葛消腮湯藥物組成】柴胡、葛根、生石膏、天花粉、牛蒡子（炒研）各10g，黃芩、生甘草、連翹（去心）、僵蠶、桔梗各6g，升麻3g。每日1劑，每劑煎2~3次分服。

【治療結果】60例患者全部治癒。（任竹慶.江西中醫藥，1998，29(5)：38）

暑證門

暑證總括

小兒暑病有四證，中暑陽邪傷暑陰，暑風攻肝抽搐見，暑厥攻心不識人。

註　中暑，為陽邪單中暑熱也，陽邪身熱有汗。傷暑，為陰邪中暑復感寒也，陰邪身熱無汗。中暑熱極，攻肝則抽搐；攻心則厥冒不省人事。治者果能因證分別施治，自無難矣。

● 中　暑

中暑汗出身壯熱，頭痛大渴煩不寧，氣乏神倦兩足冷，加味人參白虎靈。

註　中暑之證，身熱有汗。因暑熱薰蒸，故頭痛口渴，煩躁不寧，甚則氣乏神倦，足冷惡寒。須以加味人參白虎湯治之。

加味人參白虎湯：人參　石膏生　知母生　粳米　甘草　蒼

朮，水煎服。

方歌 加味人參白虎湯，暑熱傷氣服最良，參膏知母粳米草，停飲嘔水更加蒼。

● **傷暑**

傷暑受暑感寒風，無汗熱渴面赤紅，乾噦噁心腹絞痛，嗜臥懶食肢重疼。清散二香飲極效，氣虛六合湯奏功，夾食惡食多吐瀉，加味香薷法最靈。

註 小兒傷暑，謂受暑復感風寒也。其證發熱無汗，口渴飲水，面色紅赤，乾嘔噁心，或腹中絞痛，嗜臥懶食。以二香飲治之，此內清外散之法也。若正氣虛弱，當補正除邪，以六合湯治之；若傷暑夾食，大吐瀉者，以加味香薷飲治之。

二香飲：蘇葉　藿香　白茯苓　扁豆炒　厚朴薑製　陳皮　半夏薑製　甘草生　大腹皮　白芷　桔梗　川黃連　香薷，引用生薑、燈心，水煎服。

方歌 二香飲治風暑病，蘇葉藿香白茯苓，扁豆厚朴陳半草，腹芷桔連香薷靈。

六合湯：人參　香薷　半夏薑製　甘草生　砂仁　木瓜　赤茯苓　藿香　杏仁炒，去皮、尖　厚朴薑炒　扁豆炒，引用薑、棗，水煎服。

方歌 六合虛暑用人參，香薷半夏草砂仁，木瓜赤苓藿香杏，厚朴扁豆棗薑勻。

加味香薷飲：香薷　厚朴薑炒　陳皮　扁豆炒　山楂肉　豬苓　甘草生　枳實麩炒，水煎服。

方歌 加味香薷治夾食，香薷厚朴共陳皮，白扁豆配山楂肉，豬苓甘草炒枳實。

● **暑風**

暑風抽搐似驚風，煩渴汗熱便黃紅，先用加味香薷飲，繼用玉露散即寧。

註 暑風者，手足搐搦，狀似驚風者也。由暑熱攻肝，內生風病。其證煩渴，身熱有汗，二便黃赤。先宜加味香薷

飲，疏其風；繼以玉露散，清其熱。暑熱一解，而搐自止矣。切不可當驚癇治之。

加味香薷飲：香薷　黃連　扁豆炒　厚朴薑炒　羌活，引用燈心，水煎服。

方歌　加味香薷治暑風，香薷黃連扁豆同，厚朴薑炒羌活入，燈心煎服效從容。

玉露散：方見火瀉。

● 暑　厥

暑厥昏眩不知人，氣虛挾痰上衝心，虛者清暑益氣治，挾痰益元抱龍均。

註　暑厥之證，昏昧不省人事。因其人元氣素虛，暑熱衝心，或挾痰上衝，以致精神昏憒。虛者以清暑益氣湯治之，實者以辰砂益元散合抱龍丸治之。

清暑益氣湯：人參　參耆炙　當歸酒洗　白朮土炒　甘草炙　陳皮　麥冬去心　五味子　青皮炒　蒼朮炒　黃柏酒洗　升麻　葛根　澤瀉　神麴炒，引用薑、棗，水煎服。

方歌　清暑益氣虛受暑，參耆歸朮草陳皮，麥味青皮蒼朮柏，升葛澤瀉炒神麴。

辰砂益元散：辰砂水飛，三錢　滑石水飛，六兩　甘草末，一兩，每用一錢。薑、燈心湯調勻，合抱龍丸服。

抱龍丸：黑膽星九轉者佳，四兩　天竺黃一兩　雄黃水飛　辰砂另研，各半兩　麝香另研，一錢，上為細末，煮甘草膏和丸，皂莢子大。溫水化下。

暑證篇方藥的臨床新用

1. 清暑益氣湯治療小兒夏季熱20例

【基本方】西洋參3g，石斛6g，麥冬6g，黃連3g，竹葉6g，荷梗15g，知母5g，粳米15g，西瓜翠衣30g，甘草3g。加減：有鼻塞、流涕等表證者加青蒿、香薷；高熱舌紅而乾加鮮蘆根、鮮生地；納呆便溏者去麥冬，加扁豆、山藥；胃熱偏甚加石膏。水煎，日1劑，每劑煎2次，分4次服。

【治療結果】治療組20例中，治癒18例，好轉2例。（葉艾鳳.湖南中醫雜誌，2000，16(4)：37）

2. 祛暑飲治療暑證200例臨床觀察

【藥物組成】金銀花、香薷、薄荷、藿香、菊花、佩蘭、甘草等。上述藥物淨製後水蒸餾提取製成芳香水劑，加糖、橙皮精適量，混勻，分裝。具有防暑祛暑、清熱解毒、芳香化濁、醒脾和胃、降逆止嘔之效，主治夏季暑證。

【結果】200例中，痊癒143例，顯效38例，有效12例，無效7例。總有效率96.5%。（孫兆祥.山東中醫雜誌，1998，17(8)：344）

3. 新加香薷飲加減治療夏季流感61例

【新加香薷飲加減】香薷5g，黃連5g，厚朴5g，木通10g，茯苓10g，葛根12g，銀花12g，連翹10g，柴胡12g，扁豆12g。武火煎，煎藥時間不宜過久，否則療效減弱，冷服或微溫服為佳。服藥期間禁食油膩，以清淡飲食為宜。避免冷飲，冷水浴，吹電扇。每日1劑，分2次煎服。

【治療結果】有效率97%。（陽懷來.湖南中醫雜誌，1996，12(2)：40）

4. 四味香薷飲治療高熱286例

【基本方】香薷10g，厚朴10g，扁豆15g，黃連15g。熱甚者加金銀花15g，連翹15g。採用鼻胃管，每30分鐘注入藥液1次。

【治療結果】286例中，治癒249例（佔87.0%），有效28例（佔9.79%），無效9例（佔3.15%）。總有效率為96.85%。（劉國棟.湖南中醫雜誌，1997，13(2)：25）

霍亂門

霍亂總括

霍亂風寒暑飲成，卒然吐瀉腹心疼，飲暑盛兮濕霍亂，寒勝為乾症不輕。

註　霍亂者，乃風寒暑飲之雜邪為病，卒然揮霍變亂，心腹大痛，吐瀉交作也。其能吐能瀉者，謂之濕霍亂。夫暑飲雖盛，若已經吐瀉，其邪即解，故易治也。若欲吐不能，欲瀉不能者，謂之乾霍亂。蓋寒盛則凝，既不吐瀉，則邪無去路，故病多不救。

● **濕霍亂**

吐瀉不已腹頻疼，口渴引飲胸悶膨，飲盛主以二香飲，暑盛益元散最靈。

註　濕霍亂者，乃暑飲合邪也。其證吐瀉不已，肚腹疼痛，口渴引飲，胸膈膨悶。飲盛者，以二香飲主之；暑盛者，以辰砂益元散主之。因證調治，則暑飲之邪既清，而霍亂之證立癒矣。治者宜詳辨之。

二香飲：方見傷暑。

辰砂益元散：方見暑厥。

● **乾霍亂**

欲吐瀉之不吐瀉，腹中絞痛不能堪，煩渴大飲甘露飲，肢厥不渴理中煎。

註　乾霍亂者，乃寒暑凝結，欲吐不吐，欲瀉不瀉，腹中絞痛，俗名絞腸痧病也。治者當分寒暑，如煩渴大飲者為熱，以桂苓甘露飲主之；若厥逆不渴者屬寒，以理中湯主之。因證調治，其病自癒。

桂苓甘露飲：白朮土炒　茯苓　澤瀉　豬苓　肉桂少許　石膏　滑石水飛　寒水石，水煎服。

方歌　寒暑凝結霍亂成，桂苓甘露莫從容，白朮茯苓豬澤桂，膏滑寒水石相同。

理中湯：方見不乳。

痢疾門

痢疾總括

痢疾暑濕生冷成，傷氣為白傷血紅，後重裡急腹窘痛，寒

熱時痢噤口名。

註 痢之為證，多因外受暑濕，內傷生冷而成。傷於氣者色多白，以肺與大腸為表裡也。傷於血者色多赤，以心與小腸為表裡也。裡急者，腹窘痛也；後重者，頻下墜也。又有寒痢、熱痢、時痢、噤口痢之別，醫者須詳察之。

● **寒　痢**

寒傷久痢臟虛寒，腸鳴切痛實難堪，面唇青白喜飲熱，理中養臟效通仙。

註 寒痢者，寒冷傷胃，久痢不已，或臟氣本虛，復為風冷所乘，傷於腸胃。故痢時腸鳴切痛，面唇青白，口雖渴喜飲熱，此裡寒虛之證也。初宜理中湯，久則真人養臟湯治之。寒得溫散而證癒矣。

理中湯：方見不乳。

真人養臟湯：人參　白朮土炒　木香煨　當歸土炒　白芍炒　肉桂　甘草炙　罌粟殼蜜炙　訶子肉麵煨，去核　肉果煨，引用烏梅，水煎服。

方歌 寒痢須用養臟湯，人參白朮廣木香，歸芍肉桂炙甘草，粟殼訶子肉果良。

● **熱　痢**

痢初實熱腹窘痛，下痢無度尿短紅，舌赤唇焦喜飲冷，芍藥白頭香連靈。

註 熱痢者，皆因濕熱凝結於腸胃，以致腹中窘痛，頻頻下痢，尿短色紅，舌赤唇焦，喜飲冷水，此裡熱之證也。重則當歸芍藥湯主之，輕則白頭翁湯主之，或香連丸主之。

當歸芍藥湯：當歸　白芍　木香　黃芩　黃連　肉桂　大黃　甘草生　檳榔，水煎服。

方歌 熱痢當歸芍藥湯，裡急後重服最良，歸芍木香芩連桂，大黃甘草共檳榔。

白頭翁湯：黃連　黃柏　秦皮　白頭翁，水煎服。

方歌 白頭翁湯治熱痢，腹中窘痛尿短赤，連柏秦皮白頭翁，煎服之後痢自癒。

香連丸：木香　川黃連各等份，共為細末，醋糊為丸，如桐子大。量兒大小用之，空心米飲下。

● 時　痢

時痢痢疾感時氣，發熱無汗遍身疼，熱為邪束因作嘔，倉廩湯散有奇功。

註　時痢者，乃痢疾時復感時氣也。身熱無汗，遍身疼痛，熱為邪束，頻作嘔逆。須以倉廩湯散之，先解時邪，其痢自止。

倉廩湯：人參　茯苓　獨活　桔梗　前胡　川芎　甘草炙　枳殼麩炒　陳倉米　柴胡　羌活，引用生薑，水煎服。

方歌　時痢須用倉廩湯，參苓獨活桔梗良，前胡川芎炙甘草，枳殼倉米及柴羌。

● 噤口痢

火毒衝胃成噤口，脈大身熱不能食，舌赤唇紅惟飲冷，參連開噤散功奇。

註　噤口痢一證，乃火毒衝胃而成。其證脈大身熱，不能飲食，舌赤唇紅，惟喜飲冷，急宜參連開噤散救之。

參連開噤散：人參　川連薑炒　蓮子肉各等份，上為細末，米飲調下。

痢疾篇方藥的臨床新用

1. 傅青主小兒痢疾方臨床試效

王某，男，1歲3個月，1995年9月13日就診。患兒瀉痢頻作7天，曾服慶大黴素糖衣片、黃連素等，效果不顯。現證大便日6~7次，色綠，帶黏凍。大便常規：膿細胞滿視野，紅細胞10~15個/HP，並伴納差，無發熱，苔白，指紋紫滯。辨證屬於濕熱蘊滯腸間，氣血鬱阻交爭，腸路受損，敗血成膿，治宜清熱燥濕，調氣行血，佐以消導。

方用傅氏小兒痢疾方加減：白芍10g，當歸10g，枳殼6g，萊菔子3g，炒山楂10g，神麴10g，炒山藥10g，肉桂3g，廣木香3g，黃連3g，滑石粉6g，甘草3g。服上方3劑，大便每日1

次，色黃，不帶黏凍，但仍粗糙。午後手熱，納食欠佳，不欲飲水，舌苔白。證屬痢後胃氣未復，脾失健運，故治以健脾益胃，調理善後，方用六神湯加味：茯苓6g，白朮6g，黨參3g，陳皮3g，蔻仁10g，白芍、扁豆各10g，神麴9g，桔梗3g，葛根6g，甘草3g。服上方3劑後，大便正常，諸症悉除。（李智君.中醫藥學報，1996，5：24）

2. 小兒痢疾42例治療小結

【一般資料】共收治小兒痢疾42例，其中1歲以內8例，1~2歲18例，3~5歲12例，6~10歲4例。病程：不超過3天。主要表現：急性腹瀉40例，腹痛38例，裡急後重39例，嘔吐30例，發熱28例，42例大便鏡檢均為陽性。

【治療方法】葛根15g，胡黃連2g，旱蓮草12g，檳榔8g，澤瀉6g，以上五味中藥為主，再視病情調整藥物劑量或配伍。按症狀加減：痛甚加白芍；熱加黃芩；嘔吐加法半夏、黃芩去旱蓮草；挾表加紫蘇梗、白芷，去澤瀉、旱蓮草；腹脹加萊菔子或廣木香；便稀量多加車前子或燈心草；便次量少加枳實或生大黃。用法：每日1劑，濃煎，分2次服，連服3天。

【治療結果】42例患兒服藥3~5劑後，臨床症狀消失，其中連續複查大便3次陰性者25例，連續複查大便2次陰性者12例，複查大便1次陰性者5例。（湘陰.中國醫師雜誌，2002增刊：220）

3. 小兒痢疾治驗2則

張某，男，5歲。發熱（38.6℃）3天，伴流涕鼻塞，腹痛下痢，日7~8次，痢下赤白，裡急後重，納呆食少，舌質厚膩。證屬邪積內滯、外受風寒、邪毒不得散。

處方：荊芥6g，防風、枳實各5g，葛根、佩蘭、藿香各3g，馬齒莧12g，木香、厚朴各3g。水煎服。3劑後發熱已退，表證亦除，餘證未減，上方去荊芥、防風，加赤芍、當歸各6g，扁豆花9g，檳榔6g，以調和氣血，再服2劑而癒。

馮某，女，6歲。發熱（體溫39℃）2天，下痢膿血，黏

膩不爽，裡急後重，腹痛甚，日10~15次，診見患兒舌質紅，苔白膩，脈滑實，乃濕熱薰蒸，腑氣不和之證。

處方：葛根9g，黃芩6g，黃連6g，馬齒莧9g，甘草3g，水煎服。2劑後熱退，膿血便已明顯減少，仍感腹痛，納食稍增。此乃胃氣動，痢毒漸消之象。酌進稀粥以養胃，上方藥量減半，加扁豆花、枳實各6g，砂仁3g，續服3劑而癒。（陳春明，中國民間療法.2004，12(8)：6）

瘧疾門

瘧疾總括

瘧疾夏暑秋寒風，榮衛合邪病始成，陰陽相併發寒熱，日間淺深作分明。

註　瘧疾者，多因夏傷於暑，其氣舍於榮內，至秋復感寒風，則榮衛合邪而成瘧。發時或寒或熱者，陰陽相並也。每日作者，因初病邪氣尚淺，伏藏於榮，隨經絡而行故也。其間日作者，因邪已深入脊膂間，伏藏於衝脈故也。其晝發者，因邪在三陽之淺；夜發者，因邪在三陰之深。瘧將退者，亦由夜而晝，由間日而至每日，此為去陰就陽，由深而淺，其病欲已也。治者須詳細分別可也。

● 寒瘧風瘧

先寒後熱身無汗，此為寒瘧不須評，先熱後寒身有汗，此為風瘧須詳明。寒宜麻黃羌活劑，風惟桂枝羌活從。

註　此瘧疾初起，發散之法也。先寒後熱者，因先傷於寒，後傷於風，寒多熱少，身無汗者，謂之寒瘧，以麻黃羌活湯主之。先熱後寒者，因先傷於風，後傷於寒，熱多寒少，身有汗者，謂之風瘧，以桂枝羌活湯主之。

麻黃羌活湯：麻黃　羌活　防風　甘草生，引用生薑，水煎服。

方歌　麻黃羌活湯醫瘧，身體無汗寒熱增，麻黃羌活防風草，引薑煎服體安寧。

桂枝羌活湯：羌活　防風　桂枝　甘草生，引用生薑，水煎服。

> 方歌　桂枝羌活湯，治瘧豈尋常，羌活生甘草，防風桂枝良。

● 食　瘧

食瘧寒熱腹脹膨，面黃惡食悶不通，輕者須用柴平劑，便硬加味大柴攻。

> 註　食瘧者，因食而病瘧者也。由小兒飲食無節，復受風暑之氣，以致寒熱交作，胸腹脹滿，痞①悶不通，面黃惡食也。但食有輕重，須當別之。輕者宜柴平湯主之，重者宜大柴胡湯加檳榔、草果主之。治者果能因證調理，則積滯清，而瘧漸退矣。

柴平湯：陳皮　半夏薑製　蒼朮米泔水浸，炒　厚朴薑炒　黃芩　柴胡　甘草　人參，引用薑、棗，水煎服。

> 方歌　柴平湯治傷食瘧，陳半蒼朮同厚朴，黃芩柴胡草人參，薑棗作引為良藥。

大柴胡湯：方見傷寒。

● 瘧痰瘧飲

瘧疾痰飲多嘔逆，面黃目腫胸膈膨，痰盛清脾加橘半，飲盛加蒼倍入苓。

> 註　小兒素有痰飲，復因外邪凝結脾胃，故嘔逆也。若瘧疾或經汗下之後，表裡無證，宜用清脾飲以和之。痰盛者，本方加橘紅倍半夏；飲盛者，加蒼朮倍茯苓；若兒氣已虛弱，更當加人參以扶其正。

加減清脾飲：柴胡　黃芩　半夏薑炒　甘草炙　厚朴薑製　青皮醋炒　檳榔　茯苓　草果　人參　白朮土炒　橘紅　南蒼朮炒，引用生薑，水煎服。

> 方歌　清脾治瘧兼痰飲，柴芩半草朴青榔，苓果氣虛參朮入，痰盛加橘飲盛蒼。

---

①痞：原作否，通假字。

咳嗽門

咳嗽總括

肺病咳嗽有痰聲，有聲無痰咳之名，有痰無聲謂之嗽，為病寒熱食與風。

[註] 《病機式要》云：咳嗽謂有聲有痰，因肺氣受傷，動乎脾濕而然也。咳謂無痰而有聲，肺氣傷而不清也。嗽謂無聲而有痰，脾濕動而為痰也。二者雖俱屬肺病，然又有肺寒、肺熱之分，食積、風寒之別，醫者宜詳辨之。

● 肺寒咳嗽

肺虛飲冷致咳嗽，面色㿠喜啖生冷，以致寒邪傷肺，發為咳嗽。其證面色㿠白，痰多清稀，鼻流清涕。初宜《聖惠》橘皮散主之，若日久不癒者，須以補肺阿膠散主之，則氣順痰清而嗽自止矣。

《聖惠》橘皮散：人參　貝母　蘇葉　陳皮　桔梗　杏仁去皮、尖，炒，引用紅棗，水煎服。

[方歌] 肺虛受寒頻咳嗽，橘皮散治效通仙，參貝蘇葉陳皮桔，杏仁微炒去皮尖。

補肺阿膠散：人參　阿膠麩炒　牛蒡子炒　杏仁去皮、尖，炒　糯米　甘草炙　馬兜鈴，水煎，食後服。

[方歌] 小兒肺寒時時嗽，補肺阿膠效若神，人參阿膠牛蒡子，杏仁糯米草兜鈴。

● 肺熱咳嗽

火嗽面赤咽乾燥，痰黃氣穢帶稠黏，便軟加味瀉白散，便硬加味涼膈煎。

[註] 火嗽一證，乃火熱薰擾肺金，遂致頻頻咳嗽，面赤咽乾，痰黃氣穢，多帶稠黏也。便軟者，加味瀉白散主之；便硬者，涼膈散加桔梗、桑皮煎服，則熱退氣清而嗽自止矣。

加味瀉白散：桑皮蜜炙　地骨皮　甘草生　川貝母去心，碾　麥冬去心　知母生　桔梗　黃芩　薄荷，水煎服。

方歌　加味瀉白治火咳，桑皮地骨甘草合，貝母麥冬生知母，桔梗黃芩同薄荷。

涼膈散：方見急驚風。

● **食積咳嗽**

食積生痰熱薰蒸，氣促痰壅咳嗽頻，便溏麴麥二陳治，便燥蘇葶滾痰攻。

註　積嗽者，因小兒食積生痰，熱氣薰蒸肺氣，氣促痰壅，頻頻咳嗽。便溏者，以麴麥二陳湯消導之；便秘者，以蘇葶滾痰丸攻下之。

麴麥二陳湯：陳皮　半夏薑製　茯苓　甘草生　黃連薑製　山楂　麥芽炒　神麴炒　栝蔞仁　枳實麩炒，引用生薑、紅棗，水煎服。

方歌　麴麥二陳食積嗽，陳半苓草川黃連，山楂麥芽神麴炒，栝蔞枳實一同煎。

蘇葶滾痰丸：蘇子炒，一兩　苦葶藶微炒，一兩　大黃酒蒸一次，四兩　沉香五錢　黃芩四兩　青礞石火煅如金為度，五錢，上為末，水為丸，量兒虛實服之，薑湯送下。

● **風寒咳嗽**

風寒咳嗽頻嚏涕，鼻塞聲重唾痰涎，疏風參蘇金沸散，散寒加味華蓋痊。

註　小兒脫衣偶為風冷所乘，肺先受邪，使氣上逆衝塞咽膈，發為咳嗽，嚏噴流涕，鼻塞聲重，頻唾痰涎。先以參蘇飲疏解表邪，再以金沸草散清其痰嗽。若寒邪壅蔽，當以加味華蓋散治之。則風邪解而氣道通，氣道通而咳嗽止矣！

參蘇飲：蘇葉　乾葛　前胡　陳皮　半夏薑製　甘草生　枳殼麩炒　桔梗　赤茯苓，水煎服。

方歌　參蘇飲治風寒嗽，蘇葉乾葛前胡從，陳皮半夏生甘草，枳殼桔梗配赤苓。

金沸草散：方見傷風。

加味華蓋散：麻黃　杏仁去皮、尖，炒　蘇子炒　前胡　橘紅　甘草生　桑皮炒　桔梗　赤茯苓，水煎，食後溫服。

方歌 華蓋散治風寒盛，氣促胸滿咳嗽頻，麻杏蘇子前橘草，桑皮桔梗赤茯苓。

小兒咳嗽篇方藥的臨床新用

1. 補肺湯治療小兒氣虛咳嗽76例療效觀察

【補肺湯藥物組成】黨參6g，當歸6g，款冬花10g，桔梗6g，桑白皮10g，川貝母6g，五味子6g，烏梅3g，赤芍6g，水煎服，每天1劑。

【治療結果】治癒63例，好轉10例，未癒3例。有效率96.1%。（任雪.中國實用鄉村醫生雜誌，2005，6(12)：27）

2. 麻杏天貝散治療小兒肺熱咳嗽50例

【麻杏天貝散】麻黃30g，炒杏仁30g，石膏40g，生甘草20g，浙貝20g，天花粉30g。共研細麵，每週歲0.5g，每日3次，溫開水沖服。

【治療結果】治癒40例，好轉8例，無效2例。用藥時間最短3天，最長2週。總有效率達96%。（黃進.實用中醫內科雜誌，2005，19(3)：255）

3. 止咳散敷貼足底治療小兒咳嗽

【方法】本品含桃仁、梔子、杏仁、細辛各10g，白芥子5g。研末加雞蛋清調糊狀，在紗布上攤成直徑約0.3cm的圓形藥糊2塊。洗腳後於兩足掌中央前1/3和後2/3處塗食油或石蠟油再貼藥糊，外加紗布包紮。12小時為1療程，療程間隔12小時。如有水泡形成暫停敷貼。本組60例用1~3個療程，痊癒26例，好轉30例，無效4例，總有效率為93%。（陸惠輝.黑龍江中醫藥，1999，2：24）

4. 熱咳合劑治療小兒肺熱咳嗽200例

【熱咳合劑基本方】天竺3g，麻黃6g，杏仁、葶藶子、紫蘇子、白芥子、瓜蔞、青黛（布包煎）各8g，馬兜鈴9g，廣百部10g，生石膏12g。發熱、便乾加青蒿、白薇、淡竹葉、大青葉；久咳無痰加北沙參、天冬、麥冬、玉竹；咽赤腫痛，加蘆根、射干、藏青果、海浮石；痰多喘急，咳嗽氣緊

加半夏、銀杏肉、地龍、浙貝、款冬花。以上為3歲小兒藥量，小於或大於3歲者適當減量或加量。每日1劑，水煎2次，取汁400ml，兌勻，少量頻服。

【效果】本組200例患兒全部有效，其中187例顯效，13例有效。治療標準：體徵正常，咳嗽消失，喉中無痰鳴音，為顯效。體溫正常，咳嗽稀少，喉上有痰，為有效。（肖挹.四川中醫，1997，15(4)：41）

喘證門

喘證總括

喘則呼吸氣急促，抬肩欠肚哮有聲，實熱氣粗胸滿硬，寒虛痰飲馬脾風。

註　呼吸氣出急促者，謂之喘急。外候抬肩欠肚，若更喉中有聲響者，謂之哮吼。然致病之原不一。如氣粗胸滿痰稠，便硬而喘者，此實熱也；氣乏息微，不能續息而喘者，此虛邪也。其中有風寒鬱閉而喘者，又有痰飲壅逆而喘者，更有馬脾風一證，最為急候，醫者須分別詳明，庶用藥如響矣。

● **火熱喘急**

火喘燥渴面唇紅，肺胃涼膈白虎清，瀉心宜用導赤散，陰虛知柏地黃靈。

註　火邪刑金作喘者，多口乾舌燥作渴，面赤唇紅也。因於肺熱者，以涼膈散主之；胃熱者，涼膈白虎湯主之；心火刑金者，導赤散主之；腎虛火來爍金者，宜知柏地黃湯主之。醫者果能審察精詳，按證調治，庶幾用藥如響，而不致有虛實之誤矣！

涼膈散：方見急驚風。

涼膈白虎湯：大黃生　朴硝　甘草生　連翹去心　梔子　黃芩生　薄荷葉　石膏生　知母生，引用粳米，水煎，溫服。

方歌　涼膈白虎肺胃熱，梔子連翹薄荷葉，黃芩大黃朴

硝草，知母石膏粳米列。

導赤散：方見不小便。

知柏地黃湯：乾生地黃　山茱萸　山藥炒　知母炒　黃柏鹽炒　牡丹皮　澤瀉　茯苓，水煎服。

方歌　知柏地黃陰虛熱，知母黃柏牡丹皮，乾生地黃並澤瀉，茯苓山藥共茱萸。

● 肺虛作喘

虛喘氣乏聲短澀，潔古黃耆湯效捷，百合固金化虛痰，《本事》黃耆清虛熱。

註　虛喘之證，氣乏聲音短澀，以潔古黃耆湯主之。若喘促夾痰者，以百合固金湯主之；夾熱者，以《本事》黃耆湯主之。

潔古黃耆湯：人參　黃耆炙　甘草炙　地骨皮　桑白皮炒，水煎溫服。

方歌　潔古黃耆湯，虛喘最為良，人參黃耆共，甘草地骨桑。

百合固金湯：百合　天門冬　麥門冬去心　生地黃　熟地黃　當歸　白芍藥炒　甘草生　貝母去心　元參　桔梗，水煎服。

方歌　百合固金虛痰喘，百合二冬二地黃，當歸白芍生甘草，貝母元參桔梗良。

《本事》黃耆湯：五味子　白芍藥　天門冬　麥門冬去心　人參　黃耆炙　熟地黃　甘草炙　茯苓，引用烏梅、薑、棗，水煎服。

方歌　《本事》黃耆虛熱喘，五味芍藥二門冬，參耆熟地炙甘草，烏梅薑棗白茯苓。

● 風寒喘急

風寒傷肺氣喘急，表熱無汗華蓋方，肺虛被邪紫蘇飲，無邪氣逆降氣湯。

註　肺主皮毛，一受風寒，內閉肺氣，則氣逆不降，呼吸氣急，故作喘也。發熱無汗，宜以華蓋散汗而散之。若肺氣虛，外復被風寒所傷者，宜以紫蘇飲子補而散之；若肺虛

外無風寒所傷，內無痰涎壅塞，惟氣逆喘急者，以加減蘇子降氣湯降其逆氣，其喘自癒。治者宜詳察之。

華蓋散：方見風寒咳嗽。

紫蘇飲子：蘇葉　杏仁炒,去皮、尖　桑皮炒　陳皮　青皮醋炒　半夏薑製　人參　五味子　甘草生　麻黃，引用生薑，水煎服。

方歌　氣虛又被風寒傷，紫蘇飲子最相當，蘇葉杏桑陳青半，人參五味草麻黃。

蘇子降氣湯：蘇子炒　當歸　陳皮　半夏薑製　甘草生　前胡　厚朴薑製　桂心　沉香，引用薑、棗，水煎服。

方歌　氣逆喘用降氣湯，肺虛無邪服最良，蘇子當歸陳半草，前胡厚朴桂沉香。

● 痰飲喘急

痰飲壅逆因作喘，痰飲蘇葶滾痰從，停飲喘急不得臥，瀉飲降逆用蘇葶。

註　小兒痰飲作喘者，因痰壅氣逆也。其音如潮響，聲如拽鋸者，須急攻痰壅，蘇葶滾痰丸主之。若停飲喘急不得臥者，又當瀉飲降逆蘇葶丸主之。醫者須分別施治，庶幾曲中病情矣。

蘇葶滾痰丸：方見食積咳嗽。

蘇葶丸：南蘇子炒　苦葶藶子微炒,各等份，上為細末，蒸棗肉為丸，如麻子大。每服五丸至七丸，淡薑湯下。

● 馬脾風

暴喘傳名馬脾風，胸高脹滿脇作坑，鼻竅扇動神悶亂，五虎一捻服最靈。

註　馬脾風俗傳之名，即暴喘是也。因寒邪客於肺俞，寒化為熱，閉於肺經，故胸高氣促，肺脹喘滿，兩脇扇動，陷下作坑，鼻竅扇張，神氣悶亂。初遇之急服五虎湯，繼用一捻金下之，倘得氣開，其喘自止。如兒生百日內見此者，病多不救。

五虎湯：麻黃蜜炒　杏仁炒,去皮、尖　甘草生　白石膏研為末

細茶，引用生薑，水煎，臨時用藥沖石膏服。

方歌　五虎湯治馬脾風，麻黃蜜炒杏仁從，甘草石膏細茶葉，煎服之後喘自寧。

一捻金：方見不大便。

小兒喘證篇方藥的臨床新用

1. 麻杏石甘湯加減治療小兒風熱咳喘103例

【方藥組成】麻黃、杏仁、生石膏、炙甘草、薄荷、桔梗、淡豆豉、牛蒡子。若痰熱塞肺，症見咳黃黏痰、痰多、胸腹滿悶，納差者，加全瓜蔞、貝母、膽南星、黃芩、橘紅、天竺黃；肺胃熱盛，症見汗出不止，口渴欲飲，氣促，煩躁，眠差，便乾，尿黃或口舌生瘡者，加板藍根、魚腥草、知母、大黃；便秘者，加芒硝；高熱驚風者，加鉤藤、僵蠶、蟬蛻；伴哮喘發作，喘重者，加地龍、葶藶子、僵蠶；哮重者，加蘇子；咳重者，加桃仁、前胡、白前；伴發熱、無汗者，加蘇梗、柴胡或重用石膏；咽喉腫痛者，加牛蒡子、射干；兼有腹脹者，加紫蘇子。每日1劑，分3次服，12天為1個療程。

【結果】痊癒79例，好轉14例，無效10例。有效率為90.3%（陳艷.河南中醫藥學刊，2001，17(4)：50）

2. 葶藶大棗瀉肺湯治療小兒喘證64例

【葶藶大棗瀉肺湯加味】葶藶子3~9g，大棗5枚，桑白皮8g，杏仁8g，川貝母5g，炙麻黃3g，炒蘇子6g，前胡8g，魚腥草10g。加減：熱重者加連翹、黃芩，痰多者加天竺黃，驚惕者加蟬蛻、鉤藤，納差者加炒萊菔子。每日1劑，水煎服。

【治療效果】64例經治後痊癒（喘平咳止，伴隨症狀及雙肺喘鳴音消失）48例，好轉（喘咳減輕或微咳，雙肺聽不到喘鳴音）14例，無效（臨床症狀、體徵無改善）2例。總有效率為97%。（劉建仁.國醫論壇，1994，4：11）

3. 檳黃二丑散治療小兒痰熱咳喘50例

【方藥組成】檳榔2g，大黃1.5g，黑牽牛1.5g，白牽牛

1.5g，黨參1.5g。上藥共為細末，蜜水調服，日2~3次，療程1週。結果痊癒（咳喘停止，兩肺哮鳴音消失）25例，有效（咳喘減輕，兩肺少許哮鳴音）22例，無效3例。平均療程6.5天。（文永傑.江西中醫藥，1996，2增刊：91）

卷五十四

痰證門

痰證總括

痰因津液不四布，陰盛為飲陽盛痰，稠黏黃色為燥熱，清稀色白乃濕寒。

[註] 痰者，水穀所化之津液不能四布，留於胸中而成者也。多因飲食無節，或乳食過食厚味，脾胃不能運化而生。若陰氣素盛，則化而為飲；陽氣素盛，則化而為痰。稠黏黃色，澀滯難出，謂之燥痰；清稀色白，滑而易出，謂之濕痰。二者或宜清潤，或宜通利，治各不同也。

● 燥　痰

燥痰肺燥澀難出，氣逆喘咳臥不舒，面紅口乾小便赤，清氣化痰滾痰孚。

[註] 燥痰者，痰因火動也。火盛則痰多燥黏，氣逆喘咳，夜臥不寧，面赤口乾，小便黃赤。輕者用清氣化痰丸清之，重者用蘇葶滾痰丸下之。

清氣化痰丸：膽南星九轉　半夏薑製，各一兩五錢　橘紅　枳實麩炒　杏仁炒，去皮、尖　栝蔞仁去油　黃芩酒炒　白茯苓各一兩

上為細末，薑汁為丸。淡薑湯化服。

蘇葶滾痰丸：方見食積咳嗽。

● 濕　痰

濕痰脾濕懶飲食，倦怠嗜臥面色黃，痰多枳桔二陳劑，飲

多桂苓甘朮湯。

　　註　濕痰者，因小兒過食生冷、油膩之物，有傷脾胃，遂致脾土虛濕，不能運化而成濕痰，滑而易出。脾虛不運，故懶食；脾主四肢，故倦怠嗜臥；脾屬土，故面色多黃。

　　痰多者，宜用枳桔二陳湯加蒼朮、白朮，除濕化痰；飲盛者，須用桂苓甘朮湯，扶陽散飲。調治合宜，而痰自化矣。

　　枳桔二陳湯：方見呃乳。

　　桂苓甘朮湯：茯苓　桂枝　甘草生　白朮土炒，引用生薑，水煎服。

　　方歌　桂苓甘朮濕痰飲，除濕利飲更扶陽，茯苓桂枝生甘草，白朮土炒引生薑。

小兒痰證篇方藥的臨床新用

　　1. 杏蘇二陳湯治療小兒脾虛痰濕咳嗽45例

　　【藥物組成】法半夏、炒苦杏仁、桔梗各6g，僵蠶、蟬蛻、陳皮、甘草各3g，茯苓、魚腥草各15g，紫蘇子9g，萊菔子10g。

　　【治療結果】治癒（症狀、體徵消失）38例，好轉（症狀明顯減輕，肺部囉音基本消失）5例，無效（症狀和體徵無明顯改善）2例。總有效率為95.6%。（林銳金.新中醫，2000，32(11)：46）

　　2. 自擬宣降平調湯治療小兒痰濕咳嗽200例臨床觀察

　　【藥物組成】瓜蔞殼、桑白皮、萊菔子、茯苓各10g，蘇子、製半夏、川貝母、橘皮、枳殼、側柏葉各5g，炙麻黃3~5g。水煎服，日1劑，分2次溫服。（張淑淑.湖南中醫藥導報，2004，10(7)：34）

疝證門

疝證總括

　　諸疝厥陰任脈病，外因風寒邪聚凝，內因濕熱為寒鬱，證

皆牽睪引腹疼。胎疝多因稟賦病，總審熱縱寒痛疼，血左不移氣右動，濕則墜重虛墜輕。

[註] 厥陰環陰器，入少腹；任脈起於中極之下，以上毛際，循腹裡上關元，故諸病疝莫不屬之也。小兒病此，多因先天不足，本臟虛弱。復因外感風邪，內食生冷，寒邪凝結而成者有之。或因濕熱鬱於中，復被寒邪束於外，邪氣乘虛併於血隊，流入厥陰，厥陰屬肝，其性急速，故牽引睪丸，少腹絞痛也。又有胎疝一證，多因孕婦啼泣過傷，動於陰氣，結聚不散，令兒生下即成此證者。大抵熱則多縱，寒則多痛；在血分者不移，在氣分者多動；濕腫墜則重，虛腫墜則輕。因證施治，自切中病情矣。

● 寒　疝

寒濕內蓄日已深，復被風冷水氣侵，囊冷硬痛成寒疝，烏頭桂枝金茱神。

[註] 寒疝者，因兒平日過食生冷，或臥濕地，以致陰結於內，氣滯不行。為日既久，復為風冷所束，水濕所傷，故發時囊冷結硬，牽引少腹作痛。初得之兼表者，以烏頭桂枝湯主之，寒甚者，以金茱丸治之。

烏頭桂枝湯：桂枝　赤芍藥　甘草炙　烏頭，引用生薑，水煎服。

[方歌] 烏頭桂枝治寒疝，解表濕中法最良，廣桂枝同赤芍藥，烏頭甘草引生薑。

金茱丸：金鈴子肉一兩　吳茱萸五錢，上為細末，酒煮麵糊為丸，如麻子大。每服數丸，鹽湯下。

● 濕熱感寒疝

厚味過度生濕熱，復觸風寒疝氣成，囊縱紅腫常刺痛，烏頭梔子服即寧。

[註] 小兒平素過食厚味，致生濕熱。濕熱之氣下行，流入囊中，復為風寒所束，而疝證成矣。發時囊縱紅腫，常常刺痛，當以烏頭梔子湯調治之，庶疝可癒矣。

烏頭梔子湯：烏頭　梔子炒，上用順流水，入薑汁煎服。

方歌　濕熱感寒疝氣疼，烏頭梔子湯最靈，梔子烏頭薑汁共，順流水煎病即寧。

● 胎　疝

胎疝多因母過啼，兒生胞硬痛無時，輕用十味蒼柏治，重用金鈴川楝宜。

註　胎疝者，因孕婦啼泣過傷，氣結不散，蘊於胞中，令兒生下胞硬疼痛。輕者十味蒼柏散主之，重者以金鈴散或川楝丸主之。

十味蒼柏散：青皮醋炒　川附子炮　黃柏　南山楂肉酒炒　蒼朮米泔水浸　香附製　益智仁　延胡索醋炒　桃仁　甘草炙，引用小茴香，水煎服。

方歌　十味蒼柏治胎疝，青皮川附柏楂蒼，香附益智延胡索，桃仁甘草引茴香。

金鈴散：三棱　莪朮各三錢　陳皮　赤茯苓各五錢　茴香三錢　甘草生，二錢　檳榔　枳殼麩炒，各三錢　鉤藤　青皮炒，各四錢　南木香三錢　金鈴子肉一兩，上除檳榔、木香不過火，餘焙共為細末。每服半錢至一錢，無灰酒調服。

川楝丸：木香　檳榔　三棱　莪朮各三錢　青皮醋炒　陳皮各四錢　川楝肉八錢　芫花醋炒，五分　辣桂二錢　牽牛生，取仁，二錢　巴豆去油，三粒，上為極細末，麵糊為丸，如麻子大。每服三四丸，薑湯送下。

● 陰　腫

陰囊腫大邪氣凝，風癢濕墜熱多疼，疏風五苓導赤散，偏墜守效丸最靈。

註　陰器者，乃諸筋之總會也。因邪客於少陰、厥陰之經，濕熱之氣與風冷之氣相搏，氣不得通，故結聚而陰囊腫大。總之，風盛多癢，濕盛多墜，熱盛多疼。如外腎膚囊腫大，癢痛墜下，此風濕襲於下也，宜疏風五苓散主之。如外腎膚囊腫痛光亮，此因心火移熱於小腸故也，宜加味五苓散或導赤散主之。

更有偏墜一證，或左或右，睾丸作腫者，此因食積不

消，濕氣下行故也，宜加味守效丸主之。

疏風五苓散：防風　蒼朮_{米泔水浸}　肉桂　羌活　豬苓　澤瀉　赤茯苓　白朮_{土炒}，引用生薑，水煎服。

方歌　陰腫疏風五苓散，防風蒼朮肉桂羌，豬苓澤瀉赤苓朮，煎服之時入生薑。

加味五苓散：金鈴子　白朮_{土炒}　澤瀉　木通　茴香_炒　赤茯苓　橘核仁　肉桂　檳榔　豬苓，引用生薑、燈心，水煎服。

方歌　五苓散內用金鈴，白朮澤瀉與木通，茴香赤苓橘核配，肉桂檳榔合豬苓。

導赤散：方見不小便。

加味守效丸：南星　山楂肉_{酒炒}　蒼朮_炒，各二兩　白芷　半夏_{薑製}　橘核仁　神麴_炒，各一兩　海藻　昆布_{各五錢}　吳茱萸　青皮_{醋炒}　延胡索_{醋炒}　荔枝核_炒，各一兩，上共為末，神麴糊為丸，如梧桐子大。每服三十丸，空心酒下。

● **小腸氣**

痛引腰脊小腸氣，加味香蘇溫散宜，上衝心痛失笑散，有形胡蘆巴丸醫。

註　小腸氣一證，其受病與疝氣等，亦因濕氣在內，而寒氣又束於外也。發時少腹脹控睪丸引腰脊，上衝心痛而不腫是也。治宜分別形狀：如引腰而痛者，加味香蘇散溫散之；痛而衝心氣者，加味失笑散主之；如少腹中有形如卵，上下往來，痛不可忍者，宜胡蘆巴丸主之。

加味香蘇散：蒼朮_{米泔水浸}　陳皮　川楝肉　甘草　蘇葉　香附_{醋炒}，引用連鬚蔥白，水酒兌煎服。

方歌　加味香蘇散蒼朮，廣陳皮與川楝肉，甘草蘇葉香附同，連鬚蔥白共煎服。

加味失笑散：五靈脂　蒲黃_{隔紙炒}　延胡索_{醋炒}，各等份，上為細末，每服一二錢，水酒調下。

胡蘆巴丸：胡蘆巴_炒　川楝子_{蒸，去皮、核，焙，各四錢}　川烏_{去皮、臍}　巴戟肉_{各一錢五分}　茴香_{三錢}　吳茱萸_{半酒、半醋設一宿，焙，二錢}

五分　牽牛炒，二錢，上共為細末，酒麵糊為丸，如梧桐子大。每服數丸，空心溫酒下。

疝證篇方藥的臨床新用

1. 消疝湯治療小兒疝氣15例

治疝必先治氣。治則以疏肝行氣，散寒止痛為大法。

【消疝湯藥物組成】烏藥、小茴香、沉香、川楝子、荔核、甘草。偏氣疝者（即小兒生氣哭鬧後出現）加木香、香附；偏疝（如小兒稟賦不足，腹壁薄弱，或因咳嗽、便秘而致），患兒陰囊濕疹，四肢不溫者加乾薑、肉桂；痛甚者加元胡、白芍以增其疏肝止痛之功。（王芳等.山西中醫學院學報，2004，2：28）

2. 自製疝帶治癒小兒病165例

【一般資料】男性156例，女性9例；年齡1個月至4歲；臍疝28例，腹股溝疝137例；就診時疝嵌頓者98例。

【治療方法】市售寬約3cm多頭布織橡膠鬆緊帶若干，沙發海綿塊數小塊。臍疝者平臍用鬆緊帶貼體環繞一周放1cm長作標記剪斷，將鬆緊帶兩端重疊1~1.5cm縫合，根據疝缺損大小取略大於疝口直徑的立方體或球體海綿塊，用縫合固定法固定於上述鬆緊帶任意位置。腹股溝疝者取鬆緊帶平髂嵴上部貼體環繞一周作標記反折45°角，跨越會陰腹股溝部至背側水平部，再放2cm左右剪斷；取下製成稍偏位丁字帶，在反折部及終止部縫合固定。取適當大小立方體海綿塊縫合固定丁字帶腹股溝區內環處。治療時如疝已嵌頓先復位再使用疝帶。所有患兒均貼體或隔一層內衣帶用，使海綿塊正好壓迫疝缺損部。會行走的小兒白天帶上疝帶，晚上睡覺時可取下。為防大小便污染，可同時製作數根疝帶更換。

【治療效果】165例經堅持使用上述疝帶後均未再次發作嵌頓，最短者5個月獲痊癒，最長者7年。治療過程中除部分小兒主訴疝帶過緊，輕度疼痛外，未見壓瘡及睪丸發育不良。（章文生.中國民間療法，2000，8(11)：35）

淋證門

淋證總括

諸淋皆緣寒熱濕，下移膀胱溲無時，水道澀滯常作痛，寒熱石血隨證醫。

[註] 小兒淋證，或因風寒襲入，或因濕熱下移，乘入膀胱，以致水道澀滯，欲出不出，淋漓不斷，甚至窒塞其間，令兒作痛。然必辨其為寒為熱，為石為血，分別治之，則水道宣通，淋自癒矣！

● 寒 淋

冷氣入胞成寒淋，小便閉塞脹難禁，淋漓不斷腹隱痛，五苓倍桂小茴神。

[註] 寒淋者，皆因風寒乘入膀胱，致下焦受冷，遂成寒淋。其候小便閉塞，脹痛難禁，不時淋漓，少腹隱痛。須以五苓散倍加肉桂、小茴香治之，其淋自癒。

五苓散：白朮土炒　澤瀉　豬苓　肉桂　小茴香　赤茯苓，水煎服。

[方歌] 五苓治寒淋，白朮澤豬苓，肉桂加倍用，茴香赤茯苓。

● 熱 淋

膀胱蓄熱淋證成，十味導赤有奇功，小腹脹滿大便結，急服八正莫少停。

[註] 熱淋者，膀胱蓄熱而成也。小便不通，淋漓澀痛，以十味導赤湯主之。若少腹脹滿，引臍作痛，大便秘結者，以八正散主之。

十味導赤湯：生地　山梔子　木通　瞿麥　滑石　淡竹葉　茵陳蒿　黃芩　甘草生　豬苓，水煎服。

[方歌] 十味導赤藥最靈，生地山梔合木通，瞿麥滑石淡竹葉，茵陳黃芩草豬苓。

八正散：方見不小便。

● 石　淋

濕熱蓄久石淋成，溲如沙石莖中疼，輕者須用葵子散，重則八正可相從。

註　石淋者，逢尿則莖中作痛，常帶沙石之狀，因膀胱蓄熱日久所致。正如湯瓶久經火煉，底結白礆（ㄌㄢˊ，赤色的屬石）也。輕則葵子散主之，重則八正散主之。

葵子散：桑皮炒　瞿麥　梔子　赤茯苓　木通　車前子　甘草　葵子，水煎服。

方歌　葵子散治石淋證，桑皮瞿麥山梔仁，赤苓木通車前子，甘草葵子共和勻。

八正散：方見不小便。

● 血　淋

血淋心熱傷血分，尿血同出莖中疼，清利須用小薊飲，莖中痛甚五淋從。

註　血淋者，蓋因心熱傷於血分，熱氣傳入於胞，日久則尿血同出，遂成血淋。莖中不時作痛，須以小薊飲子治之；若莖中痛甚者，五淋散主之。

小薊飲子：通草　滑石　淡竹葉　當歸　小薊　梔子炒　甘草生　生地　蒲黃　藕節，水煎，空心服。

方歌　小薊飲子治淋血，通草滑石淡竹葉，當歸小薊梔子甘，生地蒲黃合藕節。

五淋散：當歸　赤芍　苦葶藶　黃芩炒　木通　梔子　車前子　淡竹葉　滑石　葵子　甘草生　赤茯苓，引用蔥白，水煎服。

方歌　五淋血淋莖中疼，歸芍葶藶芩木通，梔子車前淡竹葉，滑石葵子草赤苓。

淋證篇方藥的臨床新用

補中益氣湯治療小兒淋證2則

【例1】范某，男，7歲。半月前，因劇烈活動時出現小便頻數，伴有尿急，每小時達5~6次，而後漸至5分鐘解1次，近

3天來，站立稍久或行動時小便淋瀝，點滴而下。夜寐稍安，僅1~2次，多次尿常規檢查均屬正常。曾服八正散、縮泉丸、四苓散等均未取效。證見：胃納不佳，大便正常，小便色白，無尿痛，尿道口不紅不腫，面黃肌瘦，精神萎靡，舌質淡、苔薄白，脈緩弱。辨為脾虛勞淋，屬中期下陷，腎氣不固。

擬補中益氣湯進退：生黃耆12g，炒白朮6g，陳皮6g，升麻4g，北柴胡4g，當歸6g，炙甘草3g，太子參10g，益智仁6g，懷山藥6g。服上藥3劑，小便復常，胃納漸增，精神轉佳，效不更方，原方再進5劑以收全功。

【例2】張某，女，9歲，學生，1999年3月25日初診。患兒尿頻、尿急、尿痛半年餘，尿時不能自主，聞水聲溺出，內褲常濕。證見：面色少華，午後低熱，體溫37.8℃，眼瞼稍腫，神疲乏力，納差，動則溲急，臥則尿意止，腹無所苦，脈細數，舌淡紅、苔薄黃。尿常規提示：蛋白（±），白細胞（＋），紅細胞（＋）。尿培養：大腸桿菌生長。證屬中氣下陷，正虛邪戀。治以補氣升陷為主，佐以清熱利濕為輔。

方用補中益氣湯化裁：生黃耆10g，北柴胡4g，太子參10g，升麻4g，桔梗4g，車前草10g，黃柏6g，白花蛇舌草10g，知母4g，甘草梢3g。

3月30日複診：服藥5劑後排尿次數減少，聞水聲已不溺出，浮腫消退，身熱降，胃納增，精神轉佳。惟見口乾，夜寐不安，守原方加柏子仁6g，5劑。

三診：諸證消失，尿檢正常，擬參苓白朮散以善其後，隨訪3個月未見復發。（邱世民.江西中醫藥，2000，31(3)：28）

頭痛門

頭痛總括

小兒頭痛分表裡，裡屬內熱表寒風，風寒外閉須疏散，內熱薰蒸以清攻。

註 小兒頭痛之證不一，有在表在裡之分。在表者，外感風寒也，法宜疏散之；在裡者，內熱薰蒸也，法宜清解之。苟能調治得宜，則頭痛自除矣。

● **風寒頭痛**

風寒頭痛屬太陽，上及巔頂額角傍，惡寒無汗身發熱，加味清空自堪嘗。

註 風寒頭痛者，乃太陽經受邪也。其候惡寒發熱，上及巔頂，下連額角，不時作痛。法宜取汗，悉以清空膏主之。如痛甚者，於本方中加細辛；熱盛便秘者，於本方中加川大黃。

清空膏：羌活　防風　柴胡　川芎　黃芩　黃連　甘草生，引用生薑，水煎服。痛甚加細辛，便秘加川大黃。

方歌 風熱上攻頭疼痛，加味清空膏最良，羌防柴芎芩連草，痛甚加辛便秘黃。

● **內熱頭痛**

內熱頭痛屬陽明，鼻乾目痛齒頰疼，清熱加味茶調治，便秘加入大黃攻。

註 胃熱頭痛，病在陽明。因小兒肥甘無節，胃火上炎，故發時鼻乾，目痛，上至頭，下至齒，頰痛無定時。宜加味茶調散清之。

加味茶調散：荊芥穗　薄荷　黃芩　青茶葉　石膏生　白芷　川芎，引用生薑，水煎服。便秘者加川大黃。

方歌 加味茶調治頭疼，胃經積熱上攻衝，荊穗薄荷芩茶葉，石膏生用芷川芎。

腹痛門

腹痛總括

小兒腹痛有四因，食寒蟲動痛相侵，停食感寒相兼痛，臨證醫治要詳分。

註 小兒腹痛，其證有四：如寒痛、食痛、蟲痛、停食

感寒痛也，須隨證施治。寒則溫中，食則消導，蟲則安蟲，停食感寒則消散。調治合宜，其痛自除矣。

● 食　痛

食痛傷食心胃痛，食入即痛喜飲涼，惡食腹滿吐便秘，承氣平胃酌量嘗。

註　食痛者，皆因飲食不節，積滯不化所致，故食入即痛也。其候喜飲涼水，惡食腹滿，吐酸便秘。宜先以小承氣湯下之。若下後仍痛者，以香砂平胃散消導可也。

小承氣湯：大黃　枳實麩炒　厚朴薑炒，引用生薑，水煎服。

方歌　小承氣湯治腹痛，腹硬煩渴便不通，枳實厚朴大黃共，煎服便利立時鬆。

香砂平胃散：蒼朮米泔水浸,炒　陳皮　厚朴薑炒　甘草炙　縮砂仁研　香附醋炒　南山楂　神麴炒　麥芽炒　枳殼麩炒　白芍炒，引用生薑，水煎服。

方歌　香砂平胃傷食痛，下後仍痛用此和，蒼陳朴草縮香附，山楂麴麥枳殼芍。

● 寒　痛

寒痛中虛脾受寒，尿爪俱白面青看，喜熱腹滿或下利，理中肢厥加附煎。

註　寒痛者，多因小兒中氣虛弱，復為風冷所乘，則脾經受寒，故不時腹痛。現證尿白，爪甲白，面多青，喜飲熱，或腹滿下利。宜理中湯溫之。若四肢厥冷，兼屬少陰，則加附子。

理中湯：方見不乳。

● 蟲　痛

蟲痛不安腹因痛，面色乍青乍赤白，時痛時止吐清涎，安蟲理中治最合。

註　蟲痛者，因腹中蟲動不安，故腹中作痛。其候面色乍赤乍青乍白，其痛時作時止，時吐清水。切不可妄用攻下，當以安蟲為主，其痛即除。新痛者，錢氏安蟲散治之；

痛久不癒者，加減理中湯治之。

錢氏安蟲散： 胡粉炒黃　鶴蝨炒黃　白礬枯　川楝子去皮、核，各二錢五分，上為細末，每服一匙，大者五分，米飲調下，痛時服。

加減理中湯： 方見蟲吐。

● 內食外寒腹痛

內傷乳食外感寒，發熱惡寒腹痛兼，惡食嘔吐多啼叫，藿香和中可急煎。

〔註〕小兒內傷乳食，外感寒邪，遂致食寒凝結，腹中作痛。其候發熱惡寒，而更兼腹痛、惡食、嘔吐，啼叫不已者，以藿香和中湯治之。

藿香和中湯： 藿香　砂仁研　羌活　蒼朮米泔水浸　陳皮　厚朴薑炒　甘草生　山楂　香附炙　白芷　蘇葉　川芎，引用生薑，水煎服。

〔方歌〕藿香和中治腹疼，內傷食滯外寒風，藿砂羌蒼陳朴草，山楂香附芷蘇芎。

黃疸門

黃疸總括

黃疸濕熱鬱蒸成，遍身皆黃及目睛，陽黃色亮身多熱，陰黃色黯冷如冰。

〔註〕黃疸一證，乃濕熱鬱久，外發肌膚而然也。其候遍身面目皆黃，甚則深黃，面如煙薰之狀。其中又有陰陽之別：如面紅、口渴、尿赤、色亮、身熱者，乃脾家濕熱，此陽黃也；口不渴而色黯黃，身冷如冰者，乃脾腎寒濕，此陰黃也。治者宜分別施治。

● 陽　黃

陽黃無汗宜疏散，茵陳麻黃能發汗，腹滿便秘茵陳攻，表裡無證茵苓善。

〔註〕陽黃一證，原因濕熱而成，治者當詳審之。如表實

無汗，宜外發其汗，茵陳麻黃湯主之，使黃從表解也；裡實二便秘澀，腹滿者，宜茵陳蒿湯下之，使黃從裡解也；若表有汗，裡不便秘腹滿，是表裡無證，不可汗、下，惟利小便，宜用茵陳五苓散，使黃從水道利之則癒。

茵陳麻黃湯：陳蒿　麻黃，水煎，加黃酒少許服之。

方歌　兒發陽黃身無汗，茵陳麻黃湯極便，麻黃茵陳各等份，量兒煎服有奇驗。

茵陳蒿湯：茵陳蒿　川黃　梔子，引用燈心，水煎服。

方歌　裡實須用茵陳湯，梔子茵陳生大黃，燈心為引水煎服，便利黃消體泰康。

茵陳五苓散：茵陳蒿　赤苓　豬苓　澤瀉　白朮土炒　肉桂，引用燈心，水煎服。

方歌　茵陳五苓治黃病，利水除濕有奇功，朮苓澤瀉豬苓桂，茵陳加入便自清。

● **陰　黃**

陰黃多緣轉屬成，脾濕腎寒兩虧生，溫脾茵陳理中治，溫腎茵陳四逆靈。

註　陰黃者，乃脾濕、腎寒，兩虛而成，此最為危候。溫脾去黃，以理中湯加茵陳主之；濕腎去黃，以茵陳四逆湯主之。

茵陳理中湯：方見不乳。

茵陳四逆湯：附子製　乾薑　茵陳蒿　甘草炙，水煎服。

方歌　茵陳四逆湯，附子共乾薑，茵陳炙甘草，黃消病漸康。

水腫門

水腫總括

水腫俱屬脾肺經，肺喘脾脹要分明，上腫屬風宜汗散，下腫屬濕利水靈。通身腫者兼汗利，喘則逐飲脹則攻，再辨陽水與陰水，攻瀉溫補貴變通。

註 小兒水腫，皆因水停於脾、肺二經。水停胸中則喘，水停膈下則脹。其間所腫部位，不可不察；如腫在腰以上者，屬風，法宜發汗；腫在腰以下者，屬濕，法宜利水；有通身上下皆腫者，係風濕兩傷，法宜汗利兼施。腫而喘不得臥，宜逐肺飲；腫而脹滿便秘，宜攻脾水。腫從腹起至四肢者，可治；腫從四肢起至腹者，不可治。然又有陽水、陰水之分，宜詳別焉。陽水屬實，法宜攻泄，陰水屬虛，法宜溫補。應證而施，自無不效也。

● **風水腫**

腫在上者因風起，急宜發汗莫從容，越婢湯中加蒼朮，汗後全消病即寧。

 註 上身腫者，頭面、肩臂至腰間皆腫也。病因外感風邪，法宜發汗則癒，經所謂開鬼門是也。以越婢加蒼朮湯治之。

越婢湯加蒼朮：麻黃　石膏煅　甘草　生蒼朮米泔水浸，水煎服。

 方歌 越婢湯治風水腫，麻黃甘草共石膏，再加蒼朮水煎服，能使兒童腫即消。

● **濕水腫**

腫在下者因濕起，急宜利水可安然，外法貼臍如神妙，內服沉香琥珀丸。

 註 下身腫者，腰臍至兩足皆腫也。病因脾經濕熱所成，急用利水之法，經所謂潔淨府是也。外用貼臍法，內服沉香琥珀丸。

貼臍法：巴豆去油，四錢　水銀粉二錢　硫黃一錢，上研勻成餅，先用新棉一片，包藥布臍上，外用帛縛時許，自然瀉下惡水，待下三五次，去藥以粥補住。

沉香琥珀丸：苦葶藶子一兩五錢　鬱李仁去皮，一兩五錢　防己七錢五分　沉香一兩五錢　陳皮去白，七錢五分　琥珀五錢　杏仁去皮、尖，炒，五錢　蘇子五錢　赤苓五錢　澤瀉五錢，共為細末，煉蜜為丸，如梧桐子大，以麝香為衣。每服一錢，量兒大小與之，用

滾白水下。

● 風濕腫

通身皆腫屬風濕，外散內利最相宜，峻攻則用疏鑿飲，和劑茯苓導水醫。水上攻肺喘不臥，蘇葶定喘最相宜，水停中州脹急滿，舟車神佑量攻之。

註 通身腫者，頭面手足皆腫也。得病之由，內停濕飲，外感風邪，風濕相搏，水道不利，外攻肌表，因而作腫也。重者用疏鑿飲峻攻之，輕者用茯苓導水湯和解之。若水停上攻於肺，喘急不得臥者，以蘇葶丸瀉之；水停中州脹滿者，以舟車神佑丸攻之。

疏鑿飲：商陸　秦艽　羌活　椒目　木通　赤小豆　茯苓皮　大腹皮　澤瀉　檳榔，引用薑皮，水煎服。

方歌 疏鑿飲子風濕腫，外發內利陸秦羌，椒目木通赤小豆，苓皮大腹澤檳榔。

茯苓導水湯：紫蘇　陳皮　白朮土炒　木香　桑白皮炒　麥冬去心　赤茯苓　澤瀉　木瓜　大腹皮　縮砂仁　檳榔，引用燈心，水煎服。

方歌 和解茯苓導水湯，紫蘇陳皮朮木香，桑皮麥冬赤苓澤，木瓜大腹縮檳榔。

蘇葶丸：方見痰飲喘急。

舟車神佑丸：甘遂　芫花　大戟俱醋炒，各一兩　大黃二兩　黑牽牛頭末，四兩　青皮炒　陳皮　木香　檳榔各五錢　輕粉一錢，上為細末，水丸如椒目大。小兒二丸三丸，大兒五丸七丸，量服之，滾白水送下。

● 陽　水

陽水身熱脈沉數，小便赤澀大便難，熱盛煩渴浚川散，濕盛脹滿神佑丸。量兒大小斟酌用，應變而施勿一偏。

註 陽水者，小兒濕熱內鬱，水道阻塞，外攻肌表，以致外腫內脹，發熱口渴，心煩，小便短赤，大便秘結。法當泄水，不可少緩。熱盛煩渴者，以大聖浚川散攻之；濕盛脹滿者，舟車神佑丸攻之。須量兒大小，視病輕重，合宜而

用，勿執一偏過於峻攻，徒傷正氣也。

大聖浚川散：川大黃煨　牽牛　鬱李仁各一兩　木香三錢　芒硝三錢　甘遂五分，上為細末，薑湯調下。量兒大小用之。

舟車神佑丸：方見風濕腫。

● 陰　水

陰水便利不煩熱，須服實脾腎氣丸，若服溫補俱無驗，攻補兼施病始痊。

註　陰水者，因脾腎虛弱也。脾虛不能制水，腎虛不能主水，以致外泛作腫，內停作脹。若二便不實，身不熱，心不煩者，宜用實脾散、金匱腎氣丸。若服溫補之藥而無效驗者，則是虛中有實也。欲投攻下之劑，恐小兒難堪；若不攻之，又豈可坐以待斃。須攻補兼施，或一補一攻，或二補一攻，或九補一攻，審其進退，俟有可攻之機，以意消息。藥與元氣相當，始能逐邪而不傷正也。必須忌鹽醬百日，方可收功。

實脾散：草果仁研　大腹皮　木瓜　木香研　厚朴薑炒　乾薑　附子製　白朮土炒　茯苓　甘草炙，引用棗二枚，水煎服。

方歌　實脾散治陰水腫，草果大腹木瓜香，厚朴薑附朮苓草，虛者仍兼腎氣方。

金匱腎氣丸：熟地黃一兩　山藥炒，八錢　山茱萸八錢　牡丹皮五錢　茯苓一兩　澤瀉五錢　肉桂五錢　淡附子五錢　車前子五錢　牛膝八錢，上為細末，煉蜜為丸，如梧桐子大。每服錢半，白滾水送下。

水腫證篇方藥的臨床新用

1. 苓桂朮甘湯加味治療小兒水腫

【例1】李某，男，4歲，1993年9月初診。患兒素體脾虛，平時面色少華。1週前因感冒風寒、咳嗽、咽痛，經門診以疏風解表、宣肺利咽劑治療，咳嗽、咽痛已解。但近2天，眼瞼浮腫，繼而面目一身皆腫，小便短少色清，神倦納呆，脘腹不適。舌質淡、苔薄白，脈濡細。

查尿常規：紅細胞（＋＋），蛋白（＋）。診斷為急性腎小球腎炎。中醫辨證為濕邪水腫。此乃寒傷脾陽，氣化不利，水濕泛溢。治以溫運脾陽，化濕行水，給予苓桂朮甘湯加味。

處方：茯苓（連皮）10g，桂枝4g，白朮10g，黃耆10g，薏苡仁10g，澤瀉5g，大腹皮5g，車前子（包）10g，甘草5g。水煎服。服藥3劑，小便增多，水腫減退。繼服3劑，水腫已消。複查尿常規：紅細胞（＋），蛋白微量。患兒食慾較差，原方去大腹皮、車前子，加砂仁3g，焦山楂10g。再以此方加減，調理半月餘，複查尿常規轉陰，諸症盡失而癒。

【例2】邰某，男，12歲，1994年2月初診。患兒素稟脾虛，曾於1992年10月出現周身浮腫，當時診斷為腎病綜合徵，經用西藥激素治療後得到緩解。近因感冒風寒，雙目及四肢浮腫又起，皮膚發亮，按之沒指，肚腹膨大，小便量少色淡，伴咳嗽氣促。舌質淡、苔白膩，脈浮弦。

查尿常規：蛋白（＋＋＋），紅細胞少許。診斷為腎病綜合徵復發。此乃脾虛之體，受風寒所致，肺寒未解，脾陽受戕，宿態發作，水濕四溢，治宜表裡分解，宣肺散寒化飲，溫脾化氣行水。給予苓桂朮甘湯加味。

處方：茯苓10g，桂枝4g，白朮10g，炙麻黃5g，澤瀉10g，大腹皮5g，蟬蛻4g，車前子（包）10g，薑皮3g，甘草3g。水煎服。服藥3劑，小便有增，腫勢略減，咳減喘輕。又服3劑，喘平咳止，面部四肢微腫，小便量仍偏少。上方去麻黃，加黃耆益氣以利水滲濕，繼進3劑，諸恙漸退，身腫消失。查尿常規：尿蛋白（＋），紅細胞（－）。改給予香砂六君子丸加減，補土制水，服藥月餘，諸症悉平，尿常規轉陰，再獲緩解。（姚筱農.江蘇中醫，1995，16(6)：14）

2. 小兒水腫風水泛濫型的治療體會

【例1】男，13歲，2002年10月7日初診。全身浮腫10天，發熱2天，抽搐3次。患兒10天前因受涼出現發熱、咳嗽、咽痛，此後患兒從顏面開始自上而下全身逐漸浮腫，尿少色

黃，伴頭昏，全身無力。

尿常規：蛋白（＋）、紅細胞（＋）、白細胞少數。中醫辨證：小兒水腫，風水泛濫型。治宜散風清熱，宣肺行水。擬越婢加朮湯加減。

處方：麻黃6g，生石膏20g，白朮10g，茯苓10g，甘草3g，生薑3g，連翹10g，車前子10g，白茅根20g，丹參15g，仙合草10g。上方服用3劑後，全身浮腫消退，患兒感覺頭昏眼花，神疲乏力，納呆，舌尖紅，少苔，脈細弦，改用固腎扶脾之法，投予六味地黃湯加：黃耆、防己、蘇葉、蟬蛻、白朮、條參，服3劑後，諸症皆消，恢復如常，尿常規正常，痊癒，1年後隨訪未見復發。

【例2】男，10歲，2002年10月12日初診。主訴：發熱，咳嗽3天，全身浮腫2天，加重1天。患兒3天前不明原因出現發熱、咳嗽，伴咽痛，顏面和雙下肢浮腫，惡寒發熱，咳嗽氣急，尿少，頭昏乏力，納呆少食，神情不振，口乾欲飲，舌尖紅，苔薄黃，脈浮數，體溫39.3℃,尿常規蛋白（＋＋），紅細胞（＋＋），顆粒管型2~3個。中醫診斷：小兒水腫，風水泛濫型。治宜散風清熱，宣肺行水。選越婢加朮湯加減。

處方：麻黃6g，生石膏20g，白朮6g，茯苓10g，甘草3g，生薑3g，杏仁10g，桑皮10g，車前子10g，白茅根20g，丹參15g，黃芩5g，蘇葉6g，蟬蛻5g。服上方後，小便增多，浮腫明顯消退，仍咳，納呆，舌淡苔薄白，脈浮緊，上方去石膏、黃芩，加紫菀、款冬花，麻黃換用炙麻黃。三診，患兒咳嗽明顯減少，浮腫消退，尿常規：蛋白（±），白細胞（＋），納食稍差，精神不振，舌淡，在二診基礎上略作調整，加黃耆、條參。複診症退如常，尿常規正常，痊癒而出院。半年、1年、1年後隨訪未見復發。（龔毅，中國醫師雜誌，2004增刊：166）

腹脹門

腹脹總括

腹脹脾虛因久病，胃實多由食滯停，補虛健脾兼理氣，攻食消導自然寧。

註　腹脹之病，脾、胃二經主之。有虛有實，宜分晰焉。虛者因久病內傷其脾，實者因飲食停滯於胃。虛則補脾，實則消導。調治合宜，其脹自漸除矣！

● 虛　脹

久病脾虛失運健，或因吐瀉暴傷脾，食少即脹精神倦，面黃肌瘦四君宜。

註　凡小兒久病脾虛，或吐瀉暴傷脾氣，健運失常，所以飲食不化，食少腹脹滿。現證精神倦怠，面黃肌瘦，此虛脹也。宜用香朴四君子湯治之。

香朴四君子湯：人參　白朮土炒　白茯苓　甘草炙　香附製　厚朴薑炒，引用生薑，水煎服。

方歌　香朴四君治虛脹，參朮甘草共茯苓，香附厚朴宜加入，引薑煎服脹即寧。

● 實　脹

飲食過度內傷胃，停滯腹脹便不通，潮熱煩渴形氣壯，平胃承氣施治靈。

註　小兒飲食過度，則胃中停滯，以致腹脹，大便不利，身體潮熱，心煩口渴，形氣壯實，此實脹也。輕者，平胃散主之；重者，小承氣湯主之。

加味平胃散：

南蒼朮炒　厚朴薑炒　大腹皮製　甘草生　陳皮　萊菔子焙　山楂　麥芽炒　神麴炒，引用生薑，水煎服。

方歌　加味平胃治實脹，蒼朮厚朴大腹皮，甘草陳皮萊菔子，山楂麥芽炒神麴。

小承氣湯：方見食痛。

腹脹證篇方藥的臨床新用

1. 中藥外敷治療小兒腹脹268例

【治療方法】在治療原發病的基礎上，如腹脹加重，腸鳴音減弱，呼吸急速而未有排氣排便，採用中藥合劑抱龍丸1~2丸熱烤軟後或先壓扁後，外敷於小兒臍周，以膠布固定中央，每天更換2次，直至腹脹消失。

【療效標準】治療後肛門排氣、排便、腹脹明顯消失，腸鳴音恢復或增強，呼吸頻速轉為正常有規律，煩躁轉為安靜或進入睡眠，視為恢復。

【治療效果】268例中，顯效時間為15~60分鐘112例，小於6小時72例，大於12小時79例；完全緩解時間為24小時82例，48小時132例，72小時42例，大於72小時10例；無效2例。一般用藥30分鐘患兒安靜，出現排氣，起效最早15分鐘，最長10小時，完全緩解48~72小時，266例有效，3天內腹脹緩解率99.35%。（陳曉實.實用中醫藥雜誌，1997，4：22）

2. 自擬消脹散敷臍治療小兒腹脹22例

【治療方法】消脹散由三棱、莪术、大黃、黨參、黃耆組成，按1：1：1.5：1：1的比例組成。共研極細末備用。每次取藥10~20g，熱結腸腑者（13例）用蒜汁調成藥糊敷臍。寒滯腸腑者（9例）用生薑汁調成藥糊敷臍；敷貼的面積均須達臍周4cm，每日2次，同時用TDP輻射敷藥部位，輻射頭距離皮膚40cm左右，每次輻射10分鐘。

【治療結果】22例療敷後腹脹消失，腹痛解除，腸鳴音恢復正常，經腹部X片複查腸腔無積氣，其他諸症隨之好轉。

【典型病例】患兒男，2歲，1996年10月2日就診。患兒因重症細菌性痢疾搶救治療，第二天出現高度腹脹，哭鬧不安，腹脹叩診為鼓音，腸鳴減弱，腹部X光平片示腸腔有多量氣體，經肌注新斯的明及肛管排氣無效，舌苔黃垢，脈浮，指紋紫滯。證屬熱結腸腑，治以清熱通腑。取消脹散20g，用蒜汁調成藥糊敷臍，同時給TDP輻射，4小時後腸鳴氣，腹脹

消失而安睡，後繼抗炎治療10天痊癒出院。（程玉芳.南京中醫藥大學學報，2001，17(1)：22）

卷五十五

發熱門

諸熱總括

小兒有病多發熱，表裡虛實宜分別，觀形察色辨因由，審證切脈有妙訣。表證須汗裡下之，虛則宜補實則瀉，平昔體認要精詳，方得臨時無遺闕。

註 小兒發熱有表、裡、虛、實之異，治亦有汗、下、補、瀉之殊。須觀形、察色、審證、切脈以別之。惟在平昔講習精詳，臨證庶不致誤。

● 表 熱

表熱之證因外感，脈浮發熱惡風寒，頭痛身疼而無汗，十神通聖表為先。

註 小兒外感寒邪，脈浮，發熱，惡風，惡寒，頭疼，身痛，無汗，此表熱也，宜十神湯主之。若兼內熱者，雙解通聖湯兩解之。

十神湯：升麻　葛根　麻黃　香附醋炒　陳皮　蘇葉　赤芍藥　川芎　香白芷　甘草生，引用生薑，水煎服。

方歌 十神湯治表熱證，升麻乾葛共麻黃，香附陳皮蘇葉芍，芎芷甘草引生薑。

雙解通聖湯：方見傷寒。

● 裡 熱

裡熱之證因內熱，遍身蒸熱小便紅，面赤唇焦舌燥渴，調胃白虎解毒清。

註 小兒肥甘過度，必生內熱，以致發熱蒸蒸，小便赤

澀，面赤唇焦，舌燥而渴。脈實有力者，先以調胃承氣湯下之；不癒用白虎湯，或黃連解毒湯清之。

調胃承氣湯：大黃　芒硝　甘草，引用生薑，水煎服。

方歌　調胃承氣治裡熱，大黃甘草共芒硝，引用生薑水煎服，大便通利熱自消。

白虎湯：石膏煆　知母生　甘草生　粳米，水煎服。

方歌　胃熱白虎湯，知母生用良，石膏合甘草，粳米共煎嘗。

黃連解毒湯：黃芩　黃連　梔子　黃柏，水煎服。

方歌　黃連解毒湯，清熱效非常，芩連梔子柏，煎服保安康。

● **虛　熱**

虛熱病後營衛弱，神倦氣乏用補中，嘔渴竹葉石膏治，面赤尿白厥白通。

註　虛熱者，因小兒病後氣血虛弱，營衛尚未調勻之故。其證神倦氣乏，宜用補中益氣湯治之。若兼口渴引飲而嘔者，宜用竹葉石膏湯治之。又有陰盛格陽，外浮發熱者，其面色雖赤，然小便必清白，四肢必厥逆，宜用白通湯收斂陽氣，熱退自癒。

補中益氣湯：方見飧泄。

竹葉石膏湯：竹葉　石膏煆　人參　麥冬去心　甘草生　半夏薑製　粳米，引用生薑，水煎服。

方歌　病後虛熱煩渴嘔，皆因氣弱胃津亡，竹葉石膏參麥草，半夏粳米共生薑。

白通湯：乾薑　附子製　蔥，水煎服。

方歌　虛熱原於陰格陽，真寒假熱白通湯，散寒薑附蔥白莖，厥回熱退自然康。

● **實　熱**

實熱積熱午潮熱，腹脹尿紅大便難，煩渴口瘡腮頰赤，涼膈大柴效通仙。

註　小兒有餘積熱，以致午後潮熱，蒸蒸有汗，肚腹脹

滿，小便赤，大便難，煩渴啼叫，口舌生瘡，腮頰紅赤，脈洪數有力，法宜清熱通利。時時熱者，涼膈散主之；午後潮熱者，大柴胡湯主之。

涼膈散：方見急驚風。

大柴胡湯：方見傷寒。

發熱證篇方藥的臨床新用

1. 葛根芩連湯加減治療小兒發熱200例

【治療方法】均以葛根芩連湯為主隨證加減治療。

【藥物組成】葛根、黃芩各12g，黃連3g，春季加青蒿5g，夏季加生石膏15g，秋季加桔梗5g，冬季加麻黃3g；咳劇痰鳴者加川貝母3g，橘紅、石菖蒲各5g；若見納呆脘悶，嘔吐苔膩者加橘紅、薏苡仁各5g，白豆蔻1g，枳殼3g；若脈浮緊無汗而熱鬱喘甚者加麻黃、苦杏仁各3g；凡腸熱下利窘迫無度者加白頭翁、秦皮、檳榔各5g；若兼見食積不化酌加枳殼3g，神麴、山楂各8g；見苔黃垢，脈沉實者加大黃3g蕩滌之。水煎150ml頻服，每日1劑。以上為1歲內患兒量，3個月內患兒量減半，1~3歲量各味藥加重1g，3~14歲加重3g。

【治療結果】200例患者中，有效（體溫恢復正常，臨床症狀消失者）194例，無效（服藥36小時內身熱不退或主要症狀不減退者）6例。總有效率為97%。

【病案舉例】韓某，男，6個月，1994年7月26日初診。患兒高熱3天，脘腹脹滿3日未行大便，拒乳不食，經用青黴素、安痛定治療無效。查：體溫39℃，呼吸急促，高熱面容，鼻流清涕，咽部充血。治以表裡雙解，方用葛根芩連湯加大黃5g，水煎100ml頻服，服1劑後大便下，體溫36.8℃。諸症悉除。（趙玉華.新中醫，1997，29(9)：45）

2. 竹葉石膏湯加味治療小兒發熱38例

【一般資料】38例發熱小兒年齡在5個月至6歲之間；發病時間1~5天，表現為發熱（體溫39℃以上），面唇紅，時有咳嗽，大便乾，小便黃，食慾不振。舌尖紅、苔薄黃，脈浮

數。檢查：咽部充血，雙肺呼吸音粗，無乾濕性音。

【治療方法】所有患兒均給予竹葉石膏湯加味：淡竹葉（鮮者佳）、生石膏、板藍根、蘆根、麥冬、桑葉、太子參、粳米、甘草。根據病兒年齡調整藥物用量，生石膏不少於10g。加水濃煎後溫服，每日4~6次，每次20~40ml，日服1劑。

【治療結果】多數病兒服藥1劑後體溫下降，38例病兒中有36例服藥3劑後體溫降至正常而治癒。另2例服藥5劑後體溫降正常而治癒。（劉學平.光明中醫，2002，17：47）

3. 自擬疏風清熱解毒湯治療小兒發熱症

【基本方】柴胡2g，半夏6g，板藍根10g，黃耆10g，蘇葉5g。

【加減法】陰虛者加石斛；陽虛者加黃耆；氣虛者加黨參；血虛者加當歸、白芍；頭痛者加山茱萸、山藥；脾胃虛弱者加白朮、茯苓；腹脹者加焦山楂、陳麴、麥芽；熱擾神明、夜臥不安者加丹參、麥冬、鈎藤；驚恐怪叫者加蟬蛻、膽南星；抽搐、驚厥者加牛膝、生龍骨、生牡蠣、玄參、天冬。

【治療結果】輕者服用上方3劑，重者服上方6劑即可痊癒。

【病例1】李某，男，半歲，1991年10月12日診，因外感風寒而致惡寒，發熱，鼻塞，氣喘，咳嗽頭痛，服上方3劑而癒。

【病例2】王某，女，1歲，1992年1月14日診，診見：鼻腔內潮紅，咽部充血，且伴有反覆發熱、夜臥不寧等症。余擬本方加石斛、白芍、丹參、麥冬、鈎藤，令其取藥6劑，6日後，其母見吾致謝，藥服5劑，病已好轉，下餘一服令繼服，以鞏固其效。（趙天升.湖北中醫雜誌，1994，16：7）

4. 小兒發熱外治5則

(1) 感冒風寒發熱：章某，男，3歲，因天涼衣少而頭痛發熱6天。檢查：體溫39.6℃，神志清楚，發育正常，營養中等，舌淡紅苔白，咽部充血，扁桃體輕度腫大充血，無分泌物附著，皮膚乾燥無汗，無出血點。中醫辨證：感冒風寒發

熱。

【處方】蘇葉3g，四季蔥白50g，鮮生薑15g，麻油少許。

【製法】先將蘇葉、四季蔥白、鮮生薑共搗爛如泥，再加麻油攪勻，後用紗布裹藥以線扎緊如球狀。

【用法】以藥球摩擦患兒兩太陽穴、胸前、背後及兩手足心，以擦至皮膚微紅為度，擦後避風蓋被靜臥待微汗出。上法2次後，患兒微汗出，當天頭痛減、熱勢降，第二天體溫下降至36.5℃，頭痛已解，質紅，苔薄白，咽部充血較昨日減輕，扁桃體已縮小，7天後隨訪患兒健康如常。

(2) 內傷乳食發熱：宋某，男，1歲5個月。父母代訴：發熱3週，乳食混合餵養，發病前，晚間吃雞蛋2個，復食香蕉，當晚受涼而致發熱不退，伴納呆嘔噁，時腹脹腹痛，發熱20天，體溫39℃，朝輕暮重，精神萎靡，納呆嘔惡，腹脹、按之痛，小便黃，大便溏臭，苔淡黃而膩，指紋黯淡，體內有宿食，外感寒邪，寒邪夾滯、蘊結不解。

【處方】雄黃粉3g，雞蛋1個，麻油適量。

【製法】先將雄黃粉放在小瓷杯中，次取出新鮮蛋清拌入，再加麻油適量（約3g）共攪勻備用。

【用法】用脫脂藥棉球蘸藥油，由劍突下頻頻自上而下摩擦至臍孔上緣，需摩擦30分鐘，再將藥棉球浸透藥油敷於劍突下，外以寬布帶束縛，避風覆被靜臥約1小時後去藥。上法1次後，患兒微汗出，大便解，量多穢臭，當晚體溫降至38℃，翌日體溫下降至36.8℃，已能進稀粥，腹脹減輕，嘔吐消失，惟感神萎，囑回家斷乳，注意調養，1個月後隨訪已恢復正常。

(3) 痄腮發熱：江某，女，6歲，於1987年7月5日初診。患兒從2天前開始發冷發熱，兩腮腫痛，進食困難，神昏嗜睡。查體：發育中等，急性病容，體溫40.1℃，呼吸急促，脈象滑數，心肺檢查未見異常，肝脾未觸及，兩腮腫大，皮緊光亮，熱而不紅。咽部充血，扁桃體不大。診斷為流行性腮腺炎。

【處方】鮮野菊花、葉100g，雞蛋1個。

【製法】先將野菊花、葉搗爛如泥，次加入適量新鮮蛋清調和成藥泥，塗在紗布上，貼於患處，若乾燥，則用溫水潤透揭下，更換藥再敷貼。上法敷藥4次兩日後病兒症除病瘥。

(4) 瘧疾發熱：余某，女，6歲，1985年10月9日初診。不規律惡寒發熱5天，熱時頭痛及全身酸痛伴噁心、嘔吐、腹瀉、口唇疱疹。檢查：發育中等，急性病容，體溫39.6℃，舌紅苔白膩，脈弦滑，咽部無充血，扁桃體不大，心肺檢查無異常，脾臟腫大。診為瘧疾。

【處方】煅代赭石6g，硃砂1.5g，炒雄黃粉1g，麝香0.3g，麻油適量。

【製法】先將前3藥共碾勻為末，次將麝香同碾，後滴麻油適量，調成軟膏狀。

【用法】於瘧疾發熱前2小時，取上藥適量分別塗於患兒鼻尖、眉心、大椎、命門穴。二診，訴首診當日熱勢下降，症狀減輕，翌日止。囑其飲食調理，1年後隨訪，患兒健康未再發。

(5) 疳積潮熱：姚某，女，3歲，1987年3月8日初診。始見心煩易怒，口渴不食，偏食香辣食物，繼而面黃肌瘦，四肢浮腫，聲啞咽乾，泄瀉頻作，糞便穢臭異常，小便混濁，晚間發熱、盜汗，兼見眼瞼不時眨動。檢查：晚間體溫37.9℃，患兒病已半年，精神煩躁，舌質紅、苔膩，脈數，指紋青紅。

【處方】硃砂、胡黃連各3g，公雞肝1個。製法：先將藥共碾極細粉，再取未洗過的新鮮雞肝，共搗爛如泥。

【用法】將患兒囟門處頭髮剃光，將藥泥敷上，任其自乾自落。治療1週後複診，發熱逐日減退，食慾好轉，大便每日一行，精神稍振，囑其待所敷藥泥全部自動落盡，注意飲食調理。三診，諸症悉平，營養狀況改善，舌脈如常，隨訪其後，獲痊癒。（唐學友.安徽中醫學院學報，1996，15(6)：33）

積滯門

積滯總括

小兒養生食與乳，撙節失宜積滯成，停乳傷食宜分晰，因證調治保安寧。

註 夫乳與食，小兒資以養生者也。胃主納受，脾主運化，乳貴有時，食貴有節，可免積滯之患。若父母過愛，乳食無度，則宿滯不消而病成矣。醫者當別其停乳、傷食之異，臨證斟酌而施治焉。

● 乳 滯

嬰兒乳滯睡不安，多啼口熱吐驚煩，肚脹腹熱便酸臭，慎攻宜用消乳丸。

註 乳滯之兒，其候睡臥不寧，不時啼叫，口中氣熱，頻吐乳片，肚脹腹熱，大便酸臭也。但臟腑嬌嫩，不可過攻。惟宜調和脾胃為上，以消乳丸消導之。

消乳丸：方見傷乳吐。

● 食 滯

小兒食滯任意餐，頭溫腹熱便膿酸，噯氣惡食煩作渴，大安承氣審宜先。

註 小兒恣意肥甘生冷，不能運化，則腸胃積滯矣。其證頭溫，腹熱，大便酸臭，噯氣，惡食，煩不安眠，口乾作渴。滯輕者，宜木香大安丸消導之；滯重便秘者，宜小承氣湯攻下之。

木香大安丸：木香　黃連　陳皮　白朮±炒　枳實麩炒　山楂肉各三錢　連翹去心,二錢　神麴炒　麥芽炒,各三錢　砂仁　萊菔子焙,各二錢，上為細末，神麴糊為丸。每服一錢，陳倉米湯下。

小承氣湯：方見食痛。

積滯證篇方藥的臨床新用

1. 消積靈治療小兒積滯

【治療方法】將白朮、桃仁、杏仁、梔子各50g，枳實、砂

仁各10g，樟腦、冰片各適量共為細末，置入玻璃器具中封存。使用時取藥2~3g加入蛋清調成糊狀，分兩份分別放在雙側內關穴上，用直徑約1cm泡沫塑料圈固定藥物，外用寬2cm、長4cm橡皮膏固定24小時取下。間隔72小時用藥1次。

【治療結果】47例患者中，顯效40例，有效5例，無效2例。總有效率95.8%。（李錫久.中國中西醫結合脾胃雜誌，1997，5(4)：246）

2. 中藥敷臍治療小兒積滯30例

【一般資料】30例中，男13例，女17例；年齡2~12歲；病程1~9年。臨床表現：胃脘脹滿，時痛拒按，不思飲食，形體消瘦，面黃不華，夜寐不安，精神疲憊，大便溏薄，舌苔厚膩，脈滑，指紋多紫滯等。

【方藥】肉桂60g，丁香、蒼朮、焦三仙各30g，枳殼10g，玄明粉10g。上藥共研細末過篩，裝瓶中密封備用。主穴：神闕。配穴：脾俞、腎俞、湧泉等。

【治療方法】敷藥前先將所選穴位常規消毒，取上述藥粉適量放入小酒杯中，加適量注射用水或生薑汁調糊狀填入臍中（神闕穴），膠布封貼固定，同時根據病情辨證後選配穴1~3個，敷藥時間根據不同年齡而定，年齡小、皮膚嫩薄者時間應短一些，1~5歲敷藥24~30小時；6~12歲敷藥48~60小時。第二次敷藥時應將前一次敷藥去掉1~2小時後再敷貼，敷貼5次為1個療程。

【治療結果】用上述方法治療1個療程治癒27例（90%），好轉3例（10%）。總有效率為100%。6個月隨訪27例中25例未復發。（李治湖.現代中西醫結合雜誌，2004，5(13)：65）

3. 小兒積滯辨治

(1) 食滯胃腸：輕證：表現有納呆、厭食、腹脹、大便穢臭或挾不消化之物，舌質淡紅、苔薄白，指紋青。此乃積滯初起之證，多由暴飲暴食，阻滯腸胃，使脾胃運化失常所致。治宜消導食積。方選保和丸或肥兒丸加減。

重證：表現為納呆、煩躁、口渴喜飲，大便結或瀉下物

腥臭，肛門灼熱，盜汗，舌質紅，苔黃少津，脈數或滑數，指紋紫滯。其因過食辛熱，或暴飲，食積日久，鬱而化熱，熱盛傷津。治宜破積通下，清利消導。方選消疳理脾湯加減。

【例1】趙某，男，1.5歲。其母訴，患兒1週前食蛋糕約0.5公斤，隨後出現煩躁、口渴、納呆，喜冷飲，大便結，盜汗，舌紅、苔黃，指紋紫滯，四縫透明發亮。證屬食積化熱。治宜破積通下，清利消導。擬消疳理脾湯加減：三棱、莪朮各5g，青皮、陳皮各3g，黃芩5g，大黃3g，麥冬、神麴、胡黃連、山楂、穀芽各5g，甘草2g。服3劑後患兒症狀減輕，再繼前方去大黃，3劑。第三次複診時，食慾增加，大小便正常，但仍盜汗，治療應轉健脾益氣、養陰斂汗。擬人參五味子湯加味治療：黨參10g，茯苓5g，白朮3g，甘草2g，五味子、麥冬、龍骨、牡蠣各5g。服3劑後，盜汗症狀消失。

(2) 食積氣滯：主要表現為納呆、脘腹脹滿或腹大軟而不堅，大便穢臭，舌淡紅、苔薄白，指紋青。其病機為食積腸胃，氣機被阻，壅滯中焦，而致腹脹滿、軟而不堅，食積不化則納呆，積而化熱故大便穢臭。治宜行氣消導。方用消食寬中湯。

【例2】龍某，男，2歲。就診時症見腹部脹大而軟，無痞塊及青筋暴露，食慾減退，大便臭如敗卵，舌淡紅、苔薄稍膩，證屬食積氣滯，治宜行氣破積，消導健脾。用消食寬中湯加減：砂仁3g，丁香、薏苡仁、三棱、莪朮、神麴、烏藥、檳榔各5g，枳殼3g，麥芽5g，甘草3g。服4劑後，病情好轉。繼以人參五味子湯調理而癒。

(3) 脾虛濕困：表現為納呆、口乾不欲飲，痞滿困倦，大便滯而不爽，氣味臭穢，舌淡紅、苔白膩，脈滑。其病機為素體脾虛，復因飲食不慎，使脾胃運化失常，濕從內生，困阻中焦而生以上諸症。治宜健脾祛濕消痞。方選積實消痞丸加減。

【例3】劉某，女，2歲。其母訴，患兒近日來精神差，食慾減退，大便溏瀉腥臭、滯而不爽，舌淡紅、苔白膩，脈

滑。證屬脾虛濕困，治宜健脾祛濕。擬實消痞丸加味：枳實5g，黨參10g，茯苓、白朮各5g，麥芽、雞內金、山楂、黃芩各5g，法半夏、厚朴、乾薑各3g，甘草2g。共服藥12劑而癒。

(4) 脾胃虛弱：表現為不思飲食，乏力、神疲、面色萎黃、大便溏或瀉下物清稀食物殘渣，舌淡苔薄，脈弱。其機理為：脾胃虛弱，運化失職，津液不能輸佈全身，肌肉皮毛失去濡養則面色萎黃，神疲乏力；脾虛運化失常，食積腸胃則納呆，清陽不升，下注則大便溏或挾食物殘渣，治宜，健脾益氣。以七味白朮散加減治療。

【例4】朱某，女，3歲。其母述，患兒出生後，體弱多病。刻診：形體消瘦，面色萎黃，2天前因暴食奶糕而出現納呆，大便溏瀉清稀，舌淡、苔薄，脈弱，證屬脾胃虛弱之積滯。治宜健脾益氣消積。擬七味白朮散加減：黨參10g，白朮、茯苓各5g，甘草3g，木香2g，扁豆5g，紅棗3枚，生薑3片。4劑後，患兒症狀好轉，繼前方加雞內金、山楂各5g。3劑。第三次複診時，患兒面色轉紅潤，症狀明顯好轉，再續上方4劑而癒。（楊斌.湖南中醫雜誌，1994，1(4)：20）

癖疾門

癖疾總括

癖疾過食腸胃滿，濁液外溢被寒凝，潮熱飲冷肌消瘦，腹滿硬塊面黃青。

註 癖疾一證，皆因飲食過節，腸胃填滿，濁汁外溢，復感寒氣凝結而成。每生於左脇之下，始如雞卵，堅硬成塊，漸如覆盆之形，越臍則難治矣。其候身體潮熱，喜飲涼水，肌膚消瘦，面色青黃也，治者宜詳察之。

● 癖　疾

癖疾潮熱渴飲冷，肚大青筋堅硬疼，內服消癖木香效，外貼紅花膏最靈。

註　癖疾之始作也，午後潮熱，口渴飲冷，肚大青筋，漸至堅硬成塊，不時作痛。內以《千金》消癖丸治之，外貼紅花膏。內外兼治，其癖自消。若無熱渴者，先以木香丸治之，外亦以紅花膏貼之。

　　《千金》消癖丸：蘆薈　阿魏另為糊　青黛　木香　厚朴薑炒　檳榔　陳皮　甘草生，各一錢　使君子去殼　胡黃連　山楂肉　香附醋炒　三棱醋炒　莪朮醋炒，各二錢　水紅花子　神麴炒　麥芽炒，各四錢　人參　白朮土炒　茯苓各三錢，上為細末，將阿魏一錢，白水和麵，打糊為丸，綠豆大。米飲下，量兒大小服之。

　　木香丸：木香　蓬莪朮　縮砂仁　青皮　硃砂研細，各二錢，上為細末和勻，飛白麵糊和丸，麻子大。每服二三丸。乳傷，乳飲下；食傷，以所傷物熬湯下。

　　紅花膏：沒藥五錢　血竭　麝香　阿魏各三錢　當歸　赤芍各一錢　水紅花料煎汁，去渣，熬膏一碗，一捆，上為細末，入膏內攪勻，以青布攤貼患處。

汗證門

汗證總括

　　自汗屬陽有虛實，或因胃熱或表虛，睡中盜汗為陰弱，心虛血熱隨證醫。

　　註　汗乃人之津液，存於陽者為津，存於陰者為液，發泄於外者為汗。若汗無故而出者，乃因陰陽偏勝也。如小兒無因而汗自出者，謂之自汗。自汗屬陽，有虛實之別。虛者汗出翕翕，發熱惡寒，乃表虛也；汗出蒸蒸，發熱不惡寒，乃裡熱也。表虛者，法當固表；裡實者，法當攻熱。又有睡則汗出，覺則汗止，謂之盜汗。盜汗主陰虛，然當分心虛不固，心火傷陰也。心虛當補心，心熱當涼血。治者宜詳辨之，庶無差謬。

●自　汗

　　表虛自汗玉屏風，甚者桂枝加附從，裡實自汗用白虎，便

秘調胃承氣攻。

【註】 表虛濈濈自汗，玉屏風散主之。若惡寒冷，陽氣虛也，桂枝湯加附子固之。陽明裡實，蒸蒸自汗，用白虎湯清之。便秘者，以調胃承氣湯攻之。

玉屏風散：黃耆蜜炙　防風　白朮土炒，水煎服。

【方歌】 表氣虛弱時自汗，玉屏風治頗相宜，黃耆防風炒白朮，水煎溫服不拘時。

桂枝加附子湯：白芍藥　桂枝　甘草炙　附子製，引用薑、棗，水煎服。

【方歌】 表氣虛弱甚，桂枝湯最良，芍藥桂枝草，加附病漸康。

白虎湯：方見裡熱。

調胃承氣湯：方見裡熱。

● 盜　汗

心虛盜汗睡多驚，酸棗仁湯服即寧，心火傷陰必煩熱，當歸六黃湯奏功。

【註】 盜汗有二，虛實兩分。心虛者，陰氣不斂也，睡則多驚，以酸棗仁湯主之；心熱者，火傷於陰也，身多煩熱，以當歸六黃湯主之。

酸棗仁湯：當歸　白芍炒　生地　茯苓　酸棗仁炒　知母炒　黃柏炒　五味子　人參　黃耆炙，水煎服。

【方歌】 酸棗仁湯治盜汗，陽不能藏陰本虛，歸芍生地茯苓棗，知柏五味共參耆。

當歸六黃湯：當歸　生地黃　熟地黃　黃芩　黃柏　黃連　黃耆炙，引用浮麥，水煎服。

【方歌】 當歸六黃治盜汗，陽盛傷陰液自流，生熟二地芩連柏，歸耆浮麥汗能收。

汗證篇方藥的臨床新用

1. 斂汗湯治療小兒汗證130例臨床觀察

斂汗湯：黃耆、百合各12g，浮小麥15g，煅牡蠣20g，麻

黃根、白朮各12g，五味子、防風、地骨皮、竹葉、桔梗、大棗各5g，以上各味藥的劑量均7歲患兒的常規用量，可根據年齡及臨床情況適當調整。辨證加減：表虛不固、自汗為主者重用黃耆、白朮，去地骨皮、竹葉；氣陰不足、盜汗為主者重用百合、五味子、地骨皮，去白朮、防風；伴煩躁不安者加燈心草；伴納差者加山楂、神麴。每日1劑，水煎，分3次溫服。用本方治療小兒汗證效佳。（黃玲.黑龍江中醫藥，1997，3：37）

2. 牡蠣糊敷臍治療小兒自汗42例

【治療方法】煅牡蠣10g，五味子、浮小麥、黃耆、黨參各9g，麻黃根、白朮各7g，研成細粉，用醋調成糊狀，用紗布包好，敷在臍部，用膠布固定，每24小時更換1次，4天為1個療程，如效果不佳，可進行第2、第3個療程。

【典型病例】患兒，女，3歲。平日易感冒，汗出以頭面部明顯，動則益甚，汗後乏力。查患兒面色蒼白，舌苔薄白，脈細弱，用上述方敷臍治療4天，自汗消失，且半年內無感冒。（呂秀霞.陝西中醫，2001，22(5)：29）

3. 消食導滯法治療小兒盜汗60例

【治療方法及方藥】薑半夏、茯苓、神麴、萊菔子、炒山楂、炒白朮、連翹各10g，陳皮6g。每日1劑，水煎服，分2次溫服，10天為1療程。

【典型病例】李某，男，9歲，2000年3月2日初診。患兒夜間盜汗半月餘。入睡後汗出淋漓，內衣浸透，脘腹脹滿不適，口氣穢濁，納穀不香，大便稀溏不化臭穢，夜間時有磨牙，夜臥不安，面色不華，舌苔白厚膩，脈滑。平素喜食油炸、甜膩之品。證屬食滯中焦，積熱蒸騰，治宜消食導滯，方用大安丸治之。

【處方】薑半夏、茯苓、神麴、萊菔子、炒山楂、炒白朮、連翹各10g，陳皮6g。每日1劑，水煎服，分2次溫服。

用藥10天後，患兒盜汗已止，脘腹脹滿不適大減，口氣臭穢見瘥，大便轉常，舌苔白厚膩漸化而見薄白苔，續予六

君子湯加減調理而癒，隨訪1個月未見復發。（夏明.實用中醫藥雜誌，2001，17(10)：10）

4. 小兒盜汗食療方1則

【組成】泥鰍魚、黑豆。

【用法】新鮮泥鰍魚（10歲以上每次用100g，5～10歲用75g，5歲以下用50g）、黑豆（10歲以上每次50g，5～10歲用30g，5歲以下用20g）加水適量，煎服泥鰍魚及黑豆作食療，每日1次。一般2~3次即癒。

【典型病例】張某，男，7歲，患兒多年來無論在白天或晚上睡之後即大汗淋漓。筆者以本方治療，每天泥鰍魚75g，黑豆30g煮服，囑家屬要患兒將魚、豆及湯一起服下。第二天家屬欣喜告訴筆者，患兒出汗症狀大有改善。囑再服2天。因效果好，孩子也愛吃，總共服5天，痊癒。隨訪至今未再復發。（林德元.時珍國醫國藥，1999，10(11)：15）

5. 止汗散外敷治療小兒盜汗臨床分析

【一般資料】120例盜汗患兒均係門診病人，男68例，女52例；年齡最小8個月，最大6歲，1歲以下者42例，1~4歲者51例，4歲以上者27例。

【中醫辨證】衛表不固者71例，營衛不和者21例，氣陰虛弱者28例。

【治療方法】鬱金粉12g，牡蠣4g，和勻，以米湯適量調和，敷雙側乳中穴上，臥時施之用膠布或清涼膏貼好，防止藥粉脫落，24小時後更換一次，連續外敷4天為1療程，如皮膚接觸膠布處出現紅癢或起泡流水現象者亦可隔日使用。

【治療結果】痊癒75例，有效43例，無效2例。總有效率98.33%。

【典型病例】劉某，女，5歲，1996年9月初診。父代訴，夜間入睡後，枕部及胸背上部大汗淋漓，每夜衣被均為汗濕，醒後自止，開始起居如常，後飲食減少，並常咳嗽、流涕、鼻塞。經單用止汗散敷乳中穴，連用3次，盜汗即控制，經隨訪1年未復發。（張小平.中醫外治雜誌，2002，11(6)：

失血門

失血總括

陰乘陽熱血妄行，血犯氣分不歸經，血病及腑滲濁道，傷於臟者溢出清。熱犯陽絡上吐衄，熱侵陰絡下失紅，又有努勞成血病，血止仍嗽勢多凶。

註 凡失血之證，陽盛乘陰，則血為熱迫，不能安於脈中，犯於氣分，妄行不能歸入經脈也。若血病傷及於腑者，則血滲入腸胃之濁道，上行於咽，出而為吐為衄；下從二便而出，為便為尿也。若血病傷及於臟者，則溢出於胸中之清道，上從喉出，而兼咳嗽；下從精竅而出，為尿血也。夫血藏於臟內，行於脈中，流於軀殼之內，不可得而見也。非損傷不能為病，而損之之因有三：一曰熱傷陽絡，腑病也；熱傷陰絡，臟病也，宜以清熱為主。一曰努傷，宜以破逐為主。一曰勞傷，宜以理損為主。若日久血止，而咳嗽不休者，主必死之證，故勢多凶也。

● 衄 血

衄血之候鼻乾燥，身熱不渴苦頭疼，失表分汗麻桂治，內熱犀角瀉心清。

註 衄血者，鼻中出血也。其候鼻中乾燥，身熱不渴，苦頭痛，是熱傷陽絡也。有因傷寒失汗衄血者，乃熱鬱於營。其身無汗，宜以麻黃湯汗之；身有汗者，宜以桂枝湯解之。設無表病，因內熱而衄者，宜以犀角地黃湯清之。熱盛者，四物三黃瀉心湯瀉之。外俱用髮灰散，或黑梔子末吹鼻，其衄自止。

麻黃湯：麻黃　杏仁炒，去皮、尖　桂枝　甘草生，引用生薑，水煎服。

方歌 傷寒失表營鬱熱，身體無汗血妄行，須用麻黃湯調治，桂枝麻黃杏草同。

桂枝湯：方見自汗。

犀角地黃湯：牡丹皮　白芍藥　犀角　生地黃，水煎服。便硬者，加川大黃。

方歌　犀角地黃湯，治衄效非常，丹皮芍犀地，便秘加大黃。

四物三黃瀉心湯：川芎　當歸酒洗　生地黃　赤芍藥　黃芩　黃連　川大黃酒洗，水煎服。

方歌　四物三黃瀉心湯，熱盛吐衄功最良，芎歸生地赤芍藥，黃芩黃連川大黃。

髮灰散：取壯實人頭髮，陰陽瓦煅成灰，放在地上，去火性，研細末，吹入鼻中，鼻衄自止。

● 吐　血

吐血不咳因熱逆，若兼咳嗽努勞傷，內熱犀角地黃治，努傷承氣四物嘗，勞傷有熱雞蘇散，無熱須用救肺良。

註　小兒吐血不咳嗽者，多因內熱，致血妄行上逆也，宜以犀角地黃湯主之。若因努勞吐血者，則兼咳嗽，先用桃仁承氣湯以破逐之，次用加味四物湯和之。又有勞傷吐血者，亦兼咳嗽。痰中帶血有熱者，雞蘇散主之；無熱者，救肺散主之。

犀角地黃湯：方見本門衄血。

桃仁承氣湯：桃仁去皮、尖，研　大黃　芒硝　甘草　桂枝，加當歸、芍藥、蘇木、紅花，水煎服。

方歌　努傷吐血先破逐，桃仁承氣湯妙絕，桃仁黃硝草桂枝，加入歸芍蘇紅捷。

加味四物湯：當歸　芍藥　川芎　生地黃　茅根　蒲黃　牡丹皮　梔子炒黑　甘草生，引用藕節，酒水煎服。

方歌　努傷吐血須活血，四物為主真妙訣，再加茅根與蒲黃，丹皮梔草引藕節。

雞蘇散：雞蘇薄荷葉　川貝母去心　麥門冬去心　桔梗　阿膠蛤粉炒　生地黃　甘草生　黃耆炙　白茅根　蒲黃炒，水煎服。

方歌　勞傷有熱嗽痰血，雞蘇貝母麥門冬，桔梗阿膠生

地草，黃者茅根蒲黃同。

加味救肺散：麥冬去心　人參　黃耆炙　鬱金　五味子　當歸酒洗　白芍藥酒炒　川貝母去心，研　甘草炙　馬兜鈴，水煎服。

方歌　勞傷無熱嗽痰血，加味救肺麥門冬，參耆鬱金五味子，歸芍貝母草兜鈴。

● 便　血

熱傷陰絡病便血，臟毒血黯腸風紅，須辨腹痛肛腫痛，熱盛濕盛要分明。臟毒初起腫痛甚，大黃皂刺莫消停，熱盛俱宜槐花散，濕盛平胃地榆靈，日久脈微氣血弱，升陽和血共養榮。

方歌　大便下血，皆因小兒恣食肥甘，致生內熱傷陰絡也。若血色黯而濁，肛門腫痛，先血後糞，此為近血，名曰臟毒；若血鮮而清，腹中不痛，先糞後血，此為遠血，名曰腸風。臟毒肛門每多腫痛，初起宜用皂刺大黃湯消之；大下血後，熱盛微痛者，以槐花散和之；濕盛不痛者，以平胃地榆湯和之。腸風亦宜以槐花散主之。便血日久，脈微氣血弱者，升陽和血湯和之，繼以人參養榮湯補之。

皂刺大黃湯：皂刺　生川大黃各等份，量小兒年歲大小、虛實，酌其多少。水、酒煎服。

槐花散：槐花炒　側柏葉　枳殼麩炒　川黃連　荊芥穗炒，水煎服。臟毒加蒼朮、苦楝皮，腸風加秦艽、防風。

方歌　臟毒腸風槐花散，黃連枳殼槐柏荊，臟毒蒼朮苦楝入，腸風須加艽防風。

平胃地榆湯：蒼朮炒　陳皮　厚朴薑炒　甘草　地榆，引用生薑，水煎服。

方歌　便血濕盛腹不痛，須用平胃地榆湯，蒼朮陳皮厚朴草，地榆同煎引生薑。

升陽和血湯：黃耆炙　當歸酒洗　白芍炒　牡丹皮　陳皮　肉桂　秦艽　生地黃　熟地黃　生甘草　炙甘草　蒼朮炒　升麻，水煎服。

方歌　下血日久腹中痛，治宜升陽和血湯，二地二草耆

歸芍，陳丹秦芄升桂蒼。

人參養榮湯：人參　黃耆炙　白朮土炒　白茯苓　白芍藥炒　肉桂　熟地黃　當歸酒洗　甘草炙　陳皮，引用薑、棗，水煎服。

方歌　失血日久氣血虛，人參養榮湯頗宜，參耆朮苓白芍桂，地黃當歸草陳皮。

● 尿　血

尿血多緣精竅病，尿血分出莖或疼，牛膝四物湯調治，急宜煎服效從容。

註　尿血為精竅之病，乃尿與血先後分出者也。宜用牛膝四物湯治之，其證自癒。

牛膝四物湯：牛膝　木通　鬱金　甘草梢　瞿麥　當歸　川芎　生地黃　赤芍藥，水煎服。

方歌　小兒尿血精竅病，宜用牛膝四物湯，牛膝鬱金通瞿草，歸芎赤芍生地黃。

雜證門

● 二便秘結

小兒熱結二便秘，口渴舌乾唇面紅，八正尿秘少腹滿，神芎便秘腹脹疼。

註　此證多因乳食停滯生熱，結於腸胃，以致二便秘結。其候舌乾口渴，面赤唇焦也。熱積則小便秘澀，少腹滿急，宜八正散主之。若食積大便秘，腹脹痛者，宜神芎丸主之。

八正散：方見不小便。

神芎丸：大黃　滑石水飛，各一兩　薄荷　川芎各四錢　黃芩　黃連生，各五錢　牽牛四錢，共為細末，滴水為丸。每服五丸，蜜湯化下。

● 氣虛脫肛

瀉痢日久中氣陷，肛鬆腸薄滑而脫，面色青黃指梢冷，脈

來沉細唇淡白。補中益氣湯升舉,真人養臟固滑脫,外用澀腸散調敷,氣升肛澀腸自合。

註　脫肛一證,因瀉痢日久,中氣下陷,腸胃薄瘦,遂令肛門滑脫不收。現證面色青黃,指梢冷,脈沉細,唇色淡白。宜溫補為主,先以補中益氣湯升提其氣;再以真人養臟湯溫補固滑;外以澀腸散摻之,則氣升肛澀而腸自收矣。

補中益氣湯：方見飧瀉。

真人養臟湯：方見寒痢。

澀腸散：訶子　赤石脂　龍骨煅,各等份,上為細末,用蠟、茶調敷,和藥摻腸頭上,綿帛揉入。

● 肛腫翻肛

積熱肛腫大便難,努力肛出翻不還,外用蟠龍散消腫,內宜皂刺大黃煎。

註　小兒積熱太盛,以致肛門作腫,大便艱難,努力翻出,肛脫不還,外用蟠龍散消其腫,內服皂刺大黃湯。其腫一消,肛自收矣。

皂刺大黃湯：方見便血。

曾氏蟠龍散：乾地蟠龍略去土,焙,一兩　風化朴硝二錢,上銼,研為細末,仍和勻朴硝。每以二錢至三錢。肛門濕潤者乾塗,乾燥者用清油調塗。先用荊芥、生蔥煎水,候溫洗浴,輕與拭乾,然後敷藥。

● 龜　胸

肺積痰熱病龜胸,胸骨高聳若龜形,氣急喘咳體羸瘦,寬氣百合酌量行。

註　龜胸一證,多因小兒飲食不節,痰熱熾盛,復為風邪所傷,風熱相搏,以致肺經脹滿,攻於胸膈,高如覆杯,現證咳嗽喘急,身體羸瘦。治宜清肺化痰為主。先以寬氣飲開其氣道,再以百合丹除其壅滯。肺熱清而脹滿自除矣。

寬氣飲：杏仁去皮、尖,炒　桑白皮炒　橘紅　蘇子炒　枳殼麩炒　枇杷葉蜜炙　麥門冬去心　生甘草　苦葶藶,水煎服。

方歌　寬氣飲治兒龜胸,杏仁桑皮合橘紅,蘇子枳殼枇

杷葉，甘草葶藶麥門冬。

百合丹：百合　天門冬　杏仁炒,去皮、尖　木通　桑白皮炒　甜葶藶　石膏各五錢　大黃三錢，共為細末，煉蜜丸如綠豆大。量兒大小服之，臨臥滾白水送下。

● 龜　背

龜背坐早被風吹，傴僂背高狀如龜，內服松蕊丹緩治，外用灸法點龜尿。

註　龜背者，因嬰兒坐早，被客風吹入脊膂，遂致傴僂曲折，背高如龜，往往為終身痼疾。內以松蕊丹調治之，外用《聖惠》灸穴法：灸肺俞、心俞、膈俞三穴三五壯。或以龜尿點骨節上，亦可得效。

松蕊丹：松花　枳殼麩炒　防風　獨活各一兩　麻黃　前胡　川大黃生　桂心各五錢，上為細末，煉蜜丸如黍米大。每服十丸，粥飲送下。

● 五　軟

五軟稟賦不足證，頭項手足口肉肌，地黃丸與扶元散，全在後天調養宜。

註　五軟者，謂頭項軟、手軟、足軟、口軟、肌肉軟是也。頭軟者，項軟無力也；手足軟者，四肢無力也；肉軟者，皮寬不長肌肉也；口軟者，唇薄無力也。此五者，皆因稟受不足，氣血不充，故骨脈不強，筋肉痿弱，治宜補氣為主，先以補腎地黃丸補其先天精氣，再以扶元散補其後天羸弱。漸次調理，而五軟自強矣。

補腎地黃丸：熟地黃一兩五錢　山萸肉一兩　懷山藥炒　茯苓各八錢　牡丹皮　澤瀉各五錢　牛膝八錢　鹿茸酥炙,五錢，上為細末，煉蜜丸如梧桐子大。每服二錢，用鹽湯下。

扶元散：人參　白朮土炒　茯苓　熟地黃　茯神　黃耆蜜炙　山藥炒　炙甘草　當歸　白芍藥　川芎　石菖蒲，引用薑、棗，水煎服。

方歌　五軟扶元散堪嘗，參朮茯苓熟地黃，茯神黃耆山藥草，歸芍川芎及石菖。

● **五　硬**

陽氣不營成五硬，仰頭取氣難搖動，手足強直冷如冰，氣壅胸膈牽連痛。小續命湯最為良，烏藥順氣散極應，若遇肝木乘脾經，加味六君妙無竟。

註　五硬者，仰頭取氣，難以動搖，氣壅疼痛，連胸膈間，手心、足心冰涼而硬。皆由陽氣不營於四末，最為難治。重者以小續命湯疏其風，輕者以烏藥順氣散調其氣。若肝木乘脾，食少氣弱者，加味六君子湯治之。內外交治，而證自日瘥矣。

小續命湯：人參　麻黃　川芎　黃芩　芍藥　甘草炙　防風　官桂去皮　附子炮，去皮、臍　杏仁炒，去皮、尖　漢防己，引用薑、棗，水煎服。

方歌　小續命湯治五硬，人參麻黃川芎共，黃芩芍藥草防風，官桂附子防己杏。

烏藥順氣散：麻黃　白芷　川芎　桔梗　枳殼炒　僵蠶炒　烏藥　炮薑　甘草生　橘紅，引用蔥白，水煎服。

方歌　烏藥順氣五硬輕，麻黃白芷合川芎，桔梗枳殼僵蠶炒，烏藥炮薑草橘紅。

加味六君子湯：人參　白朮　炮薑　陳皮　半夏製　茯苓　炙甘草　升麻蜜炙　柴胡醋炒　肉桂，水煎服。

方歌　加味六君虛五硬，人參白朮共炮薑，陳半茯苓炙甘草，升麻柴胡肉桂良。

● **五　遲**

小兒稟來氣血虛，筋骨軟弱步難移，牙齒不生髮疏薄，身坐不穩語言遲。加味地黃為主治，補中益氣繼相醫，邪乘心氣菖蒲好，血虛髮遲苣勝宜。

註　小兒五遲之證，多因父母氣血虛弱，先天有虧，致兒生下筋骨軟弱，行步艱難，齒不速長，坐不能穩，要皆腎氣不足之故。先用加味地黃丸滋養其血，再以補中益氣湯調養其氣。又足少陰為腎之經，其華在髮，若少陰之血氣不足，即不能上榮於髮，苣勝丹主之。又有驚邪乘入心氣，至

四五歲尚不能言者，菖蒲丸主之。

加味六味地黃丸：熟地黃一兩　山萸肉一兩　懷山藥炒　茯苓各八錢　澤瀉　牡丹皮各五錢　鹿茸炙,三錢　五加皮五錢　麝香五分，共為細末，煉蜜丸如梧桐子大。大兒每服二錢，小兒一錢五分，鹽湯送下。

補中益氣湯：方見飧瀉。

苣勝丹：當歸洗、焙　生地黃　白芍藥炒,各一兩　苣勝子碾,二兩　胡粉碾,三錢，上同研勻，煉蜜為丸，如黍米大。每服十粒，煎黑豆湯下。

菖蒲丸：人參　石菖蒲　麥門冬去心　遠志去心　川芎　當歸酒洗　乳香　硃砂水飛,各一錢，上為細末，煉白蜜為丸，如黍米大。食遠用米湯送下。

● 鶴膝風

小兒稟賦不充盈，肌肉消瘦少崢嶸，膝骨外露如鶴膝，多緣腎弱髓難生，血脈不榮筋攣縮，膝貯風涎時作疼，大防風湯宜先服，地黃繼進莫從容。

【註】小兒鶴膝風，多因稟賦不足，血氣不榮，肌肉消瘦，遂致骨節外露，筋脈攣縮，股漸細小，而膝蓋愈大，要皆腎虛不能生精髓之故也。須先服大防風湯，繼以補腎地黃丸治之，庶氣血充而證自癒矣。

大防風湯：人參　白朮土炒　茯苓　甘草炙　熟地黃　當歸身　白芍藥炒　川芎　黃耆蜜炙　羌活　防風　附子製　杜仲　牛膝，引用薑、棗，水煎服。

【方歌】大防風湯八珍者，羌防附子杜仲移，榮筋更有川牛膝，虛風鶴膝最相宜。

補腎地黃丸：方見五軟。

● 解顱

小兒解顱最堪憐，先天有損腦髓乾，面色㿠白形瘦弱，二目多白若愁煩。補腎地黃丸堪服，補陽扶元散為先，更有封囟散極效，臨時攤貼保安然。

【註】解顱者，乃囟大骨縫不合也。蓋腎生髓，腦為髓

海，腎氣有虧，腦髓不足，亦如花木無根。現證面色㿠白，形體瘦弱，目多白睛，悲愁少笑，治宜補養腎氣為主。先以補腎地黃丸滋補其陰，再以扶元散補養其氣，外用封囟散攤貼之，則精血稍充，或可轉危為安也。

補腎地黃丸　扶元散：俱見五軟。

封囟散：柏子　防風　天南星各四兩，上為細末，每用一錢。以豬膽汁調勻，攤在緋絹帛上，看囟大小煎貼。一日一換不得令乾，時時以湯潤動。

● 囟陷

小兒緣何囟下陷，瀉久脾虧虛弱見，面目青黃四肢涼，六脈沉緩神慘淡。補中益氣湯最宜，固真湯進有奇驗，外用烏附膏攤貼，溫中理脾功無限。

註　小兒臟腑有熱，渴飲水漿，致成瀉痢，久則脾氣虛寒，不能上充腦髓，故囟陷成坑，名曰囟陷。現證面目青黃，四肢逆冷，六脈沉緩，神氣慘淡。先以補中益氣湯升提其氣，再以固真湯溫補其脾，外用烏附膏攤貼於陷處極效。

補中益氣湯：方見飧瀉。

固真湯：方見慢脾風。

烏附膏：雄黃二錢　川烏　附子生，各五錢，上為細末，用生蔥和根、葉細切，杵爛入前藥末，同煎作成膏。每早空心貼陷處。

● 囟填

囟門腫起氣上衝，其間虛實要分明，毛髮憔悴頻頻汗，胸高氣促口唇紅。肝盛瀉青丸最效，裡熱連翹飲堪行，因表防風升麻劑，硬冷屬陰用理中。

註　囟填者，謂囟門腫起也。蓋因乳哺無度，或寒或熱，乘於脾經，致使臟腑不調，其氣上衝，為之填脹腫突。現證毛髮憔悴，頻頻出汗，胸高氣促，口唇色紅，須分虛實治之。肝氣盛者，瀉青丸主之；裡熱盛者，大連翹飲主之；因表者，防風升麻湯主之；堅硬不熱者屬陰，理中湯主之。

瀉青丸：方見急驚風。

大連翹飲：柴胡　荊芥　連翹去心　木通　滑石水飛　梔子　蟬蛻去足、翅　瞿麥　當歸酒洗　赤芍藥　黃芩　甘草生　防風，水煎服。

方歌　連翹飲治熱上衝，柴胡荊芥翹木通，滑石梔子蟬瞿麥，歸芍黃芩草防風。

防風升麻湯：麥冬去心　木通　甘草節　山梔子　升麻　防風　引用淡竹葉，水煎服。

方歌　防風升麻湯，囟填效非常，麥冬木通草，山梔升麻防。

理中湯：方見不乳。

● 中　惡

小兒神氣未充實，觸惡何能自主持，目閉面青驚悶亂，蘇合皂角功效奇。

註　小兒神氣未充，一為邪惡所觸，何能主持？自然神魂離捨，目閉面青，悶亂不省人事。內以蘇合香丸除其邪，外以皂角末開通其閉，嚏出則氣通而蘇矣。

蘇合香丸：方見肛門內合。

外科心法要訣

卷六十一

十二經循行部位歌

手之三陽手外頭，手之三陰胸內手，足之三陽頭外足，足之三陰足內走。

註　手之三陽手外頭者，謂手陽明大腸經，從手次指內側之端，上行手臂外之上行（音ㄏㄤˊ），至頭鼻孔兩旁也；手少陽三焦經，從手四指外側之端，上行手臂外之中行，至頭耳前動脈也；手太陽小腸經，從手小指外側之端，上行手臂外之下行，至頭耳中珠子也。

手之三陰胸內手者，謂手太陰肺經，從胸乳上循行臑內，下行肘臂內之上行，至手大指內側之端也；手厥陰心包絡經，從腋下乳外，循行臑內，下行肘臂內之中行，至手中指之端也，手少陰心經，從腋筋間循行臑外，下行肘臂內之下行，至手小指內側之端也。

足之三陽頭外足者，謂足陽明胃經，從頭目下循頰頸乳中，下行腹外股膝跗之前行，至足二指之端也；足少陽膽經，從頭目外眥，循行繞耳顱巔，下行脇跨膝跗之中行，至足四指外側之端也；足太陽膀胱經，從頭目內眥，循行額巔項背，外行臀腘腨踝之後行，至足小指外側之端也。

足之三陰足內走者，謂足厥陰肝經，從足大指外側之端，循行前行上內踝，上腘腨，膝之中行，內行陰器腹脇之外行，上至乳下也；足太陰脾經，從足大指內側之端，循行內踝膝裡股內之中行，上行腹中至季脇也；足少陰腎經，從足心循行內踝足跟內側之後行，上腹內至胸也。諸陽行外，諸陰行裡，四肢背腹皆如此也。

● 頭前正面歌

頭督唇任五中行，眦傍足太顴手陽，側上足少繞耳手，鼻傍手明唇足方。

註 頭之正面分五行（音ㄏㄤˊ），其中行上嘴唇以上，屬督脈；下嘴唇以下，屬任脈，此為中行也。其第二行，目內眦旁上，屬足太陽經，鼻旁下，屬手陽明經，此為第二行也。其第四行，面顴骨外旁，屬手太陽經；頭側上，屬足少陽經；繞耳前後，屬手少陽經，此為第四行也。其第三行唇旁，屬足陽明經，為第三行也。

● 頭後項頸歌

頭後七行督中行，惟二足太足少陽，頸前任中二足明，三手四行手太陽，五足少陽六是手，七足太陽督中行。

註 頭後項頸分七行：其中行屬督脈，惟兩旁第二行屬足太陽經，其餘第三行、四、五行皆屬足少陽經。頸前中行屬任脈，二行屬足陽明經，三行屬手陽明經，四行屬手太陽經，五行屬足少陽經，六行屬手少陽經，七行屬足太陽經。項後中行屬督脈經也。

● 胸腹脊背歌

胸腹二行足少陰，三足陽明四太陰，五足厥陰六少陽，脊背二三足太陽。

註 胸腹之中行屬任脈，兩旁第二行屬足少陰腎經，第三行屬足陽明胃經，第四行屬足太陰脾經，乳下脇上第五行屬足厥陰肝經，脇後第六行屬足少陽膽經，脊外兩旁二行、三行俱屬足太陽膀胱經，脊之中行屬督脈經。

● 手膊臂外內歌

手膊臂外上手明，中手少陽下太陽，手膊臂內上中下，手太厥少分三行。

註 手膊臂之外面，係手三陽經部位也。上行屬手陽明經，中行屬手少陽經，下行屬於太陽經。手膊臂之內面，係手三陰經部位也。上行屬手太陰經，中行屬手厥陰經，下行屬手少陰經。

● 足膝外內歌

足膝外前足陽明，中行少陽後太陽，足膝之內前中後，足厥太少分三行。

註　足膝之外面，係足三陽經部位也。前行屬足陽明經，中行屬足少陽經，後行屬足太陽經。足膝之內面，係足三陰經部位也。足大指外側之前行，股內之中行，屬足厥陰經。內側之中行，股內之前行，屬足太陰經。足心繞踝之後行，屬足少陰經。

● 肺經歌

太陰肺經起乳上，係橫出腋臑中廉，達肘循臂入寸口，上魚大指內側邊。

註　手太陰肺經，起於乳上三肋端，去中行旁開六寸，腋前外彎而至臑間，由臑中廉達肘內，循臂裡，過前廉，入寸口，上魚際，終於手大指內側，去爪甲角如韭葉。

● 大腸經歌

陽明之脈手大腸，次指內側起商陽，循手臂外過肘臑，達肩入缺上頸旁，貫頰下齒出人中，上俠鼻孔終迎香。

註　手陽明大腸經，起於手大指之次指內側，去爪甲角如韭葉許，循大指次指之歧骨，行臂外前廉，過肘外，自臑達肩，行缺盆直上頭頸之側，環出人中之左右，以俠鼻孔兩旁迎香穴而終焉。

● 胃經歌

陽明胃起目下胞，從鼻入齒還承漿，頤後頰裡上耳前，額顱下循兩頸旁。從缺盆口下乳中，循腹腿班腿面行，外抵膝臏走足跗，至足中指外側當。

註　足陽明胃經，起於目下鼻旁，下夾口吻繞腮，上行耳前，至額角；下行頸側，夾結喉，至肩上橫骨陷中；下行當乳之中，去中行旁開四寸；從乳頂下行至臍旁，去中行旁開三寸；從臍旁下行至腿之合縫，去中行旁開二寸；從合縫斜行向外，直下膝外前廉，至臏骨，倒上復轉注而下行，至足中指之端，去爪甲角如韭葉而止。

● 脾經歌

太陰脾起足大指，上循內側白肉際，核骨之後內踝前，上臑循行脛膝裡，股內前廉入腹中，斜行九肋季脇止。

[註] 足太陰脾經，起於足大指端內側，去爪甲角韭葉許，由內側白肉際核骨之後，過內踝之前，自裡中廉上膝；由大腿內廉入腹裡，上至乳上旁開四寸五分，至胸中行旁開六寸許，是其部也；向外行至九肋間，季脇之端而終。

● 心經歌

少陰心經腋筋間，臑後肘臂內後廉，由內後廉至銳骨，小指內側爪甲端。

[註] 手少陰心經，起於臂內腋下筋間，循臂臑之外後廉，至肘內廉，循臂內後廉，下抵掌後銳骨之中，行於手小指內側，去爪甲角如韭葉許而終。

● 小腸經歌

太陽小腸小指端，循手外廉踝骨前，從手踝骨出肘外，上循臑外出後廉，上過肩解繞肩胛，交肩貫頸曲頰邊，面鳩骨下陷中取，耳中珠子經穴全。

[註] 手太陽小腸經，起於手小指外側之端，去爪甲角如韭葉許，由手外側至手踝骨之前，行肘外後廉，上循臑外過肩後廉，而上行肩；自肩貫頸，過曲頰斜上顴骨，至耳前而終。

● 膀胱經歌

太陽膀胱起內眥，上額交巔耳後尋，下項循肩肩髆內，俠脊抵腰下貫臀。貫臀斜入委中穴，與支下合膕中存，貫腨內出外踝後，小指外側終至陰。

[註] 足太陽膀胱經，起於目內眥，上額交巔，從巔至耳上角後行，下項循肩髆內，有二道：一道俠脊旁開寸半，抵腰中，腰中有四空，從腰中下貫臀，入膕中；一道又從髆內左右分，下貫胛，俠脊內，旁開三寸，下過髀樞，循髀外後廉，下合膕中，以下貫腨內，出外踝之後，循京骨至小指外側端，去爪甲角如韭葉許，至陰穴而終。

● **腎經歌**

少陰腎經起足心,上內踝骨足後跟,上腨出膕入股內,行至胸中部位分。

註 足少陰腎經,起於足心陷中,循內踝入足後跟,中行內踝之上,上腨分中,出膕內廉後股內,上行至合縫;自合縫上行,去腹中行旁開一寸至臍;從臍旁上行,復上去中行旁開一寸五分;從腹上行至胸中,旁開二寸而終。

● **心包絡經歌**

厥陰心包腋下起,腋下乳外臑內行,入肘下行兩筋間,入掌中指之端止。

註 手厥陰心包絡經,起於腋下三寸,乳外側一寸許,從腋下向外上轉,循臂內入肘內,下行兩筋之間入掌中,循中指出其端而終。

● **三焦經歌**

少陽三焦四指端,手腕臂外兩骨間,貫肘上肩項耳後,上繞耳前動脈間。

註 手少陽三焦經,起於手小指次指之外側,去爪甲角如韭葉許,由小指次指岐骨之間,上行手腕臂外兩骨中間,貫肘上肩;由肩上項至耳後,上繞耳上角,下循耳前動脈而終。

● **膽經歌**

少陽膽經起外眥,繞耳前後上額顱,巔後頸肩腋季脇,跨膝踝跗小指出。

註 足少陽膽經,起於目外眥,斜貫耳前,循行耳後,上抵額顱,至巔後行頸側,過肩下腋,走身側之季脇,下腿跨,行膝之外,至外踝之前,內行足跗,至足小指次指之外側,去爪甲角如韭葉許而終。

● **肝經歌**

厥陰肝經起聚毛,循行足跗內踝間,上膕環陰器季脇,上行乳下二肋端。

註 足厥陰肝經,起於足大指後,去爪甲韭葉聚毛處,

循行足跗上面,走內踝,上行膕過膝,直上環陰器,向外彎行至季肋內,斜上行直乳下二肋端而終。

● 任脈歌

任脈起於兩陰中,上行毛際腹中行,頸下結喉中央上,唇棱下陷承漿名。

註　任脈起於前陰、後陰之中間,前行橫骨,上行毛際,由毛際直上腹之中行,上行頸下結喉上之中央,由結喉上行至下唇棱下陷中而終。

● 督脈歌

督脈起於尻骨端,後行脊背腰腦巔,前行鼻柱皆中道,唇內齒上齦縫間。

註　督脈起於尻骨之端,由尻骨後行脊背之中行,上行至巔頂之中,前行至鼻下人中,至唇內門牙之中縫而終。

● 脈　訣

脈部位歌:脈為血脈百骸通,大會之地寸口宗,掌後高骨名關上,關之前後寸尺名。

註　脈者血脈之府也。周身血脈,運行貫通,十二經中,皆有動脈。獨取寸口者,蓋以其經每至寅時,各經之氣皆上朝而大會於肺,故曰寸口宗也。掌後有高骨隆起,界於尺脈、寸脈之間,名曰關部。關前之位,其名曰寸;關後之位,其名曰尺。尺、寸者,謂從關上至魚際長一寸,從關下至尺澤長一尺,故名之也。

脈分主歌:上焦候寸下焦尺,中焦之候屬兩關,包絡與心左寸應,膽與肝家在左關,膀胱小腸腎左尺,胸中及肺右寸間,胃與脾脈右關取,大腸並腎右尺班。

註　兩寸之脈,主候上焦胸中;兩關之脈,主候中焦膈中;兩尺之脈,主候下焦腹中。左寸之脈,浮候包絡,沉以候心;左關之脈,浮以候膽,沉以候肝;左尺之脈,浮候膀胱、小腸,沉以候腎。右寸之脈,浮候胸中,沉以候肺;右關之脈,浮以候胃,沉以候脾;右尺之脈,浮候大腸,沉亦候腎。此遵《內經》分配三部診脈法也。偽訣以大腸、小腸

配寸，三焦，命門配尺，包絡竟置不問，悉屬不經。滑壽以左尺候小腸、膀胱，右尺候大腸。千古隻眼也，當從之。

● **浮沉脈歌**

浮沉從肉上下行，皮浮屬肺血心經，筋沉屬肝骨沉腎，肌肉為脾候在中。

按 《素問‧脈要精微論》曰：尺內兩旁則季脇也。尺外以候腎，尺內以候腹。中附上，左外以候肝；內以候膈，右外以候胃，內以候脾。上附上，右外以候肺，內以候胸中，左外以候心，內以候膻中。

然外以候腑，內以候臟，《內經》、脈書確然可考，豈有獨於脾胃則曰右外以候胃，內以候脾者耶？當以「右外以候胃，內以候脾」之句為正。

其尺外之「外」字，當是「內」字；尺裡之「裡」字，當是「外」字。中附上，左右之「內」、「外」字；上附上，左右之「內」、「外」字，皆當改之。故不循舊圖所列，以符內候臟、外候腑之義。

註 脈從肉上行者，謂之浮；脈從肉下行者，謂之沉。然心、肺俱浮，於皮毛取之而得者，肺之浮也；於血脈取之而得者，心之浮也。故曰皮浮屬肺血心經也。肝腎俱沉，以筋平取之而得者，肝之沉也；至骨取之而得者，腎之沉也。故曰筋沉屬肝骨沉腎也。肌肉在浮沉之間，屬脾。其候在中，故曰候在中也。凡脈以部位而得名者，皆統於浮沉。故以浮沉為提綱，以統濡、弱、芤、伏、牢、革、虛、實、微、散諸脈也。

濡、弱、芤、伏、牢、革諸脈歌：浮沉無力曰濡弱，中取無力芤脈看，沉極筋骨為伏脈，浮沉極力革牢參。

註 浮而無力謂之濡脈，沉而無力謂之弱脈。浮沉有力，中取無力，狀如蔥管，謂之芤脈。沉極推至筋骨，按之而始得者，謂之伏脈。浮而極有力者，謂之革脈。沉而極有力者，謂之牢脈。

虛、實、微、散諸脈歌：三部有力曰實脈，三部無力虛脈

稱，三部無力而且小，似有如無微脈名，三部無力而且大，渙漫不收散脈形。

註　浮、中、沉三部俱有力，謂之實脈。浮、中、沉三部俱無力，謂之虛脈。浮、中、沉三部無力，按之且小，似有似無，謂之微脈。浮、中、沉三部無力，按之且大，渙漫不收，謂之散脈。

遲、數、緩、疾、結、促、代諸脈歌：三至為遲六至數，四至為緩七至疾，緩止為結數止促，動止難還代脈識。

註　一呼一吸，謂之一息。一息三至，謂之遲脈。一息四至，謂之緩脈。一息六至，謂之數脈。一息七至，謂之疾脈。緩脈動時一止，謂之結脈。數脈動時一止，謂之促脈。結促之脈，動而中止，不能自還，謂之代脈。凡脈以至數而得名者，皆統於遲數。故以遲數為提綱以統緩、疾、結、促、代五脈也。

滑、澀、弦、緊、洪、細、大、長、短、動諸脈歌：滑脈如珠溜不定，澀脈滯澀往來艱，弦脈端直細且勁，緊比弦粗勁且彈。來盛去衰洪脈是，細則如絲大豁然，長脈迢迢短縮縮，如豆搖搖作動看。

註　形狀如珠，滑溜不定，謂之滑脈。往來滯澀，進退維艱，謂之澀脈。狀如弓弦，細而端直，按之且勁，謂之弦脈。較弦則粗，按之勁，左右彈者，謂之緊脈。上來應指而盛，下去減力而衰，謂之洪脈。脈形軟直如絲者，謂之細脈。脈形粗大豁然者，謂之大脈。來去迢迢而長，謂之長脈。來去縮縮而短，謂之短脈。其形如豆，約約動搖不移者，謂之動脈。凡脈以形狀而得名者，皆統於滑澀。故以滑澀為提綱，以統弦、緊、洪、細、大、長、短、動八脈也。

癰見疽脈、疽見癰脈歌：癰脈脈宜洪大數，若逢牢短化膿難，疽脈最宜沉與弱，浮大且散命歸泉。

註　癰乃陽毒，應見陽脈。若洪大而數，則毒易潰。若見牢短之脈，則為陰凝氣少，故曰化膿難也。疽乃陰毒，脈應見沉與弱，是為順脈。若見浮大而散，則為陽脫氣敗，故

曰命歸泉也。

癰疽伏脈歌：癰疽伏脈理當明，毒閉於經六脈停，審證無凶宜穿發，氣通脈道自然行。

註 癰疽二證，有見伏脈者，皆由於毒氣閉塞經絡，營衛壅滯之故，以致六脈停止，沉伏不見也。若審其證無凶象，非死脈也。治之惟宜穿通經絡，宣發營衛，使氣得通，而脈道自然行矣。

腫瘍、潰瘍浮脈歌：腫瘍浮脈恐多虛，或有風寒在表居，潰後脈浮氣外瀉，頻加補劑始相宜。

註 腫瘍脈浮者，非氣血不足，即為風寒在表，須詳證施治。潰瘍脈浮者，乃氣從外瀉，須補劑調養，始為合法。

腫瘍、潰瘍沉遲脈歌：腫瘍沉脈多毒閉，潰後多毒在內存，無力須詳毒內陷，遲寒數熱更當分。

註 腫瘍不當脈沉而脈沉者，乃毒閉使然也。潰後而沉者，是毒尚存於內也。若沉而無力，恐內虛毒陷，當詳審之；沉而遲則為兼寒，沉而數則為兼熱，更當分別。

腫瘍、潰瘍數脈歌：腫瘍數脈宜熱毒，數且兼洪欲作膿，潰後洪大為病進，膿出洪數治無功。

註 腫瘍脈數，作膿兼洪，皆正應之脈也。若潰後洪大，膿出數洪者，皆為邪盛正虛，病脈相反，其病日進，治亦無功。

腫瘍、潰瘍滑脈歌：腫瘍滑脈尚為順，初起有痰治痰宜，潰後痰多恐氣乏，喘生毒陷死之機。

註 滑主流通。腫瘍初起，脈滑無痰，尚為順脈。若有痰，則當以治痰為急，恐潰後痰多氣乏，必致喘生毒陷而死也。

腫瘍、潰瘍澀脈歌：腫瘍澀脈屬毒滯，有力為實無力虛，潰後脈澀為傷血，急補氣血莫遲疑。

註 澀主滯澀。腫瘍初起脈澀者，乃氣血為毒滯之徵。若按之有力，毒滯為實；按之無力，正損為虛，不可不辨。若潰後脈澀，為傷血不足之象，急當大補氣血，莫遲疑也。

腫瘍、潰瘍虛實脈歌：腫瘍脈虛宜內托，潰後內虛大補寧，腫瘍脈實宜消散，潰後如實毒未清。

【註】腫瘍未潰脈虛者，不須攻毒，惟宜內托；已潰脈應虛者，急當以大補收功。如腫瘍未潰，脈實者，當消毒散毒；已潰脈實者，乃毒氣猶未清也。

腫瘍、潰瘍長脈歌：腫瘍長脈為有餘，消散之方任所施，潰後得之為氣治，條然和暢不須醫。

【註】腫瘍見脈長者，乃氣血有餘，消散之方，任意施治。潰後脈長者，乃氣之暢也，故曰氣治，不待醫藥自能癒也。

腫瘍、潰瘍短脈歌：腫瘍短脈元氣虛，大加補劑始相宜，潰後脈短為虛甚，補之仍短決死期。

【註】腫瘍脈短者，元氣虛也，非大加補益之劑不可。潰後脈短者，虛之甚也，若補之而脈仍短者，則為敗證，其死必矣。

腫瘍、潰瘍洪脈歌：腫瘍洪脈陽熱盛，宣熱攻毒必有功，潰後洪脈毒留內，治之不退自然凶。

【註】腫瘍未潰，脈洪者熱盛也，宣熱攻毒之法可施；若潰後脈洪者，邪盛也。服藥而脈洪不退者，為正虛邪盛，其凶不免。

腫瘍、潰瘍微脈歌：腫瘍微脈為虛候，內托受補始能痊，潰後見此雖為順，微細無神作逆觀。

【註】腫瘍脈微者，乃虛候也，當以內托補劑為主，受補者方能痊可。若潰後脈微，雖為順候，設按之微細無神，則根本已虧，亦當作逆證觀也。

腫瘍、潰瘍動緊脈歌：腫瘍將發脈動緊，乃因毒氣外摶經，潰後見之毒內摶，此為殘賊證不輕。

【註】腫瘍見動脈、緊脈者，乃毒氣外摶於經之象也。若潰後見動、緊之脈，則為毒氣內摶於臟腑之象。蓋動、緊乃殘賊之脈，潰後不宜見之，故曰證不輕也。

腫瘍、潰瘍緩脈歌：腫瘍脈緩何須藥，和緩從容最吉祥，

潰後見之為胃好，便和飲食自然康。

註 腫瘍脈緩，乃氣血和平，不待服藥，自然安癒之吉兆也。潰後見之，則為胃和，飲食自甘，二便自調，其證自然康寧也。

腫瘍、潰瘍芤弦脈歌： 腫瘍芤脈血原虛，潰後見芤理所宜，腫瘍弦脈邪作痛，潰後而弦邪病脾。

註 腫瘍未潰，脈芤者，其血必素虛也。潰後見芤，乃去血之後，亦理之所宜也。腫瘍脈弦者，乃毒攻作痛之象，蓋弦主痛也；若潰後脈弦者，則為肝邪侮脾，蓋弦乃肝脈也。

腫瘍、潰瘍牢脈歌： 腫瘍牢脈為邪固，未作膿時脈見牢，已潰見牢邪難已，結核瘰癧不能消。

註 腫瘍脈牢，未作膿時見之，主毒邪牢固難消；潰後見之，邪亦難已。若一切結核瘰癧，見此牢脈，皆主牢固不能消之候也。

腫瘍、潰瘍濡弱脈歌： 腫瘍濡弱脈不足，扶虛托裡始能痊，潰後雖為脈病應，但無虛候始得安。

註 腫瘍脈見濡弱不足者，必用扶元托裡之劑，始能痊也。潰後脈見濡弱，雖為脈病相應，但無虛證，始得安全。若精神疲憊，飲食不思，亦危候也。

腫瘍、潰瘍散脈歌： 腫瘍散脈最可愁，毒盛氣散不能收，潰後見斯亦為逆，急投補固或無憂。

註 腫瘍最忌散脈，蓋散脈為毒盛氣散，不能收功之診。潰後見之，亦主逆也。急投補虛收固之劑，或有生者。

腫瘍、潰瘍大細脈歌： 腫瘍脈大為順候，潰後脈不大相宜，腫瘍潰後脈細小，總主癰疽氣血虛。

註 腫瘍脈大為正實，毒必易出，為順候也。潰後脈大為病進，其毒難化，為不宜也。腫瘍、潰瘍，脈見細小者，總屬氣血兩虛，惟宜大補為主。

腫瘍、潰瘍促脈歌： 促脈無分腫潰瘍，總為陽結不宜常，漸退毒散猶可癒，常進不退必然亡。

註 腫瘍、潰瘍脈見促者，皆為陽結，但宜暫而不宜常也。如促脈漸漸而退，則毒亦漸漸而散，猶或可癒。若常進不退，其亡必矣。

腫瘍、潰瘍結代脈歌：腫瘍結脈為陰結，急宜溫解始能康，潰後見結陰虛歇，如代之歇定然亡。

註 腫瘍脈結者，乃陰結也。急用溫散解毒之劑，始可獲效。若潰後見結脈，則為陰虛之歇止，尚不主死。若如代脈之歇，動而中止，不能自還，則為真臟之脈見，定主亡也。

十二經氣血多少歌

多氣多血惟陽明，少氣太陽厥陰經，二少太陰常少血，血虧行氣補其榮。氣少破血宜補氣，氣血兩充功易成，厥陰少陽多相火，若發癰疽最難平。

註 人之十二經，有氣血多少之分，多則易癒，少則難痊，瘍醫明此，臨證可預知癰疽、瘡瘍之始終難易，而用藥消補之法始當也。如手陽明大腸、足陽明胃，此二經常多氣多血；手太陽小腸、足太陽膀胱、手厥陰心包絡、足厥陰肝，此四經常多血少氣；手少陽三焦、足少陽膽、手少陰心、足少陰腎、手太陰肺、足太陰脾，此六經常多氣少血。

大法：血多者，則破其血；氣多者，則行其氣。氣少者，難於起發，宜托補之；血少者難於收斂，宜滋養之；氣血兩充，則易於起發，易於收斂。惟手足厥陰、少陽四經，倍多相火，此四經若發癰疽，肌肉難長，瘡口難合。倘過用驅毒峻利之藥，以伐其氣，以消其血，必難收功。故明其經氣血多少，則用藥不致有汗妄下之弊矣。

癰疽總論歌

癰疽原是火毒生，經絡阻隔氣血凝。外因六淫八風感，內六慾共七情，飲食起居不內外，負挑跌仆損身形，膏粱之變營衛過，藜藿之虧氣血窮。疽由筋骨陰分發，肉脈陽分發曰癰，瘍起皮裡肉之外，瘡發皮膚癤通名。陽盛焮腫赤痛易，陰盛色黯陷不疼，半陰陽不高腫，微痛微焮不甚紅。五善為順七惡

逆，見三見四死生明。臨證色脈須詳察，取法溫涼補汗攻。善治傷寒雜證易，能療癰疽腫毒精。

註 《經》云：諸痛癢瘡瘍，皆屬心火。故曰癰疽原是火毒生也。癰疽皆因榮衛不足，氣血凝結，經絡阻隔而生。故曰經絡阻隔氣血凝也。其因有三：外因、內因、不內外因也。

外因者，由於春之風、夏之熱暑、長夏之濕、秋之燥、冬之寒也。當其時而至，則為正氣；非其時而至，或過盛，則為淫邪。凡此六淫為病，皆屬外因。亦有因於八風相感，如冬至日，正北大剛風；立春日，東北凶風；春分日，正東嬰兒風；立夏日，東南弱風；夏至日，正南大弱風；立秋日，西南謀風；秋分日，正西剛風；立冬日，西北折風。應時而至，主生養萬物；不應時而至，主殺害萬物。若人感受，內生重病，外生癰腫。凡此八風為病，亦屬外因。故曰外因六淫八風感也。

內因者，起於耳聽淫聲，眼觀邪色，鼻聞過臭，舌貪滋味，心思過度，意念妄生，損人神氣，凡此六慾為病，皆屬內因。又有喜過傷心，怒過傷肝，思過傷脾，悲過傷肺，恐過傷腎，憂久則氣結，卒驚則氣縮。凡此七情為病，亦屬內因。故曰內因六慾共七情也。

不內外因者，由於飲食不節，起居不慎。過飲醇酒，則生火，消灼陰液；過飲茶水，則生濕停飲；過食五辛，則損氣血；傷飢失飽，則傷脾胃，凡此皆飲食之致病也。晝日過勞，挑輕負重，跌仆捫（ㄕㄢˇ，疾動貌）墜等類，損其身形；夜不靜息，強力入房，勞傷精氣，凡此皆起居之致病也。其起於膏粱厚味者，多令人榮衛不從，火毒內結；起於藜藿薄食者，多令人胃氣不充，氣血虧少，凡此亦屬不內外因也。

人之身體，計有五層：皮、脈、肉、筋、骨也。發於筋骨之間者，名疽，屬陰；發於肉脈之間者，名癰，屬陽；發於皮裡肉外者，名曰瘍毒；只發於皮膚之上者，名曰瘡癤。凡癰疽陽盛者，初起焮腫，色赤疼痛，則易潰易斂，順而易

治,以其為陽證也。陰盛者,初起色黯不紅,塌陷不腫,木硬不疼,則難潰難斂,逆而難治,以其為陰證也。半陰半陽者,漫腫不高,微痛不甚,微燉不熱,色不甚紅,此證屬險,若能隨證施治,不失其宜,則轉險為順,否則逆矣。

五善者,五善之證也,諸瘡見之為順,則易治。七惡者,七惡之證也,諸瘡見之為逆,則難治。凡患癰疽者,五善為順,七惡為逆。見三善者則必生;見四惡者,則必死也。醫者於臨證之時,須詳察色脈,宜溫者溫之,宜涼者涼之,宜補者補之,宜汗者汗之,宜攻者攻之,庶有濟也。然外證癰疽,猶如內證傷寒,善治傷寒,則雜病無不易治;能療癰疽,則諸瘡無不精妙。蓋以能辨表裡、陰陽、虛實、寒熱也。

● 癰疽陽證歌

陽證初起燉赤痛,根束盤清腫如弓,七日或疼時或止,二七瘡內漸生膿。痛隨膿減精神爽,腐脫生新氣血充,嫩肉如珠顏色美,更兼鮮潤若榴紅。自然七惡全無犯,應當五善喜俱逢,須知此屬純陽證,醫藥調和自有功。

[註] 凡癰疽初起,燉熱赤痛根束者,暈不散也;盤清者,不漫腫也;腫如弓者,高腫也。此皆屬陽之證。故潰膿脫腐,生新收口,俱見易也。

● 癰疽陰證歌

陰證初起如粟大,不紅不腫疙瘩僵,木硬不痛不燉熱,瘡根平大黯無光。七朝之後不潰腐,陷軟無膿結空倉,瘡上生衣如脫甲,孔中結子似含芳。紫黑膿稀多臭穢,若見七惡定知亡,須知此屬純陰證,雖有岐黃命不長。

[註] 凡癰疽初起,如粟米大之疙瘩,不紅不腫,不燉熱,木硬不痛,瘡根散漫,色黯無光者,此皆屬陰之證,故不潰腐,空倉無膿,生衣如甲葉不脫,孔中結子,如花含子,紫黑膿清臭穢,俱見難癒也。

● 癰疽半陰半陽歌

陰陽相半屬險證,陽吉陰凶生死昭,似陽微痛微燉腫,如

陰半硬半腫高。腫而不潰因脾弱,潰而不斂為膿饒,五善之證雖兼有,七惡之證不全逃。若能飲食知味美,二便調和尚可療,按法施治應有效,陽長陰消自可調。

註 凡癰疽,似陽不甚焮熱腫痛,似陰不甚木硬平陷,此屬半陰半陽之險證。若漸生善證則生,漸生惡證則死也。

● 癰疽五善歌

心善精神爽,言清舌潤鮮,不躁不煩渴,寤寐兩安然。肝善身輕便,不怒不驚煩,指甲紅潤色,溲和便不難。脾善唇滋潤,知味喜加餐,膿黃稠不穢,大便不稀乾。肺善聲音響,不喘無嗽痰,皮膚光潤澤,呼吸氣息安。腎善不午熱,口和齒不乾,小水清且白,夜臥靜如山。

註 寤寐者,醒與睡也。不怒不驚者,不自怒驚也。溲者,小水也。便者,大便也。不午熱者,不午後發熱也。

● 癰疽七惡歌

一惡神昏憒,心煩舌燥乾,瘡色多紫黑,言語自呢喃。二惡身筋強,目睛正視難,瘡頭流血水,驚悸是傷肝。三惡形消瘦,瘡形陷又堅,膿清多臭穢,不食脾敗難。四惡皮膚槁,痰多韻不圓,喘生鼻扇動,肺絕必歸泉。五惡時引飲,咽喉若燎煙,腎亡容慘黑,囊縮死之原。六惡身浮腫,腸鳴嘔飯(ㄜˋ)繁,大腸多滑泄,臟腑敗之端。七惡瘡倒陷,如剝鱔一般,時時流污水,四肢厥逆寒。

註 呢喃,言語不清也。驚悸,心驚跳也。消瘦,肌肉消瘦也。皮膚槁,乾槁也。韻不圓,不響亮也。鼻扇動,鼻孔扇動也。咽喉若燎煙,乾熱呃痛也。容慘,不樂也。囊縮,外腎縮也。嘔飯,嘔而作呃逆也。如剝鱔,瘡面無皮,似剝皮鱔魚之狀也。

● 癰疽順證歌

順證初起小漸大,憎寒壯熱漸焮疼,氣盛頂尖高腫起,血盛根腳收束紅。陽證二七膿熟潰,陰證廿一膿始成,已潰腌氣無滃(ㄨㄥˇ,同蓊)氣,腐脫新生飲食增。瘡形雖大終無害,老少壯弱俱成功。

【註】癰疽初起，從小而大，漸漸憎寒壯熱，漸漸疼痛焮赤。氣盛者，頂尖高腫而起；血盛者，則根腳收束而紅，此順證也。陽證則十四日，而膿即熟者，陽性速也；陰證必待廿一日，而膿始成者，陰性遲也。已潰膿有腌氣，而無瀋氣者，則腐肉易脫，新肉易生。飲食自增，瘡形雖大，終無害也。腌氣，即俗呼哈拉氣也。

● 癰疽逆證歌

逆證黍米不知疼，漫腫不熱頂塌平，未老白頭堅且硬，舌乾煩躁不生膿。內腫瘡陷豬肝紫，遺尿直視並撮空，眼神透露精神短，身縮循衣唇吻青，面若塗脂皮枯槁，唇白腹脹定難生。已潰內堅皮破爛，腐後心煩膿水清，新肉不生多臭穢，頭低項軟憔悴容。陽病指甲青必絕，陰病顴紅命必終。鼻生煙煤譫妄語，新肉板片瀉直傾，面色土黃耳枯黑，人中抽縮溝坦平。口張氣出無回返，鼻孔相扇隨息行，汗出如珠不易散，血水如肺痰膠凝。肉綻爛斑神離亂，滿面黑氣慘天庭，綿潰內似葡萄筴，眼眶迷漫黑氣濃。以上無論腫與潰，但逢此證悉屬凶。

【註】癰疽初起，形如黍米，不知疼痛，漫腫不熱，頂見平塌，未潰白頭，按之堅硬，舌乾煩躁，此等逆證，決不化膿。肉腫瘡不腫而陷，其色如豬肝之紫者，是毒邪已深也。若更見遺尿直視，神露神短，撮空循衣，唇吻青，面若塗脂，皮膚枯槁，唇白腹脹，種種惡候，斷無生理。已潰後，內堅皮爛，腐後心煩，膿水清稀，新肉不生，臭穢難近，頭低項軟，形容憔悴，陽病指甲青色，陰病兩顴紅赤，以至眼眶迷漫黑氣濃等證，無論毒之腫潰，但逢此數者，皆為凶證難治也。

● 癰疽辨腫歌

虛漫實高火焮紅，寒腫木硬紫黯青，濕深肉綿淺起疱，風腫宣浮微熱疼，痰腫硬綿不紅熱，鬱結更硬若岩棱，氣腫皮緊而內軟，喜消怒長無熱紅，瘀血跌仆暴腫熱，產後閃挫久瘀經，木硬不熱微紅色，將潰色紫已成膿。

註 人之氣血，周流不息，稍有壅滯，即作腫矣。然腫有虛腫、實腫、寒腫、濕腫、風腫、痰腫，有鬱結傷肝作腫，有氣腫，有跌仆瘀血作腫，有產後與閃挫瘀血作腫，諸腫形勢各異。

如虛者，漫腫；實者，高腫；火腫者，色紅皮光，焮熱僵硬；寒腫者，其勢木硬，色紫黯青；濕腫者，皮肉重墜，深則按之如爛棉，淺則起光亮水疱，破流黃水；風腫者，皮膚拘皺不紅，其勢宣浮微熱微疼；痰腫者，軟如綿，硬如饅，不紅不熱；鬱結傷肝作腫者，不紅不熱，堅硬如石棱角，狀如岩凸；氣腫者，以手按之，皮緊而內軟，遇喜則消，遇怒則長，無紅無熱，皮色如常；跌仆瘀血作腫者，暴腫大熱，胖脹不紅；產後與閃挫瘀血腫者，瘀血久滯於經絡，忽發則木硬不熱微紅，若膿已成而將潰者，其色必紫。諸腫形狀如此，不可一概而論也。

● 癰疽辨痛歌

輕痛肌肉皮膚淺，重痛身在骨筋間，虛痛飢甚不脹閉，喜人揉按暫時安。實痛飽甚多脹閉，畏人挨按痛難言，寒痛喜暖色不變，熱痛焮痛遇冷歡。膿痛鼓長按復起，瘀痛隱隱潰不然，風痛氣痛皆走注，風刺氣刺細心看。

註 痛由不通，然亦種種不一，有輕痛、重痛、虛痛、實痛、寒痛、熱痛、膿痛、瘀血凝結作痛、風痛、氣痛之別。輕痛者，肌肉皮膚作痛，屬淺；重痛者，痛徹筋骨，屬深。虛痛者腹飢則甚，不脹不閉，喜人揉按，暫時可安；實痛者，食飽則甚，又長又閉，畏人挨按，痛不可言。寒痛者，痛處定而不移，皮色不變，遇暖則喜；熱痛者，皮色焮赤，遇冷則歡。膿痛者，憎寒壯熱，形勢鼓長，按而復起。瘀血凝結作痛者，初起隱隱作痛，微熱微脹；將潰則色紫微痛，既潰則不疼。風痛者，走注甚速。氣痛者，流走無定，刺痛難忍。諸痛如此，不可不詳辨也。

● 癰疽辨膿歌

癰疽未成宜消托，已成當辨有無膿。按之堅硬無膿象，不

熱無膿熱有膿。大軟應知膿已熟，半軟半硬膿未成。按之即起膿已有，不起無膿氣血窮。深按速成稀黃水，深按緩起壞污膿。實而痛甚內是血，內是氣兮按不疼。輕按即痛知膿淺，重按方疼深有膿。薄皮剝起其膿淺，皮不高阜膿必濃。稠黃白膿宜先出，桃紅紅水次第行。肥人膿多瘦人少，反此當究有變凶。稠黃氣實虛稀白，粉漿污水定難生。汗後膿穢猶可癒，膿出身熱治無功。

【註】凡看癰疽瘡瘍，形勢未成者，即用內消之法；若形勢已成，即用內托之法，當辨膿之有無淺深。

以手按之堅硬者，無膿之象。按之不熱者無膿，熱者有膿。按之大軟者，內膿已熟；半軟半硬者，膿未全成。按之指起即復者，有膿；不復者無膿，其氣血必窮而虛甚也。深按之而速起者，內是稀黃水；深按之而緩起者，內是壞污膿。按之實而痛甚者，內必是血；按之虛而不疼者，內必是氣。輕按即痛者，其膿淺；重按方痛者，其膿深。薄皮剝起者，其膿必淺；皮色不變，不高阜者，其膿必稠。大抵癰疽瘡瘍，先宜出黃白稠膿，次宜出桃花膿，再次宜流淡紅水。胖人宜於膿多，瘦人宜於膿少。若胖人膿少，是肉不腐；瘦人膿多，是肉敗壞，皆非吉也。

又凡氣實者多稠黃膿，氣虛者多稀白膿，半虛半實者多稠白膿。又有膿出如粉漿，如污水者，謂之敗漿，不治之證也，命必難生。惟汗後膿穢者可癒，若膿已出，而身猶大熱不休者，治亦無功。

蓋癰疽之得膿，如傷寒之得汗，汗出而反大熱者，壞傷寒也；膿出而身猶大熱者，壞癰疽也。

● 癰疽辨癢歌

初起作癢因風熱，潰後膿漚或冒風，將斂作癢生新肉，癢若蟲行氣血充。

【註】癢屬風，亦各有因。凡腫瘍初起，皮膚作癢者，為風熱相搏。潰後作癢者，輕由膿漚，甚由瘡口冒風，故突起疙瘩，形如小米。抓破之後，津水者，是脾濕；津血者，是

脾燥。若將斂作癢者，緣初腫時肌肉結滯，氣血罕來，及至將斂，氣血漸充，助養新肉，故癢也。然必癢若蟲行，方稱美疾。他如疥癬作癢皆屬風淫，勿視為一類也。

● 癰疽辨暈歌

真暈應知非腫痕，瘡旁形狀若紅筋，臟腑蘊受銳毒發，三暈可癒五傷身。

註　俗以腫痕為暈，非真暈也。真暈生於瘡口之旁，狀若紅筋，皆由臟腑蘊受銳毒而成，二三暈可治，五暈難醫。

癰疽總論治法歌

癰疽瘡瘍初如粟，麻癢焮痛即大毒。不論陰陽灸最宜，灸後湯洗膏固護，內用疏解與宣通，外宜敷藥四圍束。輕證神燈照三枝，平塌須急補不足，高腫不可過於攻，內熱毒盛須消毒。二便秘結宜通利，臟腑宣通方為福，十日以後瘡尚堅，鈹針點破最宜先，半月之後膿若少，藥簡拔提膿要黏。

瘡已潰爛腐不脫，當腐剪破開其竅，能令膿管得通流，自然瘡頭無閉塞。頻將湯洗忌風吹，去腐須當上靈藥，生肌散用將斂時，保養須勤毋怠惰。切忌膿出投寒涼，冬宜溫室夏明窗，肌肉長平將瘡斂，謹慎調理更加詳，新肉如珠皮不斂，若失保養命多亡。

註　癰疽瘡瘍初起如粟，若麻癢焮痛者，即毒甚也。七日以前，形勢未成，不論陰陽，俱先當灸之。輕者使毒氣隨火而散，重者拔引鬱毒，通徹內外，實良法也。灸完即用湯洗之法，洗完用太乙膏貼於瘡頂上，預防風襲；內服疏解宣通之劑，如神授衛生湯、內疏黃連湯、蟾酥丸之類；外圍敷藥，如沖和膏、玉龍膏之類，四圍束之。

輕證以神燈照照之，每用三枝。如形勢已成，當因證施治。平塌者宜投補劑，以益其不足，使毒外出；高腫者不可過於攻伐，以傷元氣，致難潰斂；內熱盛者，須佐消毒之劑，以防毒熾；二便秘結者，急用通利之方，使臟腑宣通，方為佳兆。

如十日之後，瘡尚堅硬，必須用鈹針，當頭點破；半月

之後，膿尚少者，急用藥筒拔法拔之，膿血膠黏者為順，紫血稀水者為逆；過二十一日，縱有稀膿，亦難治矣。

若已潰之後，腐仍不脫，堵塞瘡口者，用刀剪當頭剪開寸餘，使膿管通流，自然瘡不閉塞。拔膿剪腐已完，用方盤一個，瘡下放定，將豬蹄湯以軟帛淋洗瘡上，並入孔內，輕手擦淨內膿，庶敗腐宿膿，隨湯而出，以淨為度。再以軟帛疊成七八重，勿令太乾，帶湯乘熱，覆於瘡上，兩手輕按片時，帛溫再換。如此洗按四五次，血氣疏通，患者自然爽快。每日如是洗之，謹避風寒。腐肉處以黃靈藥摻之，候腐肉脫盡，已見紅肉時，洗後隨用抿腳挑玉紅膏於手心上，捺化搽塗瘡口內，外用太乙膏蓋之。不數日新肉頓生，瘡勢將斂，以生肌散或珍珠散撒之。保養謹慎，不可怠緩。

膿出後切忌投以寒涼之藥，患者冬宜溫室，防其寒也。夏宜明窗，避風暑也。肌肉長平，瘡斂時尤加小心，謹慎調理。即使新肉如珠，皮口將斂，若調理疏忽，失於保養，恐致虛脫暴變，命必危亡矣。

● 內消治法歌

內消表散有奇功，脈證俱實用最靈，脈證俱虛宜兼補，發渴便秘貴疏通。清熱解毒活氣血，更看部位屬何經，主治隨加引經藥，毒消肌肉自然平。

註 經云：發表不遠熱。又云：汗之則瘡已。故曰內消表散有奇功也。惟脈證俱實者，斯可用之。若脈證俱虛，便宜兼補，發渴便秘，須急疏行，不可概施表散之劑也。癰疽皆因氣血凝結，火毒太盛所致。故以清熱解毒，活氣活血為主。更宜詳看部位，屬何經絡，即用引經之藥以治之，則腫痛自消，肌肉自平矣。

● 內托治法歌

已成不起更無膿，堅硬不赤或不疼，膿少清稀口不斂，大補氣血調衛榮，佐以祛毒行滯品，寒加溫熱禦寒風，腫消膿出腐肉脫，新生口斂內托功。

註 凡瘡腫已成，不能突起，亦難潰膿，或堅腫不赤而

疼，或不疼，膿少清稀，瘡口不合，皆氣血虛也。宜以大補氣血，調和榮衛為君，祛毒為佐，加以辛香，行其鬱滯，加以溫熱，禦其風寒，候膿腫消，腐肉盡去，氣血充足，新肉自然生矣。

● **虛實治法歌**

癰疽未膿灸最良，藥服托裡自安康，發熱惡寒身拘緊，無汗表散功最長。腫硬口乾二便秘，下利毒熱自然涼，焮痛熱盛煩躁渴，便和清熱自吉昌。內膿不出瘀肉塞，用刀開割法相當，軟漫無膿不腐潰，宜服溫補助生陽。潰後新肉如凍色，倍加溫熱自吉祥，大汗亡陽桂枝時，自汗肢厥四逆湯。脾虛潰後肌消瘦，膿水清稀面白黃，不眠發熱瘡口懈，食少作渴大便溏，宜服清補助脾劑，投方應證保無妨。

註 凡治癰疽，不問陰陽表裡、日數遠近，但未見膿時，俱宜灸之。焮腫發熱脈浮者，宜用托裡之藥。若脈緊，發熱惡寒，遍身拘緊無汗者，宜用表散之藥。腫硬口乾，二便秘者，宜用下利之藥，以泄其毒。熱焮痛勢深，煩躁飲冷，口燥舌乾便和者，宜用清熱之藥。內膿不出，瘀肉堵塞瘡口者，用刀開割之。軟漫無膿，不腐潰者，陽虛也，助以溫補之劑以生其陽。潰後新肉生遲，如凍色者，肉冷肌寒也，宜倍加溫熱之藥。如大汗不止者，亡陽也，宜用桂枝、附子等藥。自汗肢厥者，宜用四逆湯。若潰後肌肉消瘦，膿水清稀，面色黃白者，脾虛也；不寐發熱者，虛火上炎也；瘡口懈大者，氣陷不固也；食少作渴，大便溏者，脾虛熱也，俱宜服清補助脾之藥。

● **癰疽針法歌**

取膿除瘜用鈹針，輕重疾徐在一心，皮薄針深傷好肉，肉厚針淺毒猶存。腫高且軟針四五，堅腫宜針六七分，腫平肉色全不變，此證當針寸許深。背腹肋脅生毒患，扁針斜入始全身，欲大開口針斜出，小開直出法須遵。氣虛先補針宜後，膿出證退效如神，用在十日半月後，使毒外出不傷人。又有不宜用針處，瘻瘤冬月與骨筋。

註　《經》云：癰氣之瘜者，當以針開除去之。又云：鈹針末如鋒銳，以取大膿。故曰取膿除瘜用鈹針也。其輕重疾徐，自有一定，在人心度量用之，不可亂施。蓋皮薄針深，反傷好肉，肉厚針淺，毒又難出。大抵腫高而軟者在肌肉，針四五分；腫下而堅者在筋脈，針六七分；腫平肉色不變者，附於骨也，宜針寸許；若毒生背腹肋胁等處，宜扁針斜入，以防透膜。針既透膿，視瘡口必有膿意如珠，斯時欲大開口，則將針斜出；欲小開口，則將針直出。所謂逆而奪之，順而取之也。隨以棉紙捻蘸元珠膏度之，使膿會齊，二三時將捻取出，瘡口貼太乙膏，四圍敷烏龍膏。

　　元氣虛者，必先補而後針，膿一出則諸證悉退。再者，用針自有其時，不可太早，亦不可太遲，如十日之間，瘡尚堅硬，用鈹針當頭點破。半月後不作膿腐者，用鈹針品字樣三孔開之，不問深淺，以知痛為住，隨用藥筒拔法拔之。又有不宜針者，如瘰癧、結核之類，肚臍骨節近筋之處，及冬月閉藏之時，皆在所禁也。

● **癰疽砭法歌**

　　癰疽腫赤走不定，赤游丹毒紅絲疔，時毒瘀血壅盛證，砭石治法最宜行。只須刺皮無傷肉，瓷鋒對患最宜輕，毒血遇刺皆出盡，腫消紅散有奇功。

　　註　凡癰疽紅腫色赤，游走不定，及赤游丹毒，紅絲疔走散，時毒瘀血壅盛等證，皆宜行砭石之法。然忌其太深，《內經》所謂刺皮無傷肉也。法用細瓷器擊碎，取有鋒芒者一塊，用箸一根，將頭劈開，夾而縛之，用二指輕捻箸梢，以瓷鋒對患處，懸寸許，再用重箸一根，頻擊箸頭，令毒血遇刺皆出，至次日腫未全消，再量行砭之，以腫消紅散為度。

● **癰疽灸法歌**

　　癰疽初起七日內，開結拔毒灸最宜，不痛灸至痛方止，瘡疼灸至不疼時。法以濕紙覆其上，乾處先灸不宜遲，蒜灸黃蠟附子灸，豆豉蠐螬各用之。

　　註　凡癰疽初起，七日以前，開結拔毒，非灸不可。不

痛者灸至知痛，瘡疼者灸至不疼。蓋著毒則不痛，至好肉則痛，必灸至知痛者，令火氣至好肉方止也。著皮肉未壞處則痛，著則不痛，必灸至不疼者，令火氣著毒方止也。法以紙蘸水滿覆患上，看紙先乾處，即先灸之。但灸法貴於早施，如證起二三日即灸，十證可全八九；四五日灸者，十證可全六七；六七日灸者，十證可全四五，愈早愈妙。其法不一，有隔蒜灸者，有當肉灸者，有用黃蠟灸者，有用附子灸、豆豉灸、蟾蜍灸者。一壯灸至百壯，以效為度。至艾壯之大小，則量瘡勢以定之。然灸有應忌者，如腎俞發不宜灸，恐消腎液；手指不宜灸，因皮肉澆薄，恐皮裂肉胬。至於頭乃諸陽之首，諸書俱云禁灸，若誤灸毒入裡，令人痰喘上湧，反加大腫。然遇純陰下陷之證，必當灸之，不灸則不能回陽。若半陰陽之證，則仍當禁而不灸。

隔蒜灸法：大蒜切成片，約三錢厚，安瘡頭上，用大艾壯灸之，三壯即換一蒜片。若漫腫無頭者，以濕紙覆其上，視其先乾處，置蒜片灸之。兩三處先乾，兩三處齊灸之。有一點白粒如粟，四圍紅腫如錢者，即於白粒上灸之。若瘡勢大，日數多者，以蒜搗爛，鋪於瘡上，艾鋪蒜上灸之。蒜敗再易，以知痛甚為效。凡癰疽流注、鶴膝風，每日灸二三十壯。

癰疽陰瘡等證，艾數必多，宜先服護心散，以防火氣入內。灸小兒，先將蒜置大人臂上，燃艾候蒜溫，即移於小兒毒上，其法照前。《經》云：寒邪客於經絡之中則血泣，血泣則不通，不通則衛氣從之，壅遏而不得行，故熱；大熱不止則肉腐為膿。蓋毒原本於火，然與外寒相搏，故以艾火、蒜灸之，使開結其毒，以移深居淺也。

黃蠟灸法：凡癰疽、發背、惡瘡、頑瘡，先以濕麵隨腫根作圈，高寸餘，實貼皮上，如井口形，勿令滲漏，圈外圍布數重，防火氣烘膚，圈內鋪蠟屑三四分厚，次以銅漏勺盛桑木炭火，懸蠟上烘之，令蠟化至滾，再添蠟屑，隨添以井滿為度。皮不痛者毒淺，灸至知痛為度；皮痛者毒深，灸至不知痛為度。去火勺，即噴冷水少許於蠟上，俟冷起蠟，蠟底之色青

黑，此毒出之徵也。如漫腫無頭者，亦以濕紙試之，於先乾處灸之，初起者一二次即消，已成者二三次即潰。瘡久潰不斂，四圍頑硬者，即於瘡口上灸之，蠟從孔入，愈深愈妙，其頑腐瘀膿盡化，收斂甚速。

附子餅灸法：生川附子為末，黃酒合作餅如三錢厚，安瘡上以艾壯灸之，每日灸數壯，但令微熱，勿令疼痛。如餅乾，再易餅灸之，務以瘡口紅活為度。治潰瘍氣血俱虛，不能收斂，或風寒襲之，以致血氣不能運行者，實有奇驗。

豆豉餅灸法：癰疽發背，已潰未潰，用江西淡豆豉為末，量瘡大小，黃酒合作餅，厚三分，置患處灸之，餅乾再易餅。如已有瘡孔，勿覆孔上，四布豉餅，列艾其上灸之，使微熱，勿令肉破，如熱痛急易之。日灸三度，令瘡孔出汁即瘥。

蠐螬灸法：痔瘻惡瘡，諸藥不驗者，取蠐螬剪去兩頭，安瘡口上，以艾灸之，七壯一易，不過七枚，無不效者。

麥冬粳米飲：麥門冬去心　粳米各三錢，水二盅，煎一盅，徐徐熱服。此方治癰疽陰瘡，法當艾灸，或灸太過者，或陽瘡不應灸而誤灸者，以致火毒入裡，令患者頭項浮腫，神昏痰湧，吁吁作喘，急服此藥，以清解火毒甚效。

方歌　麥冬粳米各等份，能醫灸後頭項腫，神昏痰湧作喘聲，水煎徐徐功最勇。

● 癰疽烙法歌

烙針二枚須一樣，箸大頭圓七寸長，捻時蘸油燒火上，斜入向軟烙斯良。一烙不透宜再烙，膿水流出始安康。再用紙捻入烙口，外貼膏藥古稱強。此法今時不常用，惟恐患者畏驚惶。今時多用陽燧錠，代火針烙實奇方。

註　癰疽流注，經久不消，內潰不痛，宜用火針烙之。二枚一樣，形如箸粗，頭圓，長七寸。捻時蘸香油炭火上燒紅，於瘡頭近下斜入，向軟處烙之。一烙不透再烙，必得膿水不假手按流出，方用綿紙撮捻如繩狀，隨深淺捻入烙口，餘紙分開，外貼膏藥，此古法也，今罕用之。蓋恐患者驚懼，故以陽燧錠代之。

陽燧錠：蟾酥末　硃砂末　川錢末　草烏末，各五分　直僵蠶末，一條，以上共和勻，用硫黃一兩五錢，置勺內，微火燉化；次入前蟾酥等末，攪勻；再入當門子麝香二分，冰片一分，攪勻；即傾入濕瓷盤內，速盪轉成片，俟冷取收瓷罐內。用時取甜瓜子大一塊，要上尖下平，先用紅棗肉擦灸處，粘藥於上，用燈草蘸油，捻火淬藥錠上，灸五壯或七壯、九壯畢，即飲米醋半酒盅。候起小疱，用線針串破，出黃水些許，貼萬應膏，其毒即消。如風氣痛，用箸子於骨縫中按之，酸痛處以墨點記，灸之。

再諸瘡初起，於腫處各灸三五壯，立瘥。

方歌　陽燧錠灸寒腫瘡，硃砂二烏僵硫黃，火煉加蟾共冰麝，乘熱傾出成片良。

● 神燈照法歌

癰疽輕證七日時，神燈照法最相宜，未成自消已成潰，即發即腐實稱奇。油浸灼火周圍照，初用三根漸加之，照後敷藥貼患上，有膿湯洗不宜遲。

註　凡癰疽輕證，初起七日前後，神燈照法最宜。能使未成者自消，已成者自潰，不起發者即起發，不腐者即腐，實有奇驗。將神燈照麻油浸透，用火點著，離瘡半寸許，自外而內，周圍徐徐照之，火頭向上，藥氣入內，毒氣隨火解散，自不致內侵臟腑。初用三根，漸加至四五根，候瘡勢漸消時，仍照之。但照後即用敷藥，圍敷瘡根，比瘡暈大二三分為率。瘡口用萬應膏貼之。如乾及有膿，用豬蹄湯潤洗之。如已潰，大膿瀉時，不必用此照法。

神燈照法方：硃砂　雄黃　血竭　沒藥各二錢　麝香四分，共為細末，每用三分。紅綿紙裹藥搓捻，長七寸，麻油浸透聽用。

方歌　神燈照法功速急，麝沒雄朱血竭宜，為末紙裹麻油潤，火點薰瘡火毒離。

● 桑柴火烘法歌

癰疽初起腫且疼，重若負石不潰膿，桑柴烘法能解毒，止

痛消腫有奇功。新桑樹根劈條用，木枝長有九寸零，劈如指粗一頭燃，吹滅用火患處烘。片時火盡宜再換，再用三四枝方靈，每日須烘二三次，腫潰腐脫新肉生。

【註】凡癰疽初起腫痛，重若負石，堅而不潰者，桑柴烘之，能解毒止痛，消腫散瘀，毒水一出，即能內消。若潰而不腐，新肉不生，疼痛不止者，用之助陽氣，散瘀毒，生肌肉，移深居淺，實有奇驗。法用新桑樹根，劈成條，或桑木枝，長九寸，劈如指粗，一頭燃著吹滅，用向患處烘片時，火盡再換。每次烘三四枝，每日烘二三次，以知熱，腫潰、肉腐為度，此古法也。但桑柴火力甚猛，宜用於未潰之先，可以生發陽氣，速潰速腐。若已潰之後，或瘡口寒，或天氣寒，或肌肉生遲者，亦須烘之，使肌肉常暖。法以桑木燒作紅炭，以漏勺盛之，懸患上，自四圍烘至瘡口，或高或低，總以瘡知熱為度。每日烘後，再換敷貼之藥。蓋肌肉遇暖則生，潰後烘法，亦瘍科所不可缺也。

● **牛膠蒸法歌**

癰疽發背痔漏瘡，牛膠蒸法最相當。熬稠攤紙貼患上，醋煮軟布熱蒸良。溫易瘡癢膿出盡，洗法膠紙貫眾湯。

【註】癰疽、發背、痔漏、惡瘡、臁瘡、久頑不斂等瘡，用牛皮膠一塊，水熬稀稠得所，攤厚紙上，每剪一塊貼瘡口。次用釅醋煮軟布二塊，乘熱罨膠紙上蒸之，稍溫再易，蒸至瘡癢膿出至盡。預用貫眾二兩，煎湯熱洗，去膠紙，外用膏藥貼之。次日照前蒸洗，直至膿盡瘡乾為度。

● **藥筒拔法歌**

癰疽陰證半月間，不發不潰硬而堅，重如負石毒膿鬱，致生煩躁拔為先，鈹針放孔品字樣，膿鮮為順紫黑難。

【註】癰疽陰證，十五日前後，瘡不起發，膿至深不能外潰，瘡勢堅硬，重如負石，毒膿內潰好肉，致生煩躁。宜用藥筒拔法為先，令毒膿得門路而出。預將竹筒藥水煮熱；次用鈹針置瘡頂一寸之內，品字樣放開三孔，深一寸或半寸，量瘡之高下，取竹筒乘熱合於瘡孔上，拔出膿血，紅黃鮮明

者，為順證，易治；若膿血紫黑者，為敗證，難治。

煮竹筒方：羌活　獨活　紫蘇　蘄艾　石菖蒲　白芷　甘草各五錢　連鬚蔥二兩，水十碗，熬數滾聽用。次用鮮嫩竹一段，長七寸，徑口一寸半，一頭留節，刮去青皮，厚約分許，靠節鑽一小孔，以杉木條塞之，放前藥水內，煮數十滾，將藥水鍋置患人榻前，取筒傾去藥水，乘熱急合瘡頂針孔上，按緊自然吸住。待片時藥筒已溫，拔去杉木塞子，其筒易落，外用膏藥蓋貼，勿令受風。膿血不盡，次日再煮，仍按舊孔再拔，治陰瘡擠膿不受疼之良法也，勿忽之。如陽瘡，則不必用此法，恐傷氣血，慎之。

　　方歌　藥水煮筒有奇能，令瘡膿出不受疼，菖蘇羌獨艾芷草，整蔥竹筒水煮濃。

癰疽證篇方藥的臨床新用

1. 自配癤腫散治療癰疽26例

〔治療方法〕取半夏15g，大黃15g，柴胡15g。3藥研末裝瓶備用。用法：根據病變部位大小，取散劑5~10g，用鮮雞蛋清調勻外敷患處，紗布外敷，輕者1日1次，重者1日2次。

〔治療結果〕26例患者全部治癒，無一例化膿感染。治癒率100%。（趙振.吉林中醫藥，2003，23(11)：25）

2. 柳枝膏外用治療癰疽疔瘡療效

〔治療方法〕柳枝（帶葉）2000g，洗淨切碎後水煎2次，去渣，藥汁合兌，再煎成濃汁為膏。治療時取藥膏適量塗於患處即可，每日2次。

〔治療結果〕取得了較滿意的療效。（周光.中國民間療法，2002，10(9)：61）

3. 民間療法煙薰法治療癰疽

〔治療方法〕對癰疽初起已成膿之時，用煙薰法較適宜。未成膿易達到消散目的，已成膿潰後，用紅升丹提膿祛腐，膿盡後用生肌散收口。

〔藥物組成〕雄黃20g，硃砂20g，乳香、沒藥各25g，血竭

20g，白芷25g。共研細末備用。**方法**：將藥末5~10g裹在20cm×12cm綿紙內，搓捻裹緊成圓條狀，用麻油浸透，手握一端，另一端用火點燃，火頭向上，火焰由小變大，藥氣入內，離患處3cm左右（以火不燃燙患處皮膚為準）。

【薰法順序】先上後下，先外後內，在患處周圍徐徐薰之，毒氣隨火解散，每日1次，瘡形過大，每日2次。

【體會】煙薰法又名神燈照法，是中醫傳統的外治法之一，它的應用頗為廣泛，對癰疽初起先薰後敷，可起到消退作用。（單人安.中國臨床醫生，2000，28(6)：43）

4. 自製中藥治療癰疽

五仙丹（簡稱陳白）：水銀150g，馬牙硝、明礬、綠礬、食鹽各120g。

【提煉方法】①結胎：上藥用研鉢和勻研細，將黑陶罐置於炭火中，用調羹徐徐勻入煎煮，待煎乾燥為度。

②合鉢：用鐵鉗鉗取黑陶罐，倒置於瓦盆中央，並用石膏粉和鹽滷泥密封，四周用沙泥圍緊。

③燒罐：將瓦盆放入大腳桶中央，加水至瓦盆齊口，再用鋼碳條（長圓柱狀）在黑陶罐四周燃燒3小時以上，同時應經常加水，不致桶內水淺，待次晨涼透後，掀開瓦盆中央的黑陶罐，瓦盆中央底部結成白色結晶，研粉備用。

臨床證實，對已化膿的外瘍疾病，採用外貼陳白膏藥的方法，凡熱、實、陽證，無論未成膿或已化膿者，均能起到無膿加速自消，有膿加速自潰的功效。（王京中.湖北中醫雜誌，1999，21增刊：86）

| 卷六十二 |

● **腫瘍主治類方**

仙方活命飲：此方治一切癰疽，不論陰陽瘡毒，未成者即

消，已成者即潰，化膿生肌，散瘀消腫，乃瘡癰之聖藥，誠外科之首方也，故名之曰「仙方活命飲」。

穿山甲炒，三大片　皂刺五分　歸尾一錢五分　甘草節一錢　金銀花二錢　赤芍藥五分　乳香五分　沒藥五分　花粉一錢　防風七分　貝母一錢　白芷一錢　陳皮一錢五分

上十三味，好酒煎服，恣飲盡醉。

方歌　仙方活命飲平劑，瘡毒癰疽俱可醫，未成即消疼腫去，已成膿化立生肌。穿山皂刺當歸尾，草節金銀赤芍宜，乳沒天花防貝芷，陳皮好酒共煎之。

神授衛生湯：此方治癰疽發背，疔瘡對口，一切丹瘤惡毒諸證。服之宣熱散風，行瘀活血，消腫解毒，疏通臟腑，乃表裡兩實之劑，功效速。

皂角刺一錢　防風六分　羌活八分　白芷六分　穿山甲炒，六分　連翹六分　歸尾一錢　乳香五分　沉香六分　金銀花一錢　石決明六分　天花粉一錢　甘草節一錢　紅花六分　大黃酒拌，炒，二錢

上十五味，水二碗，煎八分。病在上部，先飲酒一杯後服藥；病在下部，先服藥，後飲酒一杯，以行藥力。如氣虛便利者，不用大黃。

方歌　神授衛生表裡劑，癰疽諸瘡惡毒良，行瘀活血兼消腫，表裡疏通實劑方。皂刺防風羌芷甲，連翹歸尾乳沉香，金銀石決天花粉，甘草紅花共大黃。

清熱消風散：此方治癰疽瘡腫，已成未成之際，無表無裡，故外不惡寒，內不便秘，惟紅腫焮痛，高腫有頭者，宜服此藥以和解之也。

皂角刺一錢　防風五分　陳皮一錢　連翹去心，一錢　天花粉五分　柴胡一錢　黃芩五分　川芎五分　白芍五分　甘草五分　當歸五分　黃耆一錢　金銀花五分　蒼朮炒，一錢　紅花一錢

上十五味，水二盅，煎八分，食遠服。

方歌　清熱消風無表裡，癰疽諸毒和解方，皂刺防風陳翹粉，柴芩芎芍草耆當，銀花蒼朮紅花入，婦女還加香附良。

若婦人加香附子，用童便炒。

乳香黃耆散： 此方治癰疽發背諸毒，疔瘡疼痛不可忍者，乃氣虛不勝毒之故也。服之未成即消，已成即潰，不用刀砭，惡肉自脫。並治打撲損傷，筋骨疼痛之證。

當歸─錢　白芍炒,─錢　人參─錢　生黃耆─錢　川芎─錢　熟地─錢　乳香五分　沒藥五分　陳皮─錢　罌粟殼去筋膜,蜜炙,一錢　甘草節─錢

上水二盅，煎八分，量病上下，食前後服之。

方歌　乳香黃耆治氣弱，癰疽諸毒痛難當，未成即消已成潰，歸芍參耆芎地黃，乳沒粟陳甘草節，更醫打扑筋骨傷。

內疏黃連湯： 此方治癰疽陽毒在裡，火熱發狂發熱，二便秘澀，煩躁嘔噦，舌乾口渴飲冷等證，六脈沉數有力者，急宜服之，以除裡熱。

山梔─錢　連翹─錢　薄荷─錢　甘草五分　黃芩─錢　黃連─錢　桔梗─錢　大黃二錢　當歸─錢　白芍炒,─錢　木香─錢　檳榔一錢

上水二茶盅，煎八分，食前服，加蜜二匙亦可。

方歌　內疏黃連瀉裡熱，癰瘡毒火陽盛狂，腫硬發熱二便秘，煩躁乾嘔渴飲涼，梔翹薄草芩連桔，大黃歸芍木檳榔。

回陽三建湯： 此方治癰疽發背初起，不疼不腫，不紅不熱，堅如頑石，硬若牛皮，體倦身涼，脈息遲細，色似土朱，粟頂多孔，孔孔流血，根腳平散，軟陷無膿，皮不作腐，頭溫涼者，並急服之。

人參─錢　附子─錢　當歸─錢　川芎─錢　甘草五分　茯苓─錢　生黃耆─錢　枸杞─錢　紅花五分　紫草五分　獨活五分　陳皮─錢　蒼朮炒,五分　厚朴炒,五分　木香五分　山萸肉─錢

上十六味，加煨薑三片，皂角樹根上白皮二錢，水二碗，煎八分，入酒一杯，隨病上下，食前後服之。用棉帛覆蓋瘡上，常令溫暖，不得大開瘡孔，走洩元氣為要。

方歌　回陽三建治陰疽，體倦身涼脈細遲，不腫不疼不紅熱，堅如頑石硬如皮，根平軟陷無膿腐，參附歸芎草茯耆，枸杞紅花與紫草，獨陳蒼朴木山萸。

竹葉黃耆湯：此方治癰疽發背，諸般疔毒，表裡不實，熱口中乾大渴者，服之生津止渴。

人參八分　生黃耆八分　石膏煆，八分　半夏製，八分　麥冬八分
生地二錢　白芍八分　甘草八分　川芎八分　當歸八分　竹葉十片
黃芩八分

上十二味，水二盅，薑三片，燈心草二十根，煎八分，食遠溫服。

方歌　竹葉黃耆口乾渴，清熱補正助生津，參耆膏夏麥冬地，芍草芎歸竹葉芩。

內消散：此方治癰疽發背，對口疔瘡，乳癰，無名腫毒，一切惡瘡。能令癰腫內消，使毒內化，尿色赤污，從小便而出。勢大者，雖不全消，亦可轉重為輕，移深居淺。

知母一錢　貝母一錢　天花粉一錢　乳香一錢　半夏製，一錢
白及一錢　穿山甲一錢　皂角刺一錢　銀花一錢

上九味，水、酒各一碗，煎八分，隨病上下，食前後服之。留藥渣搗爛，加秋芙蓉葉一兩，研為細末；再加白蜜五匙，用渣調敷瘡上。一宿即消，重者再用一服。

方歌　內消散用化諸毒，毒化從尿色變行，知貝天花乳夏及，穿山角刺共金銀。藥渣搗和芙蓉葉，白密調敷毒即平。

以上諸方治癰疽，七日以前，瘡勢未成，形體壯實，而表裡之證相和者宜服，病退即止。如過七日以後，形勢已成，則宜托裡消毒等湯，使毒現於外，以速其膿。若仍用前散下之藥，恐傷元氣，致生變證也。

內固清心散：此方治癰疽發背，對口疔瘡，熱甚焮痛，煩躁飲冷。其人內弱服之，預防毒氣內攻於心也。

綠豆粉二兩　人參二錢　冰片一錢　雄黃二錢　辰砂二錢　白豆蔻二錢　元明粉二錢　茯苓二錢　甘草二錢　乳香二錢

上十味為細末，每服一錢五分。蜜湯調下，不拘時服。

方歌　內固清心防毒攻，內弱毒氣入心中，焮痛熱甚兼飲冷，豆粉人參冰片雄，辰砂白蔻元明粉，茯苓甘草乳香同。

琥珀蠟礬丸：此方治癰疽發背，瘡形已成，而膿未成之

際，其人即不虛弱，恐毒氣不能外出，內攻於裡。預服此丸，護膜護心，亦且活血解毒。

黃蠟—兩　白礬—兩二錢　雄黃—錢二分　琥珀另研極細，一錢　硃砂研細，一錢　白蜜二錢

上四味，先研細末，另將蠟、蜜入銅勺內熔化，離火片時，候蠟四邊稍凝，方將藥末入內，攪勻共成一塊，將藥火上微烘，急作小丸，如綠豆大，硃砂為衣，瓷罐收貯。每服二三十丸，食後白湯送下。毒甚者，早晚服，其功最速。

方歌　琥珀蠟礬治癰毒，未出膿時平劑佳，預服護膜能解毒，蠟礬雄珀蜜硃砂。

護心散：此方治瘡毒內攻，口乾煩躁，噁心嘔吐者，服此藥護心解毒也。

綠豆粉—兩　乳香淨末，三錢　硃砂—錢　甘草—錢

上四味研細末，每服二錢，白滾湯調服，早晚二次。

方歌　護心散治毒內攻，煩躁口乾嘔逆衝，豆粉乳香朱共草，二錢調下有神功。

透膿散：此方治癰疽諸毒，內膿已成，不穿破者，服之即潰破毒出。

生黃耆四錢　穿山甲—錢　川芎三錢　當歸二錢　皂角刺—錢五分

上五味，水三盅，煎一盅。瘡在上，先飲酒一杯，後服藥；瘡在下，先服藥，後飲酒一杯。

方歌　透膿散治膿已成，不能潰破劑之平，用此可代針瀉毒，角刺歸耆山甲芎。

托裡消毒散：此方治癰疽已成，內潰遲滯者，因血氣不足，不能助其腐化也。宜服此藥托之，令其速潰，則腐肉易脫，而新肉自生矣。

皂角刺五分　銀花—錢　甘草五分　桔梗五分　白芷五分　川芎—錢　生黃耆—錢　當歸—錢　白芍—錢　白朮—錢　人參—錢　茯苓—錢

上十二味，水二盅，煎八分，食遠服。

方歌 托裡消毒助氣血，補正脫腐肌易生，皂角銀花甘桔芷，芎耆歸芍朮參苓。

神功內托散：此方治癰疽、腦頂諸發等瘡，日久不腫不高，不能腐潰，脈細身涼。宜服此溫補托裡之劑，以助氣血也。

人參一錢五分　附子製，一錢　川芎一錢　當歸二錢　黃耆一錢　白朮土炒，一錢五分　白芍炒，一錢　木香研，五分　穿山甲炒，八分　甘草炙，五分　陳皮一錢　白茯苓一錢

上十二味，煨薑三片，大棗二枚，水二茶盅，煎八分，食遠服。

方歌 神功內托陰毒證，不腫不高不潰疼，參附芎歸耆朮芍，木香山甲草陳苓。

復元通氣散：此方治乳癰、腹癰、便毒、耳痛、耳聾等證。皆由毒氣滯塞不通故耳，服之則氣通毒散。

青皮四兩　陳皮四兩　栝蔞仁二兩　穿山甲二兩　金銀花一兩　連翹一兩　甘草半生半炙，二兩

上七味研末，每服二錢，黃酒調下。

方歌 復元通氣乳腹癰，便毒兼治耳痛聾，青陳蔞甲銀翹草，一服能教毒氣通。

雙解貴金丸：此方治背疽諸毒初起，木悶堅硬，便秘，脈沉實者，悉效。隨證加藥，服法列後。

生大黃一斤　白芷十兩

上二味為末，水丸。每服三五錢，五更時用連鬚蔥大者三根，黃酒一碗，煮蔥爛，取酒送藥。服畢蓋臥出汗，過三二時，俟大便行一二次立效。

按 此宣通攻利之劑也。濟之以蔥、酒，力能發汗，故云雙解。弱者隨用中劑，行後以四君子湯補之。老人虛人，每服一錢，用人參加生薑煎湯送下，過一時，再一服。得睡，上半身得汗則已。

方歌 雙解貴金治諸毒，腫瘍初起木硬堅，大黃白芷為丸服，蔥酒煎送汗下痊。

黍米寸金丹：此方乃異人所傳，常有暴中急證，忽然卒倒者，撬開牙關，研灌三丸，其人即活。又能治發背癰疽，遍身壅腫，附骨癰疽等證也。凡初起憎寒壯熱，四肢倦怠，沉重者，不分表裡、老幼、輕重，並宜服之。

乳香　沒藥各一錢　狗膽乾者，一個　鯉魚膽陰乾，三個　硇砂二錢　蟾酥二錢　狗寶一錢　麝香五分　白丁香四十九個　蜈蚣酥炙，全者七條　黃蠟三錢　烏金石一錢　頭胎男乳一合　輕粉一錢　雄黃一錢　水銀煉粉霜白色者，三錢

上十六味為細末，除黃蠟、乳汁二味，熬成膏子，同藥和丸，如綠豆大。小兒用一丸，大人三丸，重者五丸。冷病用蔥湯，熱病用新汲水送下。衣被密蓋，勿令透風，汗出為度，諸病如失。

方歌　黍米寸金奇效方，癰疽發背服之良。乳香沒藥狗鯉膽，蟾硇寶麝白丁香，蜈蚣黃蠟烏金石，男乳輕雄共粉霜。

麥靈丹：此丹能治癰疽惡毒，無名諸瘍及疔瘡回裡，令人煩悶神昏。或婦人初發乳證，小兒痘疹餘毒，或腰腿暴痛等證。

鮮蟾酥二錢　活蜘蛛黑色大者佳，二十一個　定心草即兩頭尖，鼠糞，一錢　飛羅麵六兩

上四味共研一處，用菊花熬成稀膏，和好捻為麥子形，如麥子大。每服七丸，重大者九丸，小兒輕證五丸。在上俱用滾白水服，在下用淡黃酒送服。每一料加麥子一合，收瓷罐內。

方歌　麥靈丹治疔毒疽，鮮蟾酥與活蜘蛛，定心草共飛羅麵，黃菊熬膏相合宜。

保安萬靈丹：此方治癰疽疔毒，對口發頤，風寒濕痹，濕痰流注，附骨陰疽，鶴膝風，及左癱右瘓，口眼喎斜，半身不遂，血氣凝滯，遍身走痛，步履艱辛，偏墜疝氣，偏正頭痛，破傷風牙關緊閉，截解風寒，無不應效。

茅山蒼朮八兩　麻黃　羌活　荊芥　防風　細辛　川烏湯泡，去皮　草烏（原作草馬，形近致誤。）湯泡，去皮　川芎　石斛　全蠍　當歸　甘草　天麻　何首烏各一兩　雄黃六錢

上十六味為細末，煉蜜為丸，重三錢，硃砂為衣，瓷罐收貯。視年歲老壯，病勢緩急，斟酌用之。如惡瘡初起二三日間，或癰疽已成至十日前後，未出膿者，狀若傷寒，頭痛煩渴，拘急惡寒，肢體疼痛，噁心嘔吐，四肢沉重，恍惚悶亂，皮膚狀熱，及傷寒四時感冒，傳變疫證，惡寒身熱，俱宜服之。用蔥白九莖，煎湯調服一丸，蓋被出汗為效。如汗遲以蔥湯催之，其汗必出，如淋如洗，令其自收，不可露風，患者自快，瘡未成者即消，已成者即高腫潰膿。如病無表裡相兼，不必發散，只用熱酒化服。

又按：此方原載諸風癱瘓門中，今移錄於此者，蓋瘡瘍皆起於營衛不調，氣血凝滯，始生癰腫。此藥專能發散，又能順氣搜風，通行經絡，所謂結者開之也。《經》云：汗之則瘡已，正與此相合也。服後當避風，忌冷物，戒房事，如婦人有孕者勿服。

方歌　萬靈丹治諸痹病，此藥猶能治腫瘍，發表毒邪從汗解，通行經絡效非常。麻黃羌活荊防細，川草烏芎石斛蒼，全蠍當歸甘草等，天麻何首共雄黃。

● **腫瘍敷貼類方**

凡腫病初起時，腫高赤痛者，宜敷涼藥，以寒勝熱也。然亦不可太過，過則毒為寒凝，變為陰證。如漫腫不紅，似有頭而不痛者，宜敷溫藥，乃引毒外發也。經云：發表不遠熱，敷熱藥亦發表之意。凡調敷藥，須多攪，則藥稠黏。敷後貼紙，必須撕斷，則不崩裂，不時用原汁潤之。蓋借濕以通竅，乾則藥氣不入，更添拘急之苦矣。凡去敷藥必看毛孔有汗，意者為血脈通，熱氣散也，反此者逆。

如意金黃散：此散治癰疽發背，諸般疔腫，跌撲損傷，濕痰流毒，大頭時腫，漆瘡火丹，風熱天泡，肌膚赤腫，乾濕腳氣，婦女乳癰，小兒丹毒，凡一切諸般頑惡熱瘡，無不應效，誠瘡科之要藥也。

南星　陳皮　蒼朮各二斤　黃柏五斤　薑黃五斤　甘草二斤　白芷五斤　上白天花粉十斤　厚朴二斤　大黃五斤

上十味共為咀片，曬乾磨三次，用細絹羅篩，貯瓷罐，勿洩氣。凡遇紅赤腫痛，發熱未成膿者，及夏月時，俱用茶清同蜜調敷。如欲作膿者，用蔥湯同蜜調敷。如漫腫無頭，皮色不變，濕痰流毒，附骨癰疽，鶴膝風等證，俱用蔥酒煎調敷。如風熱所生，皮膚亢熱，色亮游走不定，俱用蜜水調敷。如天泡火丹，赤游丹，黃水漆瘡，惡血攻注等證，俱用大藍根葉搗汁調敷，加蜜亦可。湯潑火燒，皮膚破爛，麻油調敷。已上諸引調法，乃別寒熱溫涼之治法也。

<u>方歌</u> 如意金黃敷陽毒，止痛消腫實良方，南陳蒼柏薑黃草，白芷天花朴大黃。

五龍膏：此膏治癰疽陰陽等毒，腫痛未潰者，敷即拔出膿毒。

五龍草<small>即烏蘞。詳《本草綱目》蔓草部。俗名五爪龍，江浙多產之</small>　金銀花　豨薟草　車前草<small>連根葉</small>　陳小粉<small>各等份</small>

上四味俱用鮮草葉，一處搗爛，再加三年陳小粉，併飛鹽末二三分，共搗為稠糊。遍敷瘡上，中留一頂，用膏貼蓋，避風為主。若冬月草無鮮者，預採蓄下，陰乾為末，用陳米醋調敷，一如前法並效。如此方內五龍草，或缺少不便，倍加豨薟草亦效。

<u>方歌</u> 五龍膏用拔膿毒，平劑五龍草銀花，薟草車前俱搗爛，小粉飛鹽攪糊搽。

四虎散：此散治癰疽腫硬，厚如牛領之皮，不作膿腐者，宜用此方。

草烏　狼毒　半夏　南星<small>各等份</small>

上四味為細末，用豬腦同搗，遍敷瘡上，留頂出氣。

<u>方歌</u> 四虎散敷陰疽癧，頑腫不痛治之平，厚似牛皮難潰腐，草烏狼毒夏南星。

真君妙貼散：此散治癰疽諸毒，頑硬惡瘡，散漫不作膿者，用此藥敷之，不痛者即痛，痛者即止。如皮破血流，濕爛疼苦，天泡火丹，肺風酒刺等證，並用之皆效。

蕎麵<small>五斤</small>　明淨硫黃<small>為末，十斤</small>　白麵<small>五斤</small>

上三味，共一處，用清水微拌，乾濕得宜，擀成薄片微曬，單紙包裹，風中陰乾，收用。臨時研細末，新汲水調敷。如皮破血流濕爛者，用麻油調敷。天泡、火丹、酒刺者，用靛汁調搽並效。

方歌　真君妙貼硫二面，水調頑硬不痛膿，油調濕爛流血痛，靛汁泡丹酒刺風。

二青散：此散治一切陽毒紅腫，疼痛焮熱等證，未成者即消。

青黛　黃柏　白斂　白薇各一兩　青露即芙蓉葉，三兩　白及　白芷　水龍骨即多年艎船舊油灰　白鮮皮各一兩　天花粉三兩　大黃四兩　朴硝一兩

上十二味為末，用醋、蜜調敷。已成者留頂，未成者遍敷。

方歌　二青散用敷陽毒，腫痛紅熱用之消，黛柏斂薇青露及，芷龍鮮粉大黃硝。

坎宮錠子：此錠子治熱毒腫痛，焮赤諸瘡，並搽痔瘡最效。

京墨一兩　胡黃連二錢　熊膽三錢　麝香五分　兒茶二錢　冰片七分　牛黃三分

上七味為末，用豬膽汁為君，加生薑汁、大黃水，浸取汁，釅醋各少許，相和藥成錠。用涼水磨濃，以筆蘸塗之。

方歌　坎宮錠子最清涼，熱腫瘡並痔瘡，京墨胡連熊膽麝，兒茶冰片共牛黃。

離宮錠子：此錠子治疔毒腫毒，一切皮肉不變，漫腫無頭，搽之立效。

血竭三錢　硃砂二錢　膽礬三錢　京墨一兩　蟾酥三錢　麝香一錢五分

上六味為末，涼水調成錠，涼水磨濃塗之。

方歌　離宮錠治諸疔毒，漫腫無頭涼水塗，血竭硃砂為細末，膽礬京墨麝蟾酥。

白錠子：此錠專敷初起諸毒，癰疽疔腫，流注痰包惡毒，

及耳痔、耳挺等證。

白降丹即白靈藥，四錢　銀黝二錢　寒水石二錢　人中白二錢

上四味，共為細末，以白及麵打糊為錠，大小由人，不可入口。每用以陳醋研敷患處，如乾再上，自能消毒。

方歌　白錠專敷初起毒，癰疽疔腫與痰包，降丹銀黝人中白，寒水白及醋研消。

蝌蚪拔毒散：此散治無名大毒，一切火毒、瘟毒，敷之神效。

寒水石研極細末　淨皮硝研極細末　川大黃研極細末，各等份　蛤蟆子初夏時，河內有蝌蚪成群，大頭長尾者撈來，收壇內泥封口，埋至秋天化成水

上用蝌蚪水一大碗，入前藥末，各二兩，陰乾再研勻，收瓷罐內。每用時，以水調塗患處。

方歌　拔毒散治無名毒，火毒瘟毒俱可施，寒水硝黃蝌蚪水，浸乾藥末水調之。

二味拔毒散：此散治風濕諸瘡，紅腫痛癢，疥痱等疾，甚效。

明雄黃　白礬各等份

上二味為末，用茶清調化，鵝翎蘸掃患處。癢痛自止，紅腫即消。

方歌　二味拔毒消紅腫，風濕諸瘡痛癢寧，一切肌膚疥痱疾，雄礬為末用茶清。

回陽玉龍膏：此膏治癰疽陰瘡，不發熱，不臖痛，不腫高，不作膿，及寒熱流注，冷痛痹風，腳氣手足頑麻，筋骨疼痛，及一切皮色不變，漫腫無頭，鶴膝風等證。但無肌熱者，一概敷之，俱有功效。

軍薑炒，三兩　肉桂五錢　赤芍炒，三兩　南星一兩　草烏炒，三兩
白芷一兩

上六味製畢，共為細末，熱酒調敷。

方歌　回陽玉龍陰毒證，不熱不疼不腫高，軍薑桂芍星烏芷，研末須將熱酒調。

沖和膏：此膏治癰疽發背，陰陽不和，冷熱相凝者，宜用

此膏敷之。能行氣疏風，活血定痛，散瘀消腫，祛冷軟堅，誠良藥也。

紫荊皮炒，五兩　獨活炒，三兩　白芷三兩　赤芍炒，二兩　石菖蒲一兩五錢

上五味共為細末，蔥湯、熱酒俱可調敷。

方歌　沖和發背癰疽毒，冷熱相凝此藥敷，行氣疏風能活血，紫荊獨芷芍菖蒲。

鐵桶膏：此膏治發背將潰已潰時，根腳走散，瘡不收束者，宜用此藥圍敷。

膽礬三錢　銅綠五錢　麝香三分　白及五錢　輕粉二錢　鬱金二錢　五倍子微炒，一兩　明礬四錢

上八味共為極細末，用陳米醋一碗，勻內慢火熬至一小杯，候起金色黃泡為度，待溫，用藥末一錢，攪入醋內，燉溫，用新筆塗於瘡根周圍，以棉紙覆蓋藥上，瘡根自生縐紋，漸收漸緊，其毒不致散大矣。

方歌　鐵桶膏收毒散大，周圍敷上束瘡根，膽礬銅綠及輕粉，五倍明礬麝鬱金。

烏龍膏：此膏治一切諸毒，紅腫赤暈不消者，用此藥敷上，極有神效。

木鱉子去殼，二兩　草烏半兩　小粉四兩　半夏二兩

上四味於鐵銚內，慢火炒焦，黑色為度，研細，以新汲水調敷。一日一換，自外向裡塗之，須留瘡頂，令出毒氣。

方歌　烏龍膏用治諸毒，赤暈能收治腫瘍，木鱉草烏小粉夏，涼水調敷功效良。

神效千捶膏：此專貼瘡瘍、疔毒初起，貼之即消。治瘰癧連根拔出，大人臁瘡，小兒蟮拱頭等證，並效。

木鱉子去殼，五個　白嫩松香揀淨，四兩　銅綠研細，一錢　乳香二錢　沒藥二錢　蓖麻子去殼，七錢　巴豆肉五粒　杏仁去皮，一錢

上八味合一處，石臼內搗三千餘下，即成膏；取起浸涼水中。用時隨瘡大小，用手捻成薄片，貼瘡上用絹蓋之。

方歌　千捶膏貼諸疔毒，瘰癧臁瘡蟮拱頭，木鱉松香銅

乳沒，蓖麻巴豆杏仁投。

馬齒莧膏：馬齒莧性味清涼，能解諸毒。今用此一味，或服或敷，甚有功效，所治諸證列後：

治楊梅遍身如癩，喉硬如管者，取莧碗粗一握，酒水煎服出汗。

治發背諸毒，用莧一握，酒煎或水煮，冷服出汗，再服退熱去腐，三服即癒。並杵莧敷之。

治多年頑瘡、臁瘡，疼痛不收口者，杵莧敷之，取蟲。一日一換，三日後腐肉已盡，紅肉如珠時，換生肌藥收口。

治面腫唇緊，搗汁塗之。

治婦女臍下生瘡，痛癢連及二陰者，用莧四兩，青黛一兩，研勻敷之。

治濕癬白禿，取石灰末炒紅，用莧汁熬膏，調勻塗之。

治丹毒，加藍靛根，和搗敷之。

方歌　馬齒莧膏只一味，楊梅發背服敷之，頑瘡面腫搗汁用，婦女陰瘡共黛施，濕癬白禿加灰末，丹毒藍根相和宜。

● 潰瘍主治類方

四君子湯：人參　茯苓　白朮土炒，各二錢　甘草一錢，上四味薑三片，棗二枚，水煎服。

四物湯：川芎一錢五分　當歸酒洗，三錢　白芍炒，二錢　地黃三錢，上四味，水煎服。

八珍湯：人參一錢　茯苓一錢　白朮一錢五分　甘草炙，五分　川芎一錢　當歸一錢　白芍炒，一錢　地黃一錢，上八味，水煎服。

十全大補湯：於八珍湯內加黃耆、肉桂，水煎服。

人參養榮湯：於十全大補湯內去川芎，加陳皮、遠志、五味子，水煎服。

內補黃耆湯：於十全大補湯內去白朮，加遠志、麥門冬，水煎服。

按　四君子湯，補氣不足者也。四物湯，補血不足者也。八珍湯，雙補血氣不足者也。十全大補湯，大補氣血諸不足者也。人參養榮湯，去川芎者，因面黃血少，加陳皮以

行氣之滯，五味子以收斂氣血，遠志以生心血也。內補黃耆湯，治潰瘍口乾，去白朮者，避其燥能亡津也，加遠志、麥冬者，以生血生津也。如痛者，加乳香、沒藥以定痛；硬者，加穿山甲、皂角刺以消硬也。以上諸方，凡癰疽潰後諸虛者，悉準於此，當隨證酌用之。

方歌　四君參苓白朮草，四物芎歸芍地黃，二方雙補八珍是，更加耆桂十補湯。榮去芎加陳遠味，內去朮加遠冬良，痛甚乳沒硬穿皂，潰後諸虛斟酌方。

異功散：人參二錢　白朮土炒，二錢　茯苓一錢　甘草炙，五分　陳皮五分，上五味，薑三片，棗二枚，水煎服。

理中湯：人參二錢　白朮土炒，三錢　乾薑一錢　甘草炙，五分，上四味，水煎服。

六君子湯：人參二錢　白朮土炒，二錢　茯苓一錢　甘草炙，一錢　陳皮一錢　半夏製，一錢五分，上六味，薑三片，棗二枚，水煎服。

香砂六君子湯：人參一錢　白朮土炒，二錢　茯苓一錢　甘草炙，五分　藿香或木香，一錢　陳皮一錢　半夏製，一錢五分　砂仁五分，上八味，薑三片，水煎服。

按　四君子湯加陳皮，名異功散，潰後脾虛氣滯者宜之。四君子湯減茯苓，加乾薑，名曰理中湯，潰後脾虛寒滯者宜之。蓋氣虛則陽虛，陽虛生寒，故於補氣藥中，加溫熱之味也。四君子湯加陳皮、半夏，名六君子湯，潰後氣虛，有痰者宜之。六君子湯加藿香（或木香）、砂仁，名香砂六君子湯，潰後，胃虛痰飲嘔吐者宜之。無痰飲氣虛，嘔逆甚者，加丁香、沉香。潰後，氣虛有寒，加肉桂、附子。潰後瀉者，加訶子、肉豆蔻。腸滑不固，加罌[1]粟殼。

食少咳嗽者，加桔梗、麥冬、五味子。渴者加乾葛。傷食脾胃虛弱，加山楂、神麴、穀芽（或麥芽）。此皆潰後氣不足者，以四君子湯為主，隨證加減也。

---

[1]罌：原作鸎，音同致誤。

方歌　四君加陳異功散,理中減苓加乾薑,有痰陳半六君子,嘔吐砂仁木藿香,逆加丁沉寒桂附,瀉加訶蔻粟滑腸,咳桔冬味渴加葛,傷食楂麴穀麥良。

　　托里定痛湯：於四物湯內加肉桂、乳香、沒藥、罌粟殼,水煎服。

　　聖愈湯：於四物湯內加柴胡、人參、黃耆,水煎服。

　　柴胡四物湯：於四物湯內加柴胡、人參、黃耆、半夏、甘草,水煎服。

　　地骨皮飲：於四物湯內加丹皮、地骨皮。

　　知柏四物湯：於四物湯內加知母、黃柏。

　　三黃四物湯：於四物湯內加黃連、黃芩、黃柏。

　　按　托里定痛湯,潰後血虛疼痛者宜之。聖愈湯,潰後血虛內熱,心煩氣少者宜之。柴胡四物湯,潰後血虛有寒熱者宜之。地骨皮飲,潰後不寒者宜之。知柏四物湯,潰後五臟陰火骨蒸者宜之。三黃四物湯,潰後六腑陽火煩熱者宜之。蓋血虛則陰虛,陰虛生熱,故補血藥中,多加寒涼之味也。此皆潰後血不足者,以四物湯為主,隨證加減也。

　　方歌　四物加桂乳沒粟,托里定痛功效奇,聖愈四物參耆入,血虛血熱最相宜。血虛寒熱小柴合,惟熱加丹地骨皮,陽火煩熱三黃合,陰火骨蒸加柏知。

　　補中益氣湯：補中益氣湯,治瘡瘍元氣不足,四肢倦怠,口乾時熱,飲食無味,脈洪大無力,心煩氣怯者,俱宜服之。

人參一錢　　當歸一錢　　生黃耆二錢　　白朮土炒,一錢　　升麻三分　　柴胡三分　　甘草炙,一錢　　麥冬去心,一錢　　五味子研,五分　　陳皮五分

　　上十味,水二盅,薑三片,棗二枚,煎一盅,空心熱服。

　　人參黃耆湯：治潰瘍虛熱,不睡少食,或寒濕相凝作痛者效。即前方去柴胡,加神麴五分炒,蒼朮五分炒,黃柏五分炒。

　　方歌　補中益氣加麥味,潰後見證同內傷,參耆歸朮升柴草,麥味陳皮引棗薑,人參黃耆寒濕熱,加麴蒼柏減柴方。

　　獨參湯：此湯治潰瘍膿水出多,元氣虛餒,外無邪氣,自

汗脈虛者宜服之。

人參二兩

上一味，水二盅，棗十枚，或蓮肉、元眼肉，煎好徐徐服之。若煎至稠厚，即成膏矣，作三次用，醇酒熱化服之亦可。

方歌　膿水過多元氣餒，不生他恙獨參宜，徐徐代飲無窮妙，棗蓮元肉共煎之。

溫胃飲：此湯治瘧疾脾胃虛弱，或內傷生冷，外感寒邪，致生呃逆、中脘疼痛、嘔吐清水等證，宜急服之。

人參一錢　白朮土炒，二錢　乾薑炮，一錢　甘草一錢　丁香五分　沉香一錢　柿蒂十四個　吳茱萸酒洗，七分　附子製，一錢

上九味，水三盅，薑三片，棗二枚，煎八分，不拘時服。

方歌　溫胃飲治寒呃逆，內傷外感胃寒生，理中加丁沉柿蒂，寒盛吳萸附子寧。

橘皮竹茹湯：此湯治潰瘍，胃火上逆氣衝，以致時時呃逆、身熱煩渴、口乾唇焦，此熱呃也，服之有效。

橘紅二錢　竹茹三錢　生薑一錢　柿蒂七個　人參一錢　黃連一錢

上六味，水二盅，煎八分，空心溫服。

方歌　橘皮竹茹熱呃逆，胃火氣逆上衝行，橘紅竹茹薑柿蒂，虛加參補熱連清。

胃愛丸：此丸治潰瘍脾胃虛弱，諸味不喜者，宜服此丸，助脾氣開胃口，而飲食自進矣。

人參一兩　山藥肥大上白者，切片，乳汁拌令透，曬後微焙，一兩　建蓮肉去皮、心，五錢　白豆蔻三錢　小紫蘇蜜拌曬乾，微蒸片時，連梗葉切片，五錢　陳皮用陳老米先炒黃色，方入同炒，微燥，勿焦，六錢　雲片白朮鮮白者，米泔浸去澀水，切片曬乾，同麥芽拌炒，一兩　甘草炙，三錢　上白茯苓切一分厚咀片，用砂仁二錢同茯苓合碗內，飯上蒸熟，一兩

上九味，共為細末，用老米二合，微焙碾粉，泡荷葉熬湯打糊丸，梧桐子大。每服八十丸，清湯送下，不拘時服。

方歌　不思飲食宜胃愛，開胃扶脾效若仙，異功山藥蘇梗葉，建蓮白蔻米糊丸。

清震湯：治潰瘍脾腎虛弱，或誤傷生冷，或氣惱勞役，或病後入房太早，以致寒邪乘入中脘，乃生呃逆，急服之。

人參　益智仁　半夏製，各一錢　澤瀉三分　香附　陳皮　白茯苓各一錢　附子製，一錢　炙甘草一錢　柿蒂二十四個

方歌　清震湯治腎家寒，人參益智半夏攢，澤瀉香附陳茯苓，附子甘草柿蒂煎。

二神丸：此丸治癰疽，脾腎虛弱，飲食不消，黎明溏瀉者，服之有效。

肉果麵裹煨肥大者，搗去油，二兩　補骨脂微炒香，四兩

上二味共為細末，用大棗四十九枚，老生薑四兩切片，水浸薑、棗，煮至水乾為度，取棗肉為丸，桐子大。每夜半，用清湯，送下七十丸，治腎瀉脾瀉甚效。

方歌　二神丸治脾腎弱，飲食不化瀉黎明，肉果補脾骨脂腎，生薑煮棗肉丸成。

加味地黃丸：此丸治癰疽已潰，虛火上炎，口乾作渴者，宜服之。

熟地酒蒸，搗膏，八兩　山藥炒，四兩　山萸肉去核，五兩　白茯苓四兩　牡丹皮酒洗，四兩　澤瀉蒸，三兩　肉桂六錢　五味子炒，三兩

上八味共為末，煉蜜丸如梧桐子大。每服二錢，空心鹽湯送下。

方歌　加味地黃勞傷腎，水衰津少渴良方，山萸山藥丹苓澤，肉桂五味熟地黃。

參朮膏：此膏治癰疽發背等證，大潰膿血之後，血氣大虛，急宜用此補之。

人參切片，用水五大碗，沙鍋慢火熬至三碗，將渣再煎汁一碗，共用密絹濾淨，復蒸稠厚，瓷碗內收貯，聽用，半斤　雲片白朮六兩　懷慶熟地俱熬，同上法，六兩

以上三膏，各熬完畢，各用瓷罐盛之，入水中待冷取起，密蓋勿令洩氣。如患者精神短少，懶於言動，短氣自汗者，以人參膏三匙，白朮膏二匙，地黃膏一匙，俱用無灰好酒一杯，燉熱化服。如脾虛弱，飲食減少，或食不知味，或已食不化

者，用白朮膏三匙，人參膏二匙，地黃膏一匙，熱酒化服。

如腰膝酸軟，腿腳無力，皮膚枯槁者，用地黃膏三匙，參朮膏各二匙化服。如氣血脾胃相等，無偏勝者，三膏每各二匙，熱酒化服。

此膏用於清晨及臨睡時，各進一次，自然強健精神，頓生氣血，新肉易長，瘡口易合，一切瘡形危險，勢大膿多者，服之自無變證也。夏天炎熱，恐膏易變，令作二次熬用亦好。瘉後常服，能鬚髮變黑，返老還童。以上諸方，功難及此。

方歌　參朮膏治大膿後，血氣雙補此方宗，人參白朮同熟地，熬成膏服有奇功。

八仙糕：此糕治癰疽脾胃虛弱，食少嘔泄，精神短少，飲食無味，食不作飢，及平常無病久病者服之，能健脾胃。

山藥六兩　人參六兩　粳米七升　糯米七升　白蜜一斤　白糖霜二兩半　蓮肉六兩　芡實六兩　白茯苓六兩

上將山藥、人參、蓮肉、芡實、茯苓五味，各為細末，再將粳、糯米粉，與上藥末和勻；將白糖入蜜湯中燉化，隨將粉藥乘熱和勻，攤鋪籠內，切成條蒸熟，火上烘乾，瓷器收貯。每日清早用白湯泡數條，或乾用亦可，飢時隨用，服至百日，啟脾壯胃，功難筆述。

方歌　八仙糕用健脾胃，食少嘔泄服之靈，山藥人參粳糯米，蜜糖蓮芡白雲苓。

● **洗滌類方**

洗有蕩滌之功。滌洗則氣血自然舒暢，其毒易於潰腐，而無壅滯也。凡腫在四肢者，漚漬之；在腰腹脊背者，淋之；在下部者，浴之，俱以布帛或棉蘸洗，稍溫即易，輕者日洗一次，重者日夜洗二次，每日洗之，不可間斷。凡洗時，冬月要猛火以逼寒氣，夏月要明窗以避風涼。若不慎此，輕則有妨收口，重則恐變純陰。夫洗藥不一，如初腫與將潰者，俱用蔥歸漚（ㄆㄚ，濕之意）腫湯燙洗。如陰證不起者，俱用艾茸湯敷法。如潰後，俱用豬蹄湯燙洗。用豬蹄湯者，以助肉之氣而逐腐也。此滌洗之法，乃瘍科之要藥也。

蔥歸溻腫湯：此湯治癰疽瘡瘍，初腫將潰之時，用此湯洗之，以瘡內熱癢為度。

獨活三錢　白芷三錢　蔥頭七個　當歸三錢　甘草三錢

上五味，以水三大碗，煎至湯醇，濾去渣。以絹帛蘸湯熱洗，如溫再易之。

方歌　蔥歸溻腫洗諸毒，初起將潰用之宜，洗至熱癢斯為度，獨芷蔥歸甘草俱。

艾茸敷法：此膏治陰瘡黑陷而不痛者，用之為良。以知痛則生，不知痛出紫血者死，然必內服大補回陽之劑以助之。

硫黃五錢　雄黃五錢　艾茸一斤

上以硫、雄二味為末，同艾入水煎半日，水將乾，取艾出，搗爛，溫敷患處。再煎再易，十餘次為度。

方歌　艾茸敷法治陰瘡，黑陷不痛用之良，石硫雄黃同艾煮，搗成膏敷定能康。

豬蹄湯：此湯治癰疽、諸毒流膿者，熬好洗之，以助肉氣，消腫散風，脫腐止痛，去惡肉，活死肌，潤瘡口。如腐盡者，不必用之，當以米泔水熱洗之，令瘡潔淨。不可過洗，過洗則傷水，皮膚破爛，難生肌肉斂口矣。

黃芩　甘草　當歸　赤芍　白芷　蜂房　羌活各等份

上七味，共為粗末，看證之大小，定藥之多少。先將豬前蹄一支，用水六碗，煮蹄軟為度，將汁濾清，吹去汁上油花，即用粗藥末一兩，投於汁中；再用微火煎十數沸，濾去渣，候湯微溫，即用方盤一個，靠身於瘡下放定，隨用軟絹蘸湯淋洗瘡上，並入孔內，輕手捺盡內膿，庶敗腐宿膿，隨湯而出，以淨為度；再以軟帛疊七八重，蘸湯勿令大乾，覆於瘡上，兩手輕按片時，帛溫再換，如此再按四五次，可以流通血氣，解毒止痛去瘀也。洗訖用絹帛挹乾，即隨證以應用之藥貼之。

方歌　豬蹄湯治癰疽毒，已潰流膿用此方，消腫散風能止痛，芩甘歸芍芷蜂羌。

● **膏藥類方**

萬應膏：此膏治一切癰疽發背，對口諸瘡，痰核流注等

毒，貼之甚效。

川烏　草烏　生地　白蘞　白及　象皮　官桂　白芷　當歸　赤芍　羌活　苦參　木鱉子　穿山甲　烏藥　甘草　獨活　元參　定粉　大黃各五錢

上十九味，定粉在外，用淨香油五斤，將藥浸入油內。春五夏三，秋七冬十，候日數已足，入潔淨大鍋內，慢火熬至藥枯，浮起為度。住火片時，用布袋濾去渣，將油稱準，每油一斤，對定粉半斤，用桃柳枝不時攪之，以黑如漆，亮如鏡為度。滴入水內成珠，薄紙攤貼。

方歌　萬應膏用貼諸毒，發背癰疽對口瘡，川草烏同地蘞及，象皮桂芷芍歸羌，苦參木鱉穿烏藥，甘獨元參定粉黃。

紺珠膏：此膏治一切癰疽腫毒，流注頑臁，風寒濕痹，瘰癧乳癰，痰核，血風等瘡，及頭痛，牙疼，腰腿痛等證悉驗。

製麻油四兩　製松香一斤

上將麻油煎滾，入松香文火溶化，柳枝攪候化盡，離火下細藥末二兩三錢，攪勻，即傾於水內，拔扯數十次，易水浸之聽用。

瘀血、腫毒、瘰癧等證，但未破者，再加魏香散，隨膏之大小，患之輕重，每加半分至三二分為率。

毒深膿不盡，及頑瘡對口等證，雖潰必用此膏獲效。

未破者貼之勿揭，揭則作癢。痛亦勿揭，能速於成膿。患在平處者，用紙攤貼；患在彎曲轉動處者，用絹帛攤貼。

臁瘡及臀、腿寒濕等瘡，先用茶清入白礬少許，洗淨貼之見效。

頭痛貼太陽穴，牙痛塞牙縫內。

內癰等證，作丸用蛤粉為衣，服下。

便毒痰核，多加魏香散。如膿瘡，再加銅青。如蟮拱頭，癬毒，貼之亦效。

【製油法】每麻油一斤，用當歸、木鱉子肉、知母、細辛、白芷、巴豆肉、文蛤打碎、山慈姑打碎、紅芽大戟、續斷各一兩，槐、柳枝各二十八寸，入油鍋內浸二十一日，煎

枯去渣,取油聽用。查朝鮮琥珀膏,多續隨子,此方宜加之。

【製松香法】擇片子淨嫩松香為末十斤,取槐、柳、桃、桑、芙蓉等五樣枝各五斤,銼碎,用大鍋水煎濃汁,濾淨,再煮一次各收之,各分五分。每用初次汁一分煎滾,入松香末二斤,以柳、槐枝攪之,煎至松香沉下水底為度,即傾入二次汁內,乘熱拔扯數十次,以不斷為佳,候溫作餅收之。餘香如法。

膏內細藥方:乳香　沒藥各五錢　明雄黃四錢　血竭五錢　麝香一錢　輕粉二錢,上為細末,加入膏內用。

魏香散:乳香　沒藥　血竭各等份　阿魏　麝香各減半,為末,罐收聽用。

方歌　紺珠膏貼癧疽毒,流注頑臁濕痹名,瘰癧乳癰痰核塊,血風頭痛及牙疼。松香化入麻油內,乳沒雄黃竭麝輕,隨證更加魏香散,麝香魏竭乳沒並。

陀僧膏:此膏專貼諸般惡瘡,流注瘰癧,跌撲損破,金刃誤傷等證,用之有效。

南陀僧研末,二十兩　赤芍二兩　全當歸二兩　乳香去油,研,五錢　沒藥去油,研,五錢　赤石脂研,二兩　苦參四兩　百草霜篩,研,二兩　銀黝一兩　桐油二斤　香油一斤　血竭研,五錢　孩兒茶研,五錢　川大黃半斤

上藥先將赤芍、當歸、苦參、大黃入油內炸枯,熬至滴水不散,再下陀僧末,用槐、柳枝攪至滴水將欲成珠,將百草霜細細篩入攪勻,再將群藥及銀黝篩入,攪極勻,傾入水盆內,眾手扯千餘下,再收入瓷盆內,常以水浸之。

方歌　陀僧膏貼諸惡瘡,流注瘰癧跌撲傷,陀僧赤芍歸乳沒,赤脂苦參百草霜,銀黝桐油香油共,血竭兒茶川大黃。

巴膏方:此膏貼一切癧疽發背,惡瘡,化腐生肌,甚效。

象皮六錢　穿山甲六錢　山梔子八十個　兒茶另研極細末,二錢　人頭髮一兩二錢　血餘另研極細末,一錢　硇砂另研極細末,三錢　黃丹水飛　香油　桑、槐、桃、柳、杏枝各五十寸

上將桑、槐、桃、柳、杏五枝，用香油四斤，將五枝炸枯，撈出；次入象皮、穿山甲、人頭髮，炸化，再入山梔子炸枯，用絹將藥渣濾去，將油復入鍋內煎滾，離火少頃。每油一斤，入黃丹六兩，攪勻，用慢火熬至滴水中成珠，將鍋取起；再入血竭、兒茶、硇砂等末攪融，用涼水一盆，將膏藥傾入水內，用手扯藥千餘遍，換水數次，拔去火氣，瓷罐收貯。用時不宜見火，須以銀勺盛之，重湯燉化，薄紙攤貼。

方歌 癰疽發背用巴膏，象甲梔茶髮竭硇，枝用桑槐桃柳杏，黃丹攪和共油熬。

亞聖膏： 此膏治一切破爛諸瘡，並楊梅結毒，貼之甚效。

象皮一兩　驢甲即懸蹄，一塊　雞子清三個　木鱉子七個　蛇蛻二錢　蟬蛻四錢　血餘三錢　穿山甲六錢　槐枝　榆枝　艾枝　柳枝　桑枝各二十一寸　黃丹　黃蠟　麻油三斤

上將藥浸七日，煎如常法，濾去渣。每淨油一斤，入黃丹七兩，煎成膏，入黃蠟五錢化勻；再加血竭五錢、兒茶三錢、乳香三錢、沒藥三錢、煅牡蠣五錢、五靈脂五錢，上五味研極細末，入膏內成膏，出火攤貼。

方歌 亞聖膏治破爛瘡，楊梅結毒貼之良，象驢雞鱉蛇蟬蛻，血甲槐榆艾柳桑，凡蠟麻油勻化後，竭茶乳沒蠣靈襄。

絳珠膏： 此膏治潰瘍諸毒，用之去腐、定痛、生肌，甚效。

天麻子肉八十一粒　雞子黃十個　麻油十兩　血餘五錢　黃丹水飛，二兩　白蠟三兩　血竭三錢　硃砂二錢　輕粉三錢　乳香三錢　沒藥三錢　兒茶三錢　冰片一錢　麝香五分　珍珠三錢

上將麻油炸血餘至焦枯；加天麻子肉、雞子黃，再炸枯去渣；入蠟候化，離火少時，入黃丹攪勻，再加細藥和勻，收用攤貼。

方歌 絳珠化腐主生肌，麻肉雞黃油血餘，丹蠟竭砂輕乳沒，兒茶冰麝共珍珠。研細和勻隨證用，乳岩須要入銀朱。

乳岩加銀朱一兩。

絳紅膏： 此膏治一切腫毒已成，疼痛不消者，貼之悉效。

銀朱五錢

上一味為細末，以生桐油調攤如膏。先用神燈照，後貼此膏。

方歌　絳紅膏治毒已成，腫痛難消用最靈，一味銀朱為細末，桐油調和貼之平。

加味太乙膏：此膏治發背癰疽，及一切惡瘡，濕痰流注，風濕遍身，筋骨走注作痛，湯燙火燒，刀傷棒毒，五損內癰，七傷外證，俱貼患處。又男子遺精，女人白帶，俱貼臍下，臟毒腸癰，亦可丸服。諸般瘡癬，血風癩瘲，諸藥不止痛癢者，並效。

　　白芷　當歸　赤芍　元參各二兩　柳枝　槐枝各一百寸　肉桂二兩　沒藥三錢　大黃二兩　木鱉子二兩　輕粉研不見星，四錢　生地二兩　阿魏三錢　黃丹水飛，四十兩　乳香五錢　血餘一兩

上將白芷、當歸、赤芍、元參、肉桂、大黃、木鱉子、生地八味，並槐、柳枝，用真麻油足稱五斤，將藥浸入油內，春五夏三，秋七冬十，入大鍋內，慢火熬至藥枯，浮起為度；住火片時，用布袋濾淨藥渣，將油稱準，用細舊絹將油又濾入鍋內，要清淨為佳，將血餘投上，慢火熬至血餘浮起，以柳枝挑看，似膏溶化之象，方算熬熟，淨油一斤，將飛過黃丹六兩五錢，徐徐投入，火加大些。夏秋亢熱。每油一斤，加丹五錢，不住手攪，候鍋內先發青煙，後至白煙疊疊旋起，氣味香馥者，其膏已成，即便住火。將膏滴入水中，試軟硬得中，如老加熱油，如稀加炒丹，每各少許，漸漸加火，務要冬夏老嫩得所為佳。候煙盡掇下鍋來，方下阿魏，切成薄片，散於膏上化盡；次下乳、沒、輕粉攪勻，傾入水中，以柳棍摟成一塊，再換冷水浸片時，乘溫每膏半斤，扯拔百轉成塊，又換冷水浸。隨用時每取一塊，銅勺內復化，隨便攤貼，至妙。

方歌　太乙膏治諸般毒，一切瘡傷俱貼之。白芷當歸赤芍藥，元參桂沒柳槐枝，大黃木鱉輕生地，阿魏黃丹乳血餘。

白膏藥：此膏專貼諸瘡腫毒，潰破流膿，甚效。

　　淨巴豆肉十二兩　蓖麻子去殼，十二兩　香油三斤　蛤蟆各銜人髮一

團，五個　活鯽魚十尾

先將巴豆肉、蓖麻子入油內浸三日，再將蛤蟆浸一宿。臨熬時入活鯽魚，共炸焦，去渣淨，慢火熬油滴水成珠，離火於淨鍋內；再加官粉二斤半，乳香末五錢，不時攪之，冷定為度。用時重湯燉化，薄紙攤貼。

方歌　白膏專貼諸瘡毒，巴豆蓖麻浸入油，活鯽蛤蟆同炸後，再將官粉乳香投。

化腐紫霞膏：此膏善能穿透諸毒。凡發背已成、瘀肉不腐及不作膿者，用此膏以腐爛瘀肉，穿潰膿毒，其功甚效。

金頂砒五分　潮腦一錢　螺螄肉用肉，曬乾為末，二兩　輕粉三錢　血竭二錢　巴豆仁研，用白仁，五錢

上各為末，共碾一處，瓷罐收貯。臨用時用麻油調搽頑硬肉上，以棉紙蓋上，或膏貼俱可。

方歌　化腐紫霞膏穿毒，透膿化腐效如神，金砒潮腦螺螄肉，粉竭麻仁巴豆仁。

貝葉膏：此膏貼癰疽發背，一切潰爛諸瘡。

麻油一斤　血餘雞子大一個　白蠟二兩

上將血餘，以文火炸化去渣，下火入白蠟溶化，候溫用棉紙剪塊三張，張張於油蠟內蘸之，貼於瓷器幫上。用時揭單張貼患處，日換八九次，力能定痛去腐生肌，其功甚速，切勿忽之。

方歌　貝葉膏治潰爛瘡，去腐生肌功效強，血餘麻油煎渣去，下火入蠟化貼良。

碧螺膏：此膏治下部濕瘡疥癬，並結毒、痰串、癧瘡。

松香取嫩白者佳。為末篩過，用銅盆以豬油遍搽之，入水至滾，入香不住手攪之，以香沉底為度，即傾冷水中，拔扯百十次，以不斷為度

上將麻油煎滴水成珠，入松香一斤，文火溶化，看老嫩，取起離火住滾，徐徐入糠青、膽礬各淨末五錢，以柳枝左攪勻為度。如老加熟豬油二三錢，用綠紙薄攤貼之。

方歌　碧螺膏治疥濕瘡，豬脂麻油嫩松香，再入糠青膽礬末，綠紙攤貼效非常。

● 麻藥類方

瓊酥散：此散治一切腫毒等瘡，服之開針不痛。

蟾酥一錢　半夏六分　鬧羊花六分　胡椒一錢八分　川椒一錢八分　蓽撥一錢　川烏一錢八分

上七味，共為細末，每服半分，黃酒調服。如欲大開，加白酒藥一丸。

方歌　瓊酥散是麻人藥，開針不痛用蟾酥，蓽撥鬧羊生半夏，胡椒川椒與川烏。

整骨麻藥：此藥開取箭頭，服之不痛。

麻黃　胡茄子　薑黃　川烏　草烏各等份　鬧羊花倍用

上六味共為末，每服五分，茶、酒任下。欲解，用甘草煎湯，服之即蘇。

方歌　整骨麻藥取箭頭，不傷筋骨可無憂，麻黃薑黃胡茄子，川草烏與鬧羊投。

外敷麻藥：此藥敷於毒上，麻木任割不痛。

川烏尖五錢　草烏尖五錢　蟾酥四錢　胡椒一兩　生南星五錢　生半夏五錢

一方加蓽撥五錢，一方加細辛一兩。

上為末，用燒酒調敷。

方歌　外敷麻藥調燒酒，刀割不痛效最神，川草烏蟾椒星夏，一加蓽撥一加辛。

● 去腐類方

腐者，壞肉也。諸書云：腐不去則新肉不生。蓋以腐能浸淫好肉也，當速去之。如遇氣實之人，則用刀割之取效；若遇氣虛之人，則惟恃藥力以化之。蓋去腐之藥，乃瘍科之要藥也。

白降丹：此丹治癰疽發背，一切疔毒，用少許。瘡大者用五六釐，瘡小者用一二釐，水調敷瘡頭上。初起者立刻起疱消散，成膿者即潰，腐者即脫消腫，誠奪命之靈丹也。

硃砂　雄黃各二錢　水銀一兩　硼砂五錢　火硝　食鹽　白礬　皂礬各一兩五錢

先將朱、雄、硼三味研細,入鹽、礬、硝、皂、水銀共研勻,以水銀不見星為度。用陽城罐一個,放微炭火上,徐徐起藥入罐化盡,微火逼令乾取起。如火大太乾則汞走,如不乾則藥倒下無用,其難處在此。再用一陽城罐合上,用棉紙截半寸寬,將罐子泥、草鞋灰、光粉三樣研細,以鹽滴鹵汁調極濕,一層泥一層紙,糊合口四五重,及糊有藥罐上二三重。地下挖一小潭,用飯碗盛水放潭底。將無藥罐放於碗內,以瓦挨潭口四邊齊地,恐炭灰落碗內也。有藥罐上以生炭火蓋之,不可有空處。約三炷香,去火冷定開看,約有一兩外藥矣。煉時罐上如有綠煙起,急用筆蘸罐子鹽泥固之。

紅升丹:此丹治一切瘡瘍潰後,拔毒去腐,生肌長肉,瘡口堅硬,肉黯紫黑,用丹少許,雞翎掃上立刻紅活。瘍醫若無紅、白二丹,決難立刻取效。

硃砂五錢　雄黃五錢　水銀一兩　火硝四兩　白礬一兩　皂礬六錢

先將二礬、火硝研碎,入大銅勺內,加火硝一小杯燉化,一乾即起研細。另將汞、朱、雄研細,至不見星為度,再入硝礬末研勻。先將陽城罐用紙筋泥搪一指厚,陰乾,常輕輕撲之,不使生裂紋,搪泥罐子泥亦可用。如有裂紋,以罐子泥補之,極乾再曬。無裂紋方入前藥在內,罐口以鐵油盞蓋定,加鐵梁盞,上下用鐵絲紮緊,用棉紙捻條蘸蜜,周圍塞罐口縫間,外用熟石膏細末,醋調封固。盞上加炭火二塊,使盞熱罐口封固易乾也。用大釘三根釘地下,將罐子放釘上,罐底下置堅大炭火一塊,外砌百眼爐,升三炷香。第一炷香用底火,如火大則汞先飛上;二炷香用大半罐火,以筆蘸水擦盞;第三炷香火平罐口,用扇扇之,頻頻擦盞,勿令乾,乾則汞先飛上。三香完,去火冷定開看,方氣足,盞上約有六七錢,刮下研極細,瓷罐盛用。再預以鹽鹵汁調罐子稀泥,用筆蘸泥水掃罐口周圍,勿令洩氣。蓋恐有綠煙起汞走也,綠煙一起即無用矣。

方歌　白降丹為奪命丹,拔膿化腐立時安,朱雄汞與硼砂入,還有硝鹽白皂礬,若去硼鹽紅升是,長肉生肌自不難。

元珠膏：此膏治腫瘍將潰，塗之膿從毛孔吸出。已開針者，用捻蘸送孔內，呼膿腐不淨，塗之立化。

木鱉子肉+四個　斑蝥八十一個　柳枝四十九寸　鱸甲片三錢　草烏一錢　麻油二兩

上藥浸七日，文火炸枯，去渣，入巴豆仁三個，煎至黑，傾於鉢內，研如泥，加麝香一分，攪勻入罐內收用。

方歌　呼膿化腐用元珠，木鱉斑蝥共柳枝，鱸甲草烏油內浸，炸枯巴豆麝香施。

● 生肌類方

凡大毒潰爛，內毒未盡，若驟用生肌，則外實內潰，重者逼毒內攻，輕者反增潰爛。雖即收口，其於旁處，復生大疽，是知毒未盡，不可驟用生肌藥也。只以貝葉膏貼之，頻換，俟生肉珠時，方用生肌藥。如元氣弱者，須當大補，以培元氣。

生肌定痛散：此散治潰爛紅熱，腫痛有腐者；用此化腐、定痛、生肌。

生石膏為末，用甘草湯飛五至七次，一兩　辰砂三錢　冰片二分　硼砂五錢

上四味共為末，撒患處。

方歌　生肌定痛治潰爛，腫疼紅熱實相宜，石膏飛過辰砂用，共入冰硼細撒之。

輕乳生肌散：此散治潰爛紅熱，腫痛腐脫者，用此定痛生肌。

石膏煅，一兩　血竭五錢　乳香五錢　輕粉五錢　冰片一錢

有水加龍骨、白芷各一錢，不收口加雞內金（炙）一錢。

上為末撒之。

方歌　輕乳生肌治腐脫，石膏血竭乳輕冰，若然有水加龍芷，收口須添雞內金。

薑礬散：此散治一切諸瘡發癢者，用此撒之甚效。

枯礬　乾薑

上等份為末，先用細茶、食鹽煎湯洗之，後用此散撒之。

冷瘡不收口者，用乾薑一味為末，撒患處，覺熱如烘，生

肌甚效。

方歌 薑礬最治諸瘡癢，先用鹽茶煎洗之，若是冷瘡不收口，乾薑一味撒生肌。

腐盡生肌散：此散治一切癰疽等毒。諸瘡破爛不斂者，撒上即癒。

兒茶　乳香　沒藥各三錢　冰片一錢　麝香二分　血竭三錢　旱三七三錢

上為末撒之。

有水加龍骨（煅）一錢。欲速收口加珍珠一兩，蟹黃（法取團臍蟹，蒸熟取黃，曬乾取用）二錢。或用豬脂油（去渣）半斤，加黃蠟一兩，溶化傾碗內。稍溫加前七味調成膏，攤貼癰疽破爛等證。若杖傷則旱三七倍之。一用鮮鹿腿骨，紙包灰內煨之，以黃脆為度。如黑焦色則無用矣。為細末撒之，生肌甚速。

方歌 腐盡生肌瘡不斂，兒茶乳沒冰麝香，血竭三七水加骨，收口珍珠共蟹黃。或用豬油溶黃蠟，調前七味貼之良，一用火煨鹿腿骨，為散生肌效甚長。

月白珍珠散：此散治諸瘡新肉已滿，不能生皮，及湯火傷痛，並下疳腐痛等證。

青缸花五分　輕粉一兩　珍珠一錢

上為末撒之。

下疳腐爛，用豬脊髓調搽。一用雞子清傾瓦上，曬乾取清，為末撒之。

方歌 月白珍珠皮不長，並醫湯火下疳瘡。青缸輕粉珍珠共，豬髓調搽真妙方，一用雞清傾瓦上，曬乾為末撒之良。

五色靈藥：此五色靈藥，治癰疽諸瘡已潰，餘腐不盡，新肉不生，撒之最效。

食鹽五錢　黑鉛六錢　枯白礬　枯皂礬　水銀　火硝各二兩

先將鹽、鉛熔化，入水銀結成砂子，再入二礬、火硝同炒乾，研細入鉛、汞再研，以不見星為度。入罐內泥固濟，封口打三炷香，不可太過不及。一宿取出視之，其白如雪，約有二

兩，為火候得中之靈藥。

如要色紫者，加硫黃五錢。要黃色者，加明雄黃五錢。要色紅者，用黑鉛九錢，水銀一兩，枯白礬二兩，火硝三兩，辰砂四錢，明雄黃三錢。升煉火候，俱如前法。

凡升打靈藥，硝要炒燥，礬要煅枯。

一方用燒酒煮乾，炒燥，方研入罐。一法凡打出靈藥，倍加石膏和勻，復入新罐內打一炷香，用之不痛。

方歌 五色靈藥白用鹽，黑鉛硝汞皂桔礬，欲成紫色硫黃入，黃者雄黃加五錢，紅去皂鹽鉛重用，硃砂飛盡必須添。

生肌玉紅膏：此膏治癰疽發背，諸般潰爛，棒毒等瘡，用在已潰流膿時。

先用甘草湯，甚者用豬蹄湯淋洗患上，軟絹挹淨，用抿把挑膏於掌中捼化，遍搽新肉上，外以太乙膏蓋之，大瘡洗換二次，內兼服大補氣血之藥，新肉即生，瘡口自斂，此外科收斂藥中之神藥也。

當歸二兩　白芷五錢　白蠟二兩　輕粉四錢　甘草一兩二錢　紫草二錢　瓜兒血竭四錢　麻油一斤

上將當歸、白芷、紫草、甘草四味，入油內浸三日，大勺內慢火熬微枯色，細絹濾清；將油復入勺內煎滾，入血竭化盡；次下白蠟，微火亦化。用茶盅四個，預放水中，將膏分作四處，傾入盅內，候片時方下研極細輕粉各投一錢，攪勻，候至一日夜用之極效。

方歌 生肌玉紅膏最善，潰爛諸瘡搽即收，歸芷蠟輕甘紫草，瓜兒血竭共麻油。

瑩珠膏：此膏治潰瘍，去腐、定痛、生肌，並楊梅瘡、杖瘡、臁瘡、下疳等證。

白蠟三兩　豬脂油十兩　輕粉末，一兩五錢　樟冰末，一兩五錢

先將白蠟脂油溶化，離火候溫，入輕粉樟冰攪勻候稍凝；再入冰片末一錢，攪勻成膏，罐收聽用。凡用先將甘草、苦參各三錢，水煎，洗淨患處，貼膏。

杖瘡用荊川紙攤極薄貼之，熱則易之，其疔瘀即散，疼痛

立止。楊梅瘡加紅粉二錢。頑瘡、乳岩，加銀朱一兩。臁瘡，加水龍骨三錢，或龍骨四錢。

方歌　瑩珠膏用治潰瘡，定痛生肌功效強，白蠟豬脂樟冰粉，楊頑乳杖並臁瘡。

呂祖一枝梅：此藥治男、婦、大人、小兒新久諸病。生死難定之間，和芡實大一餅，貼印堂之中，點官香一枝，香盡去藥。以後一時許，視貼藥處有紅斑暈色，腫起飛散，謂之紅霞捧日，病雖危篤，其人不死；如貼藥處，一時後，不腫不紅，皮肉照舊不變，謂之白雲漫野，病雖淺，終歸冥路。

小兒急、慢驚風，一切老幼痾疾，俱可貼之。凡病用之，皆可預知生死也。

雄黃五錢　巴豆仁不去油，五錢　硃砂三分　五靈脂三錢　銀朱一錢五分　蓖麻仁五分　麝香三分

上各研細，於端午日淨室中，午時共研，加油燕脂為膏，瓷盒收藏，勿經婦人之手。臨用大一丸捏餅貼印堂中，其功立見，用過餅送入河中。

方歌　呂祖一枝梅驗病，定人生死印堂中，紅斑腫起斯為吉，無腫無紅命必終。藥用五靈蓖麻子，砂銀巴豆麝香雄。

腫瘍證篇方藥的臨床新用

1. 中醫治療結節性紅斑

【急性發作期】常有輕微的畏寒、發熱、頭痛、筋骨疼痛、精疲乏力等症狀。皮損為鮮紅色、疏散分布，結節高出皮面、大小不等，自蠶豆至杏核大小，皮損境界明顯，顏色由鮮紅漸變為暗紅。脈細數，舌質紅，少黃膩苔。用清熱解毒、和營涼血法治之。

【慢性發作期】在該期絕大部分結節消退，但約有20%的患者長久不癒，硬結節不易消退，此時紅斑周圍的皮色呈暗紅色，疼痛也沒有急性期那麼嚴重。脈緩，舌質淡紅，舌上有紫暗色瘀點，用活血通絡、化瘀散結法治療。（王斌.等，現代中西醫結合雜誌，2002，11：2158）

2. 自擬養血活血通絡解毒湯治療瘰病36例

【內服自擬養血活血通絡解毒湯】當歸15g，赤芍、穿山甲、金銀花、皂角刺各12g，熟地20g，絲瓜絡、生黃耆各30g。大便燥結者加大黃9~15g，小便赤澀者加木通15g，心煩急躁者加焦梔子10g，舌苔白膩明顯者加生薏苡仁30g。每日1劑，水煎分2次服。總有效率達98.32%。（張翠月.四川中醫，1998，8：76）

3. 蟾蜍皮冰片外敷治療瘰癧60例

【方法】大蟾蜍1隻，洗淨、剝取整皮、加冰片適量，貼在患處，膠布固定，每日1次，直至痊癒。

【結果】60例中均治癒。總有效率100%。

【結論】本法適於初期及成膿期，療效可靠、簡便易行、無毒副作用。（江建高.中國民間療法，1998，2：28）

4. 中西醫結合治療瘰腫54例

【方法】用藤黃10g，馬錢子、龍腦各6g，研粉，與豬膽汁100g拌勻。用棉籤或小毛刷蘸藥塗在瘰上，塗藥面積要比紅腫面積大0.5cm，每日3次。重複塗藥時，前次藥液不洗掉。12例畏寒、發熱者，用利福平0.15g，口服，每日3次；紅黴素1g、地塞米松10mg加10%葡萄糖液500ml靜滴，每日1次，用5~7日。

【結果】本組54例，均治癒。（李克卉·國醫論壇，1999，3(14)：4）

5. 三七粉外敷治療瘰瘡破潰不癒合8例

【治療方法】用生理鹽水，3%雙氧水或新潔爾滅清洗潰瘍面，清除膿液及壞死組織等，常規消毒後在創面上均勻外撒三七粉適量，用消毒紗布包紮，根據潰瘍面大小及滲出物多少每日或隔日換藥一次，直至痊癒。

【治療結果】經用本法治療後，8例潰破患者全部癒合。（王利敏.光明中醫雜誌，1994，6：20）

卷六十三

頭 部

● 百會疽

百會疽在巔頂結，經屬督脈百會穴，初如粟米漸如錢，甚似葡萄堅似鐵。高腫熱實清毒火，平塌陽虛溫補怯，腫連耳項動痰聲，七日不潰命必絕。

註 此百會疽又名玉頂發，生在巔頂正中，屬督脈經百會穴。由膏粱太過，火毒凝結而成。初起形如粟米，漸腫根大如錢，甚則形似葡萄，堅硬如鐵，高尖紅腫，焮熱疼痛，瘡根收束，憎寒壯熱，大渴隨飲隨乾，口苦唇焦，便秘煩躁，脈見洪數者，此屬氣實。宜服黃連消毒飲，以清毒火，外敷沖和膏。若漫腫平塌，紫黯堅硬，礙痛根散，惡寒便瀉，脈見細數者，此屬陽虛，宜服十全大補湯，以溫補之，外敷回陽玉龍膏。若面赤過煩，口乾不渴，唇潤者，此屬陽虛浮泛，宜服桂附地黃丸，引火歸源，更用生附子餅，置兩足心湧泉穴，各灸五壯，以泄其毒。初起貼琥珀膏，已潰摻黃靈藥、太乙膏蓋貼；腐盡，再易生肌之藥治之。若腫連耳項，痰如拽鋸，七日無膿不潰，神昏者命必絕矣！

黃連消毒飲：蘇木二分　甘草三分　陳皮二分　桔梗五分　黃芩五分　黃柏五分　人參三分　藁本五分　防己五分　防風四分　知母四分　羌活一分　獨活四分　連翹四分　黃連一錢　生地黃四分　黃耆二錢　澤瀉二分　當歸尾四分，水煎，食遠溫服。

方歌 黃連消毒清毒火，諸般火證服最良，蘇木甘草陳皮桔，芩柏人參藁二防，知母羌活獨活等，連翹黃連生地黃，黃耆澤瀉當歸尾，服後最忌飲寒涼。

沖和膏　四陽玉龍膏：俱見腫瘍門。
生肌散　十全大補湯　黃靈藥　太乙膏：俱見潰瘍門。
桂附地黃丸　附子餅：俱見前灸法。
琥珀膏：見後髮際瘡。

● 透腦疽

透腦疽生百會前，形如雞子痛而堅，軟漫膿稀虛塌陷，紅硬膿稠實腫尖。

註 此證生於百會穴之前，囟門之際，亦由督脈經火毒而成。初如粟米，漸如雞子，堅硬疼痛。瘡頂塌陷，根腳漫腫。色黯者屬虛，色紅腫硬、頂尖膿稠者屬實。速潰者順，遲潰透腦髓者逆。其腫潰內外治法，俱按百會疽。

● 侵腦疽

侵腦疽生透腦旁，濕火攻發屬太陽，穴名五處知其位，紅順紫逆要審詳。

註 此疽生於透腦疽側下，由太陽膀胱經濕火而成，穴名五處。紅腫高起，焮熱疼痛，膿色如蒼蠟者，屬氣血俱實，順而易治；若紫陷無膿，根腳散大者，氣血兩虛，逆而難治。初起宜荊服防敗毒散汗之，次服內疏黃連湯下之，將潰服托裡透膿湯，已潰服托裡排膿湯，外貼琥珀膏，圍敷沖和膏。其餘內外治法，俱按癰疽潰瘍門。

托裡透膿湯：人參　白朮土炒　穿山甲炒研　白芷各一錢　升麻　甘草節各五分　當歸二錢　生黃耆三錢　皂角刺一錢五分　青皮炒，五分

水三盅，煎一盅。病在上部，先飲煮酒一盅，後熱服此藥；病在下部，先服藥後飲酒；瘡在中部，藥內兌酒半盅，熱服。

方歌 托裡透膿治癰疽，已成未潰服之宜，參朮甲芷升麻草，當歸黃耆刺青皮。

荊防敗毒散：見項部腦疽。
內疏黃連湯　沖和膏：俱見腫瘍門。
托裡排膿湯：見項部魚尾毒。
琥珀膏：見髮際瘡內。

● 佛頂疽

佛頂疽屬督上星，陰陽不調毒熱成，不論虛實皆險證，潰爛黑陷必然凶。

【註】 此證一名頂門疽。生於頭頂囟門之前，屬督脈經上星穴。由臟腑陰陽不調，熱毒上壅而成。色紫，堅硬腫痛，脈洪大而數者為實；脈微細而數者為虛，皆屬險證。若潰爛黑陷，六脈散大，神昏譫語，二便閉結者為逆。首尾內外治法，俱按百會疽。

● 額 疽

額疽生額火毒成，左右膀胱正督經，頂陷焦紫無膿重，高聳根收紅腫輕。

【註】 此證生前額正中者，屬督脈經，或生左右額角者，屬膀胱經。總由火毒而成。初起瘡頂塌陷，乾焦色紫，不生大膿者，其勢重而屬險也；若紅腫高聳，瘡根收束者，其勢輕而屬順也。初服荊防敗毒散汗之，次服仙方活命飲消之。將潰氣虛者，宜服托裡透膿湯；氣實者，宜服透膿散，外敷沖和膏。已潰宜服托裡排膿湯，外貼琥珀膏。其餘內外治法，俱按癰疽潰瘍門。

荊防敗毒散：見項部腦疽。
仙方活命飲：見腫瘍門。
托裡透膿湯：見前侵腦疽。
透膿散　沖和膏：俱見腫瘍門。
托裡排膿湯：見項部魚尾毒。
琥珀膏：見髮際瘡內。

● 勇 疽

勇疽眥後太陽穴，膽經怒火伏鼠形，七日不潰毒攻眼，黃膿為吉黑血凶。

【註】 此證一名勇疽，又名腦發疽。屬足少陽膽經怒火而成，生於目小眥之後五分。生在太陽穴者，無論左右皆可以生。初起如粟，漸腫疼痛，形如伏鼠，面目浮腫，七日膿不潰，火毒攻睛，腐爛損目。

若十一日針出黃膿，毒從膿解為順易治；若出紫黑血者，係氣虛不能化毒為逆難治。初服仙方活命飲清解之，毒甚宜服內疏黃連湯，外敷二味拔毒散。其將潰已潰，內外治

法，俱按癰疽腫瘍潰瘍門。潰後避風忌水。

仙方活命飲　內疏黃連湯　二味拔毒散：俱見腫瘍門。

● **鬢疽**

鬢疽三焦膽二經，證由欲怒火凝成，此經氣多而血少，潰腐惟宜少見膿。

[註] 此證發於鬢角，屬手少陽三焦、足少陽膽二經，由於相火妄動，外受風熱，更因性情急怒，欲念火生，凝結而成。此二經俱屬氣多血少，最難腐潰，更兼鬢角肌肉，澆薄不宜針灸，候其自潰。潰後不宜多見膿，膿多者過耗血液難斂。初起宜服柴胡清肝湯解之，膿成者宜托裡消毒散托之，外敷二味拔毒散。已潰內外治法，俱按癰疽潰瘍門。

柴胡清肝湯：柴胡　生地各一錢五分　當歸二錢　赤芍一錢五分　川芎一錢　連翹去心，二錢　牛蒡子炒，研，一錢五分　黃芩一錢　生梔子研　天花粉　甘草節　防風各一錢

水二盅，煎八分，食遠服。

[方歌] 柴胡清肝治怒證，宣血疏通解毒良，四物生用柴翹蒡，黃芩梔粉草節防。

托裡消毒散　二味拔毒散：俱見腫瘍門。

● **夭疽　銳毒**

夭疽居左銳毒右，經屬膽腑生耳後，謀慮太鬱火成，此處肉薄當急救。

[註] 此二證左為夭疽，右為銳毒，俱生耳後一寸三分高骨之後。夭者，不盡天年謂之夭；銳者，如鋒刃之銳利，言毒甚也。得此二證，癒者甚少。初起俱如黍粒，漸腫如瓜，堅硬平塌，紫黯不澤，較諸瘡疼痛倍增。名雖各異，而左右耳後，俱屬足少陽膽經，由謀慮不決、鬱火凝結而成。此處皮肉澆薄，氣多血少，終屬險證，急當治之。遲則熱氣下入淵液，前傷任脈，內薰肝肺，惡證悉添，必致不救。若紅腫速潰者順，堅硬黑陷者逆。如果投方應證，亦只十全四五也。初宜服柴胡清肝湯消解之，膿將成宜服托裡消毒散，虛者十全大補湯托補之，外俱敷烏龍膏，其餘內外治法，俱按

癧疽腫潰瘍門淵液，膽經穴名。

柴胡清肝湯：見前鬢疽。
托裡消毒散　烏龍膏：俱見腫瘍門。
十全大補湯：見潰瘍門。

● **耳後疽**

耳後疽生耳折間，三焦風毒膽火炎，紅腫有頭焮為順，黑陷臖痛冷潰難。

<u>註</u>　此證生於耳折之間，無論左右，屬三焦經風毒，兼膽經怒火上炎而成。初起如粟，漸增腫痛，小者如杏，大者如桃。若紅腫有頭，焮熱易潰，稠膿者為順；若黑陷堅硬，臖痛引腦，甚則頂、頰、肩、肘俱痛，不熱遲潰，紫血者為逆。初治法同天疽，已潰內外治法，俱按癧疽潰瘍門。

又有初起失於托裡，或誤食寒涼，則毒不能外發，遂攻耳竅，膿從耳竅出者，名為內潰，屬虛，多服十全大補湯。大抵少年得此證者，其癒最緩；老年得此證者，易於成漏。

十全大補湯：見潰瘍門。

● **耳　發**

耳發三焦風熱成，初椒漸若蜂房形，赤腫疼痛生輪後，黃膿屬吉紫血凶。

<u>註</u>　此證生於耳後，屬三焦經風熱相搏而成。初如椒粒，漸腫若蜂房，將腐亦多眼孔，焮赤疼痛，腫連耳輪。蓋發者，乃癰證之毒甚者也。不可聽其自潰，恐潰遲膿通耳竅。當在十一日後，剪破瘡頂，出黃白膿者屬吉為順，出紫鮮血者屬凶為逆。初起俱宜服仙方活命飲消之，外敷二味拔毒散。其餘內外治法，俱按癧疽潰瘍門。

仙方活命飲：見腫瘍門。
二味拔毒散：見腫瘍門。

● **耳根毒**

耳根毒初痰核形，腫如伏鼠焮赤疼，三焦風火膽怒氣，暴腫潰速非疽癰。

<u>註</u>　此誕生於耳後，初起形如痰核，漸增腫勢，狀如伏

鼠，焮赤疼痛。由三焦風火，膽經怒氣上衝，凝結而成。但此證暴腫潰速，根淺易癒，非若癭疽之勢大毒甚也。

初起寒熱往來，宜服荊防敗毒散汗之；發熱痛甚者，仙方活命飲消之；膿成者服透膿散，虛者服托裡透膿湯；潰後外撒紅靈藥，貼太乙膏；膿盡換搽生肌玉紅膏，生肌斂口。若遇虛者，膿水清稀，或瘡口斂遲，即服香貝養榮湯補之，自斂。

仙方活命飲：見腫瘍門。
荊防敗毒散：見項部腦疽。
透膿散：見腫瘍門。
托裡透膿湯：見前侵腦疽。
紅靈藥　生肌玉紅膏　太乙膏：俱見潰瘍門。
香貝養榮湯：見項部石疽。

● 玉枕疽

玉枕疽屬督脈經，證由積熱風邪乘，枕骨微上腦戶穴，高腫為順紫陷凶。

[註]　此證由督脈經積熱，外受風邪凝結而成。生在玉枕骨尖微上腦戶穴。初起如粟，麻癢相兼，寒熱往來，口渴便秘，漸增堅硬，大者如茄，小如鵝卵，紅活高腫。潰出稠膿者，屬吉而順也；若紫黯塌陷，潰出血水者，屬凶險也。初則俱服神授衛生湯消解之，虛者宜服托裡消毒散，外敷沖和膏。其餘內外治法，俱按癰疽腫潰瘍門。

神授衛生湯　托裡消毒散　沖和膏：俱見腫瘍門。

● 腦後發

腦後發生在督經，熱結風府粟腫疼，紅活易潰稠膿順，紫黯難潰血水凶。

[註]　此證屬督脈經，枕骨之下風府穴，由積熱外受風邪凝結而成。初如粟米，焮腫作疼痛，引頭頂肩項，氣粗鼻塞，漸大如盤如碗。紅活速潰出稠膿者順；紫黯難潰時津血水者逆。初起內外治法，按玉枕疽。其餘內外治法，俱按癰疽腫潰瘍門。

● 腦鑠

腦鑠項後如橫木，精涸毒火上乘生，黑如灶煙牛唇硬，木痛未腐水流清。急施桑艾法至痛，火燎刺痛屬陽經，速服仙方活命飲，若見七惡定然凶。

註 此證生於督脈經風府穴，由陰精枯涸，毒火乘之而生。初起形如椒粒，堅硬紫黯，漸腫如橫木，甚則上至巔頂，下至大椎，色如灶煙，硬若牛唇。未膿皮先腐爛，時流清水，肌肉冰冷，輕者木痛，重者毒氣將陷，全不知疼。宜急施桑柴烘法或艾壯灸法，以痛為度；速服仙方活命飲，以舒解其毒。七日之後，不發長不生大膿者，宜服十全大補湯救之，投補藥不應者難治。若初起熱如火燎刺痛，屬陽證，速服黃連消毒飲，外敷回陽玉龍膏。此證若首尾純見五善之證者，屬順；見七惡之證者，屬逆也。其餘內外治法，俱按癰疽腫潰瘍門。

桑柴烘法　艾壯灸法：俱見首卷。
仙方活命飲：見腫瘍門。
十全大補湯：見潰瘍門。
黃連消毒飲：見前百會疽。
回陽玉龍膏：見腫瘍門。

● 油風

油風毛髮乾焦脫，皮紅光亮癢難堪，毛孔風襲致傷血，養真海艾砭血痊。

註 此證毛髮乾焦，成片脫落，皮紅光亮，癢如蟲行，俗名鬼剃頭。由毛孔開張，邪風乘虛襲入，以致風盛燥血，不能榮養毛髮。宜服神應養真丹，以治其本；外以海艾湯洗之，以治其標。若耽延年久，宜針砭其光亮之處，出紫血，毛髮庶可復生。

神應養真丹：羌活　木瓜　天麻　白芍　當歸　菟絲子
熟地酒蒸，搗膏　川芎

等份為末，入地黃膏，加蜜丸桐子大。每服百丸，溫煮酒或鹽湯任下。

|方歌| 神應養真治油風，養血消風發復生，羌歸木瓜天麻芍，菟絲熟地與川芎。

海艾湯：海艾　藁本　菊花　蔓荊子　防風　薄荷　荊穗　藿香　甘松各二錢

水五六碗，同藥煎數滾，連湯共入敞口缽內。先將熱氣薰面，候湯少溫，用布蘸洗，日洗二三次，洗後避風，忌魚腥、發物。

|方歌| 海艾湯治油風癬，先薰後洗善消風，菊藁蔓荊風薄穗，藿香海艾與甘松。

● **白屑風**

白屑風生頭與面，燥癢日久白屑見，肌熱風侵成燥化，換肌潤肌醫此患。

|註| 此證初生髮內，延及面目，耳項燥癢，日久飛起白屑，脫去又生。由肌熱當風，風邪侵入毛孔，鬱久燥血肌膚失養，化成燥證也。宜多服祛風換肌丸。若肌膚燥裂者，用潤肌膏搽之甚效。

祛風換肌丸：大胡麻　蒼朮炒　牛膝酒洗　石菖蒲　苦參　何首烏生　天花粉　威靈仙各二兩　當歸身　川芎　甘草生，各一兩

上為細末，陳煮酒跌丸綠豆大。每服二錢，白滾水送下，忌魚腥、發物、火酒。

|方歌| 換肌丸治白屑風，燥癢日增若蟲行，風燥血分失潤養，疊起白屑落復生。歸芎胡麻蒼朮膝，菖蒲花粉草威靈，苦參何首烏為末，煮酒跌丸綠豆形。

潤肌膏：香油四兩　奶酥油二兩　當歸五錢　紫草一錢

將當歸、紫草入二油內，浸二日，文火炸焦去渣，加黃蠟五錢溶化盡，用布濾傾碗內，不時用柳枝攪冷成膏。每用少許，日搽二次。

|方歌| 潤肌膏搽白屑風，肌膚燥癢用更靈，酥香二油歸紫草，炸焦加蠟濾攪凝。

● **禿瘡**

禿瘡風熱化生蟲，騷癢難堪卻不疼，白痂如錢生髮內，宜

服通聖搽膏靈。

[註] 此證頭生白痂,小者如豆,大者如錢,俗名錢癬,又名肥瘡,多生小兒頭上,騷癢難堪,卻不疼痛。日久延漫成片,髮焦脫落,即成禿瘡,又名癩頭瘡,由胃經積熱生風而成。宜用防風通聖散料,醇酒浸焙為細末,每服一錢或二錢,量其壯弱用之。食後白滾湯調下,服至頭上多汗為驗。初起肥瘡,宜擦肥油膏,用久則效。已成禿瘡者,先宜艾葉、鴿糞煎湯洗淨瘡痂;再用豬肉湯洗之,隨擦躑躅花油,以殺蟲散風,蟲死則癢止,風散則髮生,血潮則肌膚潤,久搽甚效。

防風通聖散:防風　當歸　白芍酒炒　芒硝　大黃　連翹　桔梗　川芎　石膏煅　黃芩　薄荷　麻黃　滑石各一兩　荊芥　白朮土炒　山梔子各二錢五分　甘草生,二兩

共為末。

[方歌] 防風通聖治禿瘡,胃經積熱致風傷。連翹梔子麻黃桔,白朮歸芎滑石防,黃芩甘草石膏芍,薄荷荊芥並硝黃。共末酒拌曬乾碾,白湯調服發汗良。

肥油膏:番木鱉六錢　當歸　藜蘆各五錢　黃柏　苦參　杏仁　狼毒　白附子各三錢　鯉魚膽二個

用香油十兩,將前藥入油內,熬至黑黃色,去渣,加黃蠟一兩二錢溶化盡,用布濾過罐收。每用少許,用藍布裹於手指,蘸油搽瘡。

[方歌] 肥油膏能治肥瘡,散風殺蟲長髮強,黃柏苦參白附子,番鱉狼毒杏仁良,藜蘆當歸鯉魚膽,炸焦入蠟實奇方。

躑躅花油方:躑躅花根四兩搗爛,用菜油一碗,炸枯去渣,加黃蠟少許,布濾候冷。青布蘸搽,日用三次。氈帽戴之,勿令見風。

[方歌] 躑躅花油療禿瘡,驅蟲止癢搽之良,躑躅花根研極爛,菜油炸枯入蠟強。

● **螻蛄癬**

螻蛄癬即蟮拱頭,勢小勢大各有由,胎毒堅小多衣膜,暑

熱形大功易收。

[註] 此證多生小兒頭上，未破如曲蟮拱頭，破後形似螻蛄串穴。有因胎中受毒者，其瘡腫勢雖小，而根則堅硬，潰破雖出膿水，而堅硬不退，瘡口收斂，越時復發，本毒未罷，他處又生，甚屬纏綿難斂。宜用三品一條槍插於孔內，化盡堅硬衣膜，換撒生肌散，貼玉紅膏以收之，不致再發也。

亦有暑熱成毒者，大如梅李，相連三五枚，潰破膿出，其口不斂，日久頭皮串空，亦如螻蛄串穴之狀。宜貼紺珠膏，拔盡膿毒，將所串之空皮剪通，使無藏膿之處，用米泔水日洗一次，乾撒生肌散，貼萬應膏甚效。有因瘡口開張，日久風邪襲入，以致瘡口周圍作癢，抓破津水，相延成片，形類黃水瘡者，宜用敗銅散搽之，忌魚腥發物。

三品一條槍：白砒一兩五錢　明礬三兩

砒、礬二味，共研細末，入小罐內，加炭火煅紅，青煙已盡，疊起白煙片時，約上、下紅徹住火，取罐安地上，一宿取出，約有砒、礬淨末一兩，加雄黃二錢四分，乳香一錢二分，共研極細，厚糊搓成線條，陰乾，瘡有孔者，插入孔內；無孔者，先用針通孔竅，早晚插藥二條。插至三日後，孔大者，每插十餘條。插至七日，孔內藥條滿足方住。患處四邊，自然裂開大縫，共至十四日前後，其堅硬衣膜及疔核、瘰癧、痔漏諸管，自然落下，隨用湯洗，搽玉紅膏。虛者兼服健脾補劑，自然收斂。

[方歌] 神奇三品一條槍，能醫堅硬衣膜瘡，雄乳白砒礬生用，研末煅煉搓條良。

敗銅散：化銅舊罐子一個，研為細末，用香油調敷。自能滲濕祛癢，口易斂。

[方歌] 敗銅散治潰風傷，騷癢破津脂水瘡，化銅舊罐研細末，香油調敷滲濕良。

紺珠膏　萬應膏　生肌散　玉紅膏：俱見潰瘍門。

● 髮際瘡

髮際瘡生髮際邊，形如黍豆癢疼堅，頂白肉赤初易治，胖

人肌厚最纏綿。

註 此證生項後髮際，形如黍豆，頂白肉赤堅硬，痛如錐刺，癢如火燎，破津膿水，亦有浸淫髮內者，此由內鬱濕熱，外兼受風相搏而成也。初宜紺珠丹汗之，次有酒製防風通聖散清解之，外搽黃連膏效。

惟胖人項後髮際，肉厚而多褶紋，其髮反刺瘡內，因循日久不瘥，又兼受風寒凝結，形如臥瓜，破爛津水，時破時斂，俗名謂之肉龜。經年不癒，亦無傷害，常用琥珀膏貼之，可稍輕也。

琥珀膏： 定粉一兩　血餘八錢　輕粉四錢　銀朱七錢　花椒十四粒　黃蠟四兩　琥珀末，五分　麻油十二兩

將血餘、花椒、麻油炸焦，撈去渣，下黃蠟溶化盡，用夏布濾淨，傾入瓷碗內，預將定粉、銀朱、輕粉、琥珀四味，各研極細，共合一處，徐徐下入油內，用柳枝不時攪之，以冷為度。綿燕脂攤貼，紅綿紙攤貼亦可。

方歌 琥珀膏能治諸瘡，活瘀解毒化腐良，定血輕朱椒蠟珀，麻油熬膏亦療瘍。

紺珠丹： 即萬靈丹，見腫瘍門。

防風通聖散： 見前禿瘡。

黃連膏： 見鼻部鼻瘡。

● **頭風傷目**

頭風引目眉棱痛，風火寒痰有四因，或由楊梅毒攻頂，或因產後被風侵。

註 此證畏寒、惡風，其痛走注不定，得暖少減者，風痛也；寒熱口苦，大渴，二便秘，不眠者，火痛也；手足厥冷，面青唇白，氣逆不渴，小水白者，寒痛也；身重肢酸，胸煩作嘔，口吐痰沫者，痰痛也。以上四證，舊有古方羌活沖和湯倍川芎加菊花，隨經形證，加引治之。倘若因循失治，風攻眉棱酸痛，眼皮跳動，漸攻睛珠，起藍雲遮睛，多致損目。若只眉棱酸痛，以碧雲散常吸之甚效。

羌活沖和湯： 防風　白芷各一錢　細辛　甘草生，各五分　生

地　蒼朮　黃芩各一錢　羌活一錢五分　川芎二錢

引加蔥頭三根、生薑一片、紅棗肉二枚，水煎，食後服。痛由頂後起，屬膀胱經，倍羌活加藁本。痛由耳後起，屬膽經，加柴胡。痛由太陽牽引頭額兩目，屬胃經，倍白芷加葛根、煅石膏。頭痛兼有腹痛身重，屬脾經，倍蒼朮。頭痛兼有足冷，氣逆，屬腎經，倍細辛；甚者加麻黃、生附子，減黃芩。頭痛兼有嘔涎沫，手足厥冷者，屬肝經，加吳茱萸。頭痛有火熱渴，倍酒洗黃芩，加生石膏。便秘者加生大黃。頭痛吐痰涎，四肢不冷者，加半夏。

方歌　沖和頭風風傷目，風火寒痰四因生，日久眉稜酸痛跳，遮睛損目此能清。防風白芷細辛草，生地蒼芩羌活芎，詳在隨加引經藥，蔥薑紅棗水煎成。

碧雲散：川芎　鵝不食草各一兩　細辛　辛荑各二錢　青黛一錢

共為細末，患者口噙涼水，令人以蘆筒吹入左右鼻孔內，取嚏為效。每用少許，鼻常吸之，其效緩。

方歌　碧雲散去頭風證，眉稜酸痛更堪醫，鵝不食草辛荑黛，芎細同研不時吸。

貼兩太陽穴法：治頭痛如破。

雀腦　川芎　白附子各等份

研末，蔥汁調稠，紙攤貼左右太陽穴效。

產後風寒侵腦，頭痛不可發汗，宜用四物湯倍川芎加荊芥穗服之，其效緩。

楊梅毒入腦髓，以致頭痛者，治在本門。

四物湯：見潰瘍門。

頭部疽瘡癬證篇方藥的臨床新用

1. 祛風活血湯外洗治油風79例

【臨床資料】本組79例，其中男60例，女19例；年齡最小者9歲，最大者58歲；斑禿71例，全禿8例；病程短者1個月，最長者18年。

【方藥與治療】祛風活血湯由苦參、防風、白鮮皮、炒桃仁、紅花、地膚子、蟬蛻、白蒺藜、荊芥、蛇蛻組成。加水1500~1700ml，文火煎煮剩藥液1000ml備用。每日取500ml，藥液加溫後洗頭皮約30分鐘連洗6天1療程。一般1~2療程。

【治療結果】以患部生長出毛髮為準。79例油風中治癒76例，有效2例，無效1例。總有效率為98.77%。（李進水.河北中醫，1997，19(3)：39）

2. 一葉兩草湯治療油風47例

【治療方法】一葉兩草湯，藥用鮮側柏葉60g，茜草、旱蓮草各15g。水煎服，1日1劑，7日為1療程。辨證：①若患者有頭暈、乏力、脈細、舌淡等氣血不足的徵候，加黃耆15g，當歸10g，白芍9g。②若患者有脈虛舌紅，腰膝酸軟，五心煩熱，夢多遺精等徵候，可加六味地黃湯等藥。

【治療結果】47例患者，服藥1~2療程，痊癒45例，無效2例。治癒率95.7%。痊癒患者均隨訪6個月至3年，未見復發。（羅齊民.新疆中醫藥，1998，16(4)：13）

3. 腦疽的中醫辨證治療

【熱毒熾盛證】男60歲，退休工人，1990年11月6日就診。患者後頂結塊紅熱腫痛3日，來診。始診頂後焮赤脹痛，周圍皮色潮紅範圍5cm×6cm，中心未破，身微惡寒、發熱、頭痛，胃納呆滯，腑實不通，嗜菸酒、肥肉，體胖動則氣促。脈象滑數，舌質紅苔黃而微膩。

藥用：銀花30g，蒲公英15g，紫花地丁15g，穿山甲15g，當歸尾12g，白芷、皂角刺、天花粉、大貝母、防風各10g，生甘草6g，生大黃（後下）9g。水煎服，1日1劑。外敷中藥金黃膏，隔日一換。3日後患處中心有膿頭破潰，膿稠色黃，膿出不暢。患者頭昏無力遂給予補托法，原方中去大黃、防風，加生黃耆30g，製乳香、製沒藥各10g，水煎服3劑。再診，膿出量多質稠，且腐肉相繼脫出，待腐肉內層脫出，停止服藥，施生肌散收口癒合，半月而癒。

【陰虛火熾型】女性，70歲，農民，1992年12月初就診。

始頂後堅腫結塊，疼痛10日。查頂後腫塊範圍約10cm×5cm根盤硬，中間有多個膿頭，未潰，瘡形平塌、皮色黯滯。病體消瘦，頂項不能轉側，面色萎黃而無光澤，精神萎靡，口乾咽燥，思熱飲，發熱，不惡寒，溺短赤，大便乾結，數日一解，舌紅無苔，脈細數。投以五味消毒飲加生地等養陰生津之品。

藥用：金銀花30g，蒲公英、紫花地丁、生地各18g，野菊花、紫背天葵、麥冬、知母、玄參、天花粉各10g，外敷金黃膏，兩天後津液虧損之象明顯減輕，局部平塌不凸起，原方加補氣之生黃耆45g，穿山甲12g，皂角刺10g，以托膿外出。兩劑後少數膿頭開始出膿，但質稀如黃水。約12日後膿透腐脫，外用九一丹以助化腐生肌。時至月餘，瘡口收斂結痂癒合。（劉安生.青海醫藥雜誌，1999，29(11)：37）

4. 重用白花蛇舌草治療實證腦疽8例療效觀察

【治療方法】白花蛇舌草60~120g，視毒火輕重，選擇劑量，水煎，早、晚各1次內服，輔以拔毒散調黃酒敷患處。

【治療效果】服藥9~15劑，8例腦疽中腫消熱退、症狀全無者7例，佔87.5%；未能控制症狀，致潰膿者1例，佔12.5%。

【典型病例】閆某，男，34歲，司機，1991年8月4日初診。患者於1週前項後正中生一腫塊，雞卵大小，紅腫熱痛，因失治，兼正值酷暑，局部失於清潔，致腫勢迅速擴大，復因兩天前飲酒致患處痛不可觸，伴發熱而前來就診。查患處位於項後正中髮際內，紅腫高突，有粟粒樣膿頭數枚，局部觸質硬，觸痛明顯，伴發熱（體溫39.10°C）、口渴、煩躁、大便乾、舌苔黃、脈弦數。診斷：腦疽。治療：白花蛇舌草120g，水煎，早、晚分2次內服，復以藥渣加蔥段、花椒適量煎湯外洗，最後外敷拔毒散。凡3劑，複診時，腫塊明顯縮小至4cm×6cm大小，紅腫漸退，膿頭消失，觸痛已不明顯，體溫恢復正常，但局部仍較硬，口渴、便乾依舊，苔薄黃、脈弦略數。以原方再進3劑，並仍以藥渣煎湯洗患處，腫塊基本消失，症狀全無，白花蛇舌草減至60g，再進3劑，告癒。

（趙超英.河北中醫藥學報，1999，14.(4)：26）

5. 膀胱經放血療法治療髮際瘡8例

【一般資料】8例患者均有反覆發作的髮際瘡史。年齡23~30歲4例，31~40歲3例，42歲1例。病程2~5年2例，6~10年5例，10年以上1例。均為中西藥治療效果不佳。

【治療方法】①用具：三棱針、酒精棉球、消毒乾棉球。②體位：坐位，暴露背、腰部。③放血點：背腰部膀胱經上。④放血方法：在雙側膀胱經上用酒精棉球消毒，醫者用右手拇指、食指挾持三棱針針柄，中指自然放於食指下針體下端以固定針體。在膀胱經上輕用力挑破皮膚，然後用雙手拇指、食指按壓挑刺處，使其出一滴血，用消毒乾棉球擦去血滴。在膀胱經上從大杼穴開始，至關元俞為止，等距離放血6~7處（指一側膀胱經），每日1次。有出血疾病者禁用。

【治療效果】經3次治癒者1例，經4次治癒者3例，經6次治癒者2例，經7次治癒者1例，經10次治癒者1例。治癒率100%。

【病案舉例】張勇，男，33歲，1997年4月2日初診。患髮際瘡2年餘，中西藥治療未能根除，反覆發作。現頸項腫痛，活動受限，十分痛苦。查見後髮際有數個大小不等的癤腫，紅熱脹痛明顯。病人不發熱，全身狀況良好，伴口渴、尿赤、便秘等症，舌紅、苔黃、脈數有力。在雙側膀胱經上行放血治療，每日1次，共4次而癒，隨訪4年未復發。（侯小藏.陝西中醫，2002，22(8)：728）

6. 內外合治髮際瘡80例

【治療方法】內治：清熱解毒，消腫止痛。處方：露蜂房15g，澤瀉18g，紫花地丁18g，赤茯苓18g，赤芍15g，銀花18g，蒲公英18g，土貝母10g，升麻15g。水煎服，每次150~200ml，每日3次，忌酒、魚蝦、發物動風之品。

外治：清熱消腫，拔毒生肌。初期，瘡口早封、紅腫疼痛，選用芫花水洗劑：芫花30g，花椒30g，黃柏30g，煎水外洗或將諸藥研粉裝在布袋中，加水濃縮成汁濕敷患處，每日3

次。紅腫未潰，冷水丹：黃連18g，白芷15g，紫草15g，冰片10g，醋適量，麻油30g，將其藥研粉用醋及麻油調成糊狀敷貼患處，每日2次。

【療效觀察】80例患者中有效47例，顯效30例，無效3例，總有效率為97%。

【典型病例】張某，男，38歲。初診時間1994年1月31日，不明原因枕部忽起二粒米大小毛囊丘疹，疼痛，幾天後又長出數粒，且局部皮膚發紅並成結痂，壓之疼痛尤甚，不能平睡，以益於養陰利濕，消腫解毒中藥內服，外用冷水丹外敷，治療10天而癒。隨後數例均取良效。（文明昌.中國民間療法，1999，7：11）

7. 洋七味煎劑泡洗治療脂溢性脫髮34例

【方法】洋金花3~6g（乾品），當歸、玄參、菊花、川芎、黃柏、何首烏各6~30g。日1劑水煎，泡洗患處。

【治療結果】顯效16例，有效11例，無效7例。（潘萬喜.陝西中醫函授，1996，5：24）

8. 白屑風治驗

林某，女，36歲。1993年5月23日初診。頭皮脫屑半年餘。患者頭皮癢甚，搔之則脫落大量白色糠秕狀乾燥屑片，伴脫髮，手足心熱，頭暈，眼乾澀，月經先期，量少色淡。舌淡紅，苔少，脈細稍數。中醫診斷為白屑風。此由血虛化燥生風所致。治當養血潤燥為主，擬四物湯合二至丸加味：熟地、生地、當歸、白芍、旱蓮草各15g，何首烏、女貞子、川芎各12g，荊芥、防風、甘草各6g。水煎服，每日1劑。5劑後頭皮瘙癢及脫屑即止，其他症狀減輕。停藥後1個月，頭皮微癢，有少量屑片脫落。舌質淡紅，苔薄白，脈細稍數。繼服上方5劑後諸症悉除，月經如期而至。隨訪2年未復發。（陳立富.湖南中醫雜誌，1997，13(6)：52）

9. 中藥內服外搽治療白屑風62例

【臨床資料】62例中，男37例，女25例；年齡14~55歲；病程2個月至5年；乾性（風熱血燥型）53例，濕性（腸胃濕熱

型）9例。發於頭面等處的輕症患者48例，泛發全身的重症患者14例。

【治療方法】白鮮皮、地膚子、重樓各10g，白花蛇舌草、紫草、側柏葉15g，甘草6g，水煎服，每日1劑。腸胃濕熱型加藿香、茵陳、石菖蒲各15g，黃連6g；風熱血燥型加熟地黃、白芍、當歸、川芎各10g。

外用方：苦參、黃柏、白鮮皮、側柏葉各30g，冰片10g組成。腸胃濕熱型加蒼耳子30g，煎煮濃縮成200ml左右，塗搽患處，每日3次。對於腸胃濕熱型患者可增加外用次數。

【治療效果】痊癒（皮損消退，自覺症狀消失）42例（佔67.74%），有效（皮損消退30%以上，自覺症狀減輕）18例（佔29.03%），無效（症狀無改變，或改善不足30%）2例（輕、重症各1例，輕症為風熱血燥型，重症為腸胃濕熱型，佔3.2%）。總有效率為96.8%。（韋家傑.安徽中醫學院學報，2002，21(4)：25）

面　部

● **顴瘍　顴疽**

顴瘍顴疽漸榴形，風熱積熱小腸經，瘍起焮紅浮腫痛，疽紫漫硬木麻疼。

註　此二證發於顴骨尖處，屬小腸經，不論左右，初小漸大如榴。發陽分者，由風熱而生，初起焮紅，浮腫，疼痛，七日即潰，名為顴瘍，毒輕根淺易癒；發陰分者，由積熱而生，色紫，漫腫，堅硬，麻木，疼痛，三七方潰，名為顴疽，毒甚根深難癒。瘍證初宜仙方活命飲，疽證初宜內疏黃連湯或麥靈丹。其餘內外治法，俱按癰疽腫瘍潰瘍門。

仙方活命飲　內疏黃連湯　麥靈丹：俱見腫瘍門。

● **顴　疔**

顴疔初起粟米形，證由陽明火毒生，堅硬頂凹根深固，寒熱交作麻癢疼。

> 註　此證生在顴骨之間，屬陽明胃經，不論左右，初如粟米黃色小疱，次如赤豆，頂凹堅硬，按似疔頭，麻癢疼痛。多因過食炙爆、藥酒，以致胃經積火成毒而生。初宜蟾酥丸，或麥靈丹汗之，次服黃連消毒飲清之。外治法同疔門，凡疔皆屬迅速之證，初覺即當急治，遲則毒火攻心，令人昏憒譫語，惡證悉添，多致不救。

蟾酥丸：見疔瘡門。

麥靈丹：見腫瘍門。

黃連消毒飲：見頭部百會疽。

● 面發毒

面發毒在頰車生，初少漸多赤豆形，腫硬焮疼津黃水，證屬風熱客陽明。

> 註　此證生面上頰車骨間。初生一個，漸發數枚，形如赤豆，色紅焮痛，堅硬似疔，時津黃水。由風熱客於陽明，上攻而成。初宜服荊防敗毒散汗之。若胃火盛，則唇焦口渴，便燥者即服涼膈散下之，外以清涼消毒散敷之即癒。

涼膈散：黃芩　薄荷　梔子生研　連翹去心　石膏生　甘草生　芒硝　大黃各等份

水二盅，苦竹葉二十片，煎八分；加蜂蜜三匙和服。

> 方歌　涼膈散醫肺胃熱，口渴唇焦便燥結，芩薄梔翹石膏草，芒硝大黃苦竹葉。

清涼消毒散：白及　乳香　雄黃　天花粉　麝香　烏藥　山慈姑　黃柏

各等份，共研細末，雞子清和蜜水調敷。

> 方歌　清涼消毒去風熱，及乳雄黃花粉麝，烏藥慈菇黃柏研，雞清蜜調毒即減。

荊防敗毒散：見項部腦疽。

● 面遊風

面遊風燥熱濕成，面目浮腫癢蟲行，膚起白屑而癢極，破津黃水津血疼。

> 註　此證生於面上，初發面目浮腫，癢若蟲行，肌膚乾

燥，時起白屑。次後極癢，抓破，熱濕盛者津黃水，風燥盛者津血，痛楚難堪。由平素血燥，過食辛辣厚味，以致陽明胃經濕熱受風而成。癢甚者，宜服消風散；痛甚者，宜服黃連消毒飲，外抹摩風膏緩緩取效。

摩風膏：麻黃五錢　羌活一兩　白檀香一錢　升麻二錢　白及一錢　防風二錢　當歸身一錢

用香油五兩，將藥浸五日，文火炸黃，即撈去渣，加黃蠟五錢，溶化盡，用絹濾過，攪冷塗抹瘡上。

方歌　摩風膏抹遊風證，麻黃羌活白檀升，及防歸身香油泡，炸黃去渣加蠟凝。

消風散：見項部紐扣風。

黃連消毒飲：見頭部百會疽。

● 痄　腮

痄腮胃熱是其端，初起焮痛熱復寒，高腫焮紅風與熱，平腫色淡熱濕原。

註　此證一名髭發，一名含腮瘡。生於兩腮肌肉不著骨之處，無論左右，總發端於陽明胃熱也。初起焮痛，寒熱往來。若高腫、色紅、焮熱者，係胃經風熱所發；若平腫色淡不鮮者，由胃經濕熱所生。如則俱以柴胡葛根湯表之。若口渴便秘，宜四順清涼飲解之。表裡證俱解，腫痛仍作者，勢必成膿，宜托裡消毒散托之。膿熟者針之，體虛者宜平補之。其餘治法，按癰疽潰瘍門。此證初起，若過服涼藥，令毒攻喉者險。

柴胡葛根湯：柴胡　葛根　石膏煅　天花粉　黃芩各一錢　甘草生，五分　牛蒡子炒，研　連翹去心　桔梗各一錢　升麻三分

水二盅，煎八分，不拘時服。

方歌　柴胡葛根發表證，痄腮腫痛或平形，石膏花粉黃芩草，牛蒡連翹桔梗升。

四順清涼飲：防風　梔子生研　連翹去心　甘草生　當歸　赤芍　羌活各一錢　大黃二錢

水二盅，燈心五十寸，煎八分，食遠服。

方歌　四順清涼攻裡強，口乾便秘疿腮瘡，防風梔子連翹草，歸芍燈心羌大黃。

托裡消毒散：見腫瘍門。

● 頰　瘍

頰瘍胃經積熱生，初如紅粟漸榴形，膿出腫消易斂癒，膿稀難斂漏因成。

註　此誕生於耳下頰車骨間，由陽明胃經積熱而生。始發如粟，色紅漸大如榴，初起宜犀角升麻湯清解之。若失治，或過敷寒藥，以致肌冷凝結，堅硬難消難潰者，宜升陽散火湯宣發之。將潰，宜托裡消毒散。膿熟針之，膿出腫退，瘡口易斂者則癒。或牙關緊急不開，或旁腫不消，膿水清稀，因而成漏，復被寒侵瘡孔，致生多骨，經年纏綿難癒者，服桂附地黃丸，外用豆豉餅墊灸艾壯，初用九壯，以知熱癢為止，每日灸之以朽骨脫出，膿漸少而肌漸平為度。兼用紅升丹，捻入瘡口內，萬應膏蓋貼，每日一易。患者當慎起居，戒腥發等物，漸漸收功。

犀角升麻湯：犀角二錢五分　升麻一錢七分　黃芩八分　白附子麵裹煨熟，八分　生甘草五分　白芷八分　川芎八分　羌活一錢二分　防風八分

水三盅，煎一盅，食遠熱服。

方歌　犀角升麻醫頰瘍，色紅初起服之良，黃芩白附生甘草，白芷川芎羌活防。

升陽散火湯：撫芎六分　蔓荊子　白芍酒炒　防風　羌活　獨活　甘草半生，半炙　人參各一錢　柴胡　香附各一錢五分　葛根一錢　升麻一錢　僵蠶炒，一錢五分

生薑一片，紅棗肉一枚，水三盅，煎一盅，食遠溫服。

方歌　升陽散火過敷寒，牙叉拘急木痛堅，撫蔓芍防羌獨草，參柴香附葛升蠶。

托裡消毒散：見腫瘍門。

豆豉餅：見灸法內。

紅升丹　萬應膏：俱見潰瘍門。

● 骨槽風

骨槽風火三焦胃，耳前腮頰隱隱疼，腐潰筋骨仍硬痛，牙關拘急夾邪風。

[註] 此證一名牙叉發，一名穿腮發。乃手少陽三焦、足陽明胃二經風火也。起於耳前，連及腮頰，筋骨隱痛，日久腐潰，腮之裡外筋骨，仍然漫腫硬痛，牙關拘急，皆由邪風深襲筋骨故也。此證屬在筋骨陰分，故初起腫硬難消，潰後瘡口難合，多致不救。初起熱不盛者，內宜服清陽散火湯，外以清胃散擦牙，真君妙貼散敷腮，如初起發表之後，人壯火盛者，用皂角刺、大黃、甘草節、白芷、僵蠶下之，後減大黃，加生石膏以清之。然亦不可過用寒涼之藥，恐其凝結也。有硬腫日久失治，不能盡消者，膿勢將成，宜用中和湯托之。已潰按癰疽潰瘍門治法。亦有過服寒涼，以致肌肉堅凝腐臭，非理中湯佐以附子不能回陽，非僵蠶不能搜風。如法治之，諸證俱減，惟牙關拘急不開，宜用生薑片墊灸頰車穴二七壯（其穴在耳垂下五分陷中處），每日灸之，兼用針刺口內牙盡處出血，其牙關即開。若寒熱不退，形焦體瘦，痰盛不食，或口內腐爛，甚則穿腮落齒者，俱為逆證。當腐爛之初，治法即同牙疳，亦不過稍盡人事耳。

清胃散：薑黃　白芷　細辛　川芎

各等份，共研細末。先以鹽湯漱口，擦牙痛處。

[方歌] 清胃散擦牙腫疼，薑黃白芷細辛芎，同研先以鹽湯漱，後擦此藥有奇功。

中和湯：白芷　桔梗　人參　黃耆各一錢　藿香五分　肉桂五分　甘草　白朮土炒　川芎　當歸　白芍酒炒，各一錢　麥門冬去心，五分

水二盅，薑三片，棗二枚，煎八分，加酒一杯，食遠服。

[方歌] 中和湯治骨槽風，日久不消欲潰膿，芷桔參耆藿桂草，朮芎歸芍麥門冬。

理中湯：見潰瘍門。

真君妙貼散：見腫瘍門。

升陽散火湯：方見煩瘍。

● 發　頤

發頤腫痛結核般，經屬陽明身熱寒，傷寒疹毒汗失表，腫至咽喉調治難。

註　此證又名汗毒，發於頤頷之間，屬足陽明胃經。初起身發寒熱，腫如結核，微熱微痛，漸腫如桃如李，疼痛倍增，由傷寒發汗未盡，或疹形未透，壅積而成。初起宜荊防敗毒散汗之，外以二味拔毒散敷之即消。如消之不應者，腫痛日增，勢必潰膿，宜服托裡透膿湯，潰後按癰疽潰瘍門治法。若此證失於調治，或誤投寒涼克伐之藥，毒必內陷，腫至咽喉，痰湧氣堵，湯水難咽者逆。

荊防敗毒散：見項部腦疽。
二味拔毒散：見腫瘍門。
托裡透膿湯：見頭部侵腦疽。

● 時　毒

時毒初發類傷寒，漫腫無頭在項間，因感四時不正氣，治分壯弱疏解痊。

註　此證初起，狀類傷寒，憎寒發熱，令人恍惚不寧，肢體酸疼，或兼咽痛，一二日間，發於項腮、頷頤，作腫無頭，漸漸焮赤疼痛，或似結核有根，漫腫色赤，俱由感冒四時不正邪氣，客於經絡，釀結而成，非發於病後之頤毒也。惟在醫者，精察瘡色，辨別虛實。治法須宜疏解，不可驟用寒涼，致毒不外發，而內攻咽喉者險矣。初服荊防敗毒散汗之，其腫不消者，宜服連翹消毒飲；腫仍不消，膿勢將成，壯者宜服透膿散，弱者宜服托裡透膿湯，外敷二味拔毒散，膿熟針之。潰按癰疽潰瘍門治法。

荊防敗毒散：見項部腦疽。
連翹消毒飲：見背部酒毒發。
透膿散：見腫瘍門。
托裡透膿湯：見頭部侵腦疽。
二味拔毒散：見腫瘍門。

● 鳳眉疽

鳳眉疽生兩眉棱，形長如瓜漫腫紅，膀胱小腸肝膽熱，煩悶嘔逆不食凶。

註 此疽亦名眉發，生於眉棱，無論左右，俱屬足太陽膀胱、手太陽小腸、足厥陰肝、足少陽膽四經積熱所致。形長如瓜，疼痛引腦，二目合腫，堅硬色赤，按之有根。六日內刺之得膿則吉，無膿則險。甚則十四日不潰，煩悶、嘔逆、不食者凶。初宜服仙方活命飲，次服托裡透膿湯。速潰為妙，遲則恐攻眼損睛矣。其餘內外治法，按癰疽潰瘍門。

仙方活命飲：見腫瘍門。
托裡透膿湯：見頭部侵腦疽。

● 眉心疽

眉心疽生在印堂，硬腫為疽浮腫瘍，督經風熱氣凝滯，根堅木痛當疔防。

註 此證生於兩眉中間，疽名曰印堂疽。毒初起色黯根平，腫硬疼痛，至二十一日，腐潰出稠膿者順，無膿黑陷者逆。瘍名曰面風毒。瘍毒初起，色赤浮腫，焮痛易治，七日潰膿。若色黑木痛，麻癢太過，根硬如鐵釘之狀，寒熱並作，即眉心疔也，俱由督脈經風熱壅結氣滯所成。疽瘍二證，俱按百會疽，眉心疔治法同疔。

● 龍泉疽

龍泉疽起在人中，麻癢堅疼赤豆形，上焦風熱攻督脈，憎寒壯熱治同疔。

註 此證生於水溝穴，即人中是也，屬督脈經。形如赤豆，勢小根深，堅硬木痛，色紫頂焦，寒熱交作，不時麻癢，由上焦風熱，攻於督脈而成。宜按疔門急速治之。遲則毒氣內攻，令人煩悶，噁心乾嘔，神亂昏憒，腮項俱腫，多致不救。

● 虎髭毒

虎髭毒在頦下生，胃腎積熱入任經，癰焮腫痛速潰易，疽堅硬痛麻癢疔。

註　此毒一名頦癰，腫痛焮赤，速潰易治；一名承漿疽，堅硬痛腫，遲潰難治。若根深，形小似豆，麻癢痛甚，惡寒發熱，心煩作嘔者疔也，當從疔治。皆由過食炙爆，以致胃腎二經積熱上攻任脈而成。癰疽二證初起，宜服仙方活命飲，加升麻、桔梗消之。若便秘、唇焦、大渴者，宜內疏黃連湯清之。其餘內外治法，俱按癰疽、腫瘍潰瘍門。初起麻癢如療，治法按疔門。

仙方活命飲　內疏黃連湯：俱見腫瘍門。

● 燕窩瘡

燕窩瘡在下頦生，如攢粟豆癢熱疼，形類黃水瘡破爛，此證原來濕熱成。

註　此證生於下頦，俗名羊鬍子瘡。初生小者如粟，大者如豆，色紅熱癢微痛，破津黃水，形類黃水瘡，浸淫成片，但疙瘩如攢，由脾胃濕熱而成。宜服芩連平胃湯，外搽碧玉散即效。

芩連平胃湯：黃芩一錢五分　黃連一錢　厚朴薑炒，一錢　蒼朮炒，二錢　甘草生，五分　陳皮一錢

水二盅，薑一片，煎八分，食後服。

方歌　芩連平胃燕窩瘡，除濕清熱服更良，薑炒厚朴蒼朮草，陳皮同煎引生薑。

碧玉散：黃柏末　紅棗肉燒炭存性，各五錢

共研細末，香油調搽患處。

方歌　碧玉散搽燕窩瘡，色紅疙瘩津水黃，棗炭柏末香油拌，消疼止癢滲濕方。

● 雀　斑

雀斑淡黃碎點形，火鬱孫絡血風成，犀角升麻丸常服，正容散洗漸無蹤。

註　此證生於面上，其色淡黃，碎點無數，由火鬱於孫絡之血分，風邪外搏，發為雀斑。宜常服犀角升麻丸，並治一切粉刺、酒刺、黠贈齇子等證。外用時珍正容散，早晚洗之，以澤其肌，久久自愈。亦有水虧火滯而生雀斑者，宜服

六味地黃丸。

犀角升麻丸：犀角一兩五錢　升麻一兩　羌活一兩　防風一兩　白附子五錢　白芷五錢　生地黃一兩　川芎五錢　紅花五錢　黃芩五錢　甘草生，二錢五分

各為細末，和勻，蒸餅為小丸，每服二錢，食遠臨臥用茶清送下。

方歌　犀角升麻治雀斑，黧黑靤子亦能瘥，犀升羌防白附芷，生地芎紅芩草丸。

時珍正容散：豬牙皂角　紫背浮萍　白梅肉　甜櫻桃枝各一兩

焙乾，兌鷹糞白三錢，共研為末。每日早、晚用少許，在手心內，水調濃搓面上，良久以溫水洗面。用至七八日後，其斑皆沒，神效。

方歌　正容散洗雀斑容，豬牙皂角紫浮萍，白梅櫻桃枝鷹糞，研末早晚水洗靈。

六味地黃丸：懷熟地八兩　山萸肉　懷山藥炒，各四兩　白茯苓　丹皮　澤瀉各三兩

共為細末，煉蜜為丸，如梧桐子大。每服二錢，空心淡鹽湯送下。

方歌　六味地黃善補陰，能滋腎水並生津，萸苓山藥丹皮瀉，研末蜜丸服最神。

● 黑　痣

黑痣生面霉點斑，小如黍粒豆形圓，孫絡之血陽束結，挑破水晶膏點痊。

註　此證生於面部，形如霉點，小者如黍，大者如豆，比皮膚高起一線。有自幼生者，亦有中年生者，由孫絡之血，滯於衛分，陽氣束結而成。宜用線針挑破，以水晶膏點之，三四日結痂，其痣自落，用貝葉膏貼之，兼戒醬醋，愈後無痕。

水晶膏：礦子石灰水化開，取末五錢，又用濃鹼水多半茶盅，浸於石灰末內，以鹼水高石灰二指為度。再以糯米五十

粒，撒於灰上，如鹹水滲下，陸續添之，泡一日一夜，冬天兩日一夜，將米取出，搗爛成膏。挑少許點於痣上，不可太過，恐傷好肉。

方歌　水晶膏能點黑痣，鹹水浸灰入糯米，一日一夜米泡紅，取出搗膏效無比。

貝葉膏：見潰瘍門。

● 黧黑䵟𪒟

䵟𪒟如塵久炱黯，原於憂思抑鬱成，大如蓮子小赤豆，玉容久洗自然平。

註　此證一名黧黑斑。初起色如塵垢，日久黑似煤形，枯黯不澤，大小不一，小者如粟粒赤豆，大者似蓮子、芡實，或長，或斜，或圓，與皮膚相平。由憂思抑鬱，血弱不華，火燥結滯而生於面上，婦女多有之。宜以玉容散早晚洗之，常用美玉磨之，久久漸退而癒。戒憂思、勞傷，忌動火之物。

玉容散：白牽牛　團粉　白蘞　白細辛　甘松　白鴿糞　白及　白蓮蕊　白芷　白朮　白僵蠶　白茯苓各一兩　荊芥　獨活　羌活各五錢　白附子　鷹條白　白扁豆各一兩　防風五錢　白丁香一兩

共研末。每用少許，放手心內，以水調濃搽搓面上，良久再以水洗面，早、晚日用二次。

方歌　玉容散退黧䵟𪒟，牽牛團粉蘞細辛，甘松鴿糞及蓮蕊，芷朮僵蠶白茯苓，荊芥獨羌白附子，鷹條白扁豆防風，白丁香共研為末，早晚洗面去斑容。

面部瘡瘍證篇方藥的臨床新用

1. 大黃冰片治療面遊風50例

【臨床資料】本組50例中，男26例，女24例；年齡最小者為11歲，最大者54歲；病程1~2個月者15例，3~4個月者20例，5個月以上者15例；泛發型33例，局限型（慢性）17例；大部分患者均有不同程度的瘙癢、紅斑、鱗屑性損害。

【藥液配製及用法】生大黃100g，冰片20g，食醋250g，置密封瓶中浸泡7天，待呈深棕色即可應用。大黃可研末放入瓶中，但不宜炒。治療時先將75%的酒精消毒患處，再塗用大黃冰片酊，可用雞毛或棉籤輕塗患處，每日3~4次。忌辛辣刺激之品。用藥後皮膚有輕度刺激感，幾分鐘後可消失。

【治療結果】治癒（症狀完全消失，皮損消退）20例；顯效（症狀消失，皮損好轉）15例；有效（症狀改善，皮損好轉）15例；無效（症狀無改變，皮損仍有新發者）5例。總有效率為95%。

【典型病例】王某，男，50歲，工人。1985年7月8日初診。因全身出現淡紅色斑疹，瘙癢，面部尤甚，上覆糠秕狀鱗屑半年，經省某醫院診斷為脂溢性皮炎（面遊風）。皮膚近月來乾癢不適，面部出現紅色斑疹，有鱗屑，常有便秘、小便黃，舌淡紅、苔薄白，脈滑。證屬濕熱內阻脾胃鬱熱，熱壅上焦，氣血凝滯。治宜清熱涼血，收斂止癢祛風。用75%酒精消毒清潔皮膚，用大黃冰片配液塗搽患處，每日3次。7月20日複診，面部紅色斑疹明顯緩解，瘙癢緩解，鱗屑減少，繼用大黃冰片酊治療1週，面部紅色斑疹及鱗屑消失，皮損消退，未有新的皮疹發生，瘙癢消失，皮膚光滑如常。
（文明昌.湖南中醫雜誌，1999，15(4)：33）

2. 面遊風治驗

石某，女，26歲，農民。產後患面遊風，求余為治。見其面浮腫，黃水浸潤而有血屑。並伴有紅色片狀痕，目腫難睜，形成兩縫，口唇亦腫呈紫色。診其脈浮而數。詢知：產後出汗遇風，越日即感顏面發癢逐漸浮腫，奇癢如蟲行皮中，搔破即流黃水，浸潤呈片狀，乾燥時起白屑，癢甚時搔破則出血，癢而痛，夜不得眠。施治宜用清熱、祛風、滲濕、涼血、解毒之法。擬消風散及黃連解毒飲合劑服2劑，外敷摩風膏，服藥後未見顯效。遂憶先師王氏治此病證時，用自擬涼血驅風濕方內服，外用消毒金黃散頗有良效。乃擬其方（方附後）。進藥1劑輕；2劑痛癢大減。速服5劑，外敷藥

換3次，癢止痛消，半個月後，面部瘢痂盡脫，恢復正常。

【內服藥方】金銀花35g，連翹、浮萍各20g，生地、防風、蒺藜、白鮮皮、黃柏各15g，蟬蛻、牛蒡子、紅花、桃仁、荊芥、甘草各10g，當歸12.5g，苦參25g。一劑兩煎，早、晚分服。

【註】第2劑中，上方加入薑蠶7.5g，升麻10g，取其引諸藥上行之意。3劑若有便秘等症時，可酌加大黃10~15g。

【外敷藥方】黃柏15g，黃連10g，冰片2.5g，明雄5g，馬齒莧15g。上述諸藥共為極細末，香油調上之。（張世君.中醫藥學報，1996，2：37）

3. 升陽散火法治療唇風30例

【治療方法】生甘草、葛根、白芍、柴胡、連翹、薄荷（後下）各12g，炙甘草、防風、升麻各9g。便秘者加當歸，糜爛者加銀花、紫花地丁。每日1劑，每劑水煎分2次服。另外搽黃連膏。

【治療結果】治癒標準為唇部紅腫痛癢消失，局部無滲液，新生上皮，結果30例全部治癒。服藥時間最短者5劑，最長者30劑。其中4例治癒後復發，繼用上方痊癒。

【典型病例】王某，男，30歲，1997年11月5日初診。患者唇部發癢，色紅腫脹，時以舌舐潤，3日後破潰流水，如無皮之狀，痛如火燎，每於進食及吹氣時更甚，便秘、舌苔薄黃、脈沉數。以上方加當歸18g內服，外搽黃連膏。5劑後複診，潰瘍面縮小，滲液減少，疼痛減輕。繼進5劑後，潰瘍面已無滲液，疼痛消失，囑再服3劑鞏固療效，隨訪至今未復發。（程懷孟.實用中醫藥雜誌，2001，17(5)：25）

4. 紫雪散外治唇風23例觀察

【治療方法】用紫雪散，以冷開水調成稠糊狀，每日搽患處3~5次，病重者搽5~10次。以藥糊乾落後再搽為宜。

【治療結果】本組23例，其中唇腫未潰者，用藥2天痊癒7例，3天痊癒11例，已潰者用藥後3天結痂痊癒3例，4天痊癒2例，總有效率100%。（龔正生.江西中醫藥，1996增刊：120）

5. 生大黃治癒雀斑1例

王某，女，30歲，從病史上瞭解到患者屬熱性體質，皮膚乾燥，臉上佈滿大小不一的黃褐色斑點，建議患者每日用2~3g生大黃泡水當茶飲。半個月後患者臉上皮膚嫩滑，自我感覺良好。以後每日0.5~1g生大黃泡水當茶飲，半年多後患者滿臉的雀斑沒有了。（鐘婉婷.江西中醫藥，1997，28(4)：62）

6. 針灸治療雀斑112例

【一般資料】 112例均係女性，年齡25~45歲，病程2個月至20年。

【治療方法】 主穴：迎香、巨髎，配穴：合谷、足三里、曲池、血海，兩側交替使用。

操作：面部穴位用0.5寸不銹鋼毫針，沿皮斜刺，用夾持進針法，其他穴位用2寸不銹鋼毫針直刺。得氣後施以平補平瀉手法。留針30分鐘，中間快速捻針3次，每次1分鐘。起針後，配穴加用艾條溫和灸5分鐘。每日1次，30次為1療程。

【治療結果】 痊癒（雀斑全部消失）35例，佔31%；有效（雀斑減少，隱約可見）68例，佔61%；無效（雀斑無改變）9例，佔8%。

【典型病例】 李某，女，工人，38歲，自述顏面雀斑10年，診見面部散佈茶褐色雀斑，左右對稱，舌質淡紅，苔白，脈細澀。採用上法治療20次後即見面部雀斑顏色轉淺，3個療程後，顏面雀斑消失，皮膚光澤。（何岩.河北中醫學院學報，1996，11(4)：32）

7. 中藥內服外用治療黃褐斑268例

【方法】 內服自擬珍珠祛斑美容丸，藥用珍珠粉5g，生地25g，枸杞子20g，當歸、丹參、紫草、懷山藥、黃精、茯苓、棗皮各15g，柴胡、川芎、紅花、丹皮、沙苑子各10g，以上藥物除珍珠粉外，焙乾研末，與珍珠粉拌勻，後水治為丸。每次服10~15g，每日3次，飯後為宜。

外敷自擬九白膏：藥用白芷、白僵蠶、白朮、白及、白

蔹、白茯苓、白附子、天花粉、滑石粉各等份，焙乾研極細末，加蜂蜜適量調膏，睡前面部熱敷10分鐘，再將九白膏塗之，次晨洗去，隔日1次，療程與內服藥同步；此外，經絡穴位按摩、皮膚護理。

【治療結果】本組268例分3組進行觀察，第1組為皮膚護理＋中式經絡按摩，總有效率為38%；第2組為中藥外敷＋中式經絡按摩，總有效率為64%；第3組為中藥外敷＋中藥內服＋中式經絡按摩，其總有效率為96%。（趙頻.湖南中醫藥導報，1996，1(2)：22）

8. 二子祛斑膏合面膜治療黧黑斑87例療效觀察

【方法】平臥、潔面後，用本品（白芷、白附子、白僵蠶、白及、白茯苓、芍藥、當歸、冬瓜仁各等份，珍珠粉適量，烘乾，研粉末，配香霜製成）按經絡走行及皮紋、肌肉排列方向施以按摩手法。並用離子噴霧機噴面15~20分鐘；局部辨證取穴行穴位按摩。按摩完畢，倒冷膜粉（醫用石膏）或用滋潤軟膜（水晶膜、蠟膜）敷面約20~30分鐘後揭去，乾後清水洗淨。每週1次，12次為1療程。肝腎陰虛甚者用生地20g，山藥、當歸、丹皮、山茱萸、茯苓、白芍、丹參、紅花各15g，白僵蠶、澤瀉、甘草各10g，每日1劑，水煎服，連用3個月。

【療效標準】治癒（面部色斑完全消退，停藥後無復發）45例，好轉（面部色斑顏色減退，面積縮小50%以上）39例，無效（面部色斑消退不足50%，且停藥後如故）3例。總有效率96.5%。（朱曉華.湖南中醫學院學報，1999，3(19)：54）

9. 拔毒散貼敷治療疖腮360例

【一般資料】本組中男性204例，女性156例；年齡1~4歲者150例，5~9歲者183例，10~14歲者27例。病程1~5日。屬溫毒在表型者291例，熱毒蘊結型者69例。

【治療方法】全部採用中藥貼敷，熱毒蘊結者加服清瘟敗毒飲或肌注柴胡注射液。中藥方劑：勒馬回、連翹、黃芩、射干、赤芍、莪朮、冰片。上藥研極細末備用，用時以適量調

成軟膏狀，攤於棉紙上敷於患處，紗布敷蓋，膠布固定，每日換藥1次。

【治療效果】本組經治療全部獲效，其中痊癒348例（1~3日痊癒者309例，3~4日痊癒者39例），好轉12例。病程短者療效較佳。（張星耀.中國民間療法，2000，8(2)：18）

10. 中藥治療痄腮60例

【一般資料】本組中男性37例，女性23例；年齡2~15歲，平均7.8歲；病程1~6天。其中雙側腮腺腫大53例，一側腮腺腫大7例，合併睪丸炎、腦膜炎各1例，合併心肌炎2例。

【治療方法】金銀花、鴨跖草各適量（根據年齡大小確定用藥劑量，一般15~30g），煎湯內服。另將鴨跖草、烏蘞蓀根曬乾研末用醋或水調成糊狀，局部外敷，每日2次，3天為1個療程。輕症一般只需1療程，重症用2個療程。

【治療效果】治癒（體溫正常，腮腫完全消失，無併發症）44例，佔73.4%；好轉（腮腫及諸症減輕）13例，佔21.6%；未癒（腮腫未見改善或出現變證）3例，佔5%。總有效率為95%。

【典型病例】余某，男，8歲，1996年4月3日初診。患兒因畏寒發熱3天，兩腮先後呈彌漫性腫痛，張口咀嚼困難，伴頭痛咽痛、納呆便乾，體溫39.8℃，舌尖紅，苔薄黃，脈浮數。按上述方法治療用藥3天後發熱惡寒已除，腮部腫脹顯著消退，疼痛基本消失，張口咀嚼無障礙，原藥續用3天以鞏固療效。（余寶富.中國民間療法，1999，1：40）

11. 中藥外敷治療粉刺30例

【臨床資料】本組30例中，男性14例，女性16例。年齡最小15歲，年齡最大27歲，平均21歲。病程均在半年以上，最長8年。

【治療方法】桃仁10g，白及20g，當歸15g，白芷10g，黃柏8g，赤芍15g。如有小米或米粒樣白色脂栓出現，可加大黃10g，上藥研末，用雞蛋清調塗，早、晚各一次，效果滿意。（金良驥.時珍國藥研究，1996，7(3)：139）

| 卷六十四 |

項　部

● 腦疽　偏腦疽[1]

腦疽項正屬督脈，左右偏腦太陽經，陽正陰偏分難易，治與癰疽大法同。

註　此疽有正有偏，正屬督脈經，入髮際名為腦疽，俗名對口；偏屬太陽膀胱經，名為偏腦疽，俗名偏對口。正腦疽係陽亢熱極而生，其證多焮赤腫痛，色鮮紅活，根束頂尖，時痛時止。督脈純陽，起於尾閭，上貫巔頂，挾毒上升，故易膿、易腐、易斂，多屬順證，若偏腦疽，係寒熱錯雜所生，其證漫腫，色黯，平塌，堅硬。然足太陽經外陽內陰，從頭走足，陽降陰凝，難膿、難腐、難斂，多屬逆證。更有兼風濕者，其瘡根又易於散大旁流。故順逆二證，治法當辨別是癰是疽。腦癰者，皮薄易破；腦疽者，皮厚難破。初起有表證，令人寒熱往來，宜服荊防敗毒散；有裡證，令人口唇焦紫，大渴，大便結燥，宜服內疏黃連湯。若瘡勢已成，按癰疽腫瘍、潰瘍門大法治之。

荊防敗毒散：荊芥　防風　羌活　獨活　前胡　柴胡　桔梗　川芎　枳殼麩炒　茯苓各一錢　人參　甘草各五分

薑三片，水二盅，煎八分，食遠服，寒甚加蔥三棵。

方歌　荊防敗毒治初瘡，憎寒壯熱汗出良，羌獨前柴荊防桔，芎枳參苓甘草強。

內疏黃連湯：見腫瘍門。

● 天柱疽

天柱疽生天柱骨，上焦鬱熱蓄督經，灸之有疱方為順，色黑形陷逆而凶。

註　此疽生於項後高骨，名天柱骨，即大椎骨也。疽之

[1] 偏腦疽：原本脫後兩字，今據目錄補之。

初起，形如臥蠶，由上焦鬱熱，蓄於督脈，以致肩背拘急，極癢入骨。宜於疽上以艾灸之，若灸之有疱者順，無疱者逆。甚至色黑形陷，血出不止，潰爛神昏，嘔噦噁心等證，是為大凶。其內、外治法同腦疽。

● **魚尾毒**

魚尾毒生後發角，在左在右淺而輕，膀胱濕熱七日潰，膿出腫消痛自寧。

註 此毒生於項後髮際兩旁角處，由足太陽膀胱經濕熱凝結而發。其毒或在左，或在右，皆屬輕淺。初起宜荊防敗毒散；膿將成，宜服托裡排膿湯。其外治之法，同癰疽腫瘍、潰瘍諸證。

托裡排膿湯：當歸　白芍酒炒　人參　白朮土炒　茯苓　連翹去心　金銀花　浙貝母去心，各一錢　生黃耆二錢　陳皮八錢　肉桂六分　桔梗胸之上加一錢　牛膝下部加八分　白芷頂之上加五分　甘草四分

薑一片，水三盅，煎一盅，食遠溫服。

方歌 托裡排膿潰瘡，排膿消腫實稱強，歸芍四君翹桂芷，銀耆貝桔膝陳良。

荊防敗毒散：見腦疽。

● **百脈疽**

百脈疽生腫色形，引耳繞頸色紫紅，痛熱不食氣逆嗽，刺出膿吉血出凶。

註 此疽初發，漫腫大小數塊，環繞頸項，其色紫紅，痛熱不食，氣逆咳嗽，其發引耳。十五日可刺，遲則毒攻咽喉。刺見膿者順，見血者逆。餘治法按癰疽腫瘍、潰瘍門。

● **結喉癰**

結喉癰發項前中，肝肺積熱塞喉凶，膿成若不急速刺，潰穿咽喉何以生。

註 此癰發於項前結喉之上，又名猛疽，以其毒勢猛烈也。蓋項前之中，經屬任脈兼肝、肺二經積熱憂憤所致。腫甚則堵塞咽喉，湯水不下，其凶可畏。若膿成不針，向內潰穿咽喉者則難生矣。初宜服黃連消毒飲，外敷二味拔毒散。

將潰調治之法，按癰疽腫瘍、潰瘍門。

黃連消毒飲：見頭部百會疽。

二味拔毒散：見腫瘍門。

● 夾喉癰

夾喉癰生喉兩旁，肝胃毒熱發其瘡，瘡與結喉癰同治，尤嫌痰壅不時嗆。

註　此癰一名夾疽，生於結喉之兩旁，屬足厥陰肝經、足陽明胃經火毒上攻而致。其治法與結喉癰同。

● 瘰　癧

小瘰大癧三陽經，項前頸後側旁生，痰濕氣筋名雖異，總由恚忿鬱熱成，更審纏綿諸證治，成勞日久不收功。

註　此證小者為瘰，大者為癧。當分經絡：如生於項前，屬陽明經，名為痰瘰；項後屬太陽經，名為濕瘰；項之左右兩側，屬少陽經，形軟，遇怒即腫，名為氣癧；堅硬筋縮者，名為筋癧；若連綿如貫珠者，即為瘰癧；或形長如蛤蜊，色赤而堅，痛如火烙，腫勢甚猛，名為馬刀。瘰癧又有子母癧，大小不一。有重台癧，癧上堆累三五枚，盤疊成攢。有繞項而生者，名蛇盤癧。如黃豆結簍者，又名鎖項癧。生左耳根，名蜂窩癧。生右耳根，名惠袋癧。形小多癢者，名風癧。頷紅腫痛者，名為燕窩癧。延及胸腋者，名瓜藤癧。生乳旁兩胯軟肉等處者，名㾽瘍癧。生於遍身，漫腫而軟，囊內含硬核者，名流注癧。獨生一個，在囟門者，名單窠癧。一包生十數個者，名蓮子癧。堅硬如磚者，名門閂癧。形如荔枝者，名石癧。如鼠形者，名鼠癧，又名鼠瘡。以上諸癧，推之移動為無根，屬陽，外治宜因證用針灸、敷貼、蝕腐等法；推之不移動者為有根且深，屬陰，皆不治之證也。切忌針砭及追蝕等藥，如妄用之，則難收斂。

瘰癧形名各異，受病雖不外痰、濕、風、熱，氣毒結聚而成，然未有不兼恚怒、忿鬱、幽滯、謀慮不遂而成者也。有外受風邪，內停痰濕，搏於經絡，其患身體先寒後熱，瘡勢宣腫微熱，皮色如常，易消、易潰、易斂，此為風毒也，

如防風羌活湯、海菜丸，揀擇用之。有天時亢熱，暑濕偶中三陽經，兼過食膏粱厚味，釀結而成，其患色紅微熱，結核堅硬緩腫，難消、潰遲、斂遲，此為熱毒也，如升陽調經湯、柴胡連翹湯、雞鳴散，隨證輕重，揀擇用之。有感冒四時殺厲之氣而成，其患耳項胸腋，驟成腫塊，宣發暴腫，色紅皮熱，令人寒熱，頭眩項強作痛，此為氣毒也，如李杲連翹散堅湯、散腫潰堅湯，俱可因證治之。有肝傷恚忿，血虛不能榮筋，其患核堅筋縮，推之不移者，此筋瘰也，初服舒肝潰堅湯，次服香貝養榮湯治之。有誤食汗液、蟲蟻鼠殘、陳水宿茶不淨之物，其患初小後大，累累如貫珠，連接三五枚，不作寒熱，初不覺疼，久方知痛，此為誤食毒物也，如楊氏家藏治瘰癧方法，製靈雞蛋，隨證虛實，揀擇用之自癒。

其項後兩旁濕瘰癧，經屬膀胱寒水，外感風邪與濕凝結，漫腫疼痛，皮色如常，有日久將潰，皮色透紅，微熱痛甚，其內外治法，用藥總不宜寒涼，初腫宜用附子敗毒湯，外敷神功散；將潰已潰，俱按癰疽潰瘍內外治法。用藥首尾得溫暖即效，誤犯寒涼，令人項背拘強，瘡勢塌陷，毒氣攻裡，便瀉者逆。但凡生瘰癧者，男子不宜太陽青筋暴露，潮熱咳嗽，自汗盜汗；女人不宜眼內紅絲，經閉骨蒸，五心煩熱。男婦有此，後必變瘡勞，俱為逆證，難收功也。

防風羌活湯：治風毒瘰癧，初發寒熱者。

防風　羌活各一錢　連翹去心,二錢　升麻七分　夏枯草二錢　牛蒡子炒,研,一錢　川芎一錢　黃芩酒浸,一錢　甘草五分　昆布酒洗,一錢　海藻酒洗,一錢　僵蠶酒炒,二錢　薄荷一錢

水煎服。

方歌　防風羌活驅瘰方，風毒發熱最為良，芎芩昆布翹蒡草，夏枯海藻薄升僵。

海菜丸：治風痰瘰癧，繞項而生，無寒熱者，宜常服，消盡為止。

海藻菜蕎麥同炒過,去麥不用　白僵蠶微炒去絲

上等份為細末，用白梅肉泡湯為丸，如梧桐子大。飯後或臨臥時，每服六七十丸，米湯送下，兼忌魚腥厚味。

方歌　海菜丸治風痰癧，海藻菜與白僵蠶，梅湯為丸如桐子，米湯送下病可痊。

升陽調經湯丸：治熱毒瘰癧繞於項下，或至頰車，此證由陽明胃經中來也。若其瘡深遠，隱曲肉低，俱作塊子，堅硬大小不等，並皆治之。或作丸服亦可。

升麻八錢　連翹去心　龍膽草酒炒　桔梗　黃連去鬚，酒炒　京三棱酒炒　葛根　甘草炙，各五錢　知母酒洗　廣朮①酒炒，各一兩　條黃芩酒洗，六錢　黃柏去粗皮，酒炒，七錢

上撮一劑，稱一半為細末，煉蜜為丸，如梧桐子大。每服一百丸，或一百五十丸。一半研粗末，每用五錢。若胃強能食，大便乾燥者，可旋加至七八錢，用水二盅，先將粗末浸半日，煎至一盅，去渣熱服。服時仰臥，伸腳置高處，去枕頭，噙藥一口，作十次咽之。一盅將吃完，可留一口，將丸藥送下，服藥畢，臥如常，此治法也。

方歌　升陽調經醫毒熱，項頰瘰癧堅如鐵，升葛甘芩知柏棱，黃連膽草翹朮梗。

柴胡連翹湯：治男婦熱毒，馬刀瘰癧，兼氣寒血滯，經閉等證。

柴胡　連翹去心　知母酒炒　黃芩炒，各五錢　黃柏酒炒　生地　甘草炙，各三錢　瞿麥穗六錢　牛蒡子炒研，二錢　當歸尾一錢五分　肉桂三分

上共研粗末，每服三錢或五錢。水二大盅，煎至一盅，去渣，食後熱溫服。

方歌　柴胡連翹醫瘰癧，馬刀血滯與經閉，黃芩牛蒡歸柏知，瞿麥肉桂甘生地。

雞鳴散：治瘰癧疼痛，及熱毒結核，或多煩悶，熱而不寒者。

①朮：原作茂，形近致誤。廣朮即廣莪朮。

黑牽牛一兩　胡粉即定粉，一錢　生大黃二錢　樸硝煉成粉者，三錢

上共為細末，每服三錢。雞鳴時井花水調服，以二便利為度，如未利再服。

方歌　雞鳴散治瘰癧疼，結核煩悶熱相乘，粉牽硝黃為細末，井水調服便利通。

李杲連翹散堅湯：治氣毒瘰癧，耳下或至缺盆，或至肩上，生瘡堅硬如石，推之無根者，名馬刀瘡。從手、足少陽經中來也。或生兩脅，或已流膿，或未破，並皆治之。

當歸酒洗　連翹去心　莪朮酒炒　京三棱酒炒，各五錢　土瓜根酒炒　龍膽草酒洗，各一兩　柴胡一兩二錢　黃芩一半生用，一半酒炒，一兩二錢　炙甘草六錢　黃連酒炒　蒼朮炒，各三錢　赤芍藥一錢

上以一半為細末，煉蜜為丸，如梧桐子大。每服一百丸，或一百五十丸。一半研末，每用五錢，水一盅八分，先浸半日，煎一盅，去渣熱服。臨臥頭低腳高，去枕而臥，每口作十次咽之，留一口送下丸子，服畢如常安臥。

方歌　李杲連翹散堅湯，氣毒瘰癧馬刀瘡，歸芍柴芩棱莪草，土瓜龍膽黃連蒼。

舒肝潰堅湯：夏枯草　僵蠶炒，各一錢　香附子酒炒　石決明煅，各一錢五分　當歸　白芍醋炒　陳皮　柴胡　撫芎　穿山甲炒，各一錢　紅花　片薑黃　甘草生，各五分

引燈心五十寸，水三盅，煎一盅，食遠熱服。便燥者，加乳香一錢。便溏者，加煅牡蠣一錢。

方歌　舒肝潰堅湯開鬱，筋癧石疽柴決當，夏枯陳蠶香附撫，紅花芍草甲薑黃。

散腫潰堅湯：治氣毒瘰癧，一切馬刀，結硬如石，推之有根者。如證從耳下串至缺盆，或至肩上，或至脅下者，皆屬手、足少陽經二經所發也。若瘰癧遍生下頦，或至頰車，堅而不潰者，屬足陽明經所發也。或二證已破，及流膿水者，並皆治之。服藥多少，臨證斟酌，量病人飲食多少，大便軟硬，以意消息之。

柴胡梢四錢　龍膽草酒炒　黃柏去粗皮，酒炒　知母炒　天花粉

昆布去土，酒洗　桔梗各五錢　甘草根炙　京三棱酒炒　廣朮酒炒　連翹去心　當歸各三錢　白芍酒炒　葛根　黃連各二錢　升麻六錢　黃芩梢一半酒炒，一半生用，八錢　海藻五錢

上共研末，每用六錢，或七錢。水二盅，先浸半日，煎至一盅，去渣熱服。服時於臥處伸腳在高處，頭微低，每噙一口，作十次咽之，至服畢依常安臥，取藥在胸中多停留之意也。另攢半料作細末，煉蜜為丸，如梧桐子大，每服一百丸。此湯藥預留一口，以送丸藥。

　　方歌　散腫潰堅氣毒滯，馬刀瘰癧耳肩交，遍頰或至頰車骨，結硬如石用之消。知藻三棱歸芍草，升芩花粉柴胡梢，葛根黃連廣朮桔，昆布龍膽柏連翹。

楊氏家藏治瘰癧方：治誤食毒物，致成瘰癧，其功甚速。

荊芥　白僵蠶炒，去絲　黑牽牛各二錢　斑蝥去頭、翅、足，大米炒，二十八個

上為末，臥時先將滑石末一錢，用米飲調服，半夜時再一服。五更初即用溫酒調藥一錢或二三錢，量人之強弱用之。服後如小水並無惡物行下，次日早再用一服；仍不行，第三日五更初，先吃白糯米粥，再服前藥一服，更以燈心湯，調琥珀末一錢服之，以小水內利去惡物為癒，如尿孔痛，用青黛一錢，以甘草湯調下，其痛即止。

　　方歌　楊氏家藏治瘰方，誤食毒物成癧瘡，牽牛斑蝥僵荊芥，為末酒服量弱強。

法製靈雞蛋：治誤食毒物，致腋下生馬刀瘰癧者，其功稍緩。

斑蝥去頭、足、翅，七個

上將雞子一個，頂上敲開小孔，入斑蝥在內，紙封固了，於飯上蒸熟，取出去殼，切開去斑蝥，五更空心和米飯嚼服。候小水通如米泔水或如脂，即其驗也。如大便、小水不通，即服琥珀散三二貼催之，然後常服妙靈散，內消連翹丸尤佳。

　　方歌　製靈雞蛋治馬刀，雞子一個入斑蝥，紙封蒸熟去殼藥，同飯嚼服癧可消。

琥珀散： 琥珀　黃芩　白茯苓　烏藥　車前子　瞿麥　茵陳　蒿石韋　紫草　茅根　連翹去心，各等份

上為極細末，每服三錢。用燈心湯調下，不拘時服。

方歌　琥珀散能利二便，瀉毒清熱最稱奇，芩苓烏藥車瞿麥，茵韋紫草茅翹宜。

妙靈散： 服靈雞蛋後，卻將此藥與內消連翹丸相兼常服，瘡癒方止。

海藻二兩　川牛膝　何首烏生　當歸酒洗　海螵蛸　桑寄生各一兩　青葙子酒洗　昆布酒洗　甘草節各五錢　木香三錢　沉香二錢

上為細末，每服二錢。食後溫酒調下。

內消連翹丸： 連翹去心，二兩　核桃仁　白及　射干　夏枯草　土瓜根　澤蘭葉　沙參　漏蘆各一兩五錢

上為細末，入核桃仁研勻，酒糊為丸，如梧桐子大。每服三五十丸，空心食前或酒下，或鹽湯送下。

方歌　內消連翹解瘰癧，妙靈與此兩兼服，核桃及射夏枯草，土瓜澤蘭沙漏蘆。

附子敗毒湯： 治濕毒瘰癧。

羌活一錢　川附子製，一錢　白僵蠶炒，三錢　前胡一錢　連翹去心，一錢五分　生黃耆一錢五分　蔓荊子一錢五分　陳皮一錢　防風一錢　白茯苓一錢五分　金銀花二錢　甘草節，五分

引用生薑一片，水三盅，煎一盅，食遠溫服。

方歌　附子毒太陽經，濕毒瘰癧漫腫疼，陳苓前草耆羌活，銀花僵蔓翹防風。

消核散： 治頸項痰凝瘰癧，不論男婦小兒，用之無不神效。

海藻三兩　牡蠣　元參各四兩　糯米八兩　甘草生，一兩　紅娘子同糯米炒糊黃色，去紅娘子，用米，二十八個

共研細，酒調服一錢或錢半，量人壯弱。

方歌　消核散治諸瘰癧，男婦小兒用之癒，紅娘糯米炒胡黃，甘草元參藻牡蠣。

犀角丸： 治諸般瘰癧，心火上攻，兩目赤澀，服之有效。

犀角　青皮　黑牽牛半生半炒　陳皮各一兩　連翹去心,五錢　薄荷二斤　皂角二枚

前五味，共研細末，用皂角去子、皮、弦，泡捶，以布絞取汁一碗，又用新薄荷搗取汁，同熬成膏，和入藥末內為丸，如梧桐子大。每服三十丸，食後滾湯送下。

方歌　犀角丸能除心火，諸般瘰癧兼目紅，牽牛半生半炒用，陳薄皂角連翹青。

夏枯草膏：治男婦小兒憂思氣鬱，瘰癧堅硬，肝旺血燥，驟用迅烈之劑，恐傷脾氣，以此膏常服消之。

京夏枯草一斤半　當歸　白芍酒炒　黑參　烏藥　浙貝母去心　僵蠶炒,各五錢　昆布　桔梗　陳皮　撫芎　甘草各三錢　香附酒炒,一兩　紅花二錢

前藥共入沙鍋內，水煎濃湯，布濾去渣。將湯復入沙鍋內，慢火熬濃，加紅蜜八兩，再熬成膏，瓷罐收貯。每用一二匙，滾水沖服。兼戒氣怒、魚腥。亦可用薄紙攤貼，瘰癧自消。

方歌　夏枯草膏醫諸癧，化硬消堅理肝虛，血燥憂思肝木旺，烈藥傷脾服此宜。歸芍貝僵香附桔，昆紅參草撫陳皮，烏藥同熬加紅蜜，滾水沖服戒怒急。

瘰癧未潰敷貼方

金倍散：治瘰癧堅硬難消、難潰，敷之神效。

整文蛤攢孔,一枚　金頭蜈蚣研粗末,一條

將蜈蚣末裝入文蛤內，紙糊封口，外再用西紙糊七層，曬乾，麵麩拌炒，以紙黑焦為度，去紙研極細末，加麝香一分，再研勻，陳醋調稠。溫敷堅硬核處，外用薄紙蓋之，每日一換。

方歌　金倍散敷堅瘰癧，蜈蚣末入文蛤中，紙糊曬乾同麩炒，加麝研之醋調靈。

神功散：治濕毒瘰癧，敷之神效。

製川烏頭　嫩黃柏各等份

共研細末，米醋調稠。溫敷腫處，每日一換。

方歌 神功散濕瘰癧，嫩黃柏與川烏頭，等份為末加米醋，調塗腫處即能瘳。

李杲龍泉散：治諸般瘰癧，未成者消，已成者潰。

瓦粉即定粉　龍泉粉即磨刀石上粉也　莪朮酒浸炒乾　京三棱酒浸炒乾　昆布去土,酒洗,各五錢

上共研極細，滾水調塗患處，用此消堅尤速。

方歌 李杲龍泉敷諸癧，瓦粉龍泉莪朮棱，昆布共研為細末，滾水調塗速又靈。

朱震亨貼瘰癧餅：治項間瘰癧，不辨肉色，不問大小及日月深遠，或有赤硬腫痛，並皆貼之效。

生山藥　蓖麻子肉

上等份，搗勻攤貼之。

方歌 震亨貼瘰癧可移，蓖麻山藥共研泥，不問日久並腫硬，作餅貼之效更奇。

神效瘰癧方：治瘰癧初起，消腫止痛。

白膠香　海螵蛸　降真香心無土氣者

上等份，研末，溫水調稠，薄紙攤貼。

方歌 神效瘰癧實良方，疏滯消腫止痛強，未破已前用之效，白膠海螵降真香。

龍珠膏：龍牙草即馬鞭草,五兩　棘棗根五錢　海藻二錢五分　蘇木五錢

上細切，水二十碗，煎至十二三碗，去渣，又用桑柴灰、蒼耳草灰、石灰各二碗半，紙兩層，先鋪籮底，次置三種灰於籮內，用滾水熱淋取灰汁十碗，澄清，同前湯入鍋內熬成膏；用巴豆霜、白丁香、石膏、麝香、輕粉各少許，研細入膏內攪勻，瓷罐收貯。取敷核上，再敷時，去舊藥，其核即潰。根小者，但塗於根上，其核自潰。

方歌 龍珠膏敷癧毒瘡，潰遲未潰敷之良，海藻蘇木龍牙草，再加棗根共煎湯，桑石蒼耳灰淋水，同煎成膏添麝香，石膏白丁輕巴豆，研入膏內塗癧強。

瘰癧潰後方

蟾酥拈子：蟾酥黃豆大一塊　白丁香十五粒　寒水石黃豆大一塊　巴豆去殼，十粒　寒食麵黃豆大一塊

上各研細，共合一處再研勻，煉蜜搓成捻子。每用一根，用針將瘰癧當頂針一孔，插捻子入孔內，用綠雲膏蓋貼。連插三日後，單換膏藥，俟數日後，頑根自脫，以膿淨硬退為效。如硬未盡再用，以盡為度。

> 方歌　蟾酥捻子化堅方，瘰癧將潰納入瘡，寒水石共巴豆肉，寒食麵與白丁香。

五雲膏：專貼鼠瘡、馬刀、瘰癧已潰。

銀黝子捶碎，四兩　黃丹飛過，八兩　香油二十兩

用沙鍋一口盛香油，火溫，候油熱，將黝子投入油內，用桃、柳、桑、槐、棗五樣樹枝攪之，候起珍珠花時，撈去渣，用布濾淨；復將油下入鍋內，慢慢將黃丹篩入油內，用五枝不住手攪之，以滴水成珠為度，取出收貯。用時勿令見火，以重湯燉化，紅緞攤貼。

> 方歌　五雲膏貼鼠瘡證，瘰癧潰後共馬刀，銀黝油熬渣濾淨，黃丹五枝攪成膏。

綠雲膏：黃連　大黃　黃芩　元參　黃柏　木鱉子去殼，各一錢

上藥共切片，用香油一兩，炸焦色，去渣；入淨松香五兩，再熬成膏，傾入水中，扯拔令金黃色，入銚內再熬數滾，候溫；將豬膽汁三枚，銅綠三錢，預用醋一兩，浸一宿，絹濾去渣；同入膏內，用柳枝攪之，候冷為度。用時以重湯燉化，薄紙攤貼甚效。

> 方歌　綠雲癧破貼最神，軍柏連鱉元參芩，油炸濾渣加松脂，膽汁銅綠入攪勻。

蛇蛻膏：蜜蜂二十一個　蛇蛻七分半　蜈蚣端午前收者佳，二條

上用香油四兩，將前三藥入油，用文武火炸枯，撈去渣；入定粉二兩，用如箸粗桑枝七條，急攪候冷，出火氣七日夜。方用紙攤貼患處。

方歌 蛇蛻膏貼潰後癧，專消餘毒功效極，蜈蚣蜜蜂炸去渣，定粉油熬出火氣。

凡治瘰癧馬刀潰破之後，應用方藥，氣血兩虛，宜八珍湯；堅硬未消者，宜香貝養榮湯；食少便瀉者，宜香砂六君子湯；血虛肝熱，或瘡口出血，或紅腫者，宜逍遙散加丹皮、炒梔子；瘡口斂遲，宜用十全大補湯加白蘞；虛煩不寐者，宜歸脾湯調理。但藥劑大小，量人歲數、虛實，斟酌用之。

八珍湯：見潰瘍門。
香貝養榮湯：見石疽門。
香砂六君子湯：見潰瘍門。
逍遙散：見背部上搭手。
十全大補湯：見潰瘍門。
歸脾湯：見乳部乳中結核內。
益元散：即六一散加硃砂少許，見胸部蠹疽。

● **上石疽**

石疽生於頸項旁，堅硬如石色照常，肝鬱凝結於經絡，潰後法依瘰癧瘡。

註 此疽生於頸項兩旁，形如桃李，皮色如常，堅硬如石，疼痛不熱。由肝經鬱結，以致氣血凝滯經絡而成。此證初小漸大，難消難潰，既潰難斂，疲頑之證也。初起氣實者，宜服舒肝潰堅湯；氣虛者，宜服香貝養榮湯，外用蔥白、蜂蜜，搗泥敷貼。日久不消者，以陽燧錠每日灸之，以或消、或軟、或將潰為度。既潰法同瘰癧。

香貝養榮湯：白朮土炒，二錢　人參　茯苓　陳皮　熟地黃　川芎　當歸　貝母去心　香附酒炒　白芍酒炒，各一錢　桔梗　甘草各五分

薑三片，棗二枚，水二盅，煎八分，食遠服。

胸膈痞悶，加枳殼、木香。飲食不甘，加厚朴、蒼朮。寒熱往來，加柴胡、地骨皮。膿潰作渴，倍人參、當歸、白朮，加黃耆。膿多或清，倍當歸、川芎。脇下痛或痞，加青皮、木香。肌肉生遲，加白蘞、肉桂。痰多，加半夏、橘紅。口乾，

加麥冬、五味子。發熱,加柴胡、黃芩。渴不止,加知母、赤小豆。潰後反痛,加熟附子、沉香。膿不止,倍人參、當歸,加黃耆。虛煩不眠,倍人參、熟地,加遠志、棗仁。

方歌　香貝養榮用四君,四物貝桔香附陳,氣血兩虛宜多服,筋瘰石疽效如神。

陽燧錠:見首卷烙法。

舒肝潰堅湯:見瘰癧門。

● 失榮證

失榮耳旁及項肩,起如痰核不動堅,皮色如常日漸大,憂思怒鬱火凝然。日久氣衰形消瘦,愈潰愈硬現紫斑,腐爛浸淫流血水,瘡口翻花治總難。

註　失榮證,生於耳之前後及肩項。其證初起,狀如痰核,推之不動,堅硬如石,皮色如常,日漸長大。由憂思、恚怒、氣鬱、血逆與火凝結而成。日久難癒,形氣漸衰,肌肉消瘦,愈潰愈硬,色現紫斑,腐爛浸淫,滲流血水,瘡口開大,胬肉高突,形似翻花瘤證。古今雖有治法,終屬敗證。但不可棄而不治,初宜服和榮散堅丸,外貼阿魏化堅膏,然亦不過苟延歲月而已。

和榮散堅丸:治失榮,調和榮血,散堅開鬱。

川芎　白芍酒炒　當歸　茯苓　熟地　陳皮　桔梗　香附　白朮土炒,各一錢　人參　甘草炙　海粉　昆布　貝母去心,各五錢　升麻　紅花各三錢　夏枯草熬湯,再加紅蜜四兩,再熬成膏,一斤

共研細末,夏枯草膏合丸,如梧桐子大。每服三錢,食遠白滾水送下。

身熱,加黃芩、柴胡。自汗、盜汗,去升麻,倍人參,加黃耆。飲食無味,加藿香、砂仁。飲食不化,加山楂、麥芽。胸膈痞悶,加澤瀉、木香。咳嗽痰氣不清,加杏仁、麥冬。口乾作渴,加知母、五味子。睡眠不寧,加黃柏、遠志、棗仁。驚悸健忘,加茯神、石菖蒲。有汗惡寒,加薄荷、半夏。無汗惡寒,加蒼朮、藿香。婦人經事不調,加延胡索、丹皮。腹脹不寬,加厚朴、大腹皮。

方歌　和榮散堅丸消鬱，開結益虛理肝脾，八珍貝桔陳香附，昆海升紅枯草宜。

　　阿魏化堅膏：用蟾酥丸藥末一料，金頭蜈蚣五條，炙黃去頭足，共研勻；將太乙膏二十四兩，重湯燉化，離火入前藥末，攪冷為度。每用時以重湯燉化，用紅絹攤貼，半月一換。輕者漸消，重者亦可少解，常貼可保不致翻花。

　　方歌　阿魏化堅消結聚，蟾酥丸料研末細，蜈蚣炙黃太乙膏，燉化攪勻功速極。

　　太乙膏：見潰瘍門。
　　蟾酥丸：見疔瘡門。

● 紐扣風

　　紐扣風生胸頸間，風濕結聚搔癢難，延及成片浸汁水，因地而名當癬看。

　　註　此證生於頸下天突穴之間。因汗出之後，邪風襲於皮裡，起如粟米，瘙癢無度，抓破津水，誤用水洗，浸淫成片。輕者外敷獨勝散、冰硫散，甚者宜服消風散即癒。

　　獨勝散：芥菜花一味研細，醋調患上。

　　方歌　獨勝散治紐扣風，已破未破用俱靈，內只芥菜花一味，止癢消腫有奇功。

　　冰硫散：硫黃一兩　潮腦　川椒　生白礬各二錢

　　共為細末，先用白蘿蔔一個，掏空將藥填滿，用蘿蔔皮蓋之，紙包三四層，灰火內煨半時許，待冷將藥取出，同熟豬脂調稠，搽患上自癒。

　　方歌　冰硫散內首硫黃，潮腦椒礬用最良，蘿蔔掏空藥填滿，油調專搽紐扣瘡。

　　消風散：治紐扣風，瘙癢無度，抓破津水，亦有津血者。

　　荊芥　防風　當歸　生地　苦參　蒼朮炒　蟬蛻　胡麻仁　牛蒡子炒,研　知母生　石膏煅,各一錢　甘草生　木通各五分

　　水二盅，煎八分，食遠服。

　　方歌　消風止癢散風濕，木通蒼朮苦參知，荊防歸蒡蟬膏草，胡麻生地水煎之。

背 部

● 上中下發背

三發火毒發督經，中發屬肝對心生，上發屬肺天柱下，下發屬腎臍後凝。

【註】上、中、下三發背，俱屬督脈經，皆由火毒而成。上發背火毒傷肺，生天柱骨下，一名脾肚發，其形橫廣如肚。中發背火毒傷肝，生於背心，一名對心發，其形中闊，兩頭有尖如瓜。下發背火毒傷腎，生於腰中，一名對臍發，其形平漫如龜。其初起皆形如粟米，焮痛麻癢，周身拘急，寒熱往來，因循數日，突然大腫，氣實者多焮痛，氣虛者多麻癢。

初起治法，不論虛實，即宜隔蒜艾灸，灸之不應，則就患頂當肉灸之，至知痛為效，以大化小，移深居淺。灸後用針當瘡頂點破一孔，隨用拔法，務使毒氣內外疏通，庶不致內攻。如有表證，發熱惡寒無汗者，宜荊防敗毒散汗之；如有裡證，發熱、惡熱、大便燥者，宜內疏黃連湯下之；表裡證兼有者，宜神授衛生湯雙解之，以減瘡勢。膿將成，必行托裡。如潰破腐肉不去，外貼巴膏以化之。

其餘治法，俱按癰疽腫瘍、潰瘍門。蓋此三證，無論老少，總以高腫紅活、焮痛者為順；若漫腫塌陷、焦枯紫黑者為逆。

荊防敗毒散：見項部腦疽門。
內疏黃連湯 神授衛生湯：俱見腫瘍門。
巴膏：見潰瘍門膏藥類方。

● 上搭手

上搭手生肺俞穴，左右名同經有別，右屬肺兮左屬肝，總由氣鬱痰熱結。

【註】此證生於足太陽膀胱經肺俞穴，在兩肩骨之動處。無論左搭手、右搭手，其名雖同，而偏在左者屬肝，偏在右者屬肺，故曰：經有別也。總由氣鬱痰熱凝結而成，初宜神

授衛生湯雙解之，次以逍遙散清之，兼以六鬱湯調之。其餘內外治法，俱按癰疽腫瘍、潰瘍門。

逍遙散：當歸酒洗　白芍酒洗　白茯苓　白朮土炒　香附酒炒，各一錢　柴胡八分　黃芩五分　陳皮一錢　薄荷五分　甘草生，六分

水二盅，煎八分，食遠服。

方歌　逍遙散能和氣血，開鬱行滯又消結，歸芍苓朮香柴芩，陳薄甘草清毒熱。

六鬱湯：香附酒炒　茯苓　陳皮　半夏製　川芎　山梔各一錢　蒼朮炒　縮砂仁　甘草生，各五分

薑三片，水二盅，煎八分服。

方歌　六鬱湯能開六鬱，取其消痰又行氣，芎縮二陳蒼山梔，香附生薑兼化滯。

神授衛生湯：見腫瘍門。

● **中搭手**

中搭手生近膏肓，經屬膀胱脊骨旁，七情不和憤怒火，虛實寒熱細參詳。

註　此證生在脊骨兩旁，屬足太陽膀胱經膏肓穴，一名龍疽。由七情不和，憤怒火凝而生。遇氣寒而實，便燥不渴者，宜一粒金丹溫下之；若氣熱而實，便燥大渴者，宜內疏黃連湯寒下之；若氣血虛，瘡不能發長者，宜內托黃耆散托補之。其餘內外治法，俱按癰疽腫瘍、潰瘍門。

一粒金丹：木香　乳香各五分　巴豆霜一錢五分　沉香五分

各為細末和勻，用肥膠棗個半，去皮核搗爛，和藥末為丸，如芡實大，每服一丸，細嚼用白滾水，一口將藥送下。少頃，再飲白滾水一口，即瀉一次；若飲滾水二口，即瀉二次。遇胃氣壯實，兼毒滯盛者，服藥後連飲滾水三四口，即瀉三四次，不可太過。毒滯瀉盡，即以米飲補之。

方歌　一粒金丹療惡瘡，寒實不渴便燥良，木乳沉香巴豆肉，棗肉為丸服即康。

內托黃耆散：當歸　白芍炒　川芎　白朮土炒　陳皮　穿山甲炒，研　皂角刺　黃耆各一錢　檳榔三分　紫肉桂五分

水二盅，煎八分，食前服。

方歌 內托黃耆治瘡虛，托裡諸瘡用最宜，歸芍芎朮陳皮桂，山甲檳榔皂刺者。

內疏黃連湯：見腫瘍門。

● 下搭手

下搭手生經膀胱，穴在肓門腰窩旁，房勞過度生毒火，紫陷腐爛透膜腸。

註 此證發於腰窩旁開三寸，屬足太陽膀胱經肓門穴。由房勞過度，有傷腎水，水竭不能制火，火旺以致榮衛不和，逆於肉裡而生也。

初發紅活焮腫，令人寒熱往來，口渴煩躁，百節疼痛，宜服仙方活命飲，宣解毒火；次服內托黃耆散，托毒發長。將潰內外治法，俱按癰疽腫瘍、潰瘍門。

若初腫腰痛如折，不能俯仰者險；若色紫塌陷，腐爛孔深，透膜透腸者逆。

仙方活命飲：見腫瘍門。

內托黃耆散：見前中搭手。

● 蓮子發

蓮子發名取象形，膽與膀胱毒化成，形斜平塌侵督重，形長高腫半背輕。

註 此證一名太陰疽。生於脊背及兩脇。屬膽與膀胱經，火毒合化凝結而成。若形斜平塌，頭侵督脈，尾站肋骨者，屬毒重；若形長高腫，偏於半背，中不過督脈，旁不過肋骨，屬毒輕。遇氣實之人，初宜蟾酥丸，或麥靈丹汗之。次宜一粒金丹下之；遇氣虛之人，初宜仙方活命飲宣解之，次宜內托黃耆散托補之。其餘內外治法，俱宜按癰疽腫瘍、潰瘍門。

蟾酥丸：見疔瘡門。

仙方活命飲：見腫瘍門。

一粒金丹　內托黃耆散：俱見前中搭手。

麥靈丹：見腫瘍門。

● 蜂窩發

蜂窩發似蜂房形，每在肩後脊旁生，此證最忌頭向上，急清心火免內攻。

註 此證多生肩後及脊旁，形似蜂房。由脾經積熱，更兼心火凝結成毒。初起高腫如龜形，胖脹半背者輕；瘡勢橫斜漫大者重。宜服內疏黃連湯。若頭尖向上，屬心火熱極，防毒火內臟腑。亦有瘡形長若尺許，根橫滿背，名為竟體疽，屬毒甚險。初覺宜急服黃連消毒飲，清心解毒，庶免內攻。其餘內外治法，俱按癰疽腫瘍、潰瘍門。

內疏黃連湯：見腫瘍門。
黃連消毒飲：見頭部百會疽。

● 陰陽二氣疽

陰陽二氣疽脊旁，腫消軟硬變不常，七情內乖逆榮衛，如期膿潰自無妨。

註 此證生於脊背之旁，乍腫乍消，時軟時硬。由七情內乖，榮衛不和而生也。

初發令人寒熱往來，若大渴神清，高腫脈洪，二七膿成，潰破者順；若不渴神昏，漫腫脈細，應期無膿，飲食不思者逆。初服奪命丹以退寒熱，次服仙方活命飲。其餘內外治法，俱按癰疽腫瘍、潰瘍門。

奪命丹：輕粉　麝香　白砒麵裹，火煨，各五分　白礬煅　辰砂為衣　血竭各一錢　雄黃二錢　蟾酥乾者，酒化入藥，二錢　乳香　沒藥　寒水石煅　銅綠各二錢　蝸牛連殼，廿一個

上為細末，先將蝸牛研爛如泥，勻合前藥。丸如不成，加好黃酒少許，打三五百下為丸，如綠豆大。每服二三丸，每用蔥白一寸，令病者嚼爛，自吐於手心內，男用左手，女用右手，將藥丸裹入蔥泥內，用無灰酒一大盅，溫熱送下，被蓋汗出為度。重者不過三服，不可多用。

方歌　奪命丹中粉麝香，砒礬砂竭共雄黃，蟾酥乳沒兼寒水，銅綠蝸牛用最良。

仙方活命飲：見腫瘍門。

● 串　疽

串疽生於背脇間，連發相串色依然，漫腫漸紅多焮痛，積憤鬱火是其原。

註　此證生於背脇之間，初發一處，其後挨次發出二三處，形雖不同，而色仍同也。潰後多相串通，故又名老鼠鑽，又名遊走血脾癰，初發漫腫無頭，皮色如常，漸腫漸透紅色，多疼牽引旁處焮痛，因積憤鬱火而成也。初服仙方活命飲，宣解鬱毒。其次內外治法，俱按癰疽腫瘍、潰瘍門。

仙方活命飲：見腫瘍門。

● 酒毒發

酒毒發生滿背間，皮色不變如彈拳，堅硬麻木痛徹內，藥酒厚味使之然。

註　此證生於脊背，皮色不變，累累如彈如拳，堅硬如石，時麻時木，痛徹五內，二便澀滯，周身拘急，數日後頭面手足虛腫，泄瀉似痢，總由過飲藥酒，更兼厚味積毒所致。初起宜服連翹消毒飲，次服內疏黃連湯。其證或消或潰，須宜速治為順；若遷延日久，不消不潰，必腐爛筋骨，即成逆證。其餘內外治法，俱按癰疽腫瘍、潰瘍門。

連翹消毒飲：連翹去心　梔子　桔梗　赤芍　當歸　元參　射干　黃芩　紅花　葛根　陳皮各一錢　甘草生，五分　大黃初起便燥者加一錢　花粉一錢

水二盅，煎八分，食遠服。有痰者，加竹茹一錢。

方歌　連翹消毒療諸瘡，能解酒毒葛大黃，紅花梔枯元參草，芍芩花粉射陳當。

內疏黃連湯：見腫瘍門。

● 連珠發

連珠毒發貫珠形，在背微疼色淡紅，發時尿閉少腹滿，陰囊作腫百節疼。

註　此證生於背，不論左右，連腫三五塊，形若貫珠。由榮血火毒，或酒色過度而成。其瘡微痛，皮色淡紅，發時少腹脹滿，小水閉澀，陰囊作腫，百節疼痛。初起宜服神授

衛生湯加木通、車前。其餘內外治法，俱按癰疽腫瘍、潰瘍門。

神授衛生湯：見腫瘍門。

● **丹毒發**

丹毒發如湯火傷，細赤暈渴非常，丹石剛劑致此證，紅活者生紫黯亡。

註　此證生於背，形如湯火所傷，細無數，赤暈延開，發時其渴非常，由素服丹石剛劑所致。初服黃連消毒飲，兼國老膏服之，外用牛肉薄片貼之。其色紅活鮮潤，神清者生；若紫黯神昏，更兼脈躁、膨脹、嘔噦者亡。

國老膏：甘草大者，二斤

搗碎，河水浸一宿，揉令漿汁濃，去盡筋渣，再用絹濾過；銀器內慢火熬成膏，用瓷罐收貯。每服三錢，無灰溫酒調下，或白滾水亦可。

方歌　國老膏解丹石毒，諸瘡用此腫即消，甘草二斤河水泡，取汁熬膏溫酒調。

黃連消毒飲：見頭部百會疽。

● **禽疽**

禽疽毒由時氣成，數塊似疹色紫紅，青生形如拳打狀，拘急麻木不作疼。

註　此疽之毒，由時氣風熱而成。始發，數塊如疹，其色紫紅，在背而生，形如拳打之狀，脊背麻木拘急，並不作痛。神清脈和，服藥得汗者順；若神昏脈躁，或微或代，發寒齒噤者逆。初急服仙方活命飲加羌活、獨活汗之，外敷二味拔毒散，或蚵蚾拔毒散消之。若漫腫不潰，即服托裡透膿湯。其餘內外治法，俱按癰疽腫瘍、潰瘍門。

仙方活命飲　二味拔毒散　蚵蚾拔毒散：俱見腫瘍門。
托裡透膿湯：見頭部侵腦疽。

● **痰注發**

痰注發如布袋形，按之木硬覺微疼，其發不紅亦不熱，濕痰七情鬱滯成。

【註】此證發於脊背，長形如布袋，短形如冬瓜，按之木硬，微覺疼痛，不熱不紅，皮色如常。由濕痰、七情鬱滯，凝結於肌肉之分，日積深久而成。初起宜服瘡科流氣飲，外貼金鳳化痰膏消之。如此證久遠疲頑，治之不消者，屆期要潰。治法俱按癰疽潰瘍門。

瘡科流氣飲：

人參　厚朴薑製　桔梗　防風　紫蘇　黃耆鹽水炒　枳殼麩炒　當歸　白芍酒炒　肉桂　烏藥　甘草各七分　川芎　南木香　白芷　檳榔各五分

引加生薑一片，水二盅，煎八分溫服。

【方歌】流氣飲舒痰涎壅，人參朴桔芷防風，蘇耆殼桂木香草，烏藥檳榔歸芍芎。

金鳳化痰膏：鳳仙花去蒂，研末，一捧　大蔥自然汁一茶盅　好米醋一茶盅　廣膠切如米粒大，入蔥汁內泡之，三錢　人中白火微煅存性，研末，八錢

先將蔥汁、米醋、廣膠投入鍋內熬化，次下鳳仙花共末熬成膏，再入人中白末，將鍋離火不時攪勻。用時以重湯燉化，量痰包之大小，薄紙攤貼，候膏自落，再換新膏。

【方歌】金鳳化痰消硬堅，濕痰串注貼更痊，鳳仙中白廣膠醋，蔥汁同熬用紙攤。

● 黃瓜癰

黃瓜癰在背旁生，脾火色紅黃瓜形，腫高寸餘長尺許，四肢麻木引心疼。

【註】此證生於背旁，一名肉龜，由脾火積毒而成。皮肉色紅，狀若黃瓜，腫高寸餘，長可尺許，四肢麻木，疼痛引心。紅活速潰者順；紫陷脈微，自汗譫語，堅硬潰遲者逆。初起宜服仙方活命飲，加羌活、柴胡或奪命丹治之。其餘內外治法，俱按癰疽腫瘍、潰瘍門。

仙方活命飲：見腫瘍門。

奪命丹：見陰陽二氣疽。

項背癰疽證篇方藥的臨床新用

1. 化痰散結湯治療瘰癧14例

【臨床資料】本組14例中，男8例，女6例；年齡3~10歲6例，11~15歲5例，28~45歲3例。臨床表現為初期結塊如豆粒，1個或數個不等，皮色不變，按之堅硬，推之能動，不熱不痛。中期結塊逐漸增大，與表皮沾黏，有的互相融合成塊，推之不能活動。如果液化成膿時，則表皮轉成黑紅色而微熱，按觸有輕微波動感。後期液化成膿的結塊，經切開或自行潰破後，膿汁稀或如豆汁，久不收口，可形成竇道或瘻管。

【治療方法】玄參12g，生牡蠣20g，浙貝母8g，夏枯草30g（另煎），草河車20g，全當歸12g，柴胡8g，蒲公英15g，海藻12g，昆布12g，製香附10g，橘核6g，僵蠶8g，海浮石20g，以上為成人劑量，兒童劑量酌減。

氣滯胸滿者加青皮、枳殼、川楝子；局部堅硬者加重海藻、昆布用量；午後潮熱者加地骨皮、青蒿；如局部紅暈伴發熱加銀花、白茅根；氣血虛虧加太子參、黃精、丹參；血瘀者加丹參、紅花；如結塊變軟將潰未潰，表現氣血虛弱，正氣不足者加天丁、炮穿山甲、當歸、黃耆以托毒排膿，每天1劑，分2次服，15劑為1療程。

【治療結果】臨床治癒（症狀體徵全部消失）12例；全部有效。

【典型病例】劉某，女，24歲，農民，1992年6月3日初診。2日前，發現右側頸部生一腫塊，開始如黃豆大，逐日增大，漸如核桃大，繼而左側出現2枚如蠶豆大腫核，伴有發熱，以下午為甚，證屬肝鬱化火，灼傷津液，氣滯痰凝，投以化痰散結湯15劑，外用木香餅外敷（廣木香30g研末，生地60g搗爛，共和勻備用）。根據腫核大小，做餅貼腫核上，每日熨之，2天換1次。6月19日複診，腫塊明顯縮小，變軟，精神好轉，但食慾欠佳。仍原方去草河車、僵蠶，加白朮、茯

苓、雞內金連服30劑，外用同上。複診，腫核消，隨訪至今未見復發。（陳會武.湖南中醫雜誌，1996，12（增刊）：72）

2. 加味金黃散治療瘰癧116例療效觀察

【臨床資料】本組116例均為門診病人，年齡5~76歲，平均42歲；病程7天至5年，平均1.2年；男83例，女33例，瘰癧初起稍紅腫；中期紅腫熱痛較甚；潰破期血肉腐爛，流膿溢血。

【治療方法】天花粉、浙貝母各10份，黃柏、大黃、薑黃、白芷、五倍子各5份，厚朴、陳皮、甘草、蒼朮、膽南星、冰片各2份，研細粉貯罐備用。取藥粉適量，未潰者用食醋調製，已潰用雞蛋或蜂蜜調成糊狀，常規清理瘡口後敷於患處，每天或隔天更換1次。

【治療結果】治癒112例，佔99.6%，其中近期治癒81例，遠期治癒31例；無效4例，佔3.4%。（陳國防.天津中醫藥，2004，21(4)：314）

3. 中醫藥治療瘰癧54例療效觀察

【一般資料】本組54例中男31例，佔57.4%，女23例，佔42.6%；兒童43例，佔79.6%，成人11例，佔20.4%；年齡最大33歲，最小6歲；病程最長9年，最短18天。

【治療方法】內服自擬消瘰湯。方劑組成：白頭翁、貓爪草各25g，牡蠣、煅龍骨、連翹、夏枯草、浙貝母各20g（以上成人劑量，兒童酌減）。加減：陰虛加麥冬、旱蓮草；陽虛加補骨脂、肉蓯蓉；質軟加蒲公英、金銀花；質硬加三棱、莪朮；盜汗加黃耆、黨參等。每日1劑，水煎2次，混合分早晚各服1次，15天1療程。

外敷金黃散，金黃散用醋或茶水調成糊狀，局部外塗敷，每日2次，直至腫塊消失。

【治療結果（3個療程判斷）】痊癒（症狀體徵全部消失，有關化驗檢查正常）42例，佔77.8%；顯效（症狀消失，瘰癧縮小2/3以上）10例，佔18.5%；有效（症狀體徵好轉，瘰癧較治療前縮小）2例，佔3.7%；無效（症狀體徵無改變或病情加

重）本組未見。

4. 喉瘖散治療漫喉喑63例

【一般資料】年齡4~66歲；其中慢性喉炎佔37例，聲帶小結22例，聲帶息肉術後4例；病程3個月至5年。

【治療方法】麝香1g，牛黃1g，梅片1.5g，琥珀3g，珍珠1.5g，象皮5g，乳香5g，沒藥3g，五倍子30g。乳香、沒藥去油，醋炒粉碎，象皮用黃土發後粉碎，五倍子炒黃，珍珠用豆腐蒸後碾粉。各藥按比例研粉後過120目篩。炮製時先選上等五倍子的淨殼，微炒；象皮取小火烤切，再用黃土發起；乳香、沒藥醋炒；珍珠炮製後粉碎。將梅片、琥珀等所有藥按比例碾成粉末狀過120目篩後放入牛黃、麝香均勻過篩放於乾燥通風處，密封於瓷瓶內貯存備用。

【用法】用銅雙吹喉瘡散粉劑吹至咽喉部以撒勻一層為度，連敷3遍，每遍間隔10分鐘，每日1~2次，每次用藥量約1.5~2g，1個月為1療程。用藥期間注意合理用聲，聲音嘶啞明顯者，應適當噤聲休息，飲食不宜糖、醋、辣子、菸、酒等辛辣刺激之物。

【治療結果】63例患者中治癒60例，佔95.23%；好轉2例，佔3.17%；無效1例，佔1.58%。總有效率98%。

【典型病例】鄭某，男，61歲，於1995年12月25日來我院就診。聲音嘶啞9月餘，伴咽痛3個月為主訴，患者從1995年3月份起，聲音嘶啞逐漸加重，曾於4月份就診為聲帶小結，行小結手術術後仍聲音嘶啞，同年7月又被診為聲帶息肉，再次手術，術後又服中藥1月餘，仍聲啞，且咽乾痛而癢，癢時即咳，尤以夜間咽癢咳嗽加重，胸悶咽部憋氣，心煩易怒，納食及二便正常。檢查：咽紅，咽側索紅腫，扁桃體不大，懸雍垂充血腫脹，咽底部色紅，有濾泡增生。

【治療】每日上午用喉瘖散粉劑在咽喉局部噴敷1次（每次連敷3遍），下午和晚上含服喉暢丸（喉瘡散的丸藥劑型）每次1丸，同時噤聲休息1個月。治療1週後咽痛乾癢基本消失，聲音嘶啞減輕；治療1個月後，咽乾消失，聲啞明顯減輕；治

療3個月後講話聲音基本正常，聲啞及咽部憋氣、胸悶亦完全消失。隨訪5年未復發。（段雨煒.中醫外治雜誌，2002，11(3)：17）

5. 上石疽證治一得

【例1】劉某，女，18歲，學生，1985年5月12日就診。右耳下頸項旁腫起一塊，高突如李大，皮色如常，堅硬如石，不紅不熱，牽筋疼痛，頭項活動受阻，但無寒熱等全身症狀。擬疏肝解鬱行瘀軟堅法，以疏肝軟堅湯加減：北柴胡5g，當歸尾10g，赤芍、白芍各6g，川芎6g，醋香附10g，廣陳皮5g，小青皮5g，白僵蠶10g，夏枯草15g，炒薑黃5g，生牡蠣30g（先煎），川紅花6g，炙穿山甲片5g。水煎空腹熱服，每日1劑，腫處外敷自擬消散（製馬錢子20g，乾地龍25g，全蠍10g，製附子25g，薑半夏15g，五靈脂15g，製沒藥10g，製乳香10g，當歸身10g，松香15g，食鹽5g，研末，醋水各半調敷，每2日一換），5天後腫塊縮小變軟，頭顱稍能活動，經用上方續服，數天而癒。

【例2】戴某，女，29歲，農民，1973年8月29日就診。耳後頸項左側發現一腫塊，形如桃大，堅硬如石，不紅不熱，除頭顱活動時覺有牽拉疼痛外，別無其他不適，自購清涼油塗搽，外貼麝香虎骨膏。近日疼痛加劇，腫塊中央透紅變軟，破口流膿。遂診為上石疽（已潰期），陽氣虛弱，氣血兩虧兼之痰瘀阻絡，虛實挾雜。

即遵《醫宗金鑒》香貝養榮湯之意，處方：黃耆30g，熟附片10g，炒白朮10g，朝紅參5g，熟地15g，當歸身10g，撫川芎10g，白茯苓10g，炒香附10g，杭白芍10g，白桔梗5g，象貝母15g，粉甘草5g。10劑，另以蜂蜜、蔥白搗泥外敷，潰口用二寶丹（紅升丹2g，熟石膏8g）藥線引流。

半月時，腫塊見小，疼痛大減，膿液變稠易方去附片、紅參加夏枯草、鬱金、生牡蠣、紅花再服1週，腫塊全消，惟潰口未合。摻生肌散加服人參養榮丸2週後痊癒。（彭安榮.江西中醫藥，1995增刊：55）

腰 部

● 腎俞發

腎俞發生腎俞穴，單者酒色兼濕熱，房勞怒火則雙生，紅活黑陷順逆別。

註 此證生腎俞穴，在腰骨兩旁陷肉處，有單有雙。單者由酒色濕熱而成，雙者由房勞怒火而發。若瘡形紅活高腫，十四日生膿屬順；若瘡形紫黑，乾枯堅硬，應期無膿屬逆。或膿稀傷膜者，係真陽血氣大虧，初宜服人參養榮湯，或加減八味丸以救其源。其順逆內外治法，俱按癰疽腫痛、潰瘍門。

人參養榮湯　加減八味丸：俱見潰瘍門。

● 中石疽

石疽寒凝瘀血聚，生於腰胯最纏綿，堅硬如石皮不變，時覺木痛消潰難。

註 此證由寒氣瘀血凝結，生於腰胯之間，纏綿難以收功。其疽時覺木痛，難消難潰，堅硬如石，皮色不變。初宜內服沒藥丸，外用鮮商陸搗爛，貼於患處治之，隨用艾壯當頂灸之，以軟為度。潰後按癰疽潰瘍治法。

沒藥丸：桃仁炒，一兩　乳香　沒藥　川芎　川椒去目及合口者　當歸　赤芍各五錢　自然銅火燒醋淬七次，二錢五分

共研細末，用黃蠟二兩，火化開入藥末，不住手攪匀，丸如彈子大。每用一丸，以好酒一盅，將藥化開，煎至五分，乘熱服下。

方歌 沒藥丸治中石疽，乳沒桃芎歸芍宜，川椒自然銅黃蠟，用酒服之行血瘀。

● 纏腰火丹

纏腰火丹蛇串名，乾濕紅黃似珠形，肝心脾肺風熱濕，纏腰已遍不能生。

註 此證俗名蛇串瘡，有乾濕不同，紅黃之異，皆如累累珠形。乾者色紅赤，形如雲片，上起風粟，作癢發熱。此

屬肝心二經風火，治宜龍膽瀉肝湯。濕者色黃白，水疱大小不等，作爛流水，較乾者多疼，此屬脾肺二經濕熱，治宜除濕胃苓湯。

若腰肋生之，係肝火妄動，宜用柴胡清肝湯治之，其間小疱，用線針穿破，外用柏葉散敷之；若不速治，纏腰已遍，毒氣入臍，令人膨脹、悶嘔者逆。

龍膽瀉肝湯： 龍膽草　連翹去心　生地　澤瀉各一錢　車前子　木通　黃芩　黃連　當歸　梔子生研　甘草生，各五分　生大黃便秘加之，二錢

水二盅，煎八分，食前服。

方歌　龍膽瀉肝火丹生，形如雲片粟多紅，芩連梔膽車歸尾，生地黃翹瀉木通。

除濕胃苓湯： 蒼朮炒　厚朴薑炒　陳皮　豬苓　澤瀉　赤茯苓　白朮土炒　滑石　防風　山梔子生研　木通各一錢　肉桂　甘草生，各三分

水二盅，燈心五十寸，煎八分，食前服。

方歌　除濕胃苓火丹瘡，脾肺濕熱疱白黃，胃苓湯用通梔子，滑石防風共作湯。

柏葉散： 側柏葉炒黃為末　蚯蚓糞韭菜地內者佳　黃柏　大黃各五錢　雄黃　赤小豆　輕粉各三錢

上為細末，新汲水調搽，香油調搽更效。

方歌　柏葉散搽火丹方，大黃赤豆柏雄黃，柏葉輕粉蚯蚓糞，研末香油調更良。

柴胡清肝湯： 見頭部鬢疽。

腰部證篇方藥的臨床新用

1. 妙神散治療纏腰火丹34例

【治療方法】蕎麥麵、小麥麵、硫磺各等份，共為細麵。濃茶葉水調和抹患處，1日4次。

【治療效果】筆者用妙神散治療本病34例，32例痊癒，2例好轉，效果滿意。

【典型病例】范某，女，48歲，1997年12月10日以左肋紅斑起水疱熱痛為主訴來診。患者於5天前感覺身倦不適，繼而右肋發紅熱痛，出現丘疹，昨日變成水疱，熱痛較甚。檢查：右脅綠豆大的丘疱疹及小水疱，六七個簇體成群，群疱之間，間隔正常皮膚。從右脅間後發展到近脊處，接近有五六片，痛如火燎，舌紅脈弦數。診斷為纏腰火丹。

【治療】用上方抹患處，即感熱痛減輕，連續5日痊癒。
（李金芳.天津中醫學院學報，2001，20(3)：43）

2. 纏腰火丹驗方

【藥物組成】生石膏、明礬、陳石灰（風化石灰年久者良）各等份，陳牆土少許，桐油適量。

【配製方法】上藥共研細末過篩，先將桐油微火熬滾，離火將藥末逐漸加入，邊加藥邊攪拌，藥加成稀糊狀即可，再放火上煎熬待藥起泡沫後即成。桐油量視患部面積大小而定，一般50g即夠。

【用法】用時須攪拌均勻，用毛筆塗患處，自內向外，一日3~5次，一般用藥一次疼痛即止，3日瘡面結痂而癒。不論初期或皮膚糜爛感染等均可使用。（荀禮清.安徽中醫臨床雜誌，1996，8(5)：241）

3. 藿佩夏苓湯加減治療纏腰火丹12例

【治療方法】方用藿佩苓湯加減。藥用：藿香、佩蘭、法半夏、茯苓、梔子、貫眾、連翹、丹皮各20g，柴胡10g，甘草5g。灼痛甚者加黃連、赤芍各15g，疱疹色暗者加丹皮、銀花各15g，便秘者加大黃10g，煎服，1日1劑，4劑為1療程。

【治療結果】服藥2劑後疱疹萎縮結痂、灼痛消失而獲癒者5例，4劑獲癒者7例，全部治癒，無復發。

【病案舉例】付某，男，38歲，1998年10月20日初診。主訴：3天前腰部出現零星水疱，疑是勞動出汗所致，未重視繼而逐漸增多成簇成團，火燒火燎，陣痛難忍伴腹脹納呆，疲乏無力，汗出不爽，大便黏滯，舌紅，苔黃膩脈弦。

檢查見：疱疹沿腰部基本佈滿正側面，大小不一，色紅，

偶見破潰，有少量滲液。證屬濕熱內盛，熱毒蘊蒸，外溢肌膚。

【治療】治宜清熱燥濕，芳香化濁，涼血解毒用藿佩夏苓湯加減：藿香、佩蘭、茯苓、貫眾、梔子、丹皮各20g，法半夏、黃連、赤芍各15g，大黃、柴胡各10g，甘草5g。2劑水煎服，服藥1劑後，灼痛大減，疱疹萎縮，2劑後，疱疹結痂，疼痛消失而癒，隨訪未復發。（徐忠健，四川中醫，2001，19(1)：61）

4.越鞠丸加減治療纏腰火丹遺留頑固性疼痛

邢某，女，63歲，體胖，2個月前左肋部患纏腰火丹，皮損已完全消退，患處（肋間神經）遺有頑固性疼痛，發無定時，針刺樣劇烈難忍，納差腹脹，行懶言簡，脈滑數，苔白膩。證屬氣滯濕阻，治宜行氣解鬱、利濕止痛。

【治療】方以越鞠丸加減：蒼朮10g，生香附15g，川芎15g，炒梔子6g，神麴10g，厚朴6g，澤瀉10g，枳殼6g。上方服5劑疼痛減輕，食慾漸增，原方香附、撫芎改為各10g，又服10劑，諸恙悉平。（王漢勤.江西中醫藥，1995增刊：141）

卷六十五

眼 部

● 眼胞菌毒

菌毒生於眼睫邊，如菌黃亮水疱圓，頭大蒂小漸垂出，脾濕鬱熱結凝堅。

【註】此證生於上下眼胞睫邊，初如菌形，頭大蒂小，黃亮水疱，或有頭小蒂大者，漸長垂出，堅凝不痛；有纏綿經年不癒者，以致目病。蓋眼胞屬脾，其經素有濕熱，思鬱氣

結而生也。初起宜用清涼丸洗即消。

有經年皮厚，消之不應者，法當用軟綿紙蘸水潤眼皮菌毒處，少頃，用左手大指甲墊於患根，右手持鈹針尖頭齊根切下，血出不妨，即用翠雲錠磨塗之，其血即止，內服涼膈清脾飲。忌海腥、煎炒。

清涼丸：當歸尾　石菖蒲　赤芍藥各二錢　川黃連生　地膚子　杏仁生，各一錢　羌活五分　膽礬二分

共研粗末，以大紅綢包之，如櫻桃大，甜滾水浸泡，乘熱蘸洗，勿見塵土。

方歌　清涼圓內用川連，歸尾菖蒲芍膽礬，羌活杏仁地膚子，菌毒初起洗之痊。

翠雲錠子：杭粉五兩　銅綠　黃連各一兩　輕粉一錢

共為細末，用糯米百粒，水一碗，煎半碗去米；再煎至三分，和藥作錠，陰乾。用時不磨令濃，以雞翎蘸塗患處。

方歌　翠雲錠子能止血，銅綠輕杭黃連強，共為細末和成錠，菌毒切後塗之良。

涼膈清脾飲：生地黃　連翹去心　梔子生研　薄荷　荊芥　防風　石膏　黃芩　赤芍各一錢　甘草生，五分

水二盅，燈心二十根，煎八分，食遠服。

方歌　涼膈清脾生地黃，連翹梔子薄荊防，石膏芩芍兼甘草，醫治菌毒服即康。

● 眼　丹

眼丹眼胞上下生，紅熱腫痛軟偏風，焮熱紫硬偏於熱，荊防敗毒服有功。

註　此證由脾胃濕熱，受風而成，紅腫疼痛。若腫軟下垂，不能視物者，偏於風盛也，浮腫易消；若焮紅色，紫堅硬者，偏於熱盛也，腫硬難消。初起俱宜荊防敗毒散散其風。口渴便燥者，宜內疏黃連湯瀉其熱；有日久消之不應者，宜服透膿散，膿熟針之。腫用如意金黃散洗之，潰用琥珀膏或白膏藥貼之。此證宜速潰，遲則潰深穿透眼胞，成漏難斂。

荊防敗毒散：見項部腦疽。

內疏黃連湯　如意金黃散　透膿散：俱見腫瘍門。

琥珀膏：見頭部髮際瘡。

白膏藥：見潰瘍門。

● 針　眼

針眼眼瞼豆粒形，輕者洗消膿不成，甚則赤痛膿針癒，破後風侵浮腫出。

註　此證生於眼皮毛睫間，由脾經風熱而成，形如豆粒有尖。初起輕者，宜用如意金黃散，鹽湯沖洗，膿不成即消矣。風熱甚者，色赤多痛，洗之不消，膿已成也，候熟針之，貼黃連膏。

亦有破後邪風侵入瘡口，令人頭面浮腫、目赤澀痛者，外仍洗之，內服芎皮散即癒。

芎皮散：川芎二兩　青皮一兩

共為末，每服二錢，菊花湯調服。

外以枯礬末，雞子清調敷腫處。

又用南星末，同生地黃搗膏，貼太陽穴自消。

方歌　芎皮散內用川芎，青皮減半用最靈，為末菊花湯調服，醫治針眼自成功。

如意金黃散：見腫瘍門。

黃連膏：見鼻部鼻瘡內。

● 眼胞痰核

眼胞痰核濕氣鬱，核結如棗如豆形，皮裡肉外推之動，皮色如常硬不疼。

註　此證結於上下眼胞，皮裡肉外，其形大者如棗，小者如豆，推之移動，皮色如常，硬腫不疼，由濕痰氣鬱而成。宜服化堅二陳丸，外用生南星蘸醋磨濃，頻塗眼皮，日數淺者即消。日數深者雖不能即消，常塗令皮薄，微微破損，以手指甲擠出如白粉汁即消，貼貝葉膏收口。從眼皮裡潰破者難斂。

化堅二陳丸：陳皮　半夏製，各一兩　白茯苓一兩五錢　甘草

生，三錢　白僵蠶炒，二兩　川黃連三錢

共研細末，荷葉熬湯和丸，如梧桐子大。每服二錢，白滾水送下。

方歌　化堅二陳丸消痰，周身結核服更痊，陳皮半夏茯苓草，僵蠶荷葉川黃連。

貝葉膏：見潰瘍門。

● 椒瘡　粟瘡

椒瘡粟瘡生胞裡，脾胃血熱是根苗，粟瘡黃軟濕易散，椒瘡赤硬熱難消。

註　此二證生於眼胞之裡，雖皆由脾胃血熱所致，然粟瘡偏於濕盛，故色黃形軟，其證易癒；椒瘡偏於熱盛，故色赤形硬，其瘡難消。俱宜服清脾涼血湯，外以清涼丸洗之。若眼皮裡有紅絲堆累者，乃血熱有瘀也，法以燈心草刮瘡處，令血出即癒。

清脾涼血湯：荊芥　防風　赤芍　玄參　陳皮　蟬蛻　蒼朮炒　白鮮皮各一錢　連翹去心　生大黃酒洗，各一錢五分　厚朴薑炒　甘草生，各五分

竹葉三十片，水煎，食遠服。

方歌　清脾涼血椒粟瘡，厚朴陳皮翹芍蒼，蟬蛻黑參荊防草，白鮮皮與生大黃。

清涼丸：見菌毒。

● 皮翻證

皮翻證係眼胞翻，狀如舌舐唇一般，翻因胞腫睫緊故，血壅氣滯胃經原。

註　此證由胃經血壅氣滯而成，小兒多有之。眼皮外翻，如以舌舐唇之狀。又如痘風眼爛，胞腫弦緊者，則眼皮亦翻。治宜瀉脾胃之積熱，以瀉黃散服之即癒。亦有內翻者，即目科拳毛倒睫。弦弛不內外翻者，即目科胞垂難視之證也。

瀉黃散：石膏煅，五錢　梔子仁生，一兩　甘草生，三兩　防風酒拌，微炒香，二兩　豨薟草酒蒸，曬乾，四兩

共研細末。壯人二錢，弱人一錢，小兒六七分，白滾水調下。

方歌　瀉黃散治皮翻證，石膏梔子草防風，豨薟草同研細末，滾水調下有奇功。

● 漏睛瘡

漏睛瘡在大眦生，肝熱風濕病睛明，紅腫痛潰膿稠易，青黑膿稀難長平。

註　此證生於目大眦，由肝熱風濕病，發於太陽膀胱經睛明穴。其穴之處，係藏淚之所，初起如豆如棗，紅腫疼痛，瘡勢雖小，根源甚深。潰破出黏白膿者順，出青黑膿或如膏者險。初宜服疏風清肝湯，潰後用黃靈藥，捻入瘡口，兼貼萬應膏，其口漸漸收斂。有膿從大眦內出者，成漏難斂。亦有瘡口過出淚液，以致目內乾澀者，收斂更遲；若潰斷眼邊弦者不治。

疏風清肝湯：當歸尾　赤芍　荊芥穗　防風　川芎　菊花生　梔子　薄荷各一錢　柴胡　連翹去心，各一錢五分　金銀花二錢　甘草生，五分

燈心五十寸，水煎，食遠服。

方歌　疏風清肝漏睛瘡，又除肝熱散風強，歸芍銀花芎菊草，柴翹梔子薄荊防。

黃靈藥　萬應膏：俱見潰瘍門。

● 目中胬肉

目中胬肉心火成，實火大眦色深紅，小眦紅絲淡虛火，胬肉時覺或脹疼。

註　此證生於目兩眦，瘀肉胬出，時覺疼痛，總屬心火所成。然火有虛實，如大眦紅肉色深紅者，心經實火也，宜黑參湯服之；小眦紅絲色淡紅者，心經虛火也，宜決明散主之。外俱用清涼丸泡洗，久久自癒。

黑參湯：黑參　苦參　梔子研　菊花　黃連　枳殼麩炒　草決明　車前子　防風　大黃炒　升麻各二錢

水煎，食後服。

方歌 黑參湯治大眥疼，內生胬肉實火成，苦參梔菊黃連殼，草決車防大黃升。

決明散：玉竹　黃連　枳殼麩炒　川芎　甘草生　羚羊角鎊，各一兩　車前子　青葙子　草決明各五錢

共研細末，每服三錢。食後服，臥時再用一服。

方歌 決明胬肉虛火攻，玉竹黃連枳殼芎，車前青葙羚羊草，研末水調最有功。

清涼丸：見菌毒。

眼部證篇方藥的臨床新用

1. 鮮地黃治療麥粒腫、霰粒腫58例

【方法】用鮮地黃根50g洗淨，搗碎，擠成汁盛於乾淨瓶內，每日4次用棉籤將鮮地黃汁塗抹在眼患處，紅腫嚴重處可濕敷20分鐘，5日為1療程。

【治療結果】本組58例，均用1個療程，紅腫消失，效果明顯。（羅勤芬.中國實驗方劑學雜誌，1998，6(4)：2）

2. 單方治療麥粒腫有特效

【方法】用蒲公英60g，川牛膝15g。日1劑，水煎服；二煎趁熱先薰後洗患眼，每次20~30分鐘。

【治療結果】本組12例，用1~3劑均治癒。（劉玉蘭.中國民間療法，1999，6(7)：45）

3. 針藥並施治療麥粒腫200例

採用耳尖、眼穴、太陽穴點刺出血，同時耳穴貼壓，以及薰眼明方（桑葉、菊花、大黃）治療麥粒腫200例，總有效率98.5%。（吳傳俊.陝西中醫，1997，2(18)：84）

4. 插管結合清熱解毒消腫飲治療慢性淚囊炎

【方法】用包曼氏探針通淚道，置留探針15分鐘後拔出，以氯黴素滴眼液10ml加地塞米松滴眼液1ml沖洗，用改良淚道插管。於手術當日起用抗生素眼液點眼並服加減清熱解毒消腫飲：金銀花、蒲公英、天花粉、黃芩、赤芍、生地、防風、羌活、甘草。日1劑，水煎服，用5~7日。

【治療結果】本組14例，均痊癒。（陳集英.中國中醫眼科雜誌，1998，3(8)：177）

5. 柳枝洗方治療瞼緣炎

【方法】用直徑5~30cm新黑色土陶盆一個，帶葉鮮柳枝400~500g，洗淨編成圓帽狀放入盆內，加涼開水1500~2000ml，置陽光下曬5~6小時，取水早、午、晚洗眼，次日更換，7天1個療程。

【治療結果】136例192隻眼用該法治療，治療最長3個療程，最短4天。痊癒104例，佔76.5%；好轉22例，佔16%；無效10例，佔7.5%。總有效率為92.5%。（馬維忠.中國中醫科雜誌，1996，2(6)：119）

6. 中藥治療瞼緣炎48例

【方法】用自擬清熱解毒祛風濕湯（金銀花24g，菊花30g，梔子、連翹、生地各12g，苦參18g，黃柏9g，蟬蛻15g，甘草6g），日1劑，水煎服，每劑第3煎外洗，7日為1個療程，兒童減量。

【治療結果】本組48例，治癒46例，好轉2例，復發1例，治癒率95.8%。（潘聰亞.陝西中醫，1998，11(19)：492）

鼻　部

● 鼻　疳

鼻疳生於鼻柱間，肺經鬱火發督原，堅硬色紫常木痛，《千金》仙方托裡痊。

註　此證生於鼻柱，屬督脈經。鼻為肺竅，故又屬肺，由肺經鬱火凝結而成。堅硬色紫，時覺木痛。初宜服《千金》漏蘆湯，宣解鬱毒；次用仙方活命飲加梔子、木通、薄荷、桔梗消之。若腫痛不減，勢欲作膿，則宜托裡透膿湯主之。外治法按癰疽潰瘍門。

《千金》漏蘆湯：漏蘆—兩　枳殼麩炒，—兩　朴硝—兩　大黃—兩五錢　甘草生，—兩　麻黃—兩　黃芩—兩　白薇—兩　連翹去心，

一兩　升麻一兩

共研末，每用二錢，水一盅，薑三片，薄荷葉一錢，煎五分溫服，以便利為度。

方歌　《千金》漏蘆鼻疽發，色紫堅疼效更佳，漏蘆枳殼硝黃草，麻芩白蘞翹升麻。

仙方活命飲：見腫瘍門。

托裡透膿湯：見頭部侵腦疽。

● 鼻 疔

鼻疔生在鼻孔中，鼻竅腫引腦門疼，甚則唇腮俱浮腫，肺經火毒蟾離宮。

註　此證生於鼻孔內，鼻竅腫塞，脹痛引腦門，甚則唇腮俱作浮腫，由肺經火毒，凝結而成。宜蟾酥丸汗之，再用蟾酥丸研細末，吹入鼻竅。若腫硬外發，用離宮錠塗之。此證初起之時，須當速治，遲則毒氣內攻，以致神昏、嘔噦、鼻腫如瓶者逆。

蟾酥丸：見疔瘡門。
離宮錠：見腫瘍門。

● 鼻 淵

鼻淵濁涕流鼻中，久淋血水穢而腥，膽熱移腦風寒火，控腦砂因蝕腦蟲。

註　此證內因膽經之熱，移於腦髓，外因風寒凝鬱，火邪而成。鼻竅中時流黃色濁涕，宜奇授藿香丸服之。若久而不癒，鼻中淋瀝腥穢血水，頭眩虛暈而痛者，必係蟲蝕腦也，即名控腦砂，宜天羅散服之。但此證久則必虛。當從補中益氣湯兼服之即效。

奇授藿香丸：藿香連枝葉八兩

研細末，雄豬膽汁和丸，如梧桐子大。每服五錢，食後蒼耳子湯下，或黃酒送下。

方歌　奇授藿香鼻淵流，濁涕淋漓久不休，豬膽汁合藿香末，蒼耳湯下患可瘳。

天羅散：絲瓜藤近根處者，燒存性

為末，每用三錢，食後黃酒送下。

方歌　天羅蟲蝕腦髓中，頭痛鼻流血水腥，絲瓜根燒研細末，黃酒調服慣殺蟲。

補中益氣湯：見潰瘍門。

● 鼻䘌瘡

鼻䘌瘡多小兒生，鼻下兩旁斑爛形，總由風熱客於肺，膿汁浸淫癢不疼。

註　此證多生於小兒鼻下兩旁，色紫斑爛，由風熱客於肺經。膿汁浸淫，癢而不痛，宜服澤瀉散，外搽青蛤散即癒。

澤瀉散：澤瀉　鬱金　山梔生　甘草生，各一錢

共研末，每服一錢，甘草煎湯調下。

方歌　澤瀉散治鼻䘌患，膿汁浸淫肺火毒，澤瀉鬱金梔草末，甘草煎湯調送服。

青蛤散：蛤粉煅，一兩　青黛三錢　石膏煅，一兩　輕粉　黃柏生末，各五錢

共研細末，先用香油調成塊，次加涼水調稀，薄塗瘡處。

方歌　青蛤散塗鼻䘌消，蛤粉青黛煅石膏，輕粉黃柏研極細，香油拌塊涼水調。

● 鼻　瘡

鼻瘡肺熱生鼻中，燥乾如火微腫疼，內服黃芩外定痛，燥乾黃連膏潤靈。

註　此證生於鼻竅內，初覺乾燥疼痛，狀如粟粒，甚則鼻外色紅微腫，痛似火炙。由肺經壅熱，上攻鼻竅，聚而不散，致成此瘡。內宜黃芩湯清之，外用油紙撚粘辰砂定痛散，送入鼻孔內。若乾燥者，黃連膏抹之立效。

黃芩湯：黃芩酒炒，二錢　甘草生，五分　麥冬去心，一錢　桑白皮生，一錢　梔子連皮酒炒，一錢五分　連翹去心　赤芍　桔梗　薄荷　荊芥穗各一錢

水煎，食後服。

方歌　黃芩湯醫肺火盛，鼻內生瘡赤腫疼，芩草麥冬桑梔翹，赤芍桔梗薄荷荊。

辰砂定痛散： 辰砂末,五分　冰片二分　胡黃連末,二兩　石膏煅,一兩

共研細末。

方歌　辰砂定痛鼻瘡乾，冰片胡連膏煅研，油紙捻藥入鼻孔，消疼散熱效通仙。

黃連膏： 黃連三錢　當歸尾五錢　生地一兩　黃柏三錢　薑黃三錢

香油十二兩，將藥炸枯，撈去渣；下黃蠟四兩溶化盡，用夏布將油濾淨，傾入瓷碗內，以柳枝不時攪之，候凝為度。

方歌　黃連膏潤諸燥瘡，歸尾生地柏薑黃，油炸去渣加黃蠟，布濾攪凝塗抹強。

● 鼻　痔

鼻痔初起榴子形，久垂紫硬礙氣通，肺經風濕熱鬱滯，內服辛夷外點平。

註　此證生於鼻內，形如石榴子，漸大下垂，色紫微硬，撐塞鼻孔，礙人氣息難通。由肺經風濕熱鬱，凝滯而成。內服辛夷清肺飲，以清肺熱；外以硇砂散，逐日點之，漸化為水而癒。宜戒厚味、暴怒，庶不再發。

辛夷清肺飲： 辛夷六分　甘草生,五分　石膏煅　知母　梔子生研　黃芩各一錢　枇杷葉去毛,蜜炙,三片　升麻三分　百合　麥冬去心,各一錢

水二盅，煎八分，食遠服。或加羌活、防風、連翹、薄荷。

方歌　鼻痔辛夷清肺飲，辛草膏知梔子芩，枇杷升麻百合麥，或加羌活翹薄斟。

硇砂散： 見耳部耳痔內。

● 肺風粉刺

肺風粉刺肺經熱，面鼻疙瘩赤腫疼，破出粉汁或結屑，枇杷顛倒自收功。

註　此證由於肺經血熱而成。每發於面鼻，起碎疙瘩，形如黍屑，色赤腫痛，破出白粉汁，日久皆成白屑，形如黍

米白屑。宜內服枇杷清肺飲，外敷顛倒散，緩緩自收功也。

枇杷清肺飲： 人參三分　枇杷葉刷去毛,蜜炙,二錢　甘草生,三分　黃連一錢　桑白皮鮮者佳,二錢　黃柏一錢

水一盅半，煎七分，食遠服。

方歌　枇杷消肺枇杷葉，參草黃連桑白皮，黃柏同煎食遠服，肺風粉刺盡皆宜。

顛倒散： 大黃　硫黃各等份

研細末，共合一處，再研勻，以涼水調敷。

方歌　顛倒散敷功效極，大黃硫黃各研細，等份再勻涼水調，專醫酒皶肺風刺。

● **酒渣鼻**

酒渣鼻生準及邊，胃火薰肺外受寒，血凝初紅久紫黑，宣鬱活瘀緩緩痊。

註　此證生於鼻準頭，及鼻兩邊。由胃火薰肺，更因風寒外束，血瘀凝結，故先紅後紫，久變為黑，最為纏綿。治宜宣肺中鬱氣，化滯血，如麻黃宣肺酒、涼血四物湯俱可選用，使榮衛流通，以滋新血。再以顛倒散敷於患處。若日久不癒，以梔子仁丸服之，緩緩取癒。

麻黃宣肺酒： 麻黃　麻黃根各二兩

頭生酒五壺，將藥入酒內，重湯煮三炷香，露一宿，早晚各飲三五杯，至三五日出膿成瘡；十餘日則膿盡，膿盡則紅色退，先黃後白而癒。

方歌　麻黃宣肺酒渣鼻，血熱上注外寒瘀，麻黃並根入酒泡，重湯煮飲效不虛。

涼血四物湯： 當歸　生地　川芎　赤芍　黃芩酒炒　赤茯苓　陳皮　紅花酒炒　甘草生,各一錢

水二盅，薑三片，煎八分，加酒一杯，調五靈脂末二錢，熱服。氣弱者，加酒炒黃耆二錢，立效。

方歌　涼血四物渣鼻紅，散瘀化滯又調榮，芩苓四物陳紅草，薑煎加酒入五靈。

梔子仁丸： 梔子仁研末，黃蠟熔化和丸，如彈子大。每服

一丸，茶清嚼下，忌辛辣之物。

方歌 梔子仁丸渣鼻赤，紫黑纏綿皆可施，梔子為末黃蠟化，丸似彈子茶清食。

顛倒散：見肺風粉刺。

鼻部證篇方藥的臨床新用

1. 中西醫結合治療酒渣鼻58例報告

【一般資料】58例中，男21例，女37例；年齡最小21歲，最大49歲，以21~30歲發病率最高，共39例；病程最短3個月3例，最長10年1例，1~4年最多，54例以飲酒、吸菸、食用刺激性食物、月經不調、消化不良、大便秘結為主要誘發因素。遇到上述因素病情加重者46例。紅斑型26例（其中鼻部21例，鼻面部5例），丘疹膿疱型31例（其中鼻部14例，面部17例），肥大型1例。

【治療方法】密陀僧60g，黨參30g，硫黃30g，輕粉24g。以上藥物均研成細末，用蜂蜜調成糊狀，早、晚各塗1次，每次摩擦約5分鐘。同時口服西藥，甲硝唑片0.2g，日3次，連服6週。

【治療結果】紅斑型痊癒18例，顯著好轉5例，無明顯好轉3例；丘疹膿疱型痊癒21例，顯著好轉6例，無效5例；肥大型明顯好轉1例。（劉長榮.河北中醫，1994，16(4)：45）

2. 中西醫結合治療酒渣鼻33例

【一般資料】男25例，女8例；年齡23~61歲，均為紅斑期及丘疹膿疱期酒渣鼻，病程7個月至5年。

【治療方法】大黃30g，百部30g，共為粗末，鉛丹5g，用75%酒精200ml密封浸泡72小時後用紗布過濾，去渣取汁，藥汁中再加昇華硫黃10g，甲硝唑0.2g×40片（研末混入藥汁中），裝瓶備用。每次用藥前充分將藥液搖勻，用棉籤浸藥塗患處，每日早、晚各1次。同時忌食辛辣刺激性食物及飲酒。

【治療結果】33例全部治癒。用藥時間最短25天，最長43

天。

【典型病例】劉某，男，36歲。鼻翼、鼻尖、兩頰部及前額彌漫性紅斑，紅斑上有密集的小丘疹及膿疱，分批出現，每於進食辛辣刺激性食物後加重，反覆發作4年。經擠壓鼻翼處皮脂鏡檢查到蠕行蟎蟲8條。經用本藥治療30天，皮損全部消退。（包佐義，甘肅中醫學院學報，12(4)：29）

3. 枇杷清肺飲加減治療肺風粉刺

【一般資料】本組38例中，男12例，女26例；年齡15~33歲；病程最短15天，最長6年；全部患者均在門診確診，其中I度（輕度）1例，II度（中度）11例，III度（重度）9例，IV度（重度——集簇性）2例。

【治療方法】枇杷葉10g，桑白皮10g，黃芩12g，黃連6g，梔子10g，野菊花10g，赤芍10g，白茅根30g。I度、II度痤瘡，皮脂溢出較多者，加薏苡仁、生白朮、生枳殼；感染較重者加蒲公英、紫花地丁。III度、IV度痤瘡以炎症、囊腫為主者加蒲公英、紫花地丁、土茯苓；以囊腫、結節為主者加夏枯草、貝母、皂角刺；有疤痕形成者重用五靈脂。女性患者伴有月經不調者加益母草。每日1劑，水煎3次，前兩次每次煎取200ml，分早、晚服，第三次煎取500ml，冷濕敷面部每次30分鐘，2週為1個療程，連用3個療程，服藥期間忌食油膩辛辣食物。

【治療結果】痊癒20例，有效17例，無效1例。有效率為97.47%。（武水斗.河南中醫，2002，22(4)：46）

4. 清肺涼血湯治療粉刺146例療效觀察

【治療方法】根據粉刺症的不同類型，進行辨證施治。採用瀉火解毒清熱燥濕之法，以消風散為主方，由荊芥、當歸、生地黃、苦參、蒼朮、蟬蛻、胡麻仁、牛蒡子、知母、木通各10g，防風、石膏各20g，甘草15g，外用硫黃肥皂洗面，按肺熱血熱型、腸胃濕熱型、脾虛痰濕型的不同證型，進行辨證論治。屬肺熱血熱所致的粉刺症，去當歸，加玄參、牡丹皮、黃連、黃柏；屬腸胃濕熱所致的粉刺症沿海地

區多見，去生地黃、蒼朮、苦參，加黃芩、黃連、黃柏；屬脾虛痰濕所致的，重用蒼朮去當歸，加黨參、白朮。

女患者，多伴有月經不調，色暗有塊，行經前乳房、少腹脹痛者加柴胡、薄荷；心煩者加梔子；有丘疹加連翹；膿瘡加野菊花。內服藥，1日1次，14日為1個療程。每日用硫黃肥皂洗2~3次。

[治療結果] 顯效治癒率99%，其中45例經1個療程治療粉刺全部消失且不復發，60例復發者經鞏固1個療程後痊癒，39例患者經過3個療程痊癒，2例經過3個療程不癒。

[典型病例] 瞿某，女，35歲，職員，因吃海蟹後，出現面部及背部皮疹，紅腫撫之疼痛難忍，伴有便秘，尿黃赤，少腹脹滿，乳房微脹，納呆，舌苔黃膩，脈滑而數。治則瀉火解毒，燥濕瀉熱。方藥：黃芩、黃連、黃柏、防風各20g，荊芥、苦參、蒼朮、蟬蛻、木通、胡麻仁、知母、牛蒡子各10g，石膏30g，甘草15g。外洗：用硫黃肥皂清洗3次，1個療程痊癒。（于幫秋.中醫藥資訊，1999，2：56）

耳　部

● 黑　疔

黑疔暗藏耳竅生，色黑根深椒目形，痛如錐刺引腮腦，破流血水火毒攻。

註　此證生於耳竅暗藏之外，由腎經火毒所發，亦有因服丹石熱藥，積毒而成者。色黑根深，形如椒目，疼如錐刺，痛引腮腦，破流血水，急服蟾酥丸汗之，再用蟾酥丸水調濃，滴於耳竅內，立效。毒甚者，以黃連消毒飲疏解之，黃連解毒湯清之即瘥。

黃連解毒湯：黃連　黃芩　黃柏　生梔子研，各一錢五分
水煎，熱服。

方歌　黃連解毒燉痛瘡，諸般疔毒煩躁狂，黃連芩柏生梔子，四味煎服保安康。

蟾酥丸：見疔瘡門。

黃連消毒飲：見頭部百會疽。

● 耳 疳

耳疳時出黑臭膿，青震白纏黃色聤，胃濕相兼肝經火，紅風偏肝血熱成。

註 此證耳內悶腫出膿，因膿色不一，而名亦各殊。如出黑色臭膿者，名耳疳；出青膿者，名震耳；出白膿者，名纏耳；出黃膿者，名聤耳，俱由胃濕與肝火相兼而成。宜柴胡清肝湯主之。氣實火盛者，以龍膽瀉肝湯服之。惟風耳則出紅膿，偏於肝經血熱，宜用四物湯加丹皮、石菖蒲服之。外俱用醬茄內自然油滴之，俟膿淨換滴耳油，時時滴入，腫消生肌自癒。

滴耳油：核桃仁研爛，擰油去渣，得油一錢，兌冰片二分。每用少許，滴於耳內。

方歌 滴耳油治耳疳證，膿淨滴之效更深，核桃擰油消腫痛，冰片發散熱通神。

柴胡清肝湯：見頭部鬢疽。

龍膽瀉肝湯：見腰部纏腰火丹。

四物湯：見潰瘍門。

● 耳 衄

耳衄上焦血熱成，鮮血時流耳竅中，肝火柴胡清肝治，胃熱生地麥門冬。

註 此證由上焦血熱所致，耳竅中時流鮮血。若肝脈弦數者，以柴胡清肝湯服之；腎脈虛數者，以生地麥冬飲主之。總以涼血為急，乃抽薪止沸之法也。外以神塞丸塞之即瘥。

生地麥冬飲：生地黃　麥冬去心，各五錢

水二盅，煎八分，食後服。

方歌 生地麥冬耳衄鮮，上焦血熱是其原，各用五錢煎食後，清肺降火保平安。

神塞丸：麝香一分　生白礬一錢　沉香三分　糯米五十粒

共研細末，麵糊為丸，如梧桐子大。每丸薄綿裹之，如左

耳出血塞右鼻，右耳出血塞左鼻；左鼻出血塞右耳，右鼻出血塞左耳；兩耳俱出血塞兩鼻，兩鼻俱出血塞兩耳。

方歌　神塞麝香生白礬，沉糯同研麵糊丸，大如梧子薄綿裹，塞入耳鼻衄血痊。

柴胡清肝湯：見頭部鬢疽。

● 耳痔　耳蕈　耳挺

耳痔蕈挺耳竅生，肝腎胃火凝結成，微腫悶疼皮損破，塞久令人必重聽。

註　此三證皆生耳內，耳痔形如櫻桃，亦有形如羊奶者；耳蕈形類初生蘑菇，頭大蒂小；耳挺形若棗核，細條而長，努出耳外。

俱由肝經怒火、腎經相火、胃經積火凝結而成。微腫悶疼，色紅皮破，不當觸犯偶犯之，痛引腦巔。皆宜服梔子清肝湯，外用硇砂散點之，漸漸消化。

梔子清肝湯：梔子生研　川芎　當歸　柴胡　白芍酒炒　丹皮各一錢　甘草生，五分　石膏煅　牛蒡子炒，研，各一錢　黃芩　黃連各五分

水二盅，煎八分，食後服。

方歌　梔子清肝蕈痔挺，腎肝胃火忿怒成，芎歸柴芍丹皮草，膏蒡芩連用有功。

硇砂散：硇砂一錢　輕粉　雄黃各三分　冰片五釐

共研細末，水調，有穀草細梗咬毛，蘸點痔上。

方歌　硇砂散實有奇功，痔蕈挺在耳內生，輕片雄黃研為末，水調點痔消縮形。

● 旋耳瘡

旋耳瘡生耳後縫，瘡延上下連耳疼，狀如刀裂因濕熱，穿粉散搽即成功。

註　此證生於耳後縫間，延及耳折，上下如刀裂之狀，色紅，時津黃水，由膽、脾濕熱所致。然此瘡月盈則瘡盛，月虧則瘡衰，隨月盈虧，是以又名月蝕瘡也。宜穿粉散搽之，即可成功。

穿粉散：輕粉研，隔紙微炒　穿山甲炙　鉛粉　黃丹水飛過，各三錢

共研極細，香油調敷。

方歌　穿粉散敷旋耳瘡，清熱滲濕油調良，輕粉研細隔紙炒，穿山甲共鉛粉黃。

耳部證篇方藥的臨床新用

1. 內外合治旋耳瘡

【基本處方】黃連、黃芩、黃柏、梔子、龍膽草、甘草、木賊、陳皮、桑葉、菊花、丹皮各10g，大黃15g，蒼朮30g。

【外洗方】上方加白礬30g。

【使用方法】將上藥水煎2次混合，作為內服，日2~3次，然後取煎好的藥液50ml加入白礬加熱溶化後用作外洗液。使用前用雙氧水洗患處，然後再將外洗液直接外塗患處，每日10餘次，結痂後每日外塗2次即可。

【典型病例】張某，男，9歲，學生，雙耳瘡1個月多，經用青黴素及口服牛黃解毒片治療10餘日不效。近日加重，前來我所治療，診時見外耳廓及耳後皺裂糜爛、流滋、結痂，以左耳為甚，左外耳廓裂縫、耳後裂縫口如刀割之狀，有血樣膿性分泌物，疼痛難忍。伴有便秘、小便短赤、脈數。上方連服6劑，同時配合外治。經治療1週膿去縫合痂脫而癒。（牛忻群.中醫藥資訊，1995，6：40）

2. 中藥外搽治療旋耳瘡48例療效觀察

【一般資料】48例均係門診患者，男性28例，女20例；年齡在1~16歲，平均7歲；病程最長者1年，最短1個月；單側患者34例，雙側14例。

【治療方法】青黛20g，黃柏30g，海螵蛸（去殼）15g，滑石30g。

【使用方法】將上藥分別研成極細粉末過篩混合拌勻，麻油適量調成膏狀備用，使用前將患處用淡鹽水洗淨擦乾，外搽上述藥膏，每日1~2次。至癒停藥，對於伴有局部嚴重感染

者，可另內服中藥清熱解毒藥物或配合西藥抗生素治療。

【治療結果】痊癒26例，顯效14例，有效8例。總有效率100%。

【典型病例】患兒陶某，男，10歲，學生，1987年10月6日就診。患兒兩耳後縫間滲出黃水，時有癢痛3月餘，多方治療不癒。

檢查：兩側耳後縫間糜爛，黃水滲出。潮紅，皮膚損害呈月牙狀分佈，耳廓及耳內無異常，舌質偏紅，舌苔薄黃膩，脈濡。經用上方外搽2週痊癒，隨訪2年未復發。（倪有義.河南中醫藥學刊，1995，10(1)：42）

3. 中藥外治旋耳瘡26例

【臨床資料】26例均為兒童，男18例，女8例；其中單耳者12例，雙耳者14例；年齡最大12歲，最小3歲；病程最長2個月，最短5天。

【方藥組成】將黃連、黃柏、枯礬按3：3：1的比例，共為細末，加冰片適量備用，每次用5g加適量75%酒精，調成糊狀。

【治療方法】首先用生理鹽水清洗患處，待乾後將上藥塗患處，每日塗3~5次，7天為1療程。

【典型病例】陳某，女，9歲，雙耳後發癢，流黃水，曾在當地衛生所診治，給予應用紅黴素軟膏、膚輕鬆軟膏、皮康霜軟膏無效，耳後紅腫，黃水淋漓伴有結痂，耳後折縫處裂縫如刀切之狀，患兒稍不注意碰觸耳部，則劇烈疼痛，持續約2個月。用此方治療2天後紅腫開始消退，黃水流出減少，1週後耳部皮損基本治癒，惟耳後折縫處未癒，繼續用藥12天後折縫完全癒合，皮膚正常。（賈黎.中醫外治雜誌，1999，8(3)：55）

4. 連杏膏治療黃水瘡

【藥物組成】黃連20g，杏仁20g，黃豆20g，黃丹10g，香油適量。

【製用法】黃連焙乾，杏仁、黃豆炒黃，共研成細麵，加

入黃丹用香油調成糊狀，塗患處，每日3~5次。

【典型病例】劉某，男，7歲。1994年5月面部起泡奇癢，抓破淌黃水，經縣醫院診斷為傳染性膿疱病，給予抗生素、磺胺類藥物服後無效，且漫延於整個面部。經用連杏膏治療1週痊癒。（王麗軍.河南中醫，1995，15(6)：375）

口 部

● 大人口破

大人口破分虛實，豔紅為實淡紅虛，實則滿口爛斑腫，虛白不腫點微稀。

註 此證名曰口瘡，有虛火實火之分。

虛火者，色淡紅，滿口白斑微點，甚者顯露龜紋，脈虛不渴，此因思慮太過，多醒少睡，以致心腎不交，虛火上炎，宜服四物湯加黃柏、知母、丹皮，少佐肉桂以為引導，從治之法也，外以柳花散搽之。

實火者，色豔紅，滿口爛斑，甚者腮舌俱腫，脈實口乾，此因過食膏粱厚味，醇酒炙煿，以致心、脾實火妄動，宜服涼膈散，外搽赴筵散，吐涎則效。如口瘡舌乾黃硬作渴者，宜服加減八味丸，以滋化源，俱禁水漱。

柳花散：黃柏末，一兩　青黛三錢　肉桂一錢　龍腦香即冰片，二分

各研細，再合一處研勻，每用少許，搽於患處。

方歌 柳花散治白口瘡，黃柏青黛龍腦香，肉桂共研搽患處，虛火上炎自平康。

赴筵散：黃芩　黃連　梔子生　乾薑　黃柏末　細辛各等份

共研細末，每用少許，搽於患處。

方歌 赴筵散醫實火攻，口瘡斑爛色多紅，芩連梔子乾薑柏，細辛同研有神功。

涼膈散：見面部面發毒。

加減八味丸：見潰瘍門。

● **鵝口瘡**

鵝口滿口白斑點，小兒心脾熱所生，初生多是胎中熱，甚則咽喉疊腫疼。

註 此證小兒多有之，屬心、脾二經之熱所生，初生小兒則屬胎熱上攻所致，滿口皆生白色斑點作痛，甚則咽喉疊疊腫起，難於乳哺，多生啼叫。法用青紗一條，裏著頭上，蘸新汲水揩去白苔，以淨為度，重手血出無妨，隨用冰硼散搽之，內服涼膈散即癒。

冰硼散：冰片五分　硼砂　元明粉各五錢　硃砂六分

共研極細末，用少許搽於瘡處。如咽喉腫痛，以蘆筒吹之立效。

方歌 冰硼散治咽腫痛，口瘡白點滿口生，冰硼硃砂元明粉，研末搽之立見功。

涼膈散：見面部面發毒。

● **口糜**

口糜陰虛陽火成，膀胱濕水溢脾經，濕與熱瘀薰胃口，滿口糜爛色紅疼。

註 此證由陽旺陰虛，膀胱濕水泛溢脾經，濕與熱瘀，鬱久則化為熱，熱氣薰蒸胃口，以致滿口糜爛，甚於口瘡，色紅作痛，甚則連及咽喉，不能飲食。初起宜服導赤湯。口臭、瀉泄脾虛濕者，宜服連理湯；糜爛延及咽喉，日輕夜重者，服少陰甘桔湯；便秘者服涼膈散。外俱以薑柏散搽之有效。

導赤湯：木通　生地各二錢　甘草生，一錢

竹葉二十片，水一盅，煎半盅，溫服。

方歌 導赤湯醫口糜證，脾濕化熱薰胃成，木通生地生甘草，竹葉煎服熱自平。

加味連理湯：白朮土炒，二錢　人參　白茯苓　黃連　乾薑各一錢　甘草炙，五分

水煎，熱服。

方歌 連理胃熱脾虛濕，口糜臭氣瀉泄俱，參苓白朮炙

甘草，乾薑黃連脾胃宜。

少陰甘桔湯： 桔梗二錢　甘草生，一錢　川芎　黃芩　陳皮　元參　柴胡各六分　羌活　升麻各四分

蔥白一根，水二盅，煎八分，食遠服。

<u>方歌</u>　少陰甘桔治口糜，芎芩羌活桔陳皮，元參柴草升麻共，蔥白水煎神效奇。

薑柏散： 乾薑　黃柏末，各等份

各研末，共合一處研勻，乾搽口內，溫水漱口。

<u>方歌</u>　薑柏散搽口糜爛，黃柏乾薑各細研，等份對勻搽患處，溫水漱口效如仙。

涼膈散： 見面部面發毒。

唇　部

● 反唇疔　鎖口疔

反唇疔發唇裡棱，鎖口疔在嘴角生，粟米堅腫麻癢痛，脾胃心經火毒成。

<u>註</u>　此二證俱由火毒而成。反唇疔生於唇棱偏裡，上唇屬脾，下唇屬胃；鎖口疔生於嘴角，係心、脾二經所屬。二證初起形如粟米，色紫堅硬如鐵，腫甚麻癢木痛，寒熱交作，煩悶作嘔。反唇甚則令唇外翻，鎖口甚則口不能開，俱屬迅速之證，須當速治，遲則毒氣攻裡，令人昏潰、噁心，即名走黃。治法俱按疔門，禁用灸法。

● 唇　疽

唇疽生於上下唇，寒熱交爭毒氣深，紫硬時覺木痛甚，脾胃積熱乃其因。

<u>註</u>　此證生於唇，無論上下、左右，由脾胃積熱所致。色紫有頭，大者如李，小者如棗，腫硬如鐵，時覺木痛，甚則寒熱交作。初宜服神授衛生湯，裡實者服雙解貴金丸，外用離宮錠塗之即消。若過數日猶不消者，必欲潰破，治法即按癰疽腫瘍、潰瘍門。

神授衛生湯　雙解貴金丸　離宮錠：俱見腫瘍門。

● 繭　唇

繭唇脾胃積火成，初如豆粒漸繭形，痛硬潰若翻花逆，久變三消定主凶。

註　此證由脾、胃積火結聚而成。初起如豆粒，漸長若蠶繭，堅硬疼痛，妨礙飲食。

初起及已成無內證者，用蟾酥餅貼之，陀僧膏蓋之，日久漸消。或口渴者，宜服清涼甘露飲。若面赤、口唇燥裂、便秘者，此屬氣實，宜服涼膈散；若日輕夜重，五心煩熱，兩顴現紅，脈虛數無力者，宜服加減八味丸，以滋水養陰；若潰後如翻花，時津血水者屬逆。失於調治，久則變為上消、中消、下消之證，屬凶。

清涼甘露飲：麥冬去心　知母　黃芩　石斛　枳殼麩炒　枇杷葉去毛，蜜炙　銀柴胡　犀角鎊　生地　茵陳蒿　甘草生，各一錢

燈心五十寸，淡竹葉一錢，水二盅，煎八分，食遠服。

方歌　清涼甘露醫繭唇，潤燥止渴又生津，麥冬知草芩斛殼，枇杷銀胡犀地茵。

蟾酥餅：見疔瘡門。

陀僧膏：見潰瘍門。

涼膈散：見面部面發毒。

加減八味丸：見潰瘍門。

● 唇　風

唇風多在下唇生，陽明胃經風火攻，初起發癢色紅腫，久裂流水火燎疼。

註　此證多生下唇，由陽明胃經風火凝結而成。初起發癢，色紅作腫，日久破裂流水，疼如火燎，又似無皮，如風盛則唇不時瞤動。俱內以雙解通聖散服之，外以黃連膏抹之自癒。

雙解通聖散：防風　荊芥　當歸　白芍酒炒　連翹去心　白朮土炒　川芎　薄荷　麻黃　梔子各五錢　黃芩　石膏煅　桔梗各一兩　甘草生，二兩　滑石三兩

共研粗末,每用五錢,水一半,煎八分,澄渣,溫服。

【方歌】 雙解通聖胃火風,疏表清裡膏防荊,歸芍連翹芩朮桔,麻黃梔草薄滑芎。

黃連膏:見鼻部鼻瘡。

口唇部證篇方藥的臨床新用

1. 加味導赤白虎湯治療復發性口瘡的臨床研究

加味導赤白虎湯方劑煎服,其中生石膏30g,板藍根15g,玄參15g,知母9g,木通9g,青蒿9g,生地15g,兒茶9g,甘草3g。腹瀉者不用生石膏、知母,加佩蘭;發熱者不用兒茶,加金銀花、連翹。本方每日1劑,分3次服完,間隔4小時,3劑為1個療程。總有效率為94.87%。(劉海燕.貴陽中醫學院學報,2005,7:20)

2. 加味玉女煎治療經行口糜38例

【臨床資料】本組38例,年齡最大49歲,最小17歲,以22~37歲者居多。病程最長者25年,最短1年半。其中,1年半至5年19例,5~10年13例,10年以上6例。中醫辨證,屬陰虛火旺型21例,胃熱熾盛型17例。

【治療方法】生石膏30g,熟地30g,麥冬10g,山茱萸10g,知母5g,懷牛膝5g,熟大黃5g,白茅根30g,黃連3g,秋石6g,青果6g,生甘草5g。口乾口渴、溲赤便秘,用生大黃,加蜂蜜少許;脘腹脹滿、大便溏臭,去熟大黃,加木通、滑石、茵陳;心煩口苦、溲赤灼痛,加梔子、竹葉。患者於經前1週開始服藥,每日1劑,水煎服。每月連服9~12劑。經行口糜消失或減輕,仍需據上法服藥3個月經週期,以鞏固療效。

【治療結果】治癒(24例),經行口糜消失,隨訪半年以上無復發。好轉(11例),經行口糜消失或減輕,隨訪半年內有復發。無效(3例),經行口糜仍作。本組患者治癒率為63.2%,好轉率為29%,總有效率為92.2%。(陶佩君.上海中醫藥雜誌,1996,12:21)

3. 口糜驗案2則

(1) 心腎不足：李某，男，35歲，工人，於1995年3月15日就診。主訴：患口瘡5年餘，反覆發作，每勞累或過食辛辣之品更甚。症見口燥咽乾，牙齦作痛，唇舌糜爛，大便秘結不暢，小便短赤。舌尖紅絳，脈沉細。

處方：生地、玄參、黨參各12g，麥冬、遠志、龜板、知母、茯苓各10g，生甘草3g，生蒲黃15g（包煎），鹽水炒黃連、肉桂粉（吞服）各1g。5劑，每日1劑。3月20日複診，唇舌疼痛已止，口舌糜爛亦癒，大便通調。轉服腎氣丸3週，每日2次，每次5g，5年之口瘡由此而癒。

(2) 虛火內播：張某，女，56歲，農民，1996年7月23日就診。自訴口舌潰爛已數年，曾多方求醫，診見口唇內、舌邊、頰部及上腭等處均呈黏膜潰瘍，如赤豆大小，其色白，疼痛較劇。伴全身乏力，面黃、納差、便溏、舌質淡紅、苔白膩，脈濡細。證屬虛火口瘡。擬升陽益胃湯加減：羌活、防風、獨活、白芍各15g，柴胡、黃連、茯苓各6g，白朮、陳皮、製半夏各10g，黃耆30g，炙甘草4g，薑5片，棗3枚。3劑，每日1劑。3劑服完諸症皆癒，隨訪半年，未見復發。

（梁正文.安徽中醫臨床雜誌，1998，10(1)：36）

4. 玄花麥蠶湯治療唇風78例

【臨床資料】 78例中男36例，女42例；年齡4~49歲，發於秋季36例，冬季31例，春季11例；患處波及全唇部32例，限於下唇部者46例。

【治療方法】 玄參、菊花、金銀花、蟬蛻、僵蠶、麥冬、生地黃、蒺藜、連翹、黃芩、桔梗、甘草；若熱毒偏重者加大青葉；風熱偏盛者加薄荷；唇乾裂甚者加玉竹、石斛。每天1劑，水煎服，以5劑為限，同時用紫草油外搽唇部。

【治療結果】 痊癒（患者唇部紅腫乾燥痛癢消失，嘴唇活動自如，遇各種刺激物如常人，隨訪1年不復發）71例，有效（治癒後隨訪1年復發或部分好轉）5例，無效（無改變或症狀加重）2例。痊癒率為91%，總有效率為97%。

【病案舉例】徐某，女，36歲，1995年11月16日診。入秋則發，下唇部紅腫乾燥，喜用舌潤，過冬則自癒，病已2年，口服中西藥效果不顯，半月前又發此病。診見：全唇紅腫乾裂，裂口細深，血滲唇外，唾頻潤唇，唇癢，辛辣刺唇掣痛及心，脈沉細數。治以滋陰潤唇，清熱解毒。處方：玄參25g，菊花、麥冬、生地黃、蒺藜、僵蠶各20g，金銀花、蟬蛻、連翹、黃芩、桔梗各15g，甘草6g。3劑，每天1劑，水煎服並配合外搽紫草油。二診：唇腫消，裂口癒，癢止，舌活動自如，苔微黃而薄，脈沉細數。效不更方，續服原方2劑，以鞏固療效，隨訪3年未發。（田發益.新中醫，1999，31(10)：51）

5. 升陽散火法治療唇風30例

【臨床資料】30例中，男21例，女9例；年齡5~45歲，其中12歲以下18例；發於下唇25例，發於上下唇5例；病程最短者3天，最長者5周。

【治療方法】生甘草、葛根、白芍、柴胡、連翹、薄荷（後下）各12g，炙甘草、防風、升麻各9g。便秘者加當歸，糜爛者加銀花、紫花地丁。每日1劑，每劑水煎，分2次服。另外搽黃連膏。

【治療結果】治癒標準為唇部紅腫痛癢消失，局部無滲液，新生上皮，結果30例全部治癒。服藥時間最短者5劑，最長者30劑。其中4例治癒後復發，繼用上方痊癒。

【典型病例】王某，男，30歲，1997年11月5日初診。患者唇部發癢，色紅腫脹，時以舌舐潤，3日後破潰流水，如無皮之狀，痛如火燎，每於進食及吹氣時更甚，便秘、舌苔薄黃、脈沉數。以上方加當歸18g內服，外搽黃連膏。5劑後複診，潰瘍面縮小，滲液減少，疼痛減輕。繼進5劑後，潰瘍面已無滲液，疼痛消失，囑再服3劑鞏固療效，隨訪至今未復發。（程懷孟.實用中醫藥雜誌，2001，17(5)：25）

6. 紫雪散外治唇風23例觀察

【一般資料】本組23例，男13例，女10例；年齡最大46

歲，最小6歲；病程最長者2個月，最短者2天。

【治療方法】用紫雪散，以冷開水調成糊狀，每日搽患處3~5次，病重者搽5~10次。以藥糊乾落後再搽為宜。

【治療結果】本組23例，其中唇腫未潰者，用藥2天痊癒7例，3天痊癒11例；已潰者用藥後3天結痂痊癒3例，4天痊癒2例。總有效率100%。（龔正生，江西中醫藥，1996增刊：120）

齒 部

● 牙 衄

牙衄牙縫內出血，胃腎二經虛實熱，實多口臭牙堅牢，虛者反此當分別。

註 此證由熱而成。當分虛實，無論大人小兒，若胃經實熱者，則血出如湧，口必臭而牙不動，宜服清胃湯，甚則服調胃承氣湯，或用酒製大黃末三錢，以枳殼五錢煎湯，少加童便調服，下黑糞即癒。

若胃經虛火者，牙齦腐爛，淡血滲流不已，宜服二參湯及補中益氣湯加黃連、丹皮。若腎經虛者，血則點滴而出，牙亦微痛，口不臭而牙動，或落者，治宜滋腎，有火者六味地黃丸；無火者七味地黃丸，俱加猴薑，隨手應效。若痾積氣盛，兼服蘆薈丸。外俱用小薊散搽牙，隨用青竹茹醋浸一宿，含漱甚效。

清胃湯：石膏煅,四錢　黃芩　生地各一錢　丹皮一錢五分　黃連　升麻各一錢

水二盅，煎八分，食後服。

方歌　清胃陽明實火結，口臭相兼齒衄血，芩連生地升麻膏，丹皮同煎功效捷。

調胃承氣湯：大黃酒浸,四錢　芒硝三錢　甘草炙,二錢

水三盅，煎一盅，去渣，少少溫服。

方歌　調胃承氣實火攻，齒衄口臭用之靈，酒浸大黃芒

硝草，胃熱煎服立刻清。

二參湯：人參　元參各等份

水煎，溫服。

方歌　二參湯醫虛火泛，齦腐滲流血水淡，人參元參各等份，水煎服下有神驗。

蘆薈丸：蘆薈　子青皮　白雷丸　白蕪荑　川黃連　胡黃連　鶴蝨草各一兩　木香三錢　麝香一錢

共研末，蒸餅糊丸如麻子大。每服一錢，空心清米湯送下。

方歌　蘆薈丸醫積氣盛，木麝青皮胡黃連，蕪荑雷丸鶴蝨草，川連同末蒸餅丸。

小薊散：小薊　百草霜　蒲黃微炒　香附子醋浸曬乾，各五錢

上研細末，用搽牙上，半刻時，溫茶漱之。

方歌　小薊散搽牙衄方，蒲黃微炒百草霜，香附同研為細末，揩牙止血功效強。

補中益氣湯：見潰瘍門。

六味地黃丸：見面部雀斑。

七味地黃丸：即桂附地黃丸減去附子，見面部頰瘍。

● 牙　宣

牙宣初起腫牙齦，日漸腐頹久露根，惡熱惡涼當細別，胃經客熱風寒侵。

註　此證牙齦宣腫，齦肉日漸腐頹，久則消縮，以致齒牙宣露。總由胃經客熱積久，外受邪風，寒涼相搏而成。有喜涼飲而惡熱者，係客熱遇寒涼，凝滯於齦肉之間；有喜熱飲而惡涼者，係客熱受邪風，稽留於齦肉之內。客熱遇寒者，牙齦出血，惡熱口臭，宜服清胃湯；客熱受風者，牙齦惡涼，遇風痛甚，宜服獨活散。外有牙齦腐臭，齒根動搖者，屬胃中虛火，而兼腎虛，齒乃腎之餘，宜服《三因》安腎丸。又有牙齦腐臭，時津白膿者，屬胃濕熱，宜服犀角升麻湯，外俱用胡桐淚散搽之，以食鹽沖湯漱口。惟牙齦動搖，或兼疼痛者，日以李杲牢牙散搽之，夜用固齒白玉膏貼

之，緩緩取效。若齦肉腐爛，露牙床骨者逆。

獨活散：獨活　羌活　防風　川芎各一錢六分　薄荷　生地　荊芥各一錢　細辛七分

上為粗末，每用二錢，水煎澄清，食後服，日用三服。

方歌　獨活風毒注牙根，齦腫嫌涼痛莫禁，羌活防風共生地，薄荷荊芥合芎辛。

《三因》安腎丸：補骨脂炒　胡蘆巴炒　茴香炒　川楝子炒　續斷炒，各三兩　山藥　杏仁炒　白茯苓　桃仁炒，各二兩

共研細末，煉蜜為丸，如梧桐子大。每服二錢，空心淡鹽湯送下。

方歌　《三因》安腎虛火爍，牙齦腐臭齒根搖，山藥杏茴苓骨脂，胡蘆巴續川楝桃。

胡桐淚散：胡桐淚　細辛　川芎　白芷各一錢五分　寒水石煅，二錢　生地一錢　青鹽二分

共研細末，乾搽牙齦患處，待頓飯時，以溫水漱去，少時再上。

方歌　胡桐淚散牙齦腫，津血宣露或出膿，細辛寒水石生地，青鹽白芷共川芎。

李杲牢牙散：龍膽草酒浸，一兩五錢　羌活　地骨皮各一兩　升麻四分

共研末，先以溫水漱口，用少許搽之。

方歌　李杲牢牙搽齒病，牙齦搖動或兼疼，膽草升麻羌地骨，研末漱口搽有功。

固齒白玉膏：官粉研，一兩　珍珠末，二錢　陽起石用僵蠶四十九條，防風、當歸、川芎、牙皂、青鹽、升麻、白芷、地骨皮各五錢，細辛、藁本各三錢，共研粗末。長流水五碗，同藥入沙鍋內，以桑柴火熬藥至三碗，去渣；再入沙鍋內，煎至一碗。將龍骨、陽起石火煅通紅，入藥汁內淬之。如此七次，去藥汁，將龍骨、陽起石焙乾，研末，一兩　麝香末，二錢　龍骨二兩　象牙末，五錢

用黃蠟三兩，熔化濾淨，再化，離火候溫，方入前藥和勻，乘熱攤紙上。如膏冷，將熨斗燒熱仰放，紙鋪熨斗底上攤之。用時先以溫水漱口，將膏剪一小條，貼於患處，閉口勿

語。

方歌 固齒白玉貼牙效，一切牙疼及動搖，官粉珍珠陽起䃃，龍骨象牙黃蠟熬。

清胃湯：見牙衄。

犀角升麻湯：見面部頰瘍。

● 鑽牙疳

鑽牙疳在牙根生，突出硬骨銳而鋒，痛如針刺殊難忍，證由肝胃積熱成。

註 此證由肝、胃二經積熱所致。乃牙根肉內鑽出骨尖如刺，疼痛異常，小兒多有之。法用鈹針就患處刺開好肉，連牙齊根取出。若血出不止者，以濕紙換貼二次即止。內服蘆薈消疳飲，外以冰硼散搽之。戒厚味，其牙復生如舊。

蘆薈消疳飲：蘆薈生　胡黃連　石膏煅　羚羊角鎊　梔子生研　牛蒡子炒，研　銀柴胡　桔梗　大黃生　元參各五分　薄荷葉四分　甘草三分

水二盅，淡竹葉一錢，煎六分，食遠服。

方歌 蘆薈消疳清胃肝，羚膏梔子蒡胡加，銀胡桔梗大黃薄，甘草元參竹葉煎。

冰硼散：見口部鵝口瘡。

● 牙疔

牙疔牙縫胃火成，大腸濕熱亦可生，腫如粟米連腮痛，若兼麻癢即黑疔。

註 此證由胃經火毒，或大腸經濕熱，皆可致之。每生於兩旁牙縫，腫起一粒，形如粟米，痛連腮項。若兼麻癢，破流血水，疼痛異常者，即黑疔也，屬腎火毒。俱用銀簪尖挑破，以見血為度，搽拔疔散，再以蟾酥丸噙化，徐徐咽之。若煩躁口渴者，宜服黃連解毒湯即癒。若失治毒反攻心，令人煩躁、昏憒者逆。

拔疔散：硇砂　白礬　硃砂　食鹽用鐵鏽刀燒紅，將白礬食鹽放於刀上煅之

各等份，擇丁日午時，研為細末，收之。

方歌 拔疔散治諸疔毒，硇砂白礬食鹽朱，等份研末搽患處，化硬搜根功效殊。

蟾酥丸：見疔瘡門。

黃連解毒湯：見耳部黑疔。

● 牙癰

牙癰胃熱腫牙床，寒熱堅硬痛難當，破流膿水未收口，誤犯寒涼多骨妨。

註 此證由陽明胃經熱毒所致。生於牙床，堅腫疼痛，身發寒熱，腮頰浮腫。初宜服荊防敗毒散，若大渴、煩嘔者，蟾酥丸汗之；便秘者，雙解貴金丸下之；腫處宣軟刺破，搽冰硼散。若初時堅腫，破流血水，久不收口，過食寒涼者，必生多骨。俟骨尖刺出，搖則內動，始可取出，其口方能收斂而癒。

荊防敗毒散：見項部腦疽。

蟾酥丸：見疔瘡門。

雙解貴金丸：見腫瘍門。

冰硼散：見口部鵝口瘡。

● 走馬牙疳

走馬牙疳證不輕，癖積疹痘毒火攻，牙根腐臭隨變黑，頑肉難脫不食凶。

註 此證多由癖疾積火、疹痘餘毒上攻，最為迅速，總因積火熱毒而成。牙根作爛，隨變黑腐，臭穢難聞。若癖積毒火攻牙者，初宜服蘆薈消疳飲；脾胃虛者，兼服人參茯苓粥。若疹痘餘毒所中者，宜服清疳解毒湯。外勢輕者，俱用尿白散搽之。若堅硬青紫，漸腐穿腮、齒搖者，宜蘆薈散搽之；如牙縫黑腐不盡，及腐爛深坑，藥不能到，宜用勒馬聽徽絲塞之，再用手法，去其黑腐，內見紅肉流鮮血者吉。其取時頑肉難脫，堅硬腐爛漸開，以致穿腮破唇，宜貼青蓮膏，身熱不食者逆。但此證惟癖積攻牙成疳者，好後易犯，由積火時時上攻也。惟在調理飲食得宜，如山藥，栗子，鵝，蟹，甜、辣等物，俱當禁忌。若稍有疏忽，必致復發，

慎之，慎之。

人參茯苓粥：人參一錢　白茯苓六錢

共研末，同粳米一茶盅，熬成粥。先以鹽湯將口漱淨，後再食粥。

方歌　人參茯苓善扶脾，飲食短少服之宜，二味研末加粳米，熬粥食之理胃虛。

清疳解毒湯：人中黃　川黃連生　柴胡各五分　知母生　連翹去心　牛蒡子炒，研　犀角鎊　玄參　荊芥　防風各一錢　石膏煅，一錢五分

淡竹葉一錢，燈心五十寸，水二盅，煎八分，食遠服。嘔加蘆葦根五錢。

方歌　清疳解毒牙疳證，疹痘餘毒化熱成，中黃知連柴翹蒡，犀角參膏荊芥風。

尿白散：尿垢即婦人尿桶中白鹼，火煅，五錢　白霜梅燒存性　枯白礬各二錢

上研細末，先用韭根、松蘿茶，煎成濃汁，乘熱以雞翎蘸洗患處，去淨腐肉，見津鮮血，再敷此藥，日敷三次。若爛至咽喉，以蘆筒吹之。

方歌　尿白散搽走馬疳，尿垢白霜梅白礬，韭根茶葉煎湯滌，蘸洗腐肉敷藥痊。

蘆薈散：蘆薈一錢　黃柏末，五錢　人言用紅棗五枚，去核，每棗納人言一分，火燒存性，五分

共研細末，先用米泔水漱淨疳毒，後敷此藥於堅硬及腐處。

方歌　蘆薈散搽牙疳爛，色紫牙搖腮硬穿，棗裹人言燒存性，再加黃柏末同研。

勒馬聽徽絲：白砒末，一分　麝香末，三分　青綿撕碎　青黛飛末，各一兩

用香油拌勻。用時先以清米泔水漱口，次用鑷尖將絲挑少許，塞於牙根縫內，日三易之。

方歌　勒馬聽徽疳漸蝕，牙縫腐黑急速施，油調砒麝青

綿黛，泔水漱口後塞之。

青蓮膏：青黛二錢　乳香　輕粉各一錢　麝香五分　白砒即人言，一分

上為細末，用香油調稠，薄攤紙上，用錘捶實，陰乾收之。每於臥時，以泔水漱淨口，拭乾，隨疳證大小，剪膏藥貼之，至曉揭去，再以泔水將口漱淨吐之，至晚再貼。

方歌　青蓮膏貼腐疳宜，化腐消堅效更奇，乳麝白砒輕粉黛，研末油調紙攤之。

蘆薈消疳飲：見鑽牙疳。

● 齒䘌

齒䘌齒內生小蟲，胃經瘀濕風火凝，口臭只緣胃火盛，齒根腐爛出血膿。

註　此證係齒內生蟲，由胃經瘀濕風火凝取而成。齒根脹痛腐爛，時出膿血，若口臭甚者，胃火盛極上攻所致也，宜服玉池散，外用雀麥連梃一把，苦瓠三十片洗淨，將麥剪長二寸，以瓠葉裹作五包，廣一寸，厚五分，三年陳醋漬之，至日中時，以兩包火中炮炙令熱，納口中熨齒外，冷更易之。取包置水中，解視之即有蟲長三分，老者黃色，新者白色，其效如神。

玉池散：當歸　白芷　升麻　防風　甘草　地骨皮　川芎　細辛　藁本　槐花各一錢

生薑三片，黑豆三十粒，水煎去渣，候溫含漱，冷則吐之。若用此方煎服，更效。

方歌　玉池疏風療蟲牙，津膿根爛漱服佳，歸芷升防甘地骨，芎辛薑藁豆槐花。

● 齒齲

齒齲風熱客陽明，牙齦腫痛出臭膿，遇風痛甚久宣露，白馬懸蹄塞入靈。

註　此證由風熱客於手、足陽明二經而成。初起牙齦宣腫覺痛，遇風痛甚，常作歪口吸氣之狀，牙齦腐孔，時出臭膿，久則齦齒宣露。初宜服清胃湯加羌活，外用白馬懸蹄少

許，以綿裹之，塞入膿孔甚效。

清胃湯：見牙衄。

齒部證篇方藥的臨床新用

1. 冰人散外敷治走馬牙疳46例

【臨床資料】本組46例中，男29例，女17例。年齡最小4歲，最大22歲；發病時間最短1天，最長4天，由麻疹引起者11例，痘疹引起者8例，痢疾引起者27例；初診時牙齦紅腫伴惡寒發熱者15例，牙齦腐爛者31例（其中延及口唇者24例，延及口唇、頰部者7例）。

【治療方法】人中白9g，冰片0.9g，兒茶6g，蟾酥1.5g，月石1.5g。把人中白放入瓷瓶內，鹽泥固濟，煅紅，然後和餘藥共研細末，過篩，裝瓶密封備用。用時先用冷鹽水含漱，再用75%酒精擦洗患處，然後取適量冰人散用竹筒或紙筒把藥末吹於患處，腐爛的地方用藥粉沾於紙線上插入腐肉中，1日2次。

【治療結果】46例中痊癒43例，有效3例（症狀好轉後轉西醫治療）。總有效率為100%。（王份.國醫論壇，1995，4：48）

2. 砒棗散外敷為主治走馬牙疳

筆者1964年曾遇一走馬牙疳患者。該年夏季患熱病纏綿月餘未癒，繼則口腔齒齦黏膜變紫黑色，齒齦腐爛，味臭難聞，出血甚多。經多方醫治及西醫對症輸血、抗炎、補充維生素等治療及局部處理，均未見效，患者病情日益惡化。

來診時見患者因大量失血，全身衰竭，面色蒼白，眼瞼浮腫，脈細欲絕。乃陽虛欲脫之象，遂以大補元氣之獨參湯濃煎取汁，頻頻予服，局部以砒棗散（大紅棗數枚去核，將白砒適量塞入棗內，用浸濕的紙包好，煅枯存性，研細末，加少許冰片、青黛即成）外搽，並配合服用中藥甘露飲加味，以養陰清熱，利濕解毒。如此內外兼治，5日後口腔潰瘍減輕，出血停止，逐漸腐脫新生，體質精神日益轉佳而癒。（傅海

源.中國民間療法，1997，6：43）

3. 牙癰方治療牙癰126例

【臨床資料】126例中，男75例，女51例；年齡最小6歲，最大84歲，平均45歲，病程最短2天，最長5年。全部病例均有不同程度的牙齦紅腫疼痛，口渴，舌紅、苔薄黃，脈弦數等症狀。

【治療方法】生石膏、玉竹各30g，生地黃、玄參各15g，黃芩10g，全蠍、炒升麻各6g。每日1劑，水煎分2次服。陰虛盛者加熟地黃，大便秘結者加生大黃，齒衄者加白茅根。

【療效觀察】治癒（牙齦紅腫疼痛全消，半年無復發者）114例；顯效（牙齦紅腫疼痛明顯減輕，或治癒後半年內又復發者）8例；無效（治療效果不明顯，且反覆發作）4例。

【典型病例】嚴某，男，48歲，1990年7月3日診。牙痛連右側面部跳痛難忍，右側牙齦紅腫疼痛，舌紅、苔黃燥，脈弦數。服牙癰方2劑，腫消痛止，至今未復發。（朱南英.安徽中醫學院學報，1994，13(3)：45）

4. 牙宣的中醫藥外治療法

(1) 含漱療法：《仁齋直指》中的齒痛通用方用途較廣泛，可用於治療包括牙宣的多種口齒科的疾病，它以溫中散寒、涼血消腫、固齒止痛為治則，由蓽撥、生地黃、當歸鬚、荊芥穗、白芷、桑白皮（炒）、蜂房（炒）、赤芍、薑黃、細辛、藁本、甘草組成。

《御院藥方》中的地黃散以滋陰降火的生地黃為主，防風、細辛、藁本、薄荷葉、荊芥穗祛風散邪，地骨皮、當歸涼血退熱，用於治療牙齦炎、牙周炎之牙痛伴心煩口臭者。

《外科大成》中的蒺藜湯用的一味白蒺藜治療牙宣，可散風活血，止痛固齒。

趙淑賢等自擬中藥含漱劑以解毒散結為主治療牙宣，方中有硃砂、蜈蚣、敗醬草、炒薏苡仁、千里光、虎杖、白花蛇舌草化瘀毒，清熱利濕，散結止痛，配以白及、黃柏加強清熱消腫的作用。魏祥的清齦漱口方以疏風清熱、解毒瀉火

為原則，方由蓽撥、黃芩、白芷、晚蠶沙、細辛組成。

(2) 散劑搽藥療法：古方中以解毒涼血消腫、祛腐固齒止痛為原則。《太平聖惠方》之青黛散由解毒祛風固齒之青黛、樺皮灰、蝦蟆灰組成；《御院藥方》之密陀僧散以消腫止痛為治療原則，由密陀僧、雄黃、石膽、麝香組成；《醫世得效方》之小薊散以涼血止血為原則，由百草霜、小薊、香附子、蒲黃組成。

《醫宗金鑒》之一字散由硃砂、硼砂、龍腦、朴硝組成為祛腐消腫之劑。另有龍齒散、黃連散、牢牙散、五倍子散、石膽散等。散劑外用是中醫藥治療許多疾病的傳統方法，它用藥靈活方便，可隨證加減，但不論是搽於患處牙齦，還是早晚按摩牙齦，雖可使藥物較大可能的接觸患處，終因口水沖刷等原因不能使藥物較長時間的停留患處，而不能達到滿意的療效。

(3) 貼敷療法：《太平聖惠方》之地黃膏，山生地黃汁加胡桐淚末、麝香、白礬灰製成膏，可滋陰涼血、清熱散結、止痛斂瘡。

《御院藥方》之牙宣膏可消腫止痛，將龍骨、定粉、麝香研勻，加黃蠟製成膏藥條，貼患處及齒齦間。

《外科大成》固齒白玉膏以滋陰固腎、解毒祛腐、止痛固齒為原則，方由龍骨、陽起石、鉛粉、珍珠、象牙末、麝香組成。

陳曉秋用仙人掌冰片貼敷治療牙周炎初起及急性牙髓炎，效果良好。用仙人掌洗淨去刺搗爛呈稀糊狀，加入適量冰片，均勻地塗在紙張上，貼敷於炎症部位，每日換藥1次。可促進炎症吸收和消退，有清熱解毒、活血化瘀的作用。中藥膏劑貼敷，可解決散劑易被口水唾液稀釋問題，但因它在口腔內無吸附作用，容易移動位置而脫離患處，從而降低療效。

(4) 牙周上藥療法：苟建重等自擬中藥粉治療牙宣。將等量的冰片、細辛、花椒末在器皿中加熱取其昇華粉，用探針

蘸少許香油後蘸中藥粉末送入患牙周袋內,具有解毒鎮痛、散熱化腐的作用。

李甯毅、鄧玉珍等用中成藥六神丸0.5~2粒直接送入牙周袋內,重者加口服一日2次,每次10粒,連用2~3天。方中麝香、珍珠、冰片、牛黃有明顯的抑菌作用,同時,透過其活血化瘀的藥理效應,可抑制炎性腫脹,麝香、蟾酥有較強而持久的局部麻醉作用,珍珠、冰片有促進癒合的作用,具有清熱解毒、活血通竅、消腫止痛作用。

喻信用銀黃注射液40支,滅滴靈2g,冰片3g等製成滅銀黃口腔藥膜,放置於患牙齦下或牙周袋內,能清熱解毒、滋陰瀉火,有較好的抗菌、抗病毒作用。

(5) 揩牙、刷牙療法:

一是健脾固腎、益髓堅齒方,以牙藥麝香散為代表,由綠礬、石膽、五倍子、訶子皮、何首烏、龍骨、藿香葉、甘松、白茯苓、砂仁、零陵香、百草霜、細辛、生乾地黃、青黛(研)、龍腦(研)、麝香(研),共研細末,少許,用牙刷蘸藥刷牙;

二是單純固齒健齒方,以三物變為代表,用柳枝、桑枝、槐枝,用水煎,去渣,加鹽,熬成膏,每晚用之揩牙;

三是固齒止血止痛方,以荊槐散為代表,用槐花、荊芥穗研細末,搽牙。

趙玉等之烏髮固齒靈由何首烏、生熟地黃、青黛、苦參、升麻、冰片、食鹽組成,佐以發泡劑及增稠劑,可滋陰補腎、清熱固齒,早晚緩慢刷牙5分鐘左右。

鄧治國之清宮固齒秘方牙膏由生大黃、熟大黃、生石膏、熟石膏、明礬、枯礬、骨碎補、當歸、杜仲等組成。

(6) 潔治療法:夏明歧在用其針柏瀉心湯含漱治療牙宣時也強調配合器械除石的重要性。由於牙宣患者牙周袋內的牙石是誘發牙周炎及致使病情加重的重要原因,所以治療牙宣必須首先進行牙周潔治。(羅冬青.河南中醫,1998,18(3):186)

卷六十六

舌 部

● **紫舌脹**

紫舌脹屬心經火，熱盛血壅腫硬疼，舌腫滿口宜針刺，血色紫重色紅輕。

註 此證由心經火盛血壅，以致舌腫滿口，堅硬疼痛。宜用衣針扎箸頭上，露鋒分許，當舌刺數十刺，令血出，紅色者輕，紫色者重。隨以溫水漱口，搽冰硼散，內用涼膈散去朴硝大黃，加牛蒡子、荊芥，倍用梔子，服之甚效。

冰硼散：見口部鵝口瘡。

涼膈散：見面部面發毒。

● **痰 包**

痰包每在舌下生，結腫綿軟似匏形，痛脹舌下妨食語，火稽痰涎流注成。

註 此證生於舌下，結腫如匏，光軟如綿，塞脹舌下，有妨飲食言語，色黃木痛，由火稽涎流注而成。宜用立剪當包上剪破，出痰涎如雞子清，稠黏不斷，拭淨，搽冰硼散，服加味二陳湯。忌煎炒、火酒等物。

加味二陳湯：陳皮　半夏製　白茯苓　黃芩各八分　黃連　薄荷　甘草生，各五分

水二盅，薑三片，煎八分，食前服。

方歌 加味二陳療痰包，結腫舌下形如匏，二陳湯加芩連薄，薑煎服下自然消。

冰硼散：見口部鵝口瘡。

● **舌 衄**

舌衄心火血分炎，舌上生孔似鐵尖，或如箸頭其色紫，甚黑腐爛血出泉。

註 此證係舌上忽生孔，小者如針尖，大者如箸頭，其

孔色紫屬熱甚，色黑防腐爛，血出如泉湧，由心火上炎，以致血熱妄行而成。宜服升麻湯，兼搽必勝散甚效。

升麻湯：升麻　小薊根　茜根各一兩五錢　艾葉七錢五分　寒水石三兩

共研，每三錢，水一盅，煎七分澄去渣，入生地黃汁一羹匙，再煎二滾，溫服。或加炒側柏葉五錢亦可。

方歌　升麻舌衄心火炎，小薊茜根各兩半，艾葉七錢五分加，寒水三兩同研爛。

必勝散：螺青另研　蒲黃炒，各一錢

共合一處研細，搽於患處，後用溫鹽湯漱口。

方歌　必勝心熱血妄行，舌生小孔湧血紅，螺青研末蒲黃炒，同勻搽之自歸經。

● **重舌　痰核　重齶　舌疔**

舌證發於心脾經，其證皆由積熱成。重舌舌下血脈脹，痰核舌上一核生。重齶生於口上齶，時覺心煩梅子形，舌疔舌上生紫疱，其形如豆寒熱增。

註　此證無論大人、小兒，俱可以生。重舌者，由心、脾蘊熱，循經上衝舌本，遂令舌下血脈脹起，如小舌狀，故名重舌，宜用冰硼散搽之。痰核者，心、脾痰涎鬱熱，舌上生核，強硬作痛，宜用衣針點破，搽冰硼散，內服加味二陳湯。重齶者，心、脾有熱，以致上齶生瘡，形如梅子，外無寒熱，內時作煩，此屬熱極，禁用針刺，宜服黃連解毒湯加桔梗，不時用紫雪散噙化。舌疔者，心脾火毒，舌生紫疱，其形如豆，堅硬寒熱，疼痛應心，初起宜用蟾酥丸含於舌下，隨化隨咽，或再服三粒，以解內毒；甚者刺之；服黃連解毒湯，兼搽紫雪散，及徐徐咽之即愈。

紫雪散：犀角鎊　羚羊角鎊　石膏　寒水石　升麻各一兩　元參二兩　甘草生，八錢　沉香銼　木香銼，各五錢

水五碗，煎藥剩湯一碗，將渣用絹濾去，將湯再煎滾，投提淨朴硝三兩六錢，文火慢煎，水汽將盡，欲凝結之時，傾入碗內，下硃砂、冰片各三錢，金箔一百張，各預研細和勻，將

藥碗安入涼水盆中，候冷凝如雪為度。大人每用一錢，小兒二分，十歲者五分，徐徐咽之即效。或用淡竹葉、燈心煎湯，化服亦可。咽喉腫痛等證，吹之亦效。

方歌　紫雪散醫積熱效，沉木犀羚元參草，寒水升膏朴硝加，朱鉑冰研入內攪。

冰硼散：見口部鵝口瘡。
加味二陳湯：見痰包。
黃連解毒湯：見耳部黑疔。
蟾酥丸：見疔瘡門。

● 舌疳（附：瘰癧風）

舌疳心脾毒火成，如豆如菌痛爛紅，漸若泛蓮難飲食，綿潰久變瘰癧風。

註　此證由心、脾毒火所致。其證最惡，初如豆，次如菌，頭大蒂小，又名舌菌。疼痛紅爛無皮，朝輕暮重，急用北庭丹點之，自然消縮而癒。若失於調治，以致焮腫，突如泛蓮，或有狀如雞冠，舌本短縮，不能伸舒，妨礙飲食言語，時津臭涎，再因怒氣上衝，忽然崩裂，血出不止，久久延及項領，腫如結核，堅硬礐痛，皮色如常，頂軟一點，色黯木紅，破後時津臭水；腐如爛棉，其證雖破，堅硬腫痛，仍前不退，此為綿潰，甚至透舌穿腮，湯水漏出，是以又名瘰癧風也。蓋舌本屬心，舌邊屬脾，因心緒煩擾則生火，思慮傷脾則氣鬱，鬱甚而成斯疾。其證外勢，頗類喉風，但喉風咽喉常腫，湯水不能下咽；此證咽喉不腫，可以下咽湯水，胃中亦思飲食，因舌不能轉動，迭送硬食，故每食不能充足，致令胃中空虛，而怯證悉添，日漸衰敗。

初起宜服導赤湯加黃連，虛者服歸脾湯，熱甚者服清涼甘露飲合歸脾湯，便溏者服歸芍異功湯。領下腫核，初起宜用錦地羅蘸醋磨濃敷之，潰後宜水澄膏貼之。自古治法雖多，然此證百無一生，縱施藥餌，不過苟延歲月而已。

清溪秘傳北庭丹：番硇砂　人中白各五分　瓦上青苔　瓦松　溏雞矢各一錢

用傾銀罐子二個，將藥裝在罐內，將口對嚴，外用鹽泥封固，以炭火煅紅，待三炷香為度；候冷開罐，將藥取出，入麝香、冰片各一分，共研細末。用磁針刺破舌菌，用丹少許點上，用皮蒲黃蓋之。

方歌 北庭丹點舌菌生，瓦松溏雞矢人中，瓦上青苔番硇末，罐封火煅入麝冰。

歸芍異功湯：人參　白朮土炒　廣陳皮　白芍酒炒　當歸身，各一錢　白茯苓二錢　甘草炙，五分

燈心五十寸，水煎，空心服。

方歌 歸芍異功扶脾氣，健胃又能止瀉利，四君歸芍廣陳皮，引加燈心是良劑。

水澄膏：硃砂水飛，二錢　白及　白蘞　五倍子　鬱金各一兩　雄黃　乳香各五錢

上為細末，米醋調濃，以厚紙攤貼之。

方歌 水澄膏貼潰核驗，水飛硃砂末二錢，及蘞鬱金雄黃乳，五倍同研用醋攤。

導赤湯：見口部口糜。

歸脾湯：見乳部乳中結核。

清涼甘露飲：見唇部繭唇。

喉　部

● 緊喉風（附：纏喉風）

緊喉膏粱風火成，咽喉腫痛難出聲，聲如拽鋸痰壅塞，穴刺少商吐下功。

註 此證由膏粱厚味太過，致肺胃積熱，復受邪風，風熱相搏，上壅咽喉腫痛，聲音難出，湯水不下，痰涎壅塞之聲，頗似拽鋸。初發暴速，急刺手大指內側少商穴，出紫黑血，以瀉其熱。痰盛者，以桐油餞導吐之，吐痰後隨用甘草湯漱之，以解桐油之氣；內服雄黃解毒丸吐下之。喉中吹白降雪散，俟關開之後，內宜服清咽利膈湯。按法調治，隨手

應效者順；若面青唇黑，鼻流冷涕者逆。若兼項外繞腫，即名纏喉風，其治法雖與此證相同，然終屬險惡難治。

桐油餞：溫水半碗，加桐油四匙，攪勻，用硬雞翎蘸油，探入喉內捻之，連探四五次，其痰壅出，再探再吐，以人醒聲高為度。

方歌　桐油餞法導痰壅，一切喉風用最靈，半碗溫水桐油入，雞翎蘸探吐喉通。

雄黃解毒丸：雄黃一兩　鬱金一錢　巴豆去皮、油，十四粒

共研末，醋糊為丸，如黍粒大。每服五分，津液送下。

方歌　雄黃解毒緊喉風，開關通閉火能平，巴豆去油鬱金末，醋糊為丸黍粒形。

白降雪散：石膏煅，一錢五分　硼砂一錢　焰硝　膽礬各五分　元明粉三分　冰片二分

共研極細末，以筆管吹入喉內。

方歌　白降雪散喉風證，腫痛聲難風火凝，煅石膏與膽礬末，焰硝硼片共元明。

清咽利膈湯：牛蒡子炒，研　連翹去心　荊芥　防風　梔子生，研　桔梗　元參　黃連　金銀花　黃芩　薄荷　甘草生，各一錢　大黃　朴硝各一錢

水二盅，淡竹葉二錢，煎八分，食遠服。

方歌　清咽利膈喉痛消，疏風清熱蒡連翹，荊防梔桔參連草，銀花芩薄大黃硝。

● 慢喉風

慢喉發緩體虛生，微腫咽乾色淡紅，或由暴怒五辛火，或因憂思過度成。

註　此證有因平素體虛，更兼暴怒，或過食五辛而生者；亦有憂思太過而成者，俱屬體虛病實。其發緩，其色淡，其腫微，其咽乾，舌見滑白苔，大便自利，六脈微細，唇如礬色。若午前痛者，服補中益氣湯，加以清涼，如麥冬、黑參、桔梗、牛蒡子服之；若午後作痛、作渴，身熱足冷者，陰陽兩虛也，忌用苦寒，宜少陰甘桔湯，以宣達之；

若面赤咽乾不渴者，其脈必虛大，以甘露飲服之必效。俱兼用冰硼散一錢，加燈草煅灰存性三分，吹之立驗。

甘露飲：天冬去心　麥冬去心　黃芩　生地　熟地　枇杷葉蜜炙　石斛　枳殼麩炒　茵陳蒿　甘草各等份

水二盅，煎八分，食後服。

方歌　甘露飲清內熱侵，面赤咽乾生液津，天麥冬芩生熟地，枇杷斛草枳茵陳。

補中益氣湯：見潰瘍門。

少陰甘桔湯：見口部口糜。

冰硼散：見口部鵝口瘡。

● **喉閉**（附：酒毒喉閉）

喉閉肝肺火盛由，風寒相搏腫咽喉，甚則腫痛連項外，又有酒毒當細求。

註　此證由肝、肺火盛，復受風寒，相搏而成。咽喉腫痛，面赤腮腫，甚則項外漫腫，喉中有塊如拳，湯水難咽，語言不出，暴起身發寒熱。急刺少商穴或針合谷穴，以開咽喉。初宜疏散，服荊防敗毒散，寒熱已退，即用清咽利膈湯，兼吹紫雪散，隨以薑汁漱口，以宣其熱；或用醋漱，以消積血。痰壅塞者，桐油餞探吐痰涎。若腫發於項外，膿脹痛者，防透咽喉不可輕針，急用皂角末吹鼻取嚏，其腫即破；或兼用皂角末醋調，厚敷項腫，須臾即破。

初腫時用生羊肉片貼之。喉閉聲鼾者，肺氣將絕，急宜獨參湯救之。若卒然如啞，吞吐不利，係寒氣客於會厭也，宜蜜炙附子片含之，勿咽。初、終忌用苦寒之藥，恐難消難潰。又有酒毒喉閉，由酒毒蒸於心、脾二經，熱壅咽喉，喉腫色黃，其人面赤，目睛上視，以桐油餞導吐痰涎，宜服鼠黏子解毒湯，亦用紫雪散吹之。

鼠黏子解毒湯：鼠黏子炒,研　桔梗　青皮　升麻　黃芩　花粉　甘草生　元參　梔子生,研　黃連　連翹去心　葛根　白朮土炒　防風　生地各等份

水煎，食後服。

方歌　鼠黏解毒酒毒閉，桔梗青皮能降氣，升芩花粉草元參，梔連翹葛朮防地。

荊防敗毒散：見項部腦疽。

清咽利膈湯　桐油餞：俱見緊喉風。

紫雪散：見舌部重舌。

獨參湯：見潰瘍門。

● 啞瘴喉風

啞瘴喉風腫痛咽，牙關緊急不能言，風痰湧塞咽膈上，火盛生痰風搏源。

註　此證頗類緊喉，肺、胃蘊熱，積久生痰，外復受風邪，與痰熱相搏，湧塞咽膈之上，而成斯疾。初起咽喉腫塞疼痛，湯水難咽，語言不出，牙關緊急，此屬險候。急用雄黃解毒丸，水化，用細竹管將藥水吹入鼻孔，直達咽喉，藥入作嘔，即令患者吐之，其牙關頓鬆，咽喉即稍開通。先與米飲飲之，次服清咽利膈湯，兼吹冰硼散。用藥不應者險。若唇黑、鼻流冷涕者逆。

雄黃解毒丸　清咽利膈湯：俱見緊喉風。

冰硼散：見口部鵝口瘡。

● 弄舌喉風

弄舌喉風心脾經，實火外寒凝滯成，舌出攪動因脹悶，咽喉作腫更兼疼。

註　此證由心、脾實火，與外寒鬱遏凝滯而成。咽喉腫痛，痰涎堵塞，音啞言澀，舌出不縮，時時攪動，覺舌脹悶，常欲以手捫之，故名弄舌。急刺少商穴，穴在兩手大指裡側，去指甲角旁韭葉寬即是，用三棱針刺之，有血者生，無血者死。嚼蟾酥丸，徐咽藥汁。若痰涎上湧，不能咽藥者，急用桐油餞探吐痰涎，隨服清咽利膈湯，吹金鎖匙；若喉內如松子及魚鱗狀，不堵塞者，此屬虛陽上浮，急用蜜炙附子片嚼、咽其汁即效。

金鎖匙：冰片二分五釐　白僵蠶一錢　雄黃二錢　焰硝一兩五錢　硼砂五錢

各研末，共和勻，以細筆管吹入喉內腫痛處。

方歌 金鎖匙吹弄舌風，心脾火鬱外寒乘，消痰逐熱除疼痛，冰片僵蠶雄焰硼。

蟾酥丸：見疔瘡門。

桐油餞　清咽利膈湯：俱見緊喉風。

● 喉 痹

喉痹初覺陰虛成，嗌乾刺痛色淡紅，腎火炎上金受剋，破爛失音臭腐疼。

註　此證一名陰虛喉痹。初覺咽嗌乾燥，如毛草常刺喉中，又如硬物隘於咽下，嘔吐酸水，嗽出甜涎，淡紅，微腫微痛，日久其色紫黯不鮮，頗似凍榴子色。由腎液久虧，相火炎上，消爍肺金，薰燎咽喉，腫痛日增，破爛腐衣，疊若蝦皮，聲音嘶啞，喘急多痰，臭腐蝕延，其疼倍增，妨礙飲食，胃氣由此漸衰。而虛火益盛，煩躁者，宜服知柏地黃湯；若吐酸嗽涎者，宜服甘露飲加川黃連；便燥者，兼服萬氏潤燥膏；面唇俱白，不寐懶食者，宜歸脾湯加酒炒川黃連；腫吹紫雪散，腐吹八寶珍珠散，其證投方應病，或者十全一二，否則難救。

萬氏潤燥膏：豬脂一斤，切碎煉油去渣；加煉過白蜂蜜一斤，攪勻候凝，挑服二匙，日服三五次。

方歌 萬氏潤燥膏神驗，降火清金滋便乾，豬脂煉油加白蜜，挑服失音也能瘥。

八寶珍珠散：兒茶　川黃連末　川貝母去心,研　青黛各一錢五分　紅褐燒灰存性　官粉　黃柏末　魚腦石微煅　琥珀末各一錢　人中白煅,二錢　硼砂八分　冰片六分　京牛黃　珍珠豆腐內煮半炷香時取出,研末,各五分　麝香三分

各研極細末，共兌一處，再研勻，以細筆管吹入喉內爛肉處。

方歌 八寶珍珠喉痹腐，冰麝兒茶連貝母，紅褐官粉黛牛黃，腦石中白柏硼琥。

知柏地黃湯：即六味地黃丸加知母、黃柏。見面部雀斑。

甘露飲：見慢喉風。
歸脾湯：見乳部乳中結核。

● 喉癬

喉癬咽乾生苔蘚，初癢時增燥裂疼，過飲藥酒五辛火，霉爛延生蟻蛀形。

註 此證一名天白蟻。咽嗌乾燥。初覺時癢，次生苔蘚，色黯木紅，燥裂疼痛，時吐臭涎，妨礙飲食。由過食炙煿、藥酒、五辛等物，以致熱積於胃，胃火薰肺而成斯疾。宜服廣筆鼠黏湯，未潰吹礬精散，已潰吹清涼散。患者清心寡慾，戒厚味發物，或者十全一二，若失治兼調理不謹，致生霉爛，延漫開大，疊起腐衣，旁生小孔，若蟻蛀蝕之狀，多致不救。

廣筆鼠黏湯：生地黃　浙貝母去心，研，各三錢　元參　甘草生，各二錢五分　鼠黏子酒炒，研　花粉　射干　連翹去心，各二錢　白僵蠶炒，研，一錢

苦竹葉二十片，水二盅，煎八分，饑時服。

方歌 廣筆鼠黏喉癬乾，初癢生苔裂痛添，生地元參花粉貝，連翹射草白僵蠶。

清溪秘傳礬精散：白礬不拘多少研末，用方磚一塊，以火燒紅，灑水於磚上，將礬末佈於磚上，以瓷盤覆蓋，四面灰擁一日夜，礬飛盤上，掃下用，二錢　白霜梅去核，二個　真明雄黃　穿山甲炙，各一錢

共研細末，以細筆管吹入喉內。

方歌 礬精散用火燒磚，水濕布礬上覆盤，掃霜再兌雄梅甲，研末吹喉癬自痊。

清涼散：硼砂三錢　人中白煅，二錢　黃連末一錢　南薄荷六分　冰片五分　青黛四分

共研極細末，吹入喉癬腐處。

方歌 清涼散吹天白蟻，胃火薰金成此疾，薄黛冰硼中白連，腐裂疼痛皆可去。

● 上腭癰

上腭癰若葡萄形，少陽三焦積熱成，舌難伸縮鼻紅涕，口

難開合寒熱增。

註 此證又名懸癰，生於口中上腭，由心、腎經與三焦經積熱而成。形若紫葡萄，舌難伸縮，口難開合，鼻中時出紅涕，令人寒熱大作，宜黃連消毒飲加桔梗、元參服之，兼吹冰硼散。或日久腫硬下垂，不潰者，以燒鹽散日點三五次，兼服射干丸。過時失治，飲食不入，煩躁神昏者逆。

燒鹽散：食鹽_{火燒} 枯白礬_{各等份}

二味研細，以箸頭蘸點患處。

方歌 燒鹽散治上腭癰，懸似葡萄色紫形，枯礬燒鹽等份末，箸頭蘸點消熱壅。

射干丸：射干 川升麻 杏仁_{去皮、尖，麩炒} 甘草_{炙，各五錢} 木鱉子 川大黃_{炒，各二錢}

上研細末，煉蜜和丸，如小彈子大。每用一丸，口中含化徐咽。

方歌 射干丸療懸癰患，熱聚成形口開難，大黃升草木鱉杏，蜜丸彈狀口中含。

黃連消毒飲：見頭部百會疽。

冰硼散：見口部鵝口瘡。

● **鎖喉毒**

鎖喉毒生因積熱，外感風寒耳前結，外似瘰癧漸攻喉，心與小腸聽會穴。

註 此證由心與小腸積熱，外感風寒，凝結而成。初生於耳前聽會穴，形如瘰癧，漸攻咽喉，腫塞疼痛，妨礙飲食。證須速治，宜服牛黃清心丸開關解熱，兼服清咽利膈湯，吹冰硼散。投方應效，方能成功。

牛黃清心丸：九轉膽星_{一兩} 雄黃 黃連末_{各二錢} 茯神 元參 天竺黃 五倍子_末 荊芥 防風 桔梗 犀角_末 當歸_{各一錢} 冰片 麝香 珍珠_{豆腐者，各五分} 京牛黃 輕粉_{各三分}

各研極細末，共合一處，再研勻，甘草熬膏和丸，如龍眼大，硃砂為衣，日中曬乾，收入瓷瓶內，將瓶口堵嚴，勿令出氣。臨服時一丸，薄荷湯磨服。

方歌　牛黃清心鎖喉毒，茯輕冰麝參雄竺，珍倍荊防桔膽星，犀角歸連熱退速。

　　清咽利膈湯：見緊喉風。

　　冰硼散：見口部鵝口瘡。

● **乳　蛾**

　　乳蛾肺經風火成，雙輕單重喉旁生，狀若蠶蛾紅腫痛，關前易治關後凶。

　　註　此證由肺經積熱，受風凝結而成。生咽喉之旁，狀如蠶蛾，亦有形若棗栗者，紅腫疼痛，有單有雙，雙者輕，單者重。生於關前者，形色易見，吹藥易到，手法易施，故易治；生於關後者，難見形色，藥吹不到，手法難施，故難治。俱宜服清咽利膈湯，吹冰硼散。易見者膿熟針之，難見者用雞翎探吐膿血。若兼痰壅氣急聲小，探吐不出者險，急用三棱針刺少商穴，出紫黑血，仍吹、服前藥，緩緩取效。

　　清咽利膈湯：見緊喉風。

　　冰硼散：見口部鵝口瘡。

● **喉　瘤**

　　喉瘤鬱熱屬肺經，多語損氣相兼成，形如元眼紅絲裹，或單或雙喉旁生。

　　註　此證由肺經鬱熱，更兼多語損氣而成。形如元眼，紅絲相裹，或單或雙，生於喉旁。亦有頂大蒂小者，不犯不痛，或醇酒炙，或因怒氣喊叫，犯之則痛。忌用針刀，宜服益氣清金湯以消瘤，碧玉散點之即效。

　　益氣清金湯：苦桔梗三錢　黃芩二錢　浙貝母去心，研　麥冬去心　牛蒡子炒，研，各一錢五分　人參　白茯苓　陳皮　生梔子研　薄荷　甘草生，各一錢　紫蘇五分

　　竹葉三十片，水三盅，煎一盅，食遠服。渣再煎服。

　　方歌　益氣清金肺熱攻，注喉成瘤元眼形，陳蒡苓蘇苦桔貝，麥冬梔薄草參苓。

　　消瘤碧玉散：硼砂三錢　冰片　膽礬各三分

　　共研細末，用時以箸頭蘸藥，點患處。

方歌　消瘤碧玉點喉瘤，開結通喉熱可搜，君以硼砂冰片兌，膽礬末入患皆瘥。

舌喉部證篇方藥的臨床新用

1. 清咽湯治療急性乳蛾112例

【治療方法】處方：銀花30g，野菊花30g，蒲公英30g，射干15g，紫花地丁15g，板藍根30g，玄參15g，桔梗15g，蟬蛻6g，甘草g。兒童劑量酌減。邪襲肺經者加薄荷8g（後下）；肺胃熱盛者加生石膏30g（布包先煎），生大黃10g（後下）。每煎加水600ml，武火煎15~20分鐘，取汁頻頻呷服，日服1劑，連服5天。

【治療結果】治療112例中，痊癒79例（70.53%），顯效16例（14.27%），好轉15例（13.41%），無效2例（1.79%）。總有效110例（98.21%）。（周菲菲.湖南中醫雜誌，2004，20(3)：61）

2. 清熱化痰合涼血化瘀法治療風熱型乳蛾療效觀察

【一般資料】年齡2~6歲，病程均在2天之內，未經任何治療。

【治療方法】方選消腫退熱湯加丹皮、赤芍，其組方為柴胡10g，黃芩15g，生石膏30g（先煎），薄荷10g（後下），僵蠶10g，金銀花10g，連翹10g，射干10g，蚤休10g，牛蒡子10g，桔梗10g，浙貝母10g，蘆根15g，生甘草3g，丹皮15g，赤芍10g。

【治療結果】治癒27例，好轉2例，未癒1例。總有效率96.67%。（丁春.中國中醫急症，2002，11(6)：446）

3. 生大黃治療乳蛾10例臨床探討

【治療方法】生大黃每天9g，症情嚴重者可用12g，用沸水泡藥，水量約150ml，待不燙時頓服，間隔2小時左右泡服第二汁，再隔2小時左右泡服第三汁。此期間不用其他藥物。

【治療效果】10例患者全部治癒。（陳淑鄂.河南醫藥資訊，1995，3(9)：37）

4. 外用乳蛾散治療急慢性扁桃體炎69例

【治療方法】斑蝥10g，乳香、沒藥、血竭、僵蠶、全蠍各5g，元參樟腦各2g，冰片（乳蛾散）1g。用上藥共研細末，裝入瓶內備用。用法：取雙側列缺穴，先用一小塊傷濕止痛膏，中間剪一小洞，貼在穴位上，然後取適量藥撒在小洞上面（即列缺穴），再用一塊傷濕止痛膏蓋貼在上面即可。2.5小時後取下，每日2次，3天為1個療程。

【治療結果】治療1個療程後痊癒者42例，好轉15例，治療2療程痊癒者12例。總有效率為100%。

【典型病例】張某，女，35歲。患者近年來，經常出現扁桃體發炎，每因受涼和過度勞累則誘發，採用本法治療1個療程後好轉，2個療程痊癒。後自備此藥散，每遇誘發因素只貼1~2次即能預防發作。隨訪2年未復發。（王君.陝西中醫，1995，16(11)：493）

5. 合谷透刺後谿治療咽喉腫痛80例

患者正坐肘直位，半握拳，合谷穴常規消毒，用28號5寸毫針，快速直刺合谷穴並向後谿穴方向透刺4~6cm左右，上下提插3次，患者出現酸麻脹痛或觸電樣向食指、中指放射即可將針體退出，不留針。每日1次，3次為1個療程。雙手交替單側扁桃腺腫大者取對側穴位。總有效率96.8%。（王宗江.海軍醫學雜誌，2000，12：357）

胸乳部

● 甘 疽

甘疽憂思氣結成，膺生穀粒紫蔞形，寒熱硬痛宜速潰，潰遲須防毒陷攻。

註 此證由憂思氣結而成。生於膺上，即胸膛兩旁肉高處，屬肺經中府穴之下，無論左右皆能為患。

初如穀粒色青，漸若栝蔞色紫，堅硬疼痛，憎寒壯熱，速潰稠膿者順；若過十日寒熱不退，信膿不生，脈見浮數，

防毒內陷攻裡，致生惡證屬逆。初宜服荊防敗毒散，以疏散寒熱，次服內托黃耆散。應期不潰者，急服十全大補湯托之。其餘內外治法，按癰疽腫瘍、潰瘍門。

荊防敗毒散：見項部腦疽。
內托黃耆散：見背部中搭手。
十全大補湯：見潰瘍門。

● **膻中疽**

膻中疽起粟粒形，色紫堅硬漸焮疼，七情火毒發任脈，急隨證治緩成凶。

註　此證生於心窩之上，兩乳中央，屬任脈經膻中穴。由臟腑不和，七情不平，火毒凝結而成。

初起如粟，色紫堅硬，漸生焮熱腫痛，憎寒壯熱，宜急服仙方活命飲加蘇葉、薄荷葉汗之。或煩躁作嘔，唇焦大渴，宜奪命丹清之，俟表證已退，急服托裡透膿湯；若瘡勢不起屬虛，宜十全大補湯托之。但膻中為氣海氣之所居焉，施治貴早，若遲則毒陷攻裡，傷膜透氣者逆。其餘內外治法，俱按癰疽腫痛、潰瘍門。

仙方活命飲：見腫瘍門。
奪命丹：見背部陰陽二氣疽。
托裡透膿湯：見頭部侵腦疽。
十全大補湯：見潰瘍門。

● **脾發疽**

脾發疽生心下旁，炙煿毒酒火為殃，初如粟粒時寒熱，漸增腫痛潰膿昌。

註　此證生於心窩下兩旁，屬脾經食竇穴，無論左右俱生之，皆由過食炙煿、厚味、藥酒，以致脾經積火成毒而發。初起形如粟粒，寒熱往來，漸增腫痛。若頂尖、根束，紅活鮮潤，應期即潰稠膿者順；若頂平、根散，色紫堅硬，屆期不潰，既潰膿如蟹沫者逆。初服荊防敗毒散汗之。唇焦大渴、煩躁者，宜服太乙紫金錠，次服內疏黃連湯清之。其餘內外治法，按癰疽腫瘍、潰瘍門。

太乙紫金錠：一名紫金丹，一名玉樞丹

雄黃鮮紅大塊者，研末，三錢　硃砂有神氣者，研末，三錢　麝香揀淨皮毛，研末，三錢　川五倍子一名文蛤，捶破，研末，二兩　紅芽大戟杭州紫大戟為上，江南土大戟次之，北方綿大戟色白者，性烈峻利，弱人服之反致吐血，慎之勿用。取上品者去蘆根，洗淨，焙乾為末，一兩五錢　山慈姑洗去毛皮，焙乾，研末，二兩　千金子一名續隨子。仁白者，去油，一兩

以上之藥，各擇精品，於淨室中製畢，候端午、七夕、重陽，或天月德天醫黃道上吉之辰，凡入室合藥之人，三日前俱宜齋沐，更換新潔衣帽，臨日方入室中，淨手薰香，預設藥王牌位，主人率眾焚香拜禱事畢，各將前藥七味，稱準入於大乳缽內，再研數百轉；方入細石臼中，漸加糯米濃汁，調和軟硬得中，方用杵搗千餘下，極至光潤為度，每錠一錢。

每服一錠，病勢重者連服二錠，以取通利，後用溫粥補之。修合時，除合藥潔淨之人，餘皆忌見。此藥惟在精誠潔淨方效。

方歌　太乙紫金諸瘡毒，疔腫癰疽皆可除，雄朱倍麝千金子，紅芽大戟山慈姑。

一切飲食藥毒、蠱毒，瘴氣惡菌，河豚中毒，自死牛、馬、豬、羊六畜等類之肉，人誤食之，必昏亂卒倒，或生異形之證。並用水磨灌服，或吐或瀉，其人必甦。

南方山嵐瘴氣，煙霧癘疫，最能傷人，感之才覺意思不快，惡寒惡熱，欲嘔不嘔，即磨一錠服之，得吐利便癒。

癰疽發背，對口疔瘡，天蛇無名腫毒，蛀節紅絲等疔，及楊梅瘡，諸風癮疹，新久痔瘡，並用無灰淡酒磨服，外用水磨塗搽瘡上，日夜數次，覺癢而消。

陰陽二毒，傷寒心悶，狂言亂語，胸膈塞滯，邪毒未出，瘟疫煩亂發狂，喉閉喉風，俱用薄荷湯，待冷磨服。

赤白痢疾，肚腹泄瀉急痛，霍亂絞腸痧及諸痰喘，並用薑湯磨服。

男子婦人急中顛邪，喝叫奔走，鬼交鬼胎，鬼氣鬼魘，失心狂亂，羊兒豬顛等風，俱用石菖蒲煎湯磨服。

中風中氣，口眼喎邪，牙關緊急，言語蹇澀，筋脈攣縮，骨節風腫，遍身疼痛，行步艱辛，諸風諸癇，並用酒磨，燉熱服之。

自縊、溺死、驚死、壓死、鬼魅迷死，但心頭微溫未冷者，俱用生薑、續斷酒煎、磨服。

一切惡蛇、風犬、毒蠍，溪澗諸惡等蠱傷人，隨即發腫，攻注遍身，甚者毒氣入裡，昏悶響叫，命在須臾，俱用酒磨灌下，再吃蔥湯一碗，被蓋出汗立甦。

新久瘧疾臨發時，東流水煎桃、柳枝湯，磨服。

小兒急慢驚風，五疳五痢，脾病黃腫，癮疹瘡瘤，牙關緊急，並用薄荷浸水磨濃，加蜜服之，仍搽腫上；年歲幼者，每錠分作數服。

牙痛，酒磨塗痛上，仍含少許，良久嚥下。

小兒父母遺毒，生下百日內皮塌爛斑，穀道眼眶損爛者，俱用清水磨塗。

打撲傷損，用松節無灰酒研服。

年深月遠，頭脹頭痛，太陽痛極，偏頭風，及時瘡癒後，毒氣攻注，腦門作脹者，俱用蔥、酒研服一錠，仍磨塗太陽穴上。

婦人經水不通，紅花湯下。

凡遇天行疫證，延街闔巷，相傳遍染者，用桃根湯磨濃，滴入鼻孔，次服少許，任入病家，再不傳染。

又治傳屍勞瘵，諸藥不能取效。一方士指教服此，每早磨服一錠，至三次後，遂下惡物屍蟲，異形怪類，後得脫利。以此相傳，活人不計其數。

一女子久患勞瘵，為屍蟲所噬，磨服一錠，片時吐下小蟲十餘條；後服蘇合香丸，其病頓失，調理月餘而癒。真濟世衛生之寶藥也。

荊防敗毒散：見項部腦疽。

內疏黃連湯：見腫瘍門。

● 井 疽

井疽心火發中庭，初如豆粒漸腫疼，心躁肌熱感焦渴，紅活易治黑陷凶。

[註] 此證生於心窩，屬任脈中庭穴，由心經火毒而成。初如豆粒，腫痛漸增，心躁如焚，肌熱如火，自汗唇焦，大渴飲冷，急服內疏黃連湯或麥靈丹。

若煩悶作嘔，發熱無汗者，奪命丹汗之；如紅活高腫者順，黑陷平塌者逆。其餘內外治法，俱按癰疽腫瘍、潰瘍門。若潰後經年不癒者，必成穿心冷瘻，難治。

內疏黃連湯　麥靈丹：俱見腫瘍門。

奪命丹：見背部陰陽二氣疽。

● 蜂窩疽

蜂窩疽形似蜂窩，胸側乳上瘡孔多，漫腫紫痛心火毒，黑陷者逆順紅活。

[註] 此證生於胸側乳上，亦有遍身而發者，由心火毒盛而成。色紫漫腫疼痛，身發寒熱，初起六七孔，漸漸延開有三五寸，亦有六七寸者，形似蜂房，即有數十竅，每竅出黃白膿，宣腫瘡面全腐。腐脫有新肉，色紅鮮潤者順；若出黑水，氣穢平塌者逆。始終內、外治法，俱按癰疽腫痛、潰瘍門。遇氣寒之人，至八九日不潰，以神燈照每日照之，應期即潰。

神燈照法：見首卷。

● 蠹 疽

蠹疽生於缺盆中，初豆漸李堅紫疼，寒熱尿澀宜蒜灸，證由膽胃積熱生。

[註] 此證一名缺盆疽，又名鎖骨疽，生在胸上項下，鎖子骨內軟陷中缺盆穴，屬膽、胃二經積熱而發。初發寒熱往來，筋骨拘急，飲食不思，胸腹膨脹，小水短澀；初發如豆，漸大如李，色紫、堅硬疼痛。初宜艾壯隔獨頭蒜片灸之，內服奪命丹汗之，次服六一散，通利小水。膿勢將成，宜服內托黃耆散。氣血虛甚者，宜服十全大補湯托補之。其

餘內外治法，俱按癰疽腫瘍、潰瘍門。此證宜急托治，若失治腐爛內陷，瘡口難斂，必成敗證。

六一散：滑石六兩　甘草生，一兩

共為末，每服三錢，燈心煎湯調服。

方歌　六一散醫小水癃，能除燥濕熱有功，滑石甘草研成末，燈心湯調服立通。

奪命丹：見背部陰陽二氣疽。

內托黃耆散：見背部中搭手。

十全大補湯：見潰瘍門。

● **痩癧癰**

痩癧癰在乳旁生，結核紅腫硬焮疼，包絡痰凝脾氣鬱，治宜溫舒化堅凝。

註　此證生於乳旁，初腫堅硬，形類結核，發長緩慢，漸增焮腫，色紅疼痛。由包絡寒痰，脾氣鬱結而成，係寒證非熱證也。治宜溫和舒鬱化堅，以內補十宣散服之，外敷回陽玉龍膏消之，如不消，膿勢將成也。內外治法，即按癰疽腫瘍、潰瘍門。

內補十宣散：人參　黃耆　當歸各二兩　桔梗　厚朴薑製　川芎　白芷　肉桂　防風　甘草炙，各一兩

共研末，每服三錢，熱黃酒調服。不飲酒者，木香煎湯調下。

方歌　內補十宣諸腫毒，已成令潰未成消，參耆桔朴芎歸草，芷桂防風熱酒調。

回陽玉龍膏：見腫瘍門。

● **內外吹乳**

吹乳乳毒乳腫疼，內吹胎熱痛焮紅，外吹子鼻涼氣襲，寒熱煩渴結腫疼。

註　乳房屬胃，乳頭屬肝，而有內吹、外吹之分。內吹者，懷胎六七月，胸滿氣上，乳房結腫疼痛，若色紅者，因多熱也；不紅者，既因氣鬱，且兼胎旺也。多熱者，宜服柴胡清肝湯；氣鬱者，宜服逍遙散，外俱敷沖和膏必消。或初

腫失於調治，或本人復傷氣怒，以致大腫大痛，其勢必欲成膿，宜用逍遙散加黃耆、白芷、連翹以養血排膿治之。膿潰之後，宜調養血氣，待生產後，按潰瘍治法，方得收口。妊娠用藥禁忌，另有歌訣，詳載首卷。外吹者，由乳母肝、胃氣濁，更兼子吮乳睡熟，鼻孔涼氣，襲入乳房，與熱乳凝結腫痛，令人寒熱往來，煩躁口渴。初宜服荊防牛蒡湯，外用隔蒜灸法；俟寒熱退仍腫者，服橘葉栝蔞散，外敷冲和膏消之。其腫消之不應者，將欲作膿，即用透膿散。其餘內服、外敷之法，俱按癰疽腫病、潰瘍門。又有至如內未懷胎，外未行乳而生毒者，係皮肉為患，未傷乳房，此肝、胃濕熱凝結而成乳毒也，法當按瘡瘍治之，無有不效者。

荊防牛蒡湯： 荊芥　防風　牛蒡子炒，研　金銀花　陳皮　天花粉　黃芩　蒲公英　連翹去心　皂角刺各一錢　柴胡　香附子　甘草生，各五分

水二盅，煎八分，食遠服。

方歌　荊防牛蒡乳外吹，寒熱腫疼俱可推，銀花陳草柴香附，花粉芩蒲翹刺隨。

橘葉瓜蔞散： 橘葉二十個　瓜蔞量證用半個或一個　川芎　黃芩　梔子生，研　連翹去心　石膏煅　柴胡　陳皮　青皮各一錢　甘草生，五分

水二盅，煎八分，食遠服，渣再煎服。紫腫焮痛用石膏，紅腫者去之。

方歌　橘葉瓜蔞吹乳證，涼襲熱乳凝結成，芎芩梔草連翹等，石膏柴與陳皮青。

柴胡清肝湯： 見頭部鬢疽。

逍遙散： 見背部上搭手。

冲和膏　透膿散： 俱見腫瘍門。

隔蒜灸法： 見首卷灸法內。

● **乳疽　乳癰**

乳疽乳癰乳房生，肝氣鬱結胃火成。癰形紅腫焮熱痛，疽形木硬覺微疼，癰發膿成十四日，疽發月餘膿始成。未潰托裡

排膿治,已潰大補養榮靈。

註 此證總由肝氣鬱結,胃熱壅滯而成。男子生者稀少,女子生者頗多,俱生於乳房。紅腫熱痛者為癰,十四日膿成;若堅硬木痛者為疽,月餘成膿。

初起寒熱往來,宜服瓜蔞牛蒡湯;寒熱悉退,腫硬不消,宜用復元通氣散消之。若不應,復時時跳動者,勢將潰膿,宜用托裡透膿湯;膿脹痛者針之,宜服托裡排膿湯;虛者補之,如人參養榮、十全大補等湯,俱可選用。外敷貼之藥,俱按癰疽腫瘍、潰瘍門。

瓜蔞牛蒡湯:瓜蔞仁　牛蒡子炒,研　天花粉　黃芩　生梔子研　連翹去心　皂角刺　金銀花　甘草生　陳皮各一錢　青皮　柴胡各五分

水二盅,煎八分,入煮酒一杯和勻,食遠服。

方歌 瓜蔞牛蒡胃火鬱,憎寒壯熱乳癰疽,青柴花粉芩翹刺,銀花梔子草陳皮。

復元通氣散:見腫瘍門。
托裡透膿湯:見頭部侵腦疽。
托裡排膿湯:見項部魚尾毒。
人參養榮湯　十全大補湯:俱見潰瘍門。

● **乳發　乳漏**

乳發如癰胃火成,男女皆生赤腫疼,潰久不斂方成漏,只為膿清肌不生。

註 此證發於乳房,焮赤腫痛,其勢更大如癰,皮肉盡腐,由胃腑濕火相凝而成。治法急按乳癰:未成形者消之,已成形者托之,腐脫遲者黃靈藥撒之,以免遍潰乳房,至傷囊槅,難以收斂。若久不收口,外寒侵襲,失於調養,時流清水者,即成乳漏。外用紅升丹作捻,以去腐生肌;再兼用豆豉餅灸法,緩緩灸之以祛寒;內當大補氣血。節勞煩,慎起居,忌發物,漸可生肌斂口而癒。

黃靈藥　紅升丹:俱見潰瘍門。
豆豉餅:見首卷灸法內。

● 乳中結核

乳中結核梅李形，按之不移色不紅，時時隱痛勞岩漸，證由肝脾鬱結成。

註 此證乳房結核堅硬，小者如梅，大者如李，按之不移，推之不動，時時隱痛，皮色如常。由肝、脾二經氣鬱結滯而成。形勢雖小，不可輕忽。若耽延日久不消，輕成乳勞，重成乳岩，慎之慎之！初起氣實者，宜服清肝解鬱湯；氣虛宜服香貝養榮湯。若鬱結傷脾，食少不寐者，服歸脾湯。外俱用木香餅熨法消之甚效。

清肝解鬱湯：當歸　生地　白芍酒炒　川芎　陳皮　半夏製，各八分　貝母去心，研　茯神　青皮　遠志去心　桔梗　蘇葉各六分　梔子生，研　木通　甘草生，各四分　香附醋炒，一錢

水二盅，薑一片，煎八分，食遠服。

方歌 清肝解鬱貝茯神，四物青皮遠夏陳，梔桔通蘇香附草，能消乳核氣鬱伸。

歸脾湯：人參　白朮土炒　棗仁炒，研　龍眼肉　茯神各二錢　黃耆一錢五分　當歸酒洗，一錢　遠志去心　木香末　甘草炙，各五分

生薑三片，紅棗肉二枚，水煎服。

方歌 歸脾湯治脾胃怯，食少怔忡夜不安，棗遠龍眼參歸草，茯神耆朮木香煎。

木香餅：生地黃搗爛，一兩　木香研末，五錢

共和勻，量結核大小，作餅貼腫上，以熱熨斗間日熨之；堅硬疼痛者，每日熨之。

方歌 木香餅消乳核方，舒通結滯功倍強，生地研爛木香末，和餅貼患熨之良。

香貝養榮湯：見項部上石疽。

● 乳　勞

乳勞初核漸腫堅，根形散漫大如盤，未潰先腐霉斑點，敗膿津久勞證添。

註 此證即由乳中結核而成。或消之不應，或失於調治，耽延數日，漸大始盤如碗，堅硬疼痛，根形散漫，串延

胸肋腋下，其色或紫、或黑，未潰先腐，外皮霉點，爛斑數處，漸漸破潰，輕津白汁，重流臭水，即敗漿膿也。日久潰深傷膜，內病漸添，午後煩熱、乾嗽、顴紅、形瘦、食少、陰虛等證俱見，變成瘡勞。初結腫時，氣實者宜服蔞貝散，及神效瓜蔞散；氣虛者逍遙散，及歸脾湯合而用之。陰虛之證已見，宜服六味地黃湯，以培其本。外治法按癰疽潰瘍門。然此瘡成勞至易，獲效甚難。

蔞貝散：瓜蔞　貝母去心,研　天南星　甘草生　連翹去心,各一錢

水二盅，煎八分，澄渣，加酒二分，食遠服。一加青皮、升麻。

方歌　蔞貝散治乳結核，漸大失調變乳勞，初腫氣實須服此，南星甘草共連翹。

神效瓜蔞散：大瓜蔞去皮,焙為末,一個　當歸　甘草生,各五錢　沒藥　乳香各二錢

共研細末，每用五錢，醇酒三盅，慢火熬至一盅，去渣，食後服之。

方歌　神效瓜蔞沒乳香，甘草當歸研末良，乳勞初腫酒煎服，消堅和血是神方。

逍遙散：見背部上搭手。

歸脾湯：見乳中結核。

六味地黃湯：即六味地黃丸改煎劑。見面部雀斑

● 乳　岩

乳岩初結核隱疼，肝脾兩損氣鬱凝，核無紅熱身寒熱，速灸養血免患攻。耽延續發如堆栗，堅硬岩形引腋胸，頂透紫光先腐爛，時流污水日增疼。潰後翻花怒出血，即成敗證藥不靈。

註　此證由肝、脾兩傷，氣鬱凝結而成。自乳中結核起，初如棗栗，漸如棋子，無紅無熱，有時隱痛。速宜外用灸法，內服養血之劑，以免內攻。

若年深日久，即潮熱惡寒，始覺大痛，牽引胸腑，腫如

覆碗堅硬，形如堆栗，高凸如岩，頂透紫色光亮，肉含血絲，先腐後潰，污水時津，有時湧冒臭血，腐爛深如岩壑，翻花突如泛蓮，疼痛連心。若復因急怒，暴流鮮血，根腫愈堅，其時五臟俱衰，即成敗證，百無一救；若患者果能清心滌慮，靜養調理，庶可施治。

初宜服神效瓜蔞散，次宜清肝解鬱湯，外貼季芝鯽魚膏，其核或可望消。若反覆不應者，瘡勢已成，不可過用克伐峻劑，致損胃氣，即用香貝養榮湯。或心煩不寐者，宜服歸脾湯；潮熱惡寒者，宜服逍遙散，稍可苟延歲月。

如得此證者，於腫核初起，即加醫治，宜用豆粒大艾壯，當頂灸七壯，次日起疱，挑破，用三棱針刺入五六分，插入冰螺散捻子，外用紙封糊，至十餘日其核自落，外貼絳珠膏、生肌玉紅膏，內服疏肝、養血、理脾之劑，生肌斂口自癒。

季芝鯽魚膏： 活鯽魚肉　鮮山藥去皮，各等份

上共搗如泥，加麝香少許，塗核上，覺癢極，勿搔動，隔衣輕輕揉之，七日一換，旋塗即消。

方歌 鯽魚膏貼乳岩疾，腫如覆碗似堆栗，山藥同研加麝香，塗於患處七日易。

冰螺捻： 砒砂二分　大田螺去殼，線穿曬乾，五枚　冰片一分　白砒即人言。麵裹煨熟，去麵用砒，一錢二分

將螺肉切片，同白砒研末，再加砒片同碾細，以稠米糊，搓成捻子，瓷罐密收。用時將捻插入針孔，外用紙糊封，貼核上勿動，十日後四邊裂縫，其核自落。

方歌 冰螺捻消諸核癧，砒砂螺肉煨白砒，再加冰片米糊捻，乳岩堅硬用之宜。

神效瓜蔞散： 見乳勞。

香貝養榮湯： 見項部上石疽。

清肝解鬱湯　歸脾湯： 俱見乳中結核。

逍遙散： 見背部上搭手。

絳珠膏　生肌玉紅膏： 俱見潰瘍門。

胸乳部證篇方藥的臨床新用

1. 瓜蔞通乳湯治療外吹乳痛396例

【治療方法】全瓜蔞、鹿角霜各30g,絲瓜絡、川芎、赤芍、柴胡、葛根、羌獨活、路路通各10g,木通6g,漏蘆、茜草各15g。日1劑,水煎服。外用:取川芎粉、黃連粉各30g,以香油調敷患處,日換藥1次。3天為1個療程,2個療程停藥觀察。治療期間不配用其他療法。

【治療結果】本組396例中,痊癒(寒熱消退,乳房疼痛消失,腫塊消散)321例,佔81.06%;顯效(乳房腫塊明顯縮小,疼痛基本消失)29例,佔7.23%;有效(乳房疼痛減輕,腫塊縮小)24例,佔6.06%;無效(腫痛不減,自動轉診13例,切開排膿9例)22例,佔5.56%。總有效率為94.44%

【典型病例】王某,女,26歲。1987年5月6日初診,述其產後15天,右乳房外上方腫脹疼痛1天。查:右乳房外上方有一雞卵大腫塊,色紅,觸之痛甚,有熱感,乳汁不下,伴寒熱頭痛,舌質紅、苔薄黃,脈浮數。診為外吹乳癰。投瓜蔞通乳湯加白芷10g,水煎服,日1劑。外用黃連粉、川芎粉各30g,香油調塗,日換藥1次。多天後寒熱去,腫消痛減,乳汁通暢而告痊癒。(劉天驥.四川中醫,1995,1:38)

2. 自擬通腑康乳湯治療乳癰61例臨床觀察

【藥物組成】大黃10~25g,芒硝(烊化)5g,枳實、連翹、青皮、王不留行各10g,蒲公英20g,丹皮6g,荊芥4g。水煎服,每日1劑。總有效率91.8%。(龐保珍.貴陽中醫學院學報,1994,1:26)

3. 中草藥外敷治療急性乳腺炎11例

【治療方法】將生四季蔥白140g用刀切小段置於碗中,再將芒硝120g搗碎加入碗中與蔥混合均勻備用;再用紗布縫製一個小紗布袋,紗布袋中央留一個小孔,將碗中的藥物裝入袋內,再將藥袋封口,防止藥的漏出;把茶葉袋入沙罐,加清水1000ml煎濃茶液作清洗患部用。先用濃茶液洗淨患部,

裸露乳頭，患者仰臥，把裝有中草藥的紗布袋敷於患部。

【治療結果】11例全部治癒且無後遺症。（韋美雲.中國民間療法，1996，4：31）

4. 乳癰早期的中藥外治法

【治療方法】採集鮮中藥青瓜蔞3枚，鮮馬齒莧30g洗淨，與冰片8g共搗為泥。

飲片法：生梔子10g，冰片8g，全蠍6g碾碎，加泡發的綠茶15g，搗爛，加雞蛋清適量調成泥狀。用時將藥泥敷於乳上，範圍超過腫塊，上蓋塑膠薄膜、毛巾，以熱水袋熱敷。約1~2小時後去除藥泥擦淨，日2次，不妨礙哺乳。

【治療結果】32例中痊癒30例，有效2例。治癒率93.7%。總有效率100%。結論：本方清熱瀉火，通絡散結，用藥於局部，輔以熱敷，藥少而精，效力專攻，簡便易行，見效快，無痛苦。（王曉.中醫外治雜誌，1998，2(7)：5）

卷六十七

腹　部

● 幽　癰

幽癰臍上七寸生，初小漸大腫硬疼，憂思厚味火毒發，咬牙寒戰毒陷攻。

註　此證生臍上七寸，初起如粟，漸增漫腫疼痛，形如鵝卵，甚則堅硬，痛牽胸肋。由過食膏粱厚味，憂思氣結，腸胃不通，火鬱成毒，自內而外發也。初起腫痛，皮色未紅，時若心煩嘔噦，脈沉實者，當疏火毒，以絕其源，宜內疏黃連湯服之。焮腫痛甚，邪氣實也，宜服托裡散，外用艾壯隔蒜片灸之。脈見沉遲，其膿未成，用補中益氣湯托之；脈見洪數，其膿已成，用托裡透膿湯。膿熟脹痛不潰，係氣

血虛也，急用十全大補湯溫補之，外兼用臥針開之，臥針者，斜入斜出，防傷內膜也。或誤行汗下，或誤敷寒涼，以致腫而不潰，潰而不斂者，急用十全大補湯，加乾薑、附子以救之。已潰朝寒暮熱者，氣血虛也；食少作瀉，脾胃虛也；胸痞痰湧，脾肺虛也。俱服六君子湯，服後諸證悉退，換十全大補湯調理即癒。

外治之法，按癰疽腫痛、潰瘍門。無論已潰未潰，忽咬牙寒戰，係氣虛不能勝毒，毒陷攻裡之兆；或潰後膿水忽多忽少，瘡口如蟹吐沫者，係內膜已透，俱為逆證。

托裡散：皂角刺　金銀花　黃芩　牡蠣煅　當歸　赤芍　朴硝　大黃　天花粉　連翹去心，各等份

共研粗末，每用五錢，酒、水各一盅，煎八分，去渣服。

方歌　托裡散醫諸瘡毒，腫甚焮疼煎服消，皂刺銀花芩牡蠣，歸芍硝黃花粉翹。

內疏黃連湯：見腫瘍門。

隔蒜灸法：見首卷灸法。

托裡透膿湯：見頭部侵腦疽。

補中益氣湯　十全大補湯　六君子湯：即香砂六君子湯減去藿香、砂仁。俱見潰瘍門。

● **中脘疽**

中脘疽由胃火生，臍上四寸隱隱疼，堅硬漫腫無紅熱，不食嘔噦毒內攻。

註　此證一名胃疽，發於心胸之下，臍上四寸，任脈經中脘穴。隱痛日久，向外生疽，堅硬漫腫，皮色無紅無熱，由過食炙煿，以致胃腑火毒而成。人迎脈盛，是毒氣攻裡，作嘔不食，咳嗽膿痰者逆。初宜服仙方活命飲，色紫堅硬，宜服山甲內消散。膿勢將成，內外治法，俱按癰疽腫瘍、潰瘍門。若起長膿遲，或瘡不焮痛者，急用艾壯隔獨頭蒜片，置患上灸之回陽。

山甲內消散：穿山甲炒，三大片　當歸尾　大黃　甘草節各三錢　土木鱉三個　黑牽牛　僵蠶炒，各一錢

酒、水各一盅，煎八分，空心服，渣再煎服。大便行三四次，方食稀粥淡味調理。

[方歌] 山甲內消火毒積，色紫堅疼中脘疽，歸尾大黃僵草節，木鱉牽牛加酒宜。

仙方活命飲：見腫瘍門

● 嚇 癰

嚇癰七情鬱火成，臍上三寸粟微紅，暴腫焮痛二七潰，頂陷色黑潰遲凶。

[註] 此證由七情鬱火凝結而成。生臍上三寸，屬任脈經建里穴。初如粟米，癢痛相兼，其腫迅速，寒熱往來，甚則嘔噦，牽引臍痛。初腫微紅，頂尖根束，漸透赤色，時痛時止，十四日潰膿者順；若頂陷紫黑，根腳漫腫，面赤大渴，脈見浮數而散大者逆。內治與幽癰參考，外治法按癰疽腫瘍、潰瘍門。

● 沖 疽

沖疽臍上二寸生，心火毒熾入腎紅，高腫焮痛速潰吉，若見七惡定然凶。

[註] 此證生於任脈，臍上二寸下脘穴。一名中發疽，又名壅腎瘡。由心火熾盛，流入腎經而成。色赤高腫，應在二十一日潰破，膿稠受補者順。初宜瘡科流氣飲，或仙方活命飲消之。膿將成時，內外治法，俱按癰疽腫痛、潰瘍門。其證若平塌紫黑，膿水清稀，七惡證見者逆。

瘡科流氣飲：見背部痰注發。

仙方活命飲：見腫瘍門。

● 臍癰（附：臍中出水）

臍痛毒發在臍中，腫大如瓜突若鈴，無紅無熱宜蒜灸，稠膿為吉污水凶。

[註] 此證由心經火毒，流入大腸、小腸所致。生於臍中，屬任脈經神闕穴，此穴禁針。腫大如瓜，高突若鈴，無紅無熱，最宜隔蒜灸之。

初宜服仙方活命飲加升麻消之；便結實者，內疏黃連湯

通利之；將欲成膿，內外治法，俱按癰疽腫痛、潰瘍門。潰後得稠膿者順，時出污水臭穢者逆。亦有臍中不痛、不腫、甚癢，時津黃水，此屬腸胃濕熱積久，宜服黃連平胃散，外用三妙散乾撒滲濕即癒。當忌酒、麵、生冷、果菜，不致再發。若水出不止者，亦屬逆。

黃連平胃散：黃連五錢　陳皮　厚朴薑炒，各三錢　甘草生，二錢　蒼朮炒，一兩

共研細末，每服三錢，白滾水調服。

方歌　黃連平胃散陳甘，厚朴蒼朮共細研，專除濕熱兼消積，能令臍水立時乾。

三妙散：檳榔　蒼朮生　黃柏生，各等份

共研細末，乾撒肚臍，出水津淫成片，止癢滲濕；又治濕癬，以蘇合油調搽甚效。

方歌　三妙散用檳榔蒼，黃柏同研滲濕瘡，蘇合油調治濕癬，收乾止癢效稱強。

隔蒜灸法：見首卷灸法。

仙方活命飲　內疏黃連湯：俱見腫瘍門。

● **少腹疽**

少腹疽生臍下邊，證由七情火鬱纏，高腫紅疼牽背痛，漫硬陷腐水膿難。

註　此證由七情火鬱而生。每發於氣海、丹田、關元三穴。氣海在臍下一寸五分，丹田在臍下二寸，關元在臍下三寸，皆屬任脈經。此三穴或一穴發腫，即為少腹疽。高腫紅活，疼痛牽背，易潰稠膿者易治；若漫腫堅硬，綿潰腐爛，膿稀如水者難治。

凡遇此證初起，急用艾灸腫頂，七壯至三七壯，以痛癢通徹為度，宜服仙方活命飲。氣實之人，大渴便秘者，宜服內疏黃連湯通利之；老弱之人，宜服內補十宣散，令其速潰，若潰遲恐透內膜。外治法同癰疽腫瘍、潰瘍門。

仙方活命飲　內疏黃連湯：俱見腫瘍門。

內補十宣散：見胸部痯瘋癰。

● 腹皮癰

腹皮癰生腹皮內，皮裡膜外腫隱疼，腹痛不止膿成候，證由膏粱鬱火生。

[註] 此證生於腹皮裡膜外，無論左右，隱疼日久，後發癰腫於皮外，右關脈見沉數而腹痛甚者，是其候也，由膏粱火鬱而成。初起壯實者，用雙解貴金丸下之，虛弱者減半，用之不應，再服半劑。凡下之後，腹痛不止，膿將成也。急用托裡透膿湯。潰後，與癰疽潰瘍門治法相同。不可過用克伐之劑，若希圖消散，過傷胃氣，則腫不能潰，潰不能斂，立見危亡矣。

雙解貴金丸：見腫瘍門。
托裡透膿湯：見頭部侵腦疽。

● 緩疽

緩疽脾經氣積疑，少腹旁生堅又疼，數月不潰生寒熱，食少消瘦效難成。

[註] 此證由太陰脾經氣滯寒積而成。生於少腹之旁，堅硬如石，不紅不熱，痛引腰腿，數月不潰；若兼食少消瘦者，終屬敗證，不可棄而不治。初宜服山甲內消散，不應不可強消，徒損胃氣，以十全大補湯加烏藥、附子、葫蘆巴溫補之，外用木香餅熨之，兼用獨頭蒜搗爛，鋪於患上艾壯灸之，以知熱為止，次日再灸，以或消或潰為效。若潰後，即按癰疽潰瘍門治法。

山甲內消散：見中脘疽。
十全大補湯：見潰瘍門。
木香餅：見乳部乳中結核。

腋　部

● 腋癰

腋癰暴腫生腋間，腫硬焮赤痛熱寒，肝脾血熱兼忿怒，初宜清解潰補痊。

註　此證一名夾肢癰，發於腋際，即俗名胳肢窩也，屬肝脾血熱兼忿怒而成。初起暴腫焮硬，色赤疼痛，身發寒熱，難消必欲作膿。初宜服柴胡清肝湯，外敷沖和膏；疼痛日增，宜服透膿散加金銀花、甘草節、桔梗；膿脹痛者，針之。已潰，內外治法俱按癰疽潰瘍門。此證首尾忌用寒涼。中年易癒，老弱之人難瘥。

柴胡清肝湯：見頭部鬢疽。

沖和膏　透膿散：俱見腫瘍門。

● 腋　疽

腋疽初起若核形，肝恚脾憂氣血凝，漫腫堅硬宜蒜灸，日久紅熱潰先疼。

註　此證一名米疽，又名疚疽，發於胳肢窩正中，初起之時，其形如核。由肝、脾二經，憂思恚怒，氣結血滯而成，漫腫堅硬，皮色如常，日久將潰，色紅微熱疼痛也。初宜艾壯隔蒜片灸法，內服柴胡清肝湯加烏藥消之；虛弱之人，宜服香貝養榮湯，外用烏龍膏敷之。早治或有全消者，遲則膿成，宜服托裡透膿湯；膿脹痛者，針之；膿出痛減，隨患者虛實補之。其餘內外治法，俱按癰疽潰瘍門。此證初終，內外治法，禁用寒涼。中年易癒，衰老難瘥。

隔蒜灸法：見首卷灸法。

柴胡清肝湯：見頭部鬢疽。

香貝養榮湯：見項部上石疽。

烏龍膏：見腫瘍門。

托裡透膿湯：見頭部侵腦疽。

● 黶　疔

黶疔藏於腋下生，肝脾火毒癢而疼，寒熱拘急色紫黑，急按疔門治即寧。

註　此證生於腋下，由肝、脾二經火毒而成。堅硬勢若釘頭，癢而且痛，寒熱往來，四肢拘急，其色紫黑，煩躁作嘔，痛引半身，宜服麥靈丹。其次內外急按疔門治之即癒。

麥靈丹：見腫瘍門。

肋　部

● 肋　疽

肋疽始發屬肝經，火毒鬱怒結腫形，紫痛梅李甚如碗，急宜針砭免內攻。

[註] 此證一名夾熒疽，生於肋條骨間，由肝經火毒鬱怒結聚而成。初如梅李，漸大如碗，色紫燉痛，連及肩肘。患在左，痛牽右肋；患在右，痛牽左肋。廿一日之內，膿潰稠黏者順；屆期不潰，即潰出清水者逆。初腫急宜磁針砭出紫血，庶免毒氣攻裡；砭後赤腫痛甚，煩躁脈實作嘔，為有餘之證，宜服雙解貴金丸下之；腫硬不潰，宜服透膿散；脈弱作嘔，此胃虛也，宜服香砂六君子湯補之。亦有痛傷胃氣而作嘔者，即同胃虛治之；若感受寒邪，及偶觸穢氣而作嘔者，雖腫時尤宜壯胃助氣為主。蓋腫時作嘔，因毒氣內侵者十有一二，停飲內傷者十有八九，惟醫人臨證詳辨之。膿熟用臥針開之，餘按癰疽潰瘍門治法。

雙解貴金丸　透膿散：俱見腫瘍門。

香砂六君子湯：見潰瘍門。

● 淵　疽

淵疽肝膽憂恚成，生於肋下硬腫疼，潰破有聲內膜透，未潰當服護膜靈。

[註] 此證因憂恚太過，以致肝膽兩傷而成。生於肋下，初起堅硬，腫而不紅，日久方潰，得稠白膿者順，如豆漿水者險。瘡口有聲，似乎兒啼，此屬內膜透也。即於陽陵泉穴，灸二七壯，其聲即止，穴在膝臏骨外臁下一寸陷中，蹲坐取之即得。內外治法，皆同肋疽。凡肋、胸、脇、腰、腹空軟之處發癰疽者，當在將潰未潰之際，多服護膜散，可免透膜之患。

護膜散：白蠟　白及各等份

共研細末，輕劑一錢，中劑二錢，大劑三錢，黃酒調服，米湯亦可。

方歌 護膜散內二味藥，白蠟白及為細末，或酒或以米湯調，將膿預服不透膜。

● **內發丹毒**

丹毒肝脾熱極生，肋上腰胯赤霞形，急宜砭出紫黑血，嘔噦昏脹毒內攻。

註 此證由肝、脾二經，熱極生風所致，生於肋骨，延及腰胯，色赤如霞，遊走如雲，痛如火燎。急向赤腫周圍，砭出紫黑血，以瘦牛肉片貼之（羊肉片亦可），其毒即可減半。初服雙解貴金丸汗之，次服化斑解毒湯，投方應病者順；若嘔噦昏憒，胸腹膜脹，遍身青紫者，則為毒氣內攻屬逆。

化斑解毒湯：升麻　石膏　連翹去心　牛蒡子炒，研　人中黃　黃連　知母　黑參各一錢

竹葉二十片，水二盅，煎八分服。

方歌 化斑解毒熱生風，致發丹毒雲片紅，升膏翹蒡中黃等，黃連知母黑參同。

雙解貴金丸：見腫瘍門。

● **脅癰**（附：疽）

脅癰焮紅高腫疼，疽堅塌漫冷不紅，皆屬肝膽怒火結，遲潰敗漿冷虛凶。

註 此證生於軟肋，有硬骨者為肋，肋下軟肉處為季脅。癰疽二證，皆由肝、膽怒火凝結而成。多生於體虛之人，初如梅李，漸長如碗如盆，色紅，焮痛，高腫，二七潰破，膿稠為癰。若堅硬平塌，漫腫木痛，不紅不熱，月餘潰破稀膿為疽。若失治，屆期不潰，攻擊成膿，腫如鼓脹，破出敗漿、腥臭膿者逆。癰疽二證，初腫時俱宜急服柴胡清肝湯解鬱瀉火；如已成者，服托裡透膿湯；膿熟脹痛，俱用臥針開之；已潰，以排餘膿、補氣血為要。餘按癰疽潰瘍門治法，投補不應者，難治。

柴胡清肝湯：見頭部鬢疽。
托裡透膿湯：見頭部侵腦疽。

內癰部

● 肺　癰

肺癰肺熱復傷風，肺臟生癰隱痛胸，狀若傷寒燥咳甚，稠濁痰涎腥臭膿。未潰射干麻黃汗，壅不得臥葶藶攻，潰後膿稠能食吉，膿清兼血不食凶。

註　此證係肺臟蓄熱，復傷風邪，鬱久成癰，以致胸內中府穴隱隱疼痛，振寒脈數，狀類傷寒，咽燥不渴，咳而喘滿，唾稠黏黃痰，兼臭穢膿血也。治之者，於未潰時乘膿未成，風鬱於表者，法宜疏散，用射干麻黃湯以汗之。如氣壅喘滿，身不得臥者，急服葶藶大棗湯以瀉之；如咳有微熱，煩滿胸中甲錯，膿欲成者，宜《千金》葦莖湯以吐之；若吐膿腥臭，形如米粥者，宜桔梗湯以排餘膿；若吐膿腥臭，咳而胸滿者，宜《外台》桔梗白散，以開瘀塞；若咯吐膿血，兼午後身熱煩躁，宜金鯉湯主之，兼飲童便；若潰後胸膈脅肋隱痛不止，口燥咽乾，煩悶多渴，自汗盜汗，眠臥不得，咳吐稠痰腥臭，此係癰膿不盡，而兼裡虛，宜寧肺桔梗湯主之；若癰膿已潰，喘滿腥臭，濁痰俱退，惟咳嗽咽乾，咯吐痰血，脅肋微痛，不能久臥者，此屬肺癰潰處未斂，宜紫菀茸湯清補之，渴甚去半夏加石膏服之；若癰膿潰後，咳嗽無休，膿痰不盡，形氣虛羸者，宜清金寧肺丸主之。凡治此證，惟以身溫脈細，膿血交黏，痰色鮮明，飲食甘美，膿血漸止，便潤者為吉；若手掌皮粗，潰後六脈洪數，氣急顴紅，污膿白血，懶食及大便結燥者為凶。

中府穴又名肺募，在乳上第三根肋骨間。

射干麻黃湯：射干十三枚或三兩　麻黃　生薑各四兩　細辛　紫菀　款冬花各三兩　大棗七枚　五味子　半夏洗，各半升

水煎溫服。

方歌　射干麻黃咳上氣，肺癰喉中水雞聲，射麻生薑辛菀食，五味大棗並款冬。

葶藶大棗湯：苦葶藶輕者五錢，重者一兩　大棗去核，輕者五枚，重者

十枚

以水三盅,煎至一盅,服之。

方歌 葶藶大棗治肺癰,咳不得臥有癰膿,葶藶苦寒瀉實熱,佐棗之甘和胃經。

《千金》葦莖湯:葦莖二升　薏苡仁炒　瓜瓣即冬瓜仁,各半升　桃仁去皮尖,炒,研,五十粒

水煎服。

方歌 《千金》葦莖肺癰咳,微熱煩滿吐敗濁,皮膚甲錯宜葦莖,薏苡桃仁瓜瓣合。

桔梗湯:苦桔梗一兩　甘草生,二兩

水煎服。

方歌 桔梗湯用排餘膿,肺癰吐膿米粥形,清熱解毒須甘草,開提肺氣桔梗功。

《外臺》桔梗白散:苦桔梗　貝母各三分　巴豆去皮熬,研如脂,一分

上三味為散。強人飲服半錢匕,羸者減之。病在膈上者吐膿,在膈下者瀉出。若下多不止,飲冷水一杯則定。

方歌 《外臺》桔梗白散方,肺癰便秘服之良,桔梗貝母與巴豆,藥微力大功速強。

金鯉湯:金色活鯉魚約四兩,一尾　貝母二錢

先將鯉魚連鱗剖去肚腸,勿經水汽,用貝母細末摻在魚肚內,線紮之,用上白童子便半大碗,將魚浸童便內,重湯燉煮,魚眼突出為度;少頃取出,去鱗骨,取淨肉,浸入童便內,燉熟。肉與童便用二三次,一日食盡一枚,其功效甚捷。

方歌 金鯉湯中效罕稀,法同貝母活鯉魚,童便浸魚重湯燉,肺癰煩熱善能醫。

寧肺桔梗湯:苦桔梗　貝母去心　當歸　瓜蔞仁研　生黃耆　枳殼麩炒　甘草節　桑白皮炒　防己　百合去心　薏苡仁炒,各八分　五味子　地骨皮　知母生　杏仁炒,研　苦葶藶各五分

水二盅,薑三片,煎八分,不拘時服。

咳甚,倍加百合。身熱,加柴胡、黃芩。大便不利,加蜜

炙大黃一錢。小水澀滯，加燈心草、木通。煩躁痰血，加白茅根。胸痛，加人參、白芷。

方歌　寧肺桔梗肺癰者，歸蔞貝殼甘桑皮，防己百合葶五味，杏知苡仁地骨宜。

紫菀茸湯：紫菀茸　犀角末　甘草炒　人參各五分　桑葉用經霜者　款冬花　百合去心　杏仁炒，研　阿膠便潤炒用，便燥生用　貝母去心　半夏製　蒲黃生，各七分

引薑三片，水二盅，煎八分，將犀角末調入，食後服。

方歌　紫菀茸湯參犀角，款冬桑葉杏百合，阿膠甘夏貝蒲黃，專醫肺癰不久臥。

清金寧肺丸：陳皮　白茯苓　苦桔梗　貝母去心　人參　黃芩各五錢　麥冬去心　地骨皮　銀柴胡　川芎　白芍炒　胡黃連各六錢　五味子　天冬去心　生地酒浸，搗膏　熟地搗膏　歸身　白朮炒，各一兩　甘草炙，三錢

上為細末，煉蜜為丸，如梧桐子大，每服七十丸，食遠白滾湯送下。

方歌　清金寧肺丸肺癰，陳苓桔貝參二冬，柴芩歸芍黃連草，朮味生熟地骨芎。

● **大小腸癰**

大小腸癰因濕熱，氣滯瘀血注腸中，初服大黃行瘀滯，膿成薏苡牡丹平。

註　此二證俱由濕熱氣滯凝結而成。或努力瘀血，或產後敗瘀蓄積，流注於大腸、小腸之中。初起發熱，惡風，自汗，身皮甲錯，關元、天樞二穴隱痛微腫，按之腹內急痛，大腸癰多大便墜腫，小腸癰多小水澀滯，脈俱遲緊，此時癰膿未成，宜大黃湯下之；瘀血利盡，若小水閉澀，仍宜大黃湯加琥珀末、木通利之自效。若癰成日久不潰，身皮甲錯，內無積聚，腹急腹痛，身無熱而脈數者，係腸內陰冷，不能為膿，宜薏苡附子散主之；若脈見洪數，肚臍高突，腹痛脹滿不食，動轉側身則有水聲，便淋刺痛者，癰膿已成，宜薏苡湯主之；腹濡而痛，少腹急脹，時時下膿者，毒未解也，

宜丹皮湯治之；如膿從臍出，腹脹不除，飲食減少，面白神勞，此屬氣血俱虛，宜八珍湯加牡丹皮、肉桂、黃耆、五味子，斂而補之。患者轉身動作，宜徐緩而勿驚，慎之。

如耽延日久，因循失治，以致毒攻內臟，腹痛牽陰，腸胃受傷，或致陰器紫黑、腐爛，色敗無膿，每流污水，衾幬多臭，煩躁不止，身熱嗌乾，俱屬逆證。

關元穴又名小腸募，在臍下三寸。天樞穴又名大腸募，在臍旁開二寸。

大黃湯：大黃銼，炒　牡丹皮　硝石研　芥子　桃仁炒，先以湯浸沒去皮、尖，雙仁勿用

上各等份，共銼碎，每用五錢，水二盅，煎至一盅，去渣，空心溫服。以利下膿血為度，未利再服。

方歌　大黃湯善治腸癰，少腹堅痛膿未成，牡丹皮與大黃炒，芥子桃仁硝石靈。

薏苡附子散：附子炮，二分　敗醬五分　薏苡仁炒，一錢

上為末，每服方寸匕，以水二合煎，頓服，小水當下。《三因》云：薏苡、附子同前，敗醬用一兩一分，每四錢水盞半，煎七分，去渣，空心服。

方歌　薏苡附子散甲錯，腸癰腹脹痛脈數，附子敗醬薏苡仁，為末水煎空心服。

薏苡湯：薏苡仁　瓜蔞仁各三錢　牡丹皮　桃仁泥，各二錢

水二盅，煎至一盅，不拘時服。

方歌　薏苡湯治腹水聲，腸癰便淋刺痛疼，牡丹皮共瓜蔞子，還有桃仁薏苡仁。

丹皮湯：丹皮　瓜蔞仁各一錢　桃仁泥　朴硝各二錢　大黃五錢

水二盅，煎一盅，去渣入硝，再煎數滾，不拘時服。

方歌　丹皮湯療腸癰證，腹濡而痛時下膿，硝黃丹蔞桃仁共，水煎服之有奇功。

八珍湯：見潰瘍門。

● **胃　癰**

胃癰中脘穴腫疼，不咳不嗽吐血膿，飲食之毒七情火，候

治腸癰大法同。

註 此證初起，中脘穴必隱痛微腫，寒熱如瘧，身皮甲錯，並無咳嗽，咯吐膿血。由飲食之毒，七情之火，熱聚胃口成癰。脈來沉數者，初服清胃射干湯下之；若脈澀滯者，瘀血也，宜服丹皮湯下之；脈洪數者，膿成也，赤豆薏苡仁湯排之；體倦氣喘作渴，小水頻數者，肺氣虛也，補中益氣湯加麥冬、五味子補之。其候證生死、治法，與大、小腸癰同。

中脘穴又名胃募，在臍上四寸。

清胃射干湯： 射干　升麻　犀角　麥冬去心　元參　大黃　黃芩各一錢　芒硝　梔子　竹葉各五錢

水煎服。

方歌 清胃射干湯射干，升麻犀角麥冬全，參芩大黃芒硝等，竹葉山梔胃癰痊。

赤豆薏苡仁湯： 赤小豆　薏苡仁　防己　甘草各等份

水二盅，煎八分，食遠服。

方歌 赤豆薏苡湯最神，甘己赤豆薏苡仁，胃癰膿成脈洪數，二盅水煎服八分。

丹皮湯： 見大、小腸癰。

補中益氣湯： 見潰瘍門。

● **脾 癰**

脾癰濕熱瘀血凝，章門穴腫兼隱疼，腹脹嗌乾小水短，利下濕瘀補收功。

註 此證始發章門穴，必隱疼微腫。由過食生冷，兼濕熱，或瘀血鬱滯脾經而成。令人腹脹，咽嗌乾燥，小水短澀，初宜大黃湯、赤豆薏苡仁湯，二方合而用之，以攻滯鬱。二便通利，腹脹全消，宜六君子湯扶脾調理。順逆看法與胃癰同。

章門穴又名脾募，在臍旁開六寸高上二寸。

大黃湯： 見大、小腸癰。

赤豆薏苡仁湯： 見胃癰。

六君子湯： 即香砂六君子湯去藿香、砂仁。見潰瘍門。

● 肝　癰

肝癰憤鬱氣逆成，期門穴腫更兼疼，臥驚胠滿尿不利，清肝滋腎即成功。

註　此證始發期門穴，必隱痛微腫，令人兩胠脹滿脇痛，側臥則驚，便尿艱難，由憤鬱氣逆而成。初服復元通氣散，次服柴胡清肝湯；痛脹已止，宜服六味地黃丸；脾虛食少，則佐以八珍湯，滋腎補脾，治之取效。禁用溫補、針灸。

期門穴又名肝募，在乳旁一寸半，再直下一寸半。

復元通氣散：見腫瘍門。

柴胡清肝湯：見頭部鬢疽。

六味地黃丸：見面部雀斑。

八珍湯：見潰瘍門。

● 心　癰

心癰巨闕腫隱疼，酷飲嗜熱火毒成，面赤口渴身作痛，治法陽熱總宜清。

註　此證始發巨闕穴，必隱痛微腫，令人寒熱，身痛，頭面色赤，口渴，隨飲隨乾，由心火熾盛，更兼酷飲嗜熱而成，宜服涼血飲。酒毒為病者，宜服升麻葛根湯治之。此證屬罕有，但治法不可不備。

巨闕穴又名心募，在臍上六寸五分。

涼血飲：

木通　瞿麥　荊芥　薄荷　白芷　花粉　甘草　赤芍　麥冬去心　生地　山梔子　車前子　連翹去心，各等份

引用燈心，若潮熱加淡竹葉，水煎溫服。

方歌　涼血飲善治心癰，瞿荊荷芷草翹通，赤芍山梔乾生地，車前花粉麥門冬。

升麻葛根湯：山梔　升麻　葛根　白芍　柴胡　黃芩各一錢　黃連　木通　甘草各五分

水二盅，煎八分，不拘時服。

方歌　升麻葛根湯山梔，酒毒心癰黃連宜，柴芍通芩升葛草，水煎溫服不拘時。

● 腎癰

腎癰腎經不足生，京門微腫隱隱疼，少腹肋下膜脹滿，房勞形寒邪外乘。

[註] 此證始發京門穴，必隱痛微腫，令人寒熱往來，面白不渴，少腹及肋下膜脹寒滿。由腎虛不足之人，房勞太過，身形受寒，邪氣自外乘之。初服五積散加細辛；寒盡痛止，宜用桂附地黃丸調理。

京門穴又名腎募，在身側腰中監骨下肋間。

五積散：蒼朮炒，二錢　陳皮　桔梗　川芎　當歸　白芍各一錢　麻黃　枳殼麩炒　桂心　乾薑　厚朴各八分　白芷　半夏製　甘草生　茯苓各四分

引薑一片，水二盅，煎八分，不拘時服。

頭痛惡寒者，加連鬚蔥頭三個，蓋臥汗出甚效。

[方歌] 五積散蒼殼陳苓，麻黃半桔歸芍芎，芷朴桂心乾薑草，腎癰寒邪服成功。

桂附地黃湯：見潰瘍門。

● 三焦癰

三焦癰由濕熱凝，石門穴上腫隱疼，寒結治同腸癰法，內癰俱係膜內生。

[註] 此證始發石門穴，必隱疼微腫，令人寒熱往來，二便秘澀，由濕熱遇寒凝結而成。治法與大、小腸癰同。凡內癰俱係膜內成患，外皮不腐。

石門穴又名三焦募，在臍下二寸。

● 內癰總論

凡人胸腹有十一募。募者，各臟腑陰會之所也。《靈樞》云：發內癰、內疽者，其本經募上肉必浮腫，募中必時時隱痛，浮腫為癰，隱痛為疽，此即內癰、內疽之驗也。茲內癰有治法，內疽無治法何也？蓋內癰、內疽，其病原無殊，惟在根淺、根深之別耳。根淺為癰，根深為疽，若臨證用藥，攻補得宜，無不收效。至募有十一，而內癰僅九證者何也？蓋膽府形如膜皮，無出無納，汁清氣潔，不生內癰、內疽。若夫膀胱亦

如膜皮，中惟濁水，故古今書籍，並無講及內癰、內疽者，是以未敢詳載。雖然中極穴即膀胱募也，今人間有中極穴或浮腫或隱痛者，所見證候，竟同小腸癰，治法亦當按小腸癰治之可也。俟後之學者留意焉。

● **驗內癰法**

凡遇生內癰之人，與生黃豆五粒嚼之，口中無豆味者，是其候也。

內癰證篇方藥的臨床新用

1. 大蒜糊劑外敷治腸癰效良

【治療方法】大蒜10~15枚，玄明粉6g，大黃10g。將大蒜剝去紫色外皮，放入蒜白中搗成泥狀，大黃、玄明粉研成細末，放入蒜泥中混勻即為大蒜糊劑。先消毒右下腹部，皮膚表面塗少許植物油，將大蒜糊劑塗於右下腹部闌尾麥氏點周圍，外敷消毒敷料，膠布固定。日1次，每次1~2小時。用後洗淨皮膚，用5~7日為1個療程。

【治療結果】本組52例，總有效率85%。（陳玉貴.國醫論壇，1999，3：14）

2. 肝癰治驗

帥某，男，56歲，2001年7月31日入院。患者畏寒、高熱、右上腹疼痛、口渴5天。查體：體溫39.8℃，皮膚鞏膜無黃染。肝在肋下2cm，劍突下3.5cm，質中等，叩痛。右上腹有壓痛和反跳痛。中醫診前已發病1週，仍發熱，右脇疼痛，扣之右肋下腫塊約鴿蛋大，觸之疼痛，口苦，便結，喜冷飲。舌質紅、苔黃燥，脈數。中醫診斷：肝癰（成膿期）。

【治法】清熱解毒，活血祛瘀，排膿消癰。方用柴胡清肝散和小陷胸湯加味：瓜蔞60g，法半夏10g，黃連15g，薏苡仁60g，白芷30g，桃仁30g，赤芍30g，丹參30g，柴胡12g，桂枝10g。5劑。每日1劑。藥後熱退，脇痛大為好轉，大便日行2次，飲食增加，時有乏力、怯寒。舌質淡紅、苔白厚膩，脈滑。續用前方治療4週後複查超音波：肝右葉探及直徑約1.5cm的

弱回聲團，邊界欠清不規則（提示肝膿腫已明顯吸收好轉）。
診斷：肝膿腫（吸收期）。

【治法】通陽化飲，祛瘀散結，除濕排膿。

【處方】桂枝15g，炮薑10g，薏苡仁60g，法半夏15g，瓜蔞30g，丹參30g，桃仁30g，酒大黃6g，白芷30g，天花粉30g。15劑，每日1劑。6週後複查超音波示肝膿腫完全吸收，餘全部正常，病人精神飲食正常，2001年9月17日痊癒出院。出院後以滋腎養脾調理之，選用香砂六君子丸合二至丸善後並囑戒菸酒。隨訪1個月無異常。（潘澤思.江蘇中醫藥，2002，23(3)：25）

3. 治肝病合併肺癰1例

尹某，男，38歲，就診於1995年7月16日。主訴：在患過阿米巴性赤痢之後，兩個月來持續發燒，右肋疼痛脹滿，口乾燥，咳嗽。經在外院住院治療兩個月，診斷為阿米巴性肝膿腫，出院後未見好轉。查體：病人顏面呈黃白色，體溫37.8℃，舌質紅、苔白微黃，右肋望診明顯膨隆，扣之發熱，右肋下按之疼痛，肝大約右肋下5cm，脈弦數。

【處方】金銀花25g，連翹15g，天花粉15g，苦參15g，膽草15g，柴胡10g，紅花110g，桃仁10g，川貝15g，知母15g。服兩劑後病人自覺右肋痛減輕。繼服上方10劑。患者再複診，右肋疼痛脹滿時輕時重，右肋下可觸及肝大約4cm，脈象弦滑數。

【處方】蒲公英25g，紫花地丁25g，薏苡仁15g，苦參15g，龍膽草15g，柴胡10g，乳香15g，沒藥15g，知母25g，川貝15g。服10劑後，病人右肋疼痛程度逐漸減輕，一日晨起因咳嗽不甚，繼則右肋之上部亦疼，咳嗽隨之加重，於當日晚間突然咯出大量膿血樣痰，氣味腥臭，此後感右胸有輕鬆感。舌質紅，苔白微黃，脈弦滑。

【處方】金銀花25g，連翹25g，天花粉15g，桔梗15g，川貝15g，苦參15g，龍膽草15g，陳皮25g。服6劑後，膿血樣痰減少，右肋疼脹減輕，脈象沉滑。再次處方：蒲公英25g，紫

花地丁25g，天花粉15g，知母25g，黃芩15g，桔梗15g，貝母15g，苦參15g，麥冬15g。服6劑後複診。

主訴：發燒已退，咳嗽、咯血樣痰已止，右肋疼痛脹滿消失，食納如常，睡眠良好。查體：體溫36℃，舌質淡紅，苔薄白，望診右肋膨隆消失，捫之已不發熱，肝右肋下未觸及，脈象滑緩。根據如上四診檢查，病人已獲癒停藥。（閻子生.中醫藥資訊，1996，4：33）

4. 清解湯治療腸癰638例

【一般資料】男性232例，女性406例；年齡最大73歲，最小8歲大部分為青壯年。

【治療方法】大黃12g，紅藤30g，銀花15g，紫花地丁30g，延胡索12g，牡丹皮9g，赤芍12g，乳香9g，桃仁6g，敗醬草30g。濕熱重者可加黃連6g，梔子6g。每日1劑，分2次服。

【治療結果】治療組638例中，屬瘀滯型486例，治癒423例，好轉55例，無效8例；屬濕熱型136例，治癒89例，好轉26例，無效21例；屬熱毒型16例，治癒1例，好轉3例，12例無效。總治癒率為80.4%。

【病例介紹】陳某，女性，27歲。訴轉移性右下腹痛8小時，伴噁心，噯氣，納呆，大便正常，小便黃。檢查：右下腹麥氏點壓痛明顯，無反跳痛，未扣及腫塊，舌質淡紅，苔薄白，脈弦略數。診斷為腸癰瘀滯型，以清解湯，服2劑後症狀消失而治癒。（方宗武.福建中醫藥，1999，30(6)：30）

5. 大黃赤芍蚤休湯治療腸癰62例療效觀察

【一般資料】男36例，女26例；年齡15~60歲。

【治療方法】基本方為大黃15g（後下），赤芍20g，蚤休15g，蒲公英15g，紅藤15g，甘草6g。熱毒蘊腸（舌紅、苔黃膩，脈滑數）者加白花蛇舌草15g，紫花地丁15g；腸道瘀滯（舌紅紫或有斑點、脈弦澀）者加丹參15g，桃仁10g；腹痛劇烈者加白芍15g；脹痛為主者加川楝子12g，厚朴10g；便結不通者加芒硝6g沖服；有包塊形成者加乳香10g，沒藥10g。第1

煎以冷水500ml浸泡20分鐘，煎取藥汁300ml，第2煎以冷水400ml加入煎取藥汁200ml，兩煎混合，每日2劑，每6小時服藥250ml，24小時服藥4次。

【治療效果】62例中，治癒54例，好轉6例，未癒2例，治癒率87.10%。（鄒招初.中國中醫急症，2001，10(5)：272）

6. 複方解毒排膿湯治療腸癰300例

【臨床資料】本組300例中男196例，女104例；50歲以上者28例，30~50歲264例，30歲以下者8例；年齡最大為70歲，最小為8歲。

【治療方法】金銀花、連翹、敗醬草、紅藤各60g，白花蛇舌草、生黃耆各50g，丹皮、赤芍、白芍、薏苡仁各30g，炒穿山甲、延胡索各10g，川楝子、桃仁、乳香、沒藥各8g，2日1劑，1日3次，水煎服。壯熱便秘少腹腫痞可加大黃15g。

【治療結果】痊癒291例（佔97%），顯效5例（佔1.7%），無效4例，佔1.3%，總有效率為98.77%。

【典型病例】張某，男，60歲，農民，1999年7月6日就診於我院，其右下腹劇痛，噁心嘔吐，痛處局部隆起可觸及腫塊，拒按，喜左側臥，右腿屈而難伸，壯熱自汗，舌苔黃膩，脈滑數，大便秘結，小便白稠。此乃熱毒鬱蒸腸道而致內癰成膿。遂投以複方解毒排膿湯：加大黃15g。

1劑後，腹痛減，大便泄污穢膿血，熱降，脈滑減大黃，再劑後，身熱退淨，腹痛減，壓痛微，脈滑尿黃，又進1劑後腹痛全消，體徵正常後隨訪，至今未復發。（潘元聖.四川中醫，2002，20(2)：46）

7. 肺癰治驗

【一診】脈滑數而細，胸悶疼痛，咳黃稠腥臭痰，偶夾血痰、氣喘鼻煽、煩躁不安，近一週來飲食俱酸，形體羸瘦，低熱，口乾咽燥，舌尖紅中剝苔薄黃，此為肺熱瘀滯，陰津已傷，痰熱內結而成癰。

治宜葦莖湯加味：鮮生地20g，鮮蘆根24g，桃仁5g，冬瓜子12g，生薏苡仁12g，金蕎麥9g，魚腥草15g，赤芍6g，雞內

金6g，麥芽、穀芽各9g，鮮茅根12g。5劑。

【二診】脈數較緩，已停止抽膿引流，納穀漸馨，形體羸瘦，舌苔黃膩中心剝，肺熱津傷、肺病後期氣陰不足，擬從前方去赤芍、茅根。加蒲公英12g，黃芩6g，10劑。

本方調治月餘胸悶疼痛已見好轉，治以清肺養陰祛瘀法：鮮生地、鮮茅根、冬瓜子、魚腥草、蒲公英各15g，桃仁4g，生薏苡仁米12g，黃芩、雞內金炭各6g，生麥芽、穀芽各9g，天花粉、北沙參、川石斛各6g。

上方藥後，諸症漸退，吐稠黃濁已癒，脈漸和緩，舌苔薄黃、邊微紅，中剝已癒。再擬處方：鮮生地、鮮蘆根各12g，桃仁4g，冬瓜子12g，生薏苡仁、金蕎麥、魚腥草各12g，桔梗6g，南沙參、北沙參各6g，天花粉、海蛤殼、赤芍各6g，蒲公英10g，生甘草3g。20劑。（余建社.安徽中醫臨床雜誌，1995，7(4)：45）

8. 中西醫結合治療肺膿腫16例療效觀察

西藥治療均依據痰培養加藥敏試驗選用抗生素靜點。此外在病人急性期較重者，高燒不退，不能進食，電解質紊亂，可大量補液及用免疫抑制劑治療等。

中藥治療首先按肺膿腫的不同階段，辨別虛實，審期病程，分期辨證論治。成病期13例，治則清熱解毒，化瘀散結、生津。

【方藥】金銀花50g，葦莖50g，冬瓜仁50g，薏苡仁20g，桃仁15g，連翹50g，魚腥草50g，梔子15g，石膏50g，知母20g，瓜蔞50g。

潰膿期4例，治則清熱解毒化痰排膿而生津。

【方藥】葦莖50g，雙花50g，連翹50g，魚腥草50g，紅藤50g，桔梗20g，沙參20g，黃耆30g，黨參30g，甘草12g。

以上各方，每日1劑，水煎，每次80~100ml，2次/日均在飯前服下。如果病情較重者可8小時1次，每次50ml；如邪退，正氣日漸恢復轉為恢復期，熱已消退，痰量減少，呈白黏液性逐漸好轉的情況下，治則可宜氣養陰，化痰健脾，在

原方的基礎上加減，繼續調治以鞏固療效，使病人早日康復。（李玉敏.等，黑龍江醫學，1999，10：44）

卷六十八

肩　部

● 肩中疽　乾疽　過肩疽

肩疽癰發正肩中，疽硬黑陷癰腫紅，乾疽肩前過肩後，風濕積熱血瘀凝。

註　此疽生於肩中廉，屬三焦、膽二經，紅活高腫，一名疵癰，堅硬平塌，為肩中疽。肩之前廉，屬大腸經，名乾疽，一名疔疽。肩之後廉，屬小腸經，名過肩疽。瘡勢無論大小，惟在發源之處命名。總由濕熱風邪鬱成，亦有負重瘀血凝結而成。高腫紅活，焮熱速潰者順；若平塌堅硬、無紅無熱、潰遲者險；甚則腫痛連及臂胛，口噤寒戰，大痛不食，或兼綿潰便瀉者逆。

治法：初起有表證者，俱宜荊防敗毒散汗之；有裡證者，內疏黃連湯下之；汗下之後，腫痛不退，膿勢將成，宜用托裡透膿湯，膿熟開之。至於引經之藥，惟在臨證時因經加之。潰後，內外治法俱按癰疽潰瘍門。

荊防敗毒散：見項部腦疽。
內疏黃連湯：見腫瘍門。
托裡透膿湯：見頭部侵腦疽。

● 髎疽　肩風毒

髎疽肩後腋外生，小腸肩貞風火凝，肩風毒生臑端上，大腸肩髎風濕成。

註　髎疽，生於肩之後下，腋之後外微上，岐骨縫之間，經屬小腸肩貞穴，由風火凝結而成。初起如粟，堅硬腫

痛，肩臑拘急，不能舉揚。初服荊防敗毒散，便燥實者，服雙解貴金丸雙解之。

肩風毒生於肩梢臑上骨尖處，經屬大腸肩髃穴，由邪風深襲骨縫，與濕稽留，化熱而成。初起宣腫色赤，大者如桃，小者如杏，痛連肩臑，更兼拘急。

初服蠲痛無憂散汗之即消，若腫痛日深，不能盡消者，膿勢將成也，宜服托裡透膿湯。二證潰後，內外治法俱按癰疽潰瘍門。

蠲痛無憂散：番木鱉香油炸浮　當歸酒洗　甘草生，各二兩　麻黃三兩　穿山甲陳土炒　川烏黑豆酒煮，去皮、尖　草烏薑汁煮　蒼朮米泔水浸炒　半夏製，各二兩　威靈仙一兩

各製為末，共和勻，每服五七分至一錢，無灰酒調服，再飲酒以醉為度，蓋臥出汗避風。

此方加鬧羊花四兩，亦治頭風痛。

方歌　蠲痛無憂肩風毒，風襲骨縫與濕凝，番鱉歸草麻黃甲，川芎烏蒼半威靈。

荊防敗毒散：見項部腦疽。

雙解貴金丸：見腫瘍門。

托裡透膿湯：見頭部侵腦疽。

● 樂 疽

樂疽肩前腋上生，骨縫開合凹陷中，堅如鵝卵痛入骨，包絡血熱氣鬱成。

註　此證生於肩前腋之上，骨縫開合空凹陷中。初起如椒子，漸腫堅硬，大如鵝卵，按之疼痛入骨，屬包絡經，血熱氣鬱而成。其證屆期潰破，出稠膿，腫消者順；月餘不潰，既潰，出清水，腫硬不退者逆。初宜服神授衛生湯，若惡風太過，倍加蔥白汗之，次服托裡透膿湯，潰遲者十全大補湯。潰後，內外治法俱按癰疽潰瘍門。

神授衛生湯：見腫瘍門。

托裡透膿湯：見頭部侵腦疽。

十全大補湯：見潰瘍門。

臑部 自肩至肘曰臑

● 臑癰（附：藕包毒）

臑癰肩肘周匝腫，色赤焮疼粟瘟僵，藕包毒狀鴨鵝卵，臑內三陰外三陽。

註 此證由風瘟或風火凝結而成。生於肩下肘上，周匝漫腫，色赤焮痛。初起狀如粟米一攢，亦有起一粒瘟僵疙瘩者，漸次掀腫紅熱，釀膿痛甚。紅腫之外無暈者順，有二暈者險，三四暈者逆。腫發臑內或臑外結腫一枚，如桃如鴨、鵝卵者，名藕包毒。毒者，癰之輕證也。

臑癰、藕包內外治法，俱按癰疽腫瘍、潰瘍門。此癰毒發苗之處，若在臑內者，屬手三陰經；在臑外者，屬手三陽經。隨證用引經之藥，必然獲效。

● 魚肚發

魚肚發如魚肚形，青靈穴生心火凝，暴腫紅活焮熱痛，癰疽治法即成功。

註 此證生於臑之後垂肉處，屬心經青靈穴，由火毒凝結而成。暴腫色赤，焮熱疼痛，形如魚肚。腫、潰治法，俱按癰疽腫瘍、潰瘍門。其引經之藥，惟在臨證加之。

● 石榴疽

石榴疽起肘尖上，粟疱根開堅腫疼，破翻如榴寒熱甚，三焦相火與濕凝。

註 此證生於肘尖上寸餘，屬三焦經天井穴。初起黃粟小疱，根腳便覺開大，色紅焮腫，堅硬疼痛，腫如覆碗，破翻如榴，寒熱如瘧。由三焦相火，與外濕相摶而成。

初起宜蟾酥丸汗之，外以艾灸九壯，貼蟾酥餅，用萬應膏蓋之。焮腫處沖和膏，服菊花清燥湯；煩躁熱甚者，服護心散。九日後作稠膿，痛減喜食，表裡證俱退者順，反此者逆。破後用菊花蕊煎湯洗之，次以菊花燒灰存性，加輕粉少許兌勻，敷之神效。至透膿、脫腐、生肌時，內外治法，俱按癰疽潰瘍門。

菊花清燥湯：甘菊花 二錢　當歸　生地　白芍 酒炒　川芎　知母　貝母 去心,研　地骨皮　麥冬 去心,各一錢　柴胡　黃芩　升麻　犀角 鎊　甘草 生,各五分

竹葉二十片，燈心二十寸，水二盅，煎八分，食後溫服。

　方歌　菊花清燥石榴疽，腫硬焮紅痛可醫，四物柴芩知貝草，升麻地骨麥冬犀。

蟾酥丸　蟾酥餅：即蟾酥丸料捏成餅。見疔瘡門。
萬應膏：見潰瘍門。
沖和膏　護心散：俱見腫瘍門。

● **肘 癰**

肘癰發於肘圍繞，高腫焮熱赤紅疼，心肺稽留風邪火，勢小為癤勢大癰。

　註　此證生於肘之圍繞，暴發高腫，焮熱，色紅，疼痛，由心、肺風火之邪，稽留凝滯而成。形勢小者為癤毒，形勢大者為癰。初服荊防敗毒散汗之，次服白芷升麻湯清托之，外敷二味拔毒散。將潰治法，俱按癰疽腫瘍、潰瘍門。

白芷升麻湯：黃芩 半生、半酒炒,二錢　連翹 去心,二錢　黃耆 三錢　白芷 八分　升麻　桔梗 各五分　紅花 酒洗　甘草 炙,各三分

酒、水各一盅，煎八分，食遠熱服。

　方歌　白芷升麻醫腫痛，解熱除煩托肘癰，芩翹桔梗紅花草，黃耆酒水各一盅。

荊防敗毒散：見項部腦疽。
二味拔毒散：見腫瘍門。

臂部 自肘至腕曰臂

● **臂癰**（附：疽）

臂癰臂疽繞臂生，平紫硬疽紅腫癰，榮衛風邪逆肉理，甚則拳縮徹骨疼。

　註　此證生臂外側，屬三陽經；臂裡側，屬三陰經。高腫紅活，焮痛潰速者為癰；平陷紫黯，堅硬木痛，潰遲者為

疽。俱由榮衛不周，感受風邪，逆於肉理而成。初起形如粟粒，憎寒壯熱，宜服荊防敗毒散汗之；焮痛煩熱，宜服白芷升麻湯消之；膿勢將成，宜服托裡透膿湯，膿熟針之。若疽證木痛，無紅無熱，此屬氣血兩虛，無論已潰、未潰，宜服十全大補湯托之。潰後，內外治法俱按癰疽腫瘍、潰瘍門。若拳縮筋不能舒，疼痛徹骨者，係潰深傷脈也，屬逆。

荊防敗毒散：見項部腦疽。
白芷升麻湯：見臑部肘癰。
托裡透膿湯：見頭部侵腦疽。
十全大補湯：見潰瘍門。

● 腕 癰

腕癰三陽風火凝，手腕背面結癰形，高腫速潰順易治，腐爛露骨逆難功。

註　此證生於手腕背面，屬手三陽經，由風火凝結而成。高腫紅活，在十四日潰破膿出痛減者，順而易治；手腕乃皮肉澆薄之處，若遷延日久不潰，或漫腫平塌，既潰腐爛露骨者逆，難於收功。初服荊防敗毒散汗之，外用太乙紫金錠敷之。膿成將潰，即按癰疽腫瘍、潰瘍治法。

荊防敗毒散：見項部腦疽。
太乙紫金錠：見胸部脾發疽。

● 兌 疽

兌疽生腕動脈間，堅硬漫腫兌骨邊，痛徹手膊為險證，本屬肺經穴太淵。

註　此證生於手腕裡面，橫紋前動脈之間，兌骨裡側，屬肺經太淵穴，由憂思氣滯風火結成。堅硬漫腫，疼痛徹骨，手膊不能轉動。此動脈處，乃肺經門戶，若發此疽，或潰深大泄肺氣，最為險候。內外治法，俱按癰疽腫痛、潰瘍門。

● 穿骨疽

穿骨疽生間使穴，掌後三寸包絡經，堅硬漫腫因蘊熱，毒盛潰深穿骨疼。

註　此證生於間使穴處，在掌後橫紋上三寸兩筋陷中，

屬包絡經，蘊熱凝結而成。初起如粟，漸增堅硬，漫腫微紅，蘊熱疼痛，應期速潰者順；若潰破遲緩，膿毒潰穿骨縫，從臂外側出膿者險。內外治法，俱按癰疽腫瘍、潰瘍門。

● **骨蜾疽**

骨蜾疽生臂外廉，經屬陽明憂怒纏，瘡疼根束多善順，紫暈腐串七惡難。

註 此證生於臂外側前廉，大骨之後，屬手陽明大腸，由憂鬱暴怒凝結而成。初如粟豆，旬日大如桃李，腫硬疼痛，瘡根收束，多見五善之證者順；若紫暈開大，腐爛斑點，串通肌肉，抽搐拘急，多見七惡之證者逆。始終內外治法，俱按癰疽腫瘍、潰瘍門。

● **蜾蛄串**

蜾蛄串生臂內中，思傷脾氣包絡凝，筋骨如中流矢痛，由潰串孔似漏形。

註 此證生於臂內中廉，屬包絡經。由思慮傷脾，脾傷則運化遲，故生濁液，流於肌肉，脾氣滯鬱不舒，凝結而成。此患初起，筋骨如中流矢，疼痛漸增，漫腫堅硬，不紅不熱，連腫數塊，臂膊不能轉動，日久其腫塊漸次潰破，孔孔時流白漿，內潰串通諸孔，外勢腫硬不消，膿水淋瀝如漏，虛證悉添，如面黃、食少、消瘦，甚則午後寒熱交作，而成敗證也。初起宜服逍遙散，外敷太乙紫金錠；次服人參養榮湯，調和氣血，扶助脾胃，十中可保二三。潰，按癰疽潰瘍治法，若投藥不效者，屬逆。

逍遙散：見背部上搭手。

太乙紫金錠：見胸部脾發疽。

人參養榮湯：見潰瘍門。

手　部

● **手發背**

手發背初芒刺形，三陽風火與濕凝，堅硬潰傷筋骨險，高

腫速潰易收功。

[註] 此證生於手背，屬手三陽經，由風火與濕凝滯而成。初起形如芒刺，漸覺疼痛，高腫紅活，焮熱潰速為癰；若漫腫堅硬，無紅無熱，潰遲為疽。其證無形論勢大小，但潰深露筋骨者難瘥。初俱宜服羌活散汗之，次服內疏黃連湯清之。其餘內外治法，俱按癰疽腫瘍、潰瘍門。

羌活散：羌活　當歸各二錢　獨活　烏藥　威靈仙各一錢五分　升麻　前胡　荊芥　桔梗各一錢　甘草生，五分　肉桂三分

酒、水各一盅，煎一盅，食遠服。

[方歌] 羌活散醫手發背，除濕發汗把風追，升麻前獨荊歸草，烏藥威靈桔桂隨。

內疏黃連湯：見腫瘍門。

● 掌心毒

掌心毒生赤腫疼，經屬包絡積熱成，偏於掌邊名穿掌，初宜發汗次宜清。

[註] 此證生於手掌心，赤腫疼痛，屬包絡經勞宮穴，積熱而成。若偏於掌邊，名穿掌毒，一名穿埂毒，又名鵓鶘癰。初起治同手發背，其餘治法，俱按癰疽腫瘍、潰瘍門。

● 虎口疽（附：合谷疔）

虎口疽生合谷穴，經屬大腸熱濕凝，根深為疔大為疽，堅硬木痛汗針明。

[註] 此證生於合谷穴，在手大指、次指岐骨間，屬大腸經濕熱凝結而成。一名丫叉毒，一名擘蟹毒。初起如豆，漫大色青，木痛堅硬，名虎口疽；若初起黃小疱，癢熱焮痛，根深有紅線上攻腋內，即名合谷疔。無論疔、疽，初俱宜羌活散汗之，內疏黃連湯清之，疽證膿熟針之，餘治法按癰疽腫瘍、潰瘍門。

疔證於初起，將疔根挑去，有紅絲者，當紅絲盡處，用針砭斷。其餘治法俱按疔門。

羌活散：見手發背。

內疏黃連湯：見腫瘍門。

● 病 鰕

病鰕每在手背生，形勢如鰕赤腫疼，內宜消毒外湯洗，手三陽經熱毒成。

註 此證生於手背，屬手三陽經積勢毒盛而成。形勢如鰕，高埂赤腫疼痛。初宜服黃連消毒飲，外用食鹽、酒糟、香油同炒令香，淬以滾湯，淋洗患處即消。如高埂不消，再用蟾酥餅貼之，外用巴膏蓋之，以腐盡埂子，次敷生肌散，仍用膏蓋收斂。

黃連消毒飲：見頭部百會疽。

蟾酥餅：即蟾酥丸作餅。見疔瘡門。

巴膏生肌散：俱見潰瘍門。

● 手丫發

手丫發生手指岐，濕火凝結本於脾，初粟漸豆焮熱痛，內外治法按疔醫。

註 此證生於手丫岐骨縫間，除大指合谷穴，其餘指丫生患，即名手丫發。本於脾經濕火凝結而成。初起如粟色紅，漸大如豆，焮熱疼痛。潰後疼痛不止者，俟膿塞脫出，其痛方止。內外治法俱按疔證門。

● 調 疽

調疽大指肺熱生，如粟如李青紫疼，六日刺出膿血吉，黑腐延漫斷指凶。

註 此證生於手大指，由肺經積熱而成。初如粟豆，漸腫如李，青紫麻木，癢痛徹心。

六日刺破，出稠膿鮮血者吉，出黑血者險。初服麥靈丹汗之，次服仙方活命飲，外敷白錠子。其餘內外治法，俱同癰疽腫瘍、潰瘍門。若黑腐延漫不痛者，名斷指，屬逆。治法與足部脫疽同。

麥靈丹　仙方活命飲　白錠子：俱見腫瘍門。

● 蛇頭疔　天蛇毒

蛇頭疔疱紫硬疼，天蛇毒疼悶腫紅，二證俱兼脾經火，看生何指辨專經。

註　此二證俱生於手指頂尖。夫手指雖各有專經，然俱兼脾經火毒而成。蛇頭疔自筋骨發出，根深毒重，初起小疱，色紫疼痛，堅硬如釘，初宜服蟾酥丸汗之，外敷雄黃散。天蛇毒自肌肉發出，其毒稍輕，初起悶腫無頭，色紅，痛如火燎，初宜服蟾酥丸汗之，外敷雄黃牡蠣散。

二證膿勢將成，俱服仙方活命飲，膿熟開之；外貼琥珀膏煨膿生肌治之，虛不能斂者補之。但手指係皮肉淺薄之處，不宜灸法，亦不宜開早。若誤灸、開早，以致皮裂胬肉翻出，疼痛倍增者，不能速癒，慎之。

雄黃散：明雄黃二錢　輕粉五分　蟾酥二分　冰片一分

共研細末，新汲水調濃，重湯燉溫，敷於患指，用薄紙蓋之，日換三四次。

方歌　雄黃散治蛇頭疔，紫痛根堅火毒攻，冰片蟾酥輕粉末，汲水調塗用紙封。

雄黃牡蠣散：牡蠣煅，四錢　明雄黃二錢

另研細，共和一處，再研勻，蜜水調濃，重湯燉溫，塗於患指，能止疼痛，日用五六次。

方歌　雄黃牡蠣天蛇毒，指頭焮紅悶腫疼，二味細研加蜜水，調敷止痛效又靈。

蟾酥丸：見疔瘡門。

仙方活命飲：見腫瘍門。

琥珀膏：見頭部髮際瘡。

● 蛇眼疔　蛇背疔　蛀節疔　蛇腹疔　泥鰍疽

蛇眼疔在甲旁生，甲後名為蛇背疔，蛀節疔生中節骨，蛇腹指內魚肚形，泥鰍疽生遍指腫，牽引肘臂熱焮疼。看生何指分經絡，總由臟腑火毒成。

註　此證有五：如蛇眼疔生於指甲兩旁，形如豆粒色紫，半含半露，硬似鐵釘；蛇背生於指甲根後，形如半棗，色赤胖腫；蛀節疔又名蛇節疔，生於中節，繞指俱腫，其色或黃、或紫；蛇腹疔又名魚肚疔，生於指中節前面，腫如魚肚，色赤疼痛；泥鰍疽一指通腫，色紫，形如泥鰍，焮熱痛

連肘臂。初起俱宜服蟾酥丸汗之，外敷雄黃散，次服仙方活命飲，膿熟開之，貼琥珀膏煨膿生肌；虛不能斂者，補之。但此五證，總不外乎火毒凝結而成。至於屬何經臟，臨證看生何指以辨之。

手指經絡，各詳注首卷。
蟾酥丸：見疔瘡門。
雄黃散：見蛇頭疔。
仙方活命飲：見腫瘍門。
琥珀膏：見頭部髮際瘡。

● 代　指

代指每生指甲身，先腫焮熱痛應心，經潰微膿重脫甲，經脈血熱是其因。

註　此證生於手指甲身內，由經脈血熱凝結而成。初起先腫焮熱，疼痛應心，宜用甘草、朴硝各五錢，熬水浸洗即瘥。痛仍不止，三四日後，指甲背面上微透一點黃白色，此係內膿已成，但無門潰出，急用線針在指甲身就膿近處捻一小孔，膿方得出，隨手捏盡餘膿，用黃連膏貼之易癒。或失治，或過敷涼藥，以致肌肉寒凝，膿毒浸淫好肉，爪甲潰空，必然脫落，用琥珀膏貼之，一兩月即癒。

黃連膏：見鼻部鼻瘡。
琥珀膏：見頭部髮際瘡。

● 蛇蜒蛀

蛇蜒蛀由痰氣凝，指節堅腫蟬肚形，初起不疼久方痛，潰久膿清癆病成。

註　此證多生於體虛人手指骨節，由濕痰、寒氣凝滯而成。初起不紅不熱不痛，漸次腫堅，形如蟬肚，屈伸艱難，日久方知木痛。初腫時，宜先服六君子湯，益氣、除濕、化痰；外以離宮錠薑汁磨敷，或兼陽燧錠於堅痛處灸之自消。若失於調治，腫處漸漸腐爛，膿如清水，淋漓不已，腫仍不消。然在骨節之處，潰久大泄氣血，每成癆瘵之證，宜預服人參養榮湯補之，外貼蟾酥餅子，陀僧膏蓋之。遇壯年人，

如法治之可癒；若年老及虛羸之人，不能收功。

六君子湯：即香砂六君子湯減去藿香、砂仁。見腫瘍門。

離宮錠：見腫瘍門。

陽燧錠：見首卷烙法。

人參養榮湯　陀僧膏：俱見潰瘍門。

蟾酥餅：見疔瘡門。

● 瘑　瘡

瘑瘡每發指掌中，兩手對生茱萸形，風濕癢痛津汁水，時好時發久生蟲。

註　此證生於指掌之中，形如茱萸，兩手相對而生。亦有成攢者，起黃白膿疱，癢痛無時，破津黃汁水，時好時發，極其疲頑，由風濕客於膚腠而成，以潤肌膏搽之。若日久不癒，其癢倍增，內必生蟲，治以殺蟲為主，用藜蘆膏搽之甚效。忌動風、雞鵝、魚腥等物。

藜蘆膏：藜蘆　苦參各一兩

豬脂油八兩，將二味炸枯，濾去渣；入松香一兩，溶化開，離火，再加枯礬末、雄黃末各一兩，攪勻，候溫塗之，以痊為度。

方歌　藜蘆膏用苦參良，脂油炸濾入松香，再加枯礬雄黃攪，殺蟲止癢抹瘑瘡。

潤肌膏：見頭部白屑風。

● 狐尿刺

狐尿刺生手足間，悶腫焮痛紅紫斑，螳螂精尿流積毒，誤觸肌膚痛不眠。

註　此證《大成》書名狐狸刺，《外臺》、《總錄》二書名狐尿刺。由螳螂盛暑交媾，精汁染於諸物，乾久有毒，人手足誤觸之，則成此患。

初起紅紫斑點，肌膚乾燥，悶腫焮痛，不眠，十日後腐開，瘡口日寬。內宜服黃連解毒湯，外以蒲公英連根濃煎溫洗，若得鮮蒲公英，搗汁塗患處更佳。蓋螳螂又名野狐鼻涕，此證取名，蓋本於此。將潰治法，按癰疽潰瘍門。

黃連解毒湯：見耳部黑疔。

● 鵝掌風

鵝掌風生掌心間，皮膚燥裂紫白斑，楊梅餘毒血燥熱，兼受風毒凝滯原。

[註] 此證生於掌心，由生楊梅餘毒未盡，又兼血燥，復受風毒，凝滯而成。初起紫白斑點，疊起白皮，堅硬且厚，乾枯燥裂，延及遍手。外用二礬散洗之，三油膏搽之，內用祛風地黃丸料，加土茯苓、白鮮皮、當歸為佐，作丸服之甚效。若年久成癬難愈。又有不因楊梅後，無故掌心燥癢起皮，甚則枯裂微痛者，名掌心風。由脾胃有熱，血燥生風，血不能榮養皮膚而成。宜服祛風地黃丸，外用潤肌膏，久久搽之即愈。

祛風地黃丸：生地　熟地各四兩　白蒺藜　川牛膝酒洗,各三兩　知母　黃柏　枸杞子各二兩　菟絲子酒製　獨活各一兩

共研末，煉蜜和丸，如梧桐子大。每服三錢，黃酒送下，夏月淡鹽湯下。

[方歌] 祛風地黃除血熱，鵝掌風生服即瘥，知柏蒺藜牛膝菟，獨杞同研煉蜜和。

二礬散：白礬　皂礬各四兩　兒茶五錢　側柏葉八兩

水十碗，煎數滾聽用。先以桐油搽患處，再用紙捻桐油浸透，火點向患處薰片時；次用前湯，乘熱貯淨木桶內，手架桶上，以布將手連桶口蓋嚴，湯氣薰手勿令洩氣；待微熱將湯傾入盆內，蘸洗良久，一次即愈。七日切不可見水。

[方歌] 二礬掌起紫白斑，礬與兒茶柏葉煎，先以桐油搽患處，油捻燃薰後洗痊。

三油膏：牛油　柏油　香油　銀朱各一兩　官粉　麝香研細,各二錢

將三油共合火化，入黃蠟一兩，溶化盡離火；再入朱、麝、官粉等末，攪勻成膏。搽患處，火烘之，以油乾滋潤為度。

[方歌] 三油膏潤鵝掌風，初斑漸裂燥癢攻，牛柏香油朱

粉麝，蠟熬搽患火上烘。

潤肌膏：見頭部白屑風。

肩臑臂手部癰疽證篇方藥的臨床新用

1. 中西醫結合治療蛇腹疔31例臨床觀察

【治療方法】用仙方活命飲合五味消毒飲加減，日1劑，水煎分3~4次服。外治：手術切開前，用金黃膏加鮮豬膽汁外敷；I、II期行手術切開並清創，3%過氧化氫、碘復沖洗消毒後，創面用紅油膏紗布填塞並敷蓋橡皮膏肌膏，體溫38.5℃以上，全身症狀明顯者，靜點有效抗生素。

【治療結果】本組31例，潛在感染期5例，全部治癒；I期17例，治癒10例，顯效4例，有效2例，無效1例；II期8例，治癒3例，顯效3例，有效1例，無效1例；III期1例，有效。

【結論】本法清熱解毒，托毒透膿，療效滿意。（馬學元.青海醫藥雜誌.中醫藥專輯，1999，11(29)：32）

2. 指疔湯治療甲溝炎83例

【治療方法】取容量為50ml的無菌瓶裝入大半瓶藥汁（金銀花、蒲公英、生大黃、紫花地丁、苦參各30g，牡丹皮、赤芍藥各20g。濃煎取汁），將患指放入瓶中浸泡半小時，日2次，至痊癒為止。

【療效標準】治癒：局部紅腫熱痛及膿腫完全消失，隨訪1個月未復發。結果：本組83例，全部治癒。

【結論】本方清熱解毒、涼血活血、消癰散腫，療效滿意。（毛良知.中國中西醫結合外科雜誌，1999，4(5)：218）

3. 冰雄散浸泡治療鵝掌風

【自擬冰雄散組成及用法】雄黃6g，冰片6g，防風30g，荊芥30g，土茯苓30g，苦參30g，川黃連10g，地膚子30g。除冰片外，其他藥物水煎25分鐘，停沸後，將冰片溶於藥液去渣即成。藥汁溫後，浸泡患處，每日4次，每次5~10分鐘（藥汁用時需溫）。每一劑可用3天。15天為1個療程。

【典型病例】王某，女，40歲，市紡織機械廠修理工。兩

手鵝掌風10餘年，手掌及手指皮膚粗厚皸裂，裂紋出血甚多，指甲厚上翹，冬季必患，夏季稍輕。屢用中西藥物治療無效，於1987年11月10日來診。用自擬冰雄散浸泡1療程，皮膚變薄，皸裂全消，皮膚潤滑，指甲軟。囑其勤除裂起受損皮膚及指甲。後繼用2個療程，皮膚紅潤，受損皮膚全脫，指甲色澤已正常，症已痊癒，隨訪至今未見復發。（嚴可斌.上海中醫藥雜誌，1994，9：23）

4. 二礬浸劑治療鵝掌風15例

【治療方法】 青礬20g，明礬20g，陳醋500ml，柳酸6g，75%酒精90ml。先將青礬、明礬研細，放入陳醋內，柳酸放入75%酒精中，各浸泡2天後，再將上藥混合，然後將患病之手浸入藥中2小時，如經1次浸泡後，手掌皮膚粗糙，皸裂、丘疹減少，但未完全恢復正常者，可於半月後重複浸泡1次，第二天開始脫皮，手部輕度潮紅，1週後痊癒。

【治療結果】 本組15例中，顯效12例，有效2例，無效1例，總有效率為93.3%。

【典型病例】 肖某，男，35歲，司機。患者8年前無明顯誘因，右手掌部位和指縫出現小水疱，形如針眼大小，瘙癢，繼而疊起白皮，皮膚粗糙。第二年病及左手，現患者雙手掌心及指縫有小水疱，奇癢，脫屑粗糙。用二礬浸劑浸泡1次，上述症狀全部消失，手部皮膚恢復正常，病告痊癒。隨訪5年未見復發。（唐國恒.湖南中醫雜誌，1996，12增刊：57）

5. 中西醫結合治療鵝掌風56例觀察

【一般資料】 本組56例，男35例，女21例。年齡16~68歲，平均32歲。病程0.3~24年，平均9年。右手48例，左手29例。水疱、鱗屑型44例，慢性濕疹型12例，治療前大部分有反覆發作，瘙癢，皮膚肥厚，乾燥皸裂，疼痛等典型症狀。

【治療方法】 防風、土茯苓、荊芥、白鮮皮、烏梢蛇各30g，三白草、蛇床子各15g，川黃連、水蛭各10g，雄黃、冰片各6g。冬季水煎2次外洗，第二次水煎停沸後，將冰片溶於藥液後去渣與第一次煎出液混合而成，藥汁溫後，浸泡患

處，每次半小時或皮膚微紅為度，涼後加溫，每日2次，每劑用5天，15天為1個療程。洗後將維生素E刺破塗患處，用量根據面積大小而定，夏季用米醋500ml，將各味藥浸泡醋中外洗患處。治療期間勤清除裂起受損皮膚及指甲，少食辛辣之品，治療宜根治。

【治療結果】痊癒45例，佔80.3%；顯效8例，佔14.3%；好轉3例，佔5.4%。分別治療1~2個療程全部痊癒。隨訪3年，無復發。

【典型病例】劉某，男，43歲，幹部，1990年10月3日初診。兩手患鵝掌風20餘年，手掌、手指皮膚粗厚皸裂，裂紋出血甚多，疼痛瘙癢難忍，冬重夏輕，多方醫治無效。

採用鵝掌康外洗，後局部塗維生素E，治療1療程，10月19日複診，皮膚變薄，皸裂消失而潤滑，指甲軟，鏡檢真菌轉陰。繼續治療1療程，皮膚指甲色澤如常，無任何不適，反覆查菌陰性，隨訪3年未復發。（王兆海.實用中醫藥雜誌，1995，2：23）

| 卷六十九 |

下　部

● 懸　癰

懸癰毒生會陰穴，初如蓮子漸如桃，三陰虧損濕熱鬱，潰久成漏為瘡勞。

註　此證一名騎馬癰，生於篡間，係前陰之後，後陰之前屏翳穴，即會陰穴，係任脈經首穴也。初生如蓮子，微癢多痛，日久焮腫，形如桃李。由三陰虧損，兼憂思氣結，濕熱壅滯而成。其色紅作膿欲潰，若破後潰深，久則成漏，以致瀝盡氣血，變為瘡勞。初起氣壯實，尚未成膿，小水澀滯

者，宜用九龍丹瀉去病根；稍虛者，仙方活命飲，利祛濕熱，如法治之，遇十證可消三四。如十餘日後，腫勢已成，不能內消，宜服托裡消毒散，或托裡透膿湯自破；如不破，腫高、光亮、脹痛者，用臥針開之，穢膿一出，其腫全消者順。朝服六味地黃丸，午服十全大補湯，溫補滋陰。

又有過食膏梁厚味，氣實者初服龍膽瀉肝湯，潰服滋陰八物湯。又有房勞過度，羸弱者，初服八珍湯，潰服十全大補湯，脾虛不食六君子湯。日久成漏者，國老膏化湯送服琥珀蠟礬丸。外治法按癭疽潰瘍門。當戒房勞、怒氣、魚腥發物，慎重調理。

九龍丹：木香　乳香　沒藥　兒茶　血竭　巴豆不去油

等份為末，生蜜調成一塊，瓷盒收貯。臨用時旋丸豌豆大，每服九丸，空心熱酒一杯送下。行四五次，方食稀粥；腫甚者，間日再用一服自消。

方歌　九龍丹醫懸癰毒，初起氣實膿未成，木香乳沒兒茶竭，巴豆蜜丸酒服靈。

滋陰八珍湯：當歸　生地黃　白芍藥酒炒　川芎　丹皮　天花粉各一錢　澤瀉五分　甘草節一錢

水二盅，燈心五十寸，煎八分，食前服。大便秘者，加蜜炒大黃一錢。

方歌　滋陰八物過膏梁，懸癰已潰服此方，四物丹皮花粉瀉，草節便秘加大黃。

仙方活命飲　琥珀蠟礬丸　托裡消毒散：俱見腫瘍門。

托裡透膿湯：見頭部侵腦疽。

六味地黃丸：見面部雀斑。

十全大補湯　八珍湯　六君子湯：即香砂六君子湯減去藿香、砂仁。俱見潰瘍門。

龍膽瀉肝湯：見腰部纏腰火丹。

國老膏：見背部丹毒發。

● **穿襠發**

穿襠毒發會陰前，憂思勞傷濕鬱源，焮痛紅亮塌陷逆，腐

深漏尿收斂難。

【註】此證生於會陰穴之前,腎囊之後。由憂思、勞傷、濕鬱凝結而成。初起如粟,漸生紅亮焮痛,潰出稠膿者順;若起如椒子,黑焦陷於皮肉之內,漫腫紫黯,並無焮熱,痛連睪丸及腰背肛門者逆。此係皮囊空處,凡生毒患,宜速潰根淺;但遇根深遲潰,腐傷尿管,漏尿不能收斂者至險。內治按懸癰,外治按癰疽腫痛、潰瘍門。

● 跨馬癰

跨馬癰生腎囊旁,重墜肝腎火濕傷,紅腫焮痛宜速潰,初清托裡勿寒涼。

【註】此證一名騙馬墜,生於腎囊之旁,大腿根裡側,股縫夾空中。由肝、腎濕火結滯而成。初如豆粒,漸漸腫如鵝卵,隕墜壅重,色紅焮痛,暴起高腫,速潰稠膿者順;若漫腫平塌,微熱微紅,潰出稀膿者險,多成串皮漏證。此處乃至陰之下,醫治不可過用寒涼。初宜服仙方活命飲消之,次服托裡透膿湯。既潰之後,內外治法,俱按癰疽潰瘍門。

仙方活命飲:見腫瘍門。
托裡透膿湯:見頭部侵腦疽。

● 便　毒

便毒生於腿縫間,忍精瘀血怒傷肝,堅硬木痛寒熱作,初汗次下灸之痊。

【註】此證又名血疝,又名便癰,無論男女,皆可以生。發於少腹之下,腿根之上折紋縫中,經屬肝、腎。由強力房勞,忍精不泄,或欲念不遂,以致精博血留,聚於中途,壅遏而成;或為暴怒傷肝,氣滯血凝而發。初如杏核,漸如鵝卵,堅硬木痛,微熱不紅,令人寒熱往來,宜荊防敗毒散汗之;若煩躁作渴,氣鬱者宜山甲內消散以消解之;若過於堅硬大痛者,宜紅花散瘀湯舒通之。前藥用之不應者,宜九龍丹攻之,若無痛無熱,則不可攻下,宜陽燧錠日灸五七壯,以或軟、或消、或潰為止。膿勢將成不可強消,宜黃耆內托散托之;甚虛者,托裡透膿湯。既潰宜八珍湯、十全大補

湯、補中益氣湯，因證用之。外用五色靈藥撒之，化腐煨膿；兼琥珀膏、萬應膏貼之，生肌斂口。

斯證潰後，即名魚口。因生於褶紋縫中，其瘡口潰大，身立則口必合，身屈則口必張，形如魚口開合之狀，故有魚口之名。但此毒係忍精不泄，怒氣傷肝而成。至於生楊梅而兼有便毒者，另詳注於楊梅門。

紅花散瘀湯：紅花　當歸尾　皂角刺各一錢　生大黃三錢　連翹去心　蘇木　穿山甲炙研　石決明　僵蠶炒　乳香　貝母去心，研，各一錢　黑牽牛二錢

酒、水各一盅，煎八分，空心服；行五六次，方食稀粥補之。

方歌　紅花散瘀消堅硬，便毒初起腫痛添，歸刺軍翹蘇木甲，石決僵蠶乳貝牽。

黃耆內托散：黃耆二錢　白朮土炒，一錢　當歸　川芎各二錢　金銀花　皂角刺　天花粉各一錢　澤瀉　甘草炙，各五分

水二盅，煎八分，食前服。

方歌　黃耆內托醫便毒，腫盛不消托潰良，白朮歸芎銀皂刺，天花瀉草力同助。

荊防敗毒散：見項部腦疽。

山甲內消散：見腹部中脘疽。

九龍丹：見前懸癰。

陽燧錠：見首卷烙法。

托裡透膿湯：見頭部侵腦疽。

八珍湯　十全大補湯　補中益氣湯　五色靈藥　萬應膏：俱見潰瘍門。

琥珀膏：見頭部髮際瘡。

● 疳　瘡

疳瘡統名有三原，慾火未遂溲淋難，房朮塗藥瘟癢紫，光亮赤腫梅毒愆。

註　此證統名疳瘡，又名妒精瘡。生於前陰。《經》云：前陰者宗筋之所，主督經脈絡，循陰器合篡間。又云：

腎開竅於二陰。是瘡生於此，屬肝、督、腎三經也。

其名異而形殊，生於馬口之下者，名下疳；生莖之上者，名蛀疳；莖上生瘡，外皮腫脹包裹者，名袖口疳；疳久而遍潰者，名蠟燭疳；痛引睪丸、陰囊腫墜者，名雞膆疳；痛而多癢，潰而不深，形如剝皮爛杏者，名瘑疳；生馬口旁，有孔如棕眼，眼內作癢，捻之有微膿出者，名鏇根疳；生楊梅時，或誤用薰、搽等藥以致腐爛如白者，名楊梅疳；又有生楊梅時，服輕粉、水銀打成劫藥，以致便尿，尿管內刺痛者，名楊梅內疳。

諸疳緣由有三：一男子慾念萌動，淫火狸狂，未經發泄，以致敗精濁血，留滯中途結而為腫；初起必先淋漓溲尿澀痛，次流黃濁敗精，陽物漸損，甚則腫痛腐爛，治當疏利肝腎邪火，以八正散、清肝導滯湯主之。一由房求熱藥，塗抹玉莖，洗搽陰器，僥倖不衰，久頓不泄，以致火鬱結腫，初起陽物癢痛堅硬，漸生疙瘩，色紫腐爛，血水淋漓，不時興舉，治當泄火解毒，以黃連解毒湯、蘆薈丸主之。一由娼家婦人陰器，瘀精濁氣未淨，輒與交媾，以致淫精傳染梅毒，初起皮腫紅亮，甚如水晶，破流腥水，麻癢時發，腫痛日增，治當解毒，以龍膽瀉肝湯主之，次服二子消毒散，外通用大豆甘草湯洗之；紅腫熱痛，以鯉魚膽汁敷之；損破腐爛，以風衣散、旱螺散、珍珠散、銀粉散、回春脫疳散，因證敷之。惟楊梅疳與楊梅內疳二證，多服五寶散甚效。

八正散：萹蓄　生大黃各一錢　滑石二錢　瞿麥　甘草生　車前子　梔子　木通各一錢

水二盅，煎八分，食前服。

方歌　八正散清積火盛，小水作淋結腫疼，萹蓄黃滑瞿麥草，車前梔子木通靈。

清肝導滯湯：萹蓄四錢　滑石二錢　甘草生，一錢　大黃便秘者用，二錢　瞿麥三錢

水二盅，燈心五十寸，煎八分，空心服。

方歌　清肝導滯清肝熱，玉莖腫疼小水澀，萹蓄滑石草

大黄，燈心瞿麥服通徹。

二子消毒散：土茯苓八兩　豬脂切碎，二兩　杏仁炒，去皮、尖　僵蠶炒　蟬蛻各七個　牛膝　荊芥　防風各一錢　皂角子七個　金銀花三錢　肥皂子七個　豬牙皂角一條

水八碗，煎三碗，作三次服；如結毒服三七日自癒。

袖口疳，加黃柏一錢，肥皂子倍之。楊梅疳，加薏苡仁、皂角刺各一錢，側柏葉、綠豆、糯米各三錢。楊梅內疳，加海金砂、五加皮、白牽牛各一錢五分。

方歌　二子消毒梅毒疳，土苓豬脂杏僵蠶，蟬膝荊防皂角子，銀花肥皂豬牙煎。

大豆甘草湯：黑豆一合　甘草生，一兩　赤皮蔥三莖　槐條六十寸

水煎濃，澄湯候溫，日洗二次。

方歌　大豆甘草湯神方，諸般疳證洗之良，止癢消疼能解毒，赤蔥槐條共熬湯。

鳳衣散：鳳凰衣雞抱卵殼，一錢　輕粉四分　冰片二分　黃丹一錢
共研細末，鴨蛋清調敷，或乾撒亦可。

方歌　鳳衣散能敷潰疳，輕粉冰片共黃丹，化腐生肌兼止癢，鴨蛋清調痛即安。

旱螺散：白田螺殼煅，三錢　輕粉一錢　冰片　麝香各三分
共研細末，香油調敷。

方歌　旱螺散用易生肌，潰疳癢痛俱可醫，煅螺殼與輕冰麝，香油調敷去腐宜。

珍珠散：珍珠　黃連末　黃柏末　定粉　輕粉　象牙末　五倍子炒　兒茶　沒藥　乳香各等份
共研極細末，先以米泔水洗患處，再撒此藥甚效。

方歌　珍珠散治下疳瘡，清熱作瘀脫腐強，連柏兒茶輕定粉，五倍象牙沒乳香。

銀粉散：上好錫六錢火化開，入硃砂末二錢，攪炒砂枯，去砂留錫；再化開，投水銀一兩和勻，傾出聽用。定粉一兩研極細，鋪綿紙上，捲成一條，一頭點火，煨至紙盡為度；吹去

紙灰，用粉同前錫汞，再加輕粉一兩，共合一處，研成極細末。先以甘草湯淋洗患處，拭乾隨撒。此藥能生肌、止痛、收斂，甚效。

<u>方歌</u> 銀粉散醫疳腐蝕，莖損梅毒爛皆施，錫炒硃砂水銀入，定輕二粉對研之。

回春脫疳散：黑鉛五錢火化開，投水銀二錢五分，研不見星為度；再加寒水石三錢五分，輕粉二錢五分，硼砂一錢，共研細末。先以蔥、艾、花椒煎湯洗患處，再撒此藥。

<u>方歌</u> 回春散先化黑鉛，次下水銀要細研，寒水硼砂輕粉入，下疳蝕爛撒之痊。

五寶散：石鐘乳 如乳頭下垂，敲破易碎似蜻蜓翅者方真，四錢　硃砂一錢　珍珠 豆腐內煮半炷香時取出，二錢　冰片一錢　琥珀二錢

各研極細，合一處再研數百轉，瓷罐密收；用藥二錢，加飛羅麵八錢，再研和勻。每用土茯苓一斤，水八碗，煎至五碗，濾去渣，作五次，每次加五寶散一分和勻。量病上下服，日用十次；如鼻子腐爛，每日土茯苓內加辛夷三錢煎服，引藥上行。忌食海腥、牛、羊、鵝肉、火酒、煎炒，房事等件。

<u>方歌</u> 五寶散朱鐘乳珍，冰珀飛羅麵細勻，楊梅疳瘡結毒證，土苓湯調服最神。

黃連解毒湯：見耳部黑疔。

蘆薈丸：見齒部牙衄。

龍膽瀉肝湯：見腰部纏腰火丹。

● **陰虱瘡**

陰虱瘡蟲毛際內，肝腎濁熱不潔生，瘙癢抓紅含紫點，若還梅毒蠟皮形。

<u>註</u> 此瘡一名八腳蟲，生於前陰毛際內，由肝、腎氣濁生熱，兼淫慾失洗不潔搏滯而成。瘙癢難忍，抓破色紅，中含紫點。內宜服蘆柏地黃丸，外用針挑破去虱，隨搽銀杏無憂散易瘥。若毛際內如豆如餅，發癢結如蠟皮者，楊梅毒也，即按楊梅毒治之。

銀杏無憂散：水銀 鉛製　輕粉　杏仁 去皮、尖，搗膏　蘆薈　雄

黃　狼毒各一錢　麝香一分

除水銀、杏仁膏，共研，篩細，再入銀杏同研勻。先以石菖蒲煎湯洗之，用針挑破去虱，隨用津唾調搽，使藥氣入內，癒不復發。切忌牛、犬、鱉肉。

方歌　銀杏無憂散止癢，熱滯毛際陰虱瘡，鉛製水銀輕粉杏，蘆薈雄黃狼麝香。

蘆柏地黃丸：即六味地黃丸加蘆薈五錢，蜜炒黃柏一兩。見面部雀斑。

● **腎囊癰**

腎囊紅腫發為癰，寒熱口乾焮痛疼，肝腎濕熱流注此，失治潰深露睪凶。

方歌　此證生於腎囊，紅腫，焮熱疼痛，身發寒熱，口乾飲冷，由肝、腎濕熱下注腎囊而成。初起宜服荊防敗毒散汗之，外用蔥、鹽熱湯燙之；寒熱已退，宜服清肝滲濕湯消解之；不應者，膿勢將成也，急服滋陰內托散；若氣怯食少者，宜服托裡透膿湯，外用二味拔毒散圈敷腫根。膿脹痛者，用臥針針之，出稠膿者順，出腥水者險，宜服托裡排膿湯，外用琥珀膏貼之；俟腫消、膿少、痛減時，用生肌散、生肌玉紅膏以生肌斂口。

此癰本於肝、腎發出，以滋陰培補氣血為要。生肌斂口時，朝服六味地黃湯，暮服人參養榮湯，滋補之甚效。此證若失治，潰深露睪丸者險，然不可棄而不治，宜杉木灰托之，蘇子葉包之，患者仰臥，靜以養之，或可取效。

清肝滲濕湯：黃芩　梔子生，研　當歸　生地　白芍藥酒炒　川芎　柴胡　天花粉　龍膽草酒炒，各一錢　甘草生　澤瀉　木通各五分

水二盅，燈心五十寸，煎八分，食前服。

方歌　清肝滲濕消囊癰，小水淋漓腫痛攻，芩梔四物柴花粉，膽草燈甘瀉木通。

滋陰內托散：當歸　熟地　白芍藥酒炒　川芎各一錢五分　穿山甲炙，研　澤瀉　皂角刺各五分　黃耆一錢五分

水二盅,煎八分,食前服。

[方歌] 滋陰內托將潰劑,囊癰欲膿托最宜,四物穿山瀉皂刺,食前煎服入黃耆。

荊防敗毒散:見項部腦疽。
托裡透膿湯:見頭部侵腦疽。
二味拔毒散:見腫瘍門。
托裡排膿湯:見項部魚尾毒。
琥珀膏:見頭部髮際瘡。
生肌散　生肌玉紅膏　人參養榮湯:俱見潰瘍門。
六味地黃湯:即六味地黃丸改作煎劑。見面部雀斑。

● 腎囊風

腎囊風發屬肝經,證由風濕外襲成,麻癢搔破流脂水,甚起疙瘩火燎疼。

[註] 此證一名繡球風,係腎囊作癢,由肝經濕熱,風邪外襲皮裡而成。初起乾燥癢極,喜浴熱湯,甚起疙瘩,形如赤粟,麻癢搔破,浸淫脂水,皮熱痛如火燎者,此屬裡熱,俱宜龍膽瀉肝湯服之,外用蛇床子湯薰洗之,洗後,搽狼毒膏甚效。

蛇床子湯:威靈仙　蛇床子　當歸尾各五錢　縮砂殼三錢　土大黃　苦參各五錢　老蔥頭七個

水五碗,煎數滾,傾入盆內,先薰,候溫浸洗。

[方歌] 蛇床子湯洗囊風,止癢消風除濕靈,威靈歸尾縮砂殼,土大黃與苦參蔥。

狼毒膏:狼毒　川椒　硫黃　檳榔　文蛤　蛇床子　大風子　枯白礬各三錢

共研細末,用香油一茶盅煎滾,下公豬膽汁一枚,和勻調前藥搽患處。

[方歌] 狼毒膏搽繡球風,濕癢浸淫火燎疼,椒硫檳蛤床風子,枯礬豬膽油調成。

龍膽瀉肝湯:見腰部纏腰火丹。

● 婦人陰瘡

婦人陰瘡係總名，各有形證各屬經。陰挺如蛇脾虛弱，陰腫勞傷血分成，陰蝕胃虛積鬱致，陰脫憂思太過生，陰㿗氣血雙虛損，隨證施治諸證平。

註 此證俱生於陰器。如陰中挺出一條如蛇形者，名為陰挺，由脾經虛弱，或產後遇怒受風所致。初宜服逍遙散加荊芥、防風，次宜朝服初中益氣湯倍用升麻，晚服龍膽瀉肝湯；外以蛇床子煎湯薰洗之。如陰戶忽然腫而作痛者，名為陰腫，又名蚌疽，則勞傷血分所致。宜四物湯加丹皮、澤瀉、花粉、柴胡服之，或服秦艽湯；外用艾葉一兩，防風六錢，大戟五錢，煎湯薰洗。如陰器外生疙瘩，內生小蟲作癢者，名為陰蝕，又名騷瘡，由胃虛積鬱所致。宜四物湯加石菖蒲、龍膽草、黃連、木通服之；若寒熱與虛勞相似者，蟲入臟腑也，宜逍遙散吞送蘆薈丸，早晚各一服，外以溻癢湯薰洗，次以銀杏散塞入陰中，殺蟲止癢。如陰戶開而不閉，癢痛出水者，名為陰脫。由憂思太過所致，宜逍遙散或歸脾湯俱加柴胡、梔子、白芍、丹皮服之；由產後得者，補中益氣湯加五味子、醋炒白芍服之，外俱用荊芥、枳殼、訶子、文蛤，大劑煎湯薰洗。如子宮脫出，名為陰㿗，俗名㿗葫蘆，由氣血俱虛所致，宜補中益氣湯去柴胡，倍用升麻加益母草服之，外以蓖麻子肉，搗爛貼頂心，再用枳殼半斤煎湯薰洗。由思欲不遂，肝氣鬱結而成者，必先於小便似有堵塞之意，因而努力，久之隨努而下。令穩婆扶正葫蘆，令患婦仰臥，以枕墊腰，吹嚏藥收之。收入即緊閉陰器，隨以布帛將腿縛定，內仍服補中益氣湯自癒。

秦艽湯：秦艽六錢　石菖蒲　當歸各三錢
蔥白五個，水二盅，煎一盅，食前服。

方歌　秦艽湯治蚌疽生，腫痛能除效可徵，石菖蒲與當歸片，食前蔥白水煎成。

溻癢湯：苦參　狼毒　蛇床子　當歸尾　威靈仙各五錢　鶴虱草一兩

用河水十碗，煎數滾，濾去渣，貯盆內，乘熱先薰，待溫投公豬膽汁二三枚，和勻洗之甚效。

方歌　溻癢殺蟲療陰蝕，熬湯薰洗不宜遲，苦參狼毒床歸尾，豬膽威靈鶴虱施。

銀杏散：輕粉　雄黃　水銀鉛製　杏仁生用，各一錢

上各研，共和一處再勻，每用五分，棗肉一枚和丸，用絲綿包裹，線紮緊，將藥入陰內，留線頭在外，如小解時，將藥取出，解完復入內。一日一換，四五個自癒。

方歌　銀杏散醫熱下侵，輕粉雄黃制水銀，杏仁棗肉綿包裹，陰癢生瘡用有神。

逍遙散：見背部上搭手。

歸脾湯：見乳部乳中結核。

補中益氣湯：見潰瘍門。

龍膽瀉肝湯：見腰部纏腰火丹。

四物湯：見耳部耳疳。

蘆薈丸：見齒部牙疳。

下部癰疽證篇方藥的臨床新用

1. 百部治療陰虱25例

【治療方法】百部50g，加水300ml，文火煎至100ml，去渣。剃淨陰毛，取百部液適量塗搽外陰區，每日3次，直至痊癒，同時每日更換內褲熱水燙洗。

【治療效果】本組25例皆獲癒，其中用藥4天而癒者16例，佔64%，用藥6~8天而癒者7例，佔27%；2例1個月後復發，繼續用藥痊癒。（李氣石.中國民間療法，1997，6：32）

2. 中藥內外合治陰虱瘡103例

【治療方法】柴胡12g，當歸10g，龍膽草5g，梔子12g，黃柏9g，大黃10g，車前子12g（布包），蘆薈3g（兌服）。每日1劑，水煎飯後服。

【外用方】百部60g，川椒60g，蘆薈50g。先將前兩味藥倒入冷水中浸泡2小時，武火煎沸後，再文火煎煮10分鐘，去渣

納蘆薈粉。每日1劑，分兩次先薰後坐浴（已婚者夫妻均用），5天為1療程。

【治療結果】臨床治癒（症狀、體徵完全消失，陰毛內未找到陰虱，且半年內無復發）98例，顯效（症狀、體徵消失，陰毛內未尋到陰虱，但半年內再次復發，用前方仍有效）5例；無效（經治療，症狀、體徵改善不明顯）0例。

【病案舉例】劉某，女，41歲，已婚，1997年2月26日初診。自訴丈夫外地工作，春節前夕回家探親，夫妻性生活後感陰部不適，似有蟲行，未經治療，逐日加重，自購潔爾陰、般泰、維爾康等多種婦科外用藥物擦洗未效，經人介紹來診。現瘙癢難忍，晝夜難眠，心煩口苦，納呆，小便黃赤，大便乾燥。舌質紅、苔黃厚膩，脈弦滑。視其陰部抓痕累累，前陰毛際內伏褐色糠皮，取下壓之有聲有血。此為濁氣下注，淫慾失潔。用前法治療，1療程痊癒，隨訪至今未復發。（龍淑芝.四川中醫，1999，17(4)：43）

3. 中藥外治陰虱瘡100例

【治療方法】百部30g，貫眾30g，防風20g，白鮮皮30g，蛇床子30g，黃柏15g，土茯苓30g，水煎外洗，早、晚各1次，7天為1個療程。

【外塗藥】百部50g浸泡於20%~70%酒精中，12小時以後，去渣濾液備用將陰毛剃淨，清洗局部，用消毒棉籤蘸藥液塗於陰中處，每日3次，連用7天為1療程，已婚者一對夫婦同治，內褲、床單等煮沸太陽曝曬以殺滅蟲卵。

【治療結果】用藥1個療程痊癒98例，佔98%，顯效2例，佔2%，無效0例。總有效率為100%。

【典型病例】王某，女，35歲，已婚，1999年6月5日初診。自訴外陰瘙癢1月餘，1個月前丈夫出差回家，夫妻性生活後，感外陰瘙癢不適，自買潔爾陰洗劑、婦康洗劑等多種藥物外洗，無效，瘙癢日漸加重，似有蟲行，求余診治。刻診：外陰瘙癢難忍，坐臥不安，伴心煩口苦，小便黃，舌質紅，舌苔黃膩，脈弦。

婦科檢查：陰部抓痕累累，前陰毛際內可見黑褐色小蟲伏於毛際根部，此乃濕熱濁氣下注，房事失潔所致，用上法治療1個療程痊癒，隨訪半年無復發。（侯蘇誼.中醫外治雜誌，2001，10(4)：14）

4. 四鮮冰椒洗劑治療腎囊風94例

【臨床資料】94例年齡最大者65歲，最小者19歲，以20~45歲為多。病程最長5年，最短6個月。發病季節以春、秋兩季為多。患者以陰囊周圍紅腫、糜爛、滲液、鱗屑、皮膚增厚，觸之較硬，甚則皸裂疼痛而就診。

【治療方法】鮮馬齒莧、鮮辣蓼、鮮蒼耳草、鮮野菊花各100g，花椒30g，冰片5g。四味鮮品藥均以全株入藥，加水1500ml左右，煮沸後再煎15分鐘，次入花椒，後入冰片，燜至適人體溫度即可坐浴。每劑日用3次，每次坐浴約10~15分鐘（時間長更佳，趁濕撒上少許備好的大黃細末。大黃粉過100目篩）。每次坐浴前需煮沸，7天為1療程，以2個療程判定療效。治療期間忌公雞、鯉魚、蝦、辛辣之品。

【療效觀察】自覺症狀全部消失，陰囊皮色正常為痊癒；症狀基本消失，陰囊周圍仍有微癢，為有效；治療前後症狀改善不明顯為無效。痊癒91例（其中1個療程癒者85例，2個療程癒者6例），無效3例（其中1例患有糖尿病），治癒率96.70%。

【典型病例】桑某，24歲，工人，1992年9月10初診。患者於1991年4月陰囊發癢，其癢難忍，夜靜更甚，搔抓流黃水。曾給予維生素B_2、賽庚定、強的松等藥口服，外用丹皮酚、克黴唑膏，症狀稍減。因病人害羞難以啟齒求治，以致反覆發作。刻診：陰囊及肛周潮紅，皮色加深，陰囊皮膚乾澀，肥厚變硬，形如橘皮，瘙癢無度。納食尚佳，睡眠不實，大便乾，小溲赤，舌質偏紅、苔黃微膩，脈弦緩。屬下焦濕熱兼血燥生風。藥用四鮮冰椒洗劑坐浴，3劑後諸症皆除，又3劑鞏固療效，隨訪半年未發。（戈國榮.安徽中醫學院學報，1994，13(3)：39）

臀　部

● 鸛口疽

鸛口疽生尻尾尖，經屬督脈濕痰源，腫如魚肫潰鸛嘴，少壯易愈老難痊。

註　此證一名銳疽，生於尻尾骨尖處。初腫形如魚肫，色赤堅痛，潰破口若鸛嘴，屬督脈經，由濕痰流結所致。朝寒暮熱，夜重日輕，潰出稀膿為不足；或流稠膿鮮血為有餘。少壯可癒，老弱難斂，易於成漏。

初起宜滋陰除濕湯以和之；已成不得內消者，用和氣養榮湯以托之；氣血虛弱，潰而斂遲者，滋腎保元湯以補之。若失治久而不斂者，宜服先天大造丸；兼服琥珀蠟礬丸，久久收斂。外治法按癰疽腫瘍、潰瘍門。

滋陰除濕湯：當歸　熟地　川芎　白芍酒炒，各一錢　陳皮　柴胡　知母　貝母去心，研　黃芩各八分　澤瀉　地骨皮　甘草生，各五分

水二盅，薑三片，煎八分，食前服。

方歌　滋陰除濕鸛口疽，退熱消痰初起宜，四物陳柴知母草，澤瀉黃芩地骨皮。

和氣養榮湯：人參　白朮土炒　白茯苓　丹皮　陳皮　熟地　當歸　黃耆各一錢　沉香　甘草炙，各五分

水二盅，煎八分，食前服。

方歌　和氣養榮托銳疽，將膿煎服潰更宜，四君丹皮陳熟地，當歸沉香共黃耆。

滋腎保元湯：人參　白朮土炒　白茯苓　當歸身　熟地　黃耆　山萸肉　丹皮　杜仲各一錢　肉桂　附子製　甘草炙，各五分

水二盅，薑三片，紅棗肉二枚，建蓮子七個去心，煎八分，食前服。

方歌　滋腎保元潰後虛，斂遲膿清水淋漓，十全大補除芎芍，山萸附子杜丹皮。

先天大造丸：人參　白朮土炒　當歸身　白茯苓　菟絲子

枸杞子　黃精　牛膝各二兩　補骨脂炒　骨碎補去毛,微炒　巴戟肉　遠志去心,各一兩　廣木香　青鹽各五錢　丁香以上共研末,三錢　熟地酒煮,搗膏,四兩　仙茅浸去赤汁,蒸熟,去皮,搗膏　何首烏去皮,黑豆同煮,去豆,搗膏　膠棗肉搗膏,各二兩　肉蓯蓉去鱗並內膜,酒浸搗膏　紫河車白酒煮爛搗膏,一具,以上六膏共入前藥末內

上為細末，搗膏共合一處，再加煉過白蜂蜜為丸，如梧桐子大。每服七十丸，空心溫酒送下。

方歌　先天大造補氣血，專治癰疽潰後虛，膿水清稀難收斂。參朮歸苓地首烏，補骨青鹽骨碎補，枸杞黃精遠菟絲，巴戟仙茅丁木棗，河車牛膝蓯蓉俱。

琥珀蠟礬丸：見腫瘍門。

● 坐馬癰

坐馬癰屬督脈經，尻尾略上濕熱凝，高腫速潰稠膿順，漫腫潰遲紫水凶。

註　此證生於尻尾骨略上，屬督脈經，由濕熱凝結而成。高腫潰速膿稠者順；若漫腫潰遲出紫水者險。虛人患此，易於成漏。初宜艾壯隔蒜片灸之，以宣通結滯，令其易潰易斂，內服之藥，與鸛口疽同。潰後內外俱按癰疽潰瘍門。

隔蒜灸法：見首卷灸法。

● 臀　癰

臀癰證屬膀胱經，堅硬悶腫濕熱凝，肉厚之處遲潰斂，最宜紅活高腫疼。

註　此證屬膀胱經濕熱凝結而成。生於臀肉厚處，腫、潰、斂俱遲慢。初宜隔蒜片艾灸，服仙方活命飲消之；不應者，即服透膿散，膿熟針之。潰後，內外治法俱按癰疽潰瘍門。

隔蒜灸法：見首卷灸法。

仙方活命飲　透膿散：俱見腫瘍門。

● 上馬癰　下馬癰

上馬癰與下馬癰，上左下右褶紋生，膀胱濕熱憂憤起，黑陷屬重高腫輕。

註 此證生於臀肉之下褶紋中，屬膀胱經濕熱又兼七情不和，憂憤凝滯而成。初起如粟，黃膿小疱，漸生焮痛，寒熱往來，高腫紅亮為輕，平陷黑硬為重。初服荊防敗毒散以退寒熱，次服內托羌活湯；膿勢將成，服托裡透膿湯。其餘內外治法，俱按癰疽潰瘍門。

內托羌活湯：羌活　黃柏酒炒,各二錢　黃耆一錢五分　當歸尾　陳皮　藁本　連翹　蒼朮炒　甘草炙　防風各一錢　肉桂三分

水一盅，酒半盅，煎八分，食前服。

方歌 內托羌活宣堅硬，燥濕能托臀下癰，歸黃陳柏同甘草，藁本連翹蒼桂風。

荊防敗毒散：見項部腦疽。
托裡透膿湯：見頭部侵腦疽。

● **湧泉疽**

湧泉疽生尻骨前，形如伏鼠腫痛堅，督脈濕熱潰破險，少壯易癒老弱難。

註 此證生尻骨之前長強穴，屬督脈經首穴，由濕熱凝結而成。初腫堅硬疼痛，狀如伏鼠，十日可刺。得白膿者順，潰遲青膿者險，紫黑水者逆。內治法同鸛口疽，外治潰後，按癰疽潰瘍門。少壯者得此易癒，老年氣衰弱者，多成冷漏難痊。

● **臟　毒**

臟毒毒注在肛門，內外虛實各有因，醇酒厚味兼辛苦，外屬陽分內屬陰。

註 此證有內外、陰陽之別。發於外者，由醇酒厚味，勤勞辛苦，蘊注於肛門，兩旁腫突，形如桃李，大便秘結，小水短赤，甚者肛門重墜緊閉，下氣不通，刺痛如錐，脈數有力，多實多熱，屬陽易治，宜服一煎散，能利二便，菩提露搽之；腫痛仍前，不全退者，膿將成也，宜服托裡透膿湯；膿脹痛針之；膿出之後，治同潰瘍門。發於內者，兼陰虛濕熱，下注肛門，內結壅腫，刺痛如錐，大便虛閉，小水淋漓，寒熱往來，遇夜尤甚，脈數微細，為虛為濕，屬陰難

治，宜服五灰散，膿毒自然潰出；膿生遲者，服十全大補湯托之，潰後按潰瘍門。

一煎散：當歸尾　穿山甲炙，研　甘草生　桃仁泥　皂角刺各二錢　川黃連一錢五分　枳殼麩炒　檳榔　天花粉　烏藥　赤芍　生地　白芷各一錢　元明粉　大黃各三錢　紅花五分

水二盅，浸一宿，次早煎一滾，空心服，俟行三四次，以稀粥補之。

方歌　一煎散消臟毒方，歸甲甘連桃枳榔，天花皂刺紅烏藥，芍地元明芷大黃。

菩提露：熊膽三分　冰片一分

涼水十茶匙，調化開，搽於患處甚效。

方歌　菩提露消積熱痛，臟毒堅疼燉腫增，水調熊膽加冰片，搽於患處毒漸輕。

五灰散：血管鵝毛　血餘　蜈蚣　穿山甲　生鹿角各燒存性

各等份研細，共和勻。每服五錢，空心溫黃酒調下。

方歌　五灰散用鵝管毛，血餘蜈甲鹿角燒，臟毒腫痛肛門內，每服五錢黃酒調。

托裡透膿湯：見頭部侵腦疽。

十全大補湯：見潰瘍門。

● 痔　瘡

痔瘡形名亦多般，不外風濕燥熱源，肛門內外俱可發，潰久成漏最難痊。

註　此證係肛門生瘡，有生於肛門內者，有生於肛門外者。初起成癧，不破者為痔，易治；破潰而出膿血，黃水浸淫，淋瀝久不止者為漏，難痊。斯證名因形起，其名有二十四種，總不外乎醉飽入房，筋脈橫解，精氣脫洩，熱毒乘虛下注；或憂思太過，蘊積熱毒，憤鬱之氣，致生風、濕、燥、熱，四氣相合而成。如結腫脹悶成塊者，濕盛也；結腫痛如火燎，二便閉者，大腸、小腸熱盛也；結腫多癢者，風盛也；肛門圍繞，褶紋破裂，便結者，火燥也。初俱服止痛如神湯消解之，外俱用菩提露或田螺水點之。若堅硬者，以

五倍子散，唾津調塗之，兼用朴硝、蔥頭煎湯洗之。頂大蒂小者，用藥線勒於痔根，每日緊線，其痔枯落，隨以月白珍珠散撒之收口；亦有頂小蒂大者，用枯痔散枯之。

　　內痔不出者，用喚痔散填入肛門，其痔即出；隨以朴硝、蔥頭煎湯洗之。又有因勤苦勞役，負重遠行，以致氣血交錯而生痔者，俱用止痛如神湯加減服之。又有血箭痔生肛門，或裡或外，堵塞墜腫，每逢大便用力，則鮮血急流如箭；不論糞前糞後，由腸胃風熱，而兼暴怒成之。初服生熟三黃丸，若唇白，面色萎黃，四肢無力，屬氣血兩虛，宜十全大補湯倍川芎、參、耆服之，外用自己小便洗之，童便熱洗亦可，其血自止。亦有腸風下血，點滴而出糞前者，宜防風秦艽湯；糞後出血者，為酒毒，宜服苦參地黃丸。效後必多服臟連丸二三料除根。又有產後用力太過而生痔者，宜補中益氣湯，加桃仁、紅花、蘇木服之。又有久瀉、久痢而生痔者，宜補中益氣湯加槐花、皂莢子煅末服之。如痔已通腸，污從漏孔出者，用胡連追毒丸酒服之；服後膿水反多者，藥力到也，勿以為懼。如漏有管者，用黃連閉管丸服之，可代針刀藥線之力。凡痔未破已破及成漏者，俱用卻毒湯燙洗，或用喇叭花煎湯（喇叭花即土地黃苗），日洗二次。兼戒房勞、河豚、海腥、辛辣、椒酒等物。有久患痔而後咳嗽者，取效甚難；久病咳嗽而後生痔者，多致不救。

　　止痛如神湯：秦艽去苗　桃仁去皮、尖，研　皂角子燒存性，研，各一錢　蒼朮米泔水浸，炒　防風各七分　黃柏酒炒，五分　當歸尾酒洗　澤瀉各三分　檳榔一分　熟大黃一錢二分

　　上除桃仁、皂角子、檳榔，用水二盅，將群藥煎至一盅；再入桃仁、皂角子、檳榔，再煎至八分。空心熱服，待少時以美膳壓之，不犯胃也。忌生冷、五辛、火酒、硬物、大料、濕麵之類。

　　如腫有膿，加白葵花（去蕊心）五朵，青皮五分，木香三分，則膿從大便出也。如大便秘甚，倍大黃加麻仁、枳實。如腫甚，倍黃柏、澤瀉，加防己、豬苓、條芩。如痛甚，加羌

活、鬱李仁。如癢甚，倍防風，加黃耆、羌活、麻黃、藁本、甘草。如血下，倍黃柏，多加地榆、槐花、荊芥穗、白芷。如小便澀數不通者，加赤茯苓、車前子、燈心草、萹蓄。

　　方歌　止痛如神諸痔瘡，風濕燥熱總能防，歸柏桃榔皂角子，蒼朮芃風澤大黃。

　　田螺水：大田螺一枚，用尖刀挑起螺靨，入冰片末五釐，平放瓷盤內；待片時，螺竅內滲出漿水。

　　用雞翎蘸點患處，勤勤點之，其腫自然消散。

　　方歌　田螺水點痔瘡效，冰片裝入田螺竅，少時化水取點瘡，止痛消腫有奇妙。

　　五倍子散：用川文蛤大者一枚，敲一小孔，用陰乾荔枝草，揉碎塞入文蛤內令滿，用紙塞孔，濕紙包，煨片時許，取出去紙，研為細末。每一錢加輕粉三分，冰片五釐，共研極細末，唾津調塗患處。

　　方歌　五倍子散痔痛墜，堅硬腫疼立刻揮，輕粉冰片各研細，荔枝草入蛤中煨。

　　藥線：芫花五錢　壁錢二錢

　　用白色細衣線三錢，同芫花、壁紙用水一碗盛貯小瓷罐內，慢火煮至湯乾為度，取線陰乾。凡遇痔瘡癭瘤，頂大蒂小之證，用線一根，患大者二根，雙扣繫紮患處，兩頭留線，日漸緊之，其患自然紫黑，冰冷不熱為度。輕者七日，重者十五日後必枯落，以月白珍珠散收口甚效。

　　方歌　藥線芫花共壁錢，再加白扣線同煎，諸痔癭瘤繫根處，生似蕈形用此捐。

　　枯痔散：天靈蓋用童子者佳。又用青線水將天靈蓋浸片時，撈出以火煅紅，再入青線水內淬之，如此七次，淨用，四錢　砒霜一兩　白礬生，二兩　輕粉四錢　蟾酥二錢

　　共為極細末，入小新鐵鍋內，上用粗瓷碗密蓋，鹽泥封固，炭火煅至二炷香，待冷揭開碗，將藥研末，搽痔上。每日辰、午、申三時，用溫水洗淨患處，上藥三次，上至七八日，其痔枯黑堅硬，住藥裂縫，待其自落。

方歌　枯痔天靈蓋煅淬，砒礬輕粉共蟾酥，入鍋碗蓋泥固煅，痔瘡新久搽皆除。

喚痔散：枯白礬五分　食鹽炒,三分　草烏生　刺蝟皮煅,存性,各一錢　麝香五分　冰片二分

共研細末，先用溫水洗淨肛門，隨用唾津調藥三錢，填入肛門，片時即出。

方歌　喚痔散把內痔呼，刺蝟皮鹽麝草烏，冰片枯礬同研細，津調填入片時出。

生熟三黃湯：生地　熟地各一錢五分　黃連　黃柏　黃芩　人參　蒼朮米泔水浸,炒　白朮土炒　厚朴薑炙　當歸身　陳皮各一錢　地榆　防風　澤瀉　甘草生,各六分　烏梅二個

水二盅，煎八分，食前服。

方歌　生熟三黃連柏參，蒼芩厚朮共歸陳，榆風澤瀉烏梅草，專醫血箭痔如神。

防風秦艽湯：防風　秦艽　當歸　生地　白芍酒炒　川芎　赤茯苓　連翹去心,各一錢　梔子生,研　蒼朮米泔水浸,炒　槐角　白芷　地榆　枳殼麩炒　檳榔　甘草生,各六分

水二盅，煎至八分，食前溫服。如便秘者加大黃。

方歌　防風秦艽治腸風，墜腫津血最止疼，四物梔蒼槐角芷，地榆枳草翹檳苓。

苦參地黃丸：苦參切片,酒浸濕,蒸曬九次為度,炒黃,為末,淨一斤　生地黃酒浸一宿,蒸熟搗爛,和入苦參末內,四兩

加煉過蜂蜜為丸，如梧桐子大。每服三錢，白滾水送下，或酒下亦可，日服二次。

方歌　苦參地黃糞後紅，皆因酒毒熱來攻，二味酒蒸蜂蜜煉，為丸水送最有功。

臟連丸：黃連研淨末,八兩　公豬大腸水洗淨,肥者一段,長一尺二寸

上二味，將黃連末裝入大腸內，兩頭以線紮緊，放沙鍋內，下煮酒二斤半，慢火熬之，以酒乾為度；將藥腸取起，共搗如泥，如藥濃再曬一時許，復搗為丸，如梧桐子大。每服七十丸，空心溫酒送下，久服除根。

方歌 臟連丸用川黃連，研入豬腸煮酒煎，搗爛為丸溫酒服，便血肛門墜腫瘥。

胡連追毒丸： 胡黃連切片，薑汁拌炒，研末　刺蝟皮炙，切片，再炒黃，研末，各一兩　麝香研細，二分

共合一處研勻，軟飯為丸，如麻子大。每服一錢，食前溫酒送下。

方歌 胡連追毒丸醫痔，成漏通腸服最宜，連麝蝟皮飯丸服，排盡瘀膿換好肌。

黃連閉管丸： 胡黃連淨末，一兩　穿山甲香油內炸黃　石決明煅　槐花微炒，各五錢

共研細末，煉蜜為丸，如麻子大。每服一錢，空心清米湯送下。早晚服二次，至重者不過四十日而癒。

如漏四邊有硬肉突起者，加僵蠶二十條，炒研末，入藥內。及遍身諸般漏證，服此方皆可有效。

方歌 黃連閉管丸穿山，石決槐花共細研，能除漏管米湯送，蜜丸麻子大一般。

卻毒湯： 瓦松　馬齒莧　甘草生，各五錢　川文蛤　川椒　蒼朮　防風　蔥白　枳殼　側柏葉各三錢　焰硝一兩

水五碗，煎三碗。先薰後洗，日用三次。

方歌 卻毒湯洗痔漏效，瓦松甘草蛤川椒，齒莧蒼風蔥枳殼，柏葉同熬加焰硝。

菩提露： 見臟毒。

月白珍珠散　十全大補湯　補中益氣湯： 俱見潰瘍門。

● **坐板瘡**

坐板瘡在臀腿生，形如黍豆癢焮疼，暑濕熱毒凝肌肉，初宜燙洗油捻烘。

註 此證一名風疳，生於臀腿之間，形如黍豆，色紅作癢，甚則焮痛，延及穀道，勢如火燎。由暑令坐日曬几凳，或久坐陰濕之地，以致暑濕熱毒，凝滯肌肉而成。

初宜芫花、川椒、黃柏熬湯燙洗即消；或毒盛癢痛仍不止者，宜用油缸青布三指寬一條，香油調雄黃末一錢，攤於

布上，捲之燃著，吹滅焰頭，向瘡烘之，其癢痛即止，甚效。

臀部癰疽證篇方藥的臨床新用

1. 肛周膿腫

肛周膿腫是一種常見的肛門直腸疾病。是肛門直腸周圍的急性化膿性感染，多由肛隱窩的急慢性炎症向肛門周圍擴散所致。目前對本病的治療常採用兩種手術方式，一種是單純切開排膿術。另一種是一次性切開加掛線術。一旦確診，需手術治療，才能治癒。

2. 止痛如神湯加減治療痔瘡234例

【基本方】秦艽、當歸尾、皂角子（燒存性，研）或皂角刺各15g，蒼朮、黃柏、桃仁各10g，澤瀉12g，檳榔9g，熟大黃、防風各6g。加減：炎性外痔腫痛甚者，去檳榔加黃連、黃芩、蒲公英、製乳香、製沒藥；血栓性外痔墜脹疼痛者，加澤蘭、赤芍、製乳香、製沒藥；大便下血者，去蒼朮、檳榔加黃芩、槐花、生地榆；大便秘結、小便難解者，去蒼朮加鬱李仁、車前子，以生大黃易熟大黃；年老體弱痔核脫出者，加黨參、黃耆、柴胡、升麻。

【用法】每日1劑，第一、二次煎液內服，第三煎時加入五倍子15~20g，苦參30~50g，朴硝15~20g（後溶於藥液），先薰蒸待藥液溫度適宜時坐浴15~20分鐘。總有效率為97.9%。（周萬祥.湖北中醫雜誌，1999，2：23）

3. 自擬槐米湯治療內痔156例

【藥物組成】槐米15g，黃柏15g，黃耆30g，白茅根30g，生大黃3g（後下），桔梗10g，連翹10g，射干10g，石斛10g，廣木香10g，生地黃12g，地榆炭15g，荊芥炭10g，烏梅15g，當歸10g，生甘草5g，牡丹皮10g。

【用法和製法】將地榆、荊芥兩味藥物炒炭研末，等份備用沖服，文火水煎，每日1劑，每日早晚2次。總有效率為93.6%。（熊金義.湖南中醫藥導報，1996，10：27）

卷七十

股　部

● 附骨疽　咬骨疽

附骨大腿外側生，在腿裡側咬骨名。體虛寒濕乘虛入，寒熱往來不焮紅，痛甚徹骨難屈轉，寒濕化熱腫胖形。蒜灸起疱無疱逆，潰後最忌敗漿膿。

[註] 此二證生於大腿裡外。外側屬足三陽經，裡側屬足三陰經。附骨疽生於大腿外側，咬骨疽生於大腿裡側。由體虛之人，露臥風冷，浴後乘涼，寒濕侵襲，或房慾之後，蓋覆單薄，寒邪乘虛入裡，遂成斯疾。初覺寒熱往來，如同感冒風邪，隨後筋骨疼痛，不熱不紅，甚則痛如錐刺，筋骨不能屈伸動轉，經久陰極生陽，寒鬱為熱，熱甚腐肉為膿，外形腫胖無頭，皮色如常，漸透紅亮一點，內膿已成，凡治此證，初起寒熱往來，覺痛時，輕者即服萬靈丹，重者服五積散加牛膝、紅花；痛處用雷火針針之，發汗散寒，通行經絡；膿成開之。潰後餘治俱按潰瘍門。

又有漫腫疼痛，發於尻臀部位者，宜服內托羌活湯，又有發於腿之裡側近膝者，屬足太陰脾、足厥陰肝二經部位，宜服內托黃耆湯。又有發於腿外側者，屬足少陽膽經部位，宜服內托酒煎湯。又有發於腿之正面者，屬陽明胃經部位，頭目昏眩，嘔吐不食，胸膈不利，心煩熱悶者，宜服茯苓佐經湯。又有發於腿之裡側，屬太陰脾經部位，骨節焮痛，四肢拘急，自汗短氣，小水不利，手足浮腫者，宜服附子六物湯，又有發於腿之後面，屬足太陽膀胱經部位，腿足攣痺，關節重痛，憎寒發熱，無汗惡寒，或兼惡風頭痛者，宜服麻黃佐經湯。又有三陰不足，外邪過盛，大腿通腫，皮色不變，疼痛日增，不消不潰者，此屬虛寒骨冷，急服大防風湯，補虛逐寒；日久消之不應者，勢欲作膿，外用隔蒜片灸之起疱，艾爆有聲為吉；灸之無疱，骨中不覺熱者屬逆。灸

後宜服十全大補湯加牛膝、羌活，防己，或八珍湯加附子補托之，膿成脹痛，針之出黏白膿為順；若出白漿水或豆汁者，俱為敗漿，終屬險候，數證潰後，內外治法，亦俱按癰疽潰瘍門。

以上之證，皆由沉寒痼冷中來，外敷內服，不可用苦寒損脾泄氣等藥，犯之必至氣血冰凝，內肉瘀腐，日久化為污水，不治之證也。按《準繩》等書云：傷寒汗後，餘邪成流注，流注之壞證成附骨疽。夫汗後流注易癒，惟失治乃為壞證，不能復生，似不能變成附骨疽。況附骨疽係調治癒之證，若果數變之後，則壞而又壞矣！又豈能復有成功乎？是流注壞證變成附骨之說，存而不論可也。

雷火神針：蘄艾三錢　丁香五分　麝香三分

藥與艾揉和，用夾紙一張，將藥平鋪紙上，用力實捲如指粗大，收貯。臨用以紙七層，平放患處，將針點著一頭，對患向紙捺實，待不痛方起針。病甚者，再針一次，七日後，火瘡大發，其功甚效。

方歌　雷火神針攻寒濕，附骨疽痛針之宜，丁麝二香共蘄艾，燃針痛處功效奇。

內托黃耆湯：黃耆鹽水拌，炒　當歸　木瓜　連翹去心　柴胡各一錢　羌活　肉桂　生地　黃柏各五分

酒、水各一盅，煎一盅，空心熱服。

方歌　內托黃耆歸木瓜，羌柴翹桂地柏加，疽生膝股肝脾位，酒水煎之服最佳。

內托酒煎湯：當歸　黃耆各二錢　柴胡一錢五分　大力子　連翹去心　肉桂各一錢　升麻　黃柏　甘草各五分

酒、水各一盅，煎一盅，食前服。

方歌　內托酒煎寒濕凝，腿外少陽附骨生，歸耆大力柴翹桂，升柏甘加酒水靈。

茯苓佐經湯：白茯苓　蒼朮米泔水炒　陳皮　白朮土炒　半夏製，各一錢　厚朴薑炒　木瓜　柴胡　藿香　澤瀉　葛根　甘草各五分

生薑三片，水二盅，煎八分，食前服。

> 方歌　茯苓佐經足陽明，腿面焮疼煩熱乘，平胃木瓜柴朮半，藿瀉加薑葛引經。

附子六物湯：附子　甘草各一錢　防己　白朮土炒　白茯苓各八分　桂枝五分

生薑三片，水二盅，煎八分，食遠服。

> 方歌　附子六物風寒濕，流注脾經須服之，四肢拘急骨節痛，防己朮甘苓桂枝。

麻黃佐經湯：麻黃　蒼朮米泔水浸,炒　防風　防己　羌活　白茯苓　葛根各一錢　桂心　甘草生　細辛各五分

生薑三片，紅棗肉二枚，水二盅，煎八分，食前服。

> 方歌　麻黃佐經足太陽，風寒濕注本經傷，蒼朮二防羌活桂，苓甘細葛棗生薑。

大防風湯：人參二錢　防風　白朮土炒　黃耆　牛膝　杜仲　當歸　熟地　白芍酒炒　川芎　羌活　甘草　附子製,各一錢

> 方歌　大防風療寒邪傷，附骨疽腫色如常，參朮黃耆牛膝仲，四物羌甘附子薑。

萬靈丹：方見腫瘍門。

內托羌活湯：方見臀部上馬癰。

隔蒜灸法：方見首卷灸法。

十全大補湯　八珍湯：俱見潰瘍門。

五積散：見內癰部腎癰。

● 股陰疽

股陰疽發大股中，陰囊之側堅腫疼，七情不和憂憤致，潰後纏綿功難成。

> 註　此證一名赤施，發生於股內近陰囊之側，因偏在厥陰經，故名大股也。堅硬漫腫木痛，由七情不和，憂思憤鬱，凝結而成。因在陰經，起長、潰膿，俱屬遲緩，潰後尤見纏綿，收斂成功者甚少。初起與附骨疽治法同，腫潰俱按癰疽腫瘍、潰瘍門。

● 橫痃疽　陰疽

橫痃疽左陰疽右，股內合縫腫硬疼，痛牽睪丸長蛤樣，三陰七情鬱滯凝。

註　此二證俱生股內合縫褶紋間，左為橫痃疽，右為陰疽，屬三陰經，由七情鬱滯凝結而成。漫腫堅硬時疼，甚則痛牽睪丸，上及少腹，形長如蛤，一兩月方能潰破，其膿深可知，破後膿稠可癒，敗漿最難斂口，久必成漏。初治同附骨疽，潰按癭疽潰瘍門。若膿水淋漓，日久有生蟲者，形類蛔蟲，亦係膿深鬱久之所化也，屬逆。

● 伏兔疽

伏兔穴外忌生疽，腫硬針灸不相宜，疼痛徹心寒熱作，胃火毒滯潰難醫。

註　《經》云：伏兔不宜生瘡。蓋伏兔乃胃經穴道，在膝蓋之上六寸正中，用力大如掌，一堆高肉處，禁用針灸。始發，寒熱交作，疼痛徹心，由胃火毒滯而成。潰後最難收斂。初治同附骨疽，潰按潰瘍門。

● 股陽疽　環跳疽

股陽疽生股外側，內搏於骨不變色，環跳疽腫腿難伸，俱由風濕寒凝結。

註　股陽疽生於股外側，胯尖之後，其毒內搏骨節，膿深至骨，故漫腫不變色也。環跳疽生胯骨節間之環跳穴，所以腰難屈伸，漫腫隱痛也。此二證皆由風、濕、寒凝結而成。屬足少陽膽經。初起宜服黃狗下頦方，更刺委中穴出黑血，其腿即能轉動。若漫腫大痛者，俱宜服內托黃耆湯；痛而筋攣者，萬靈丹汗之；痛止換服神應養真丹。遍身走注作痛，兩腿面胖腫者，亦服萬靈丹汗之；痛止則宜服大防風湯倍加參、朮、歸、耆等藥宣消之。若時時跳痛將潰，宜托裡透膿湯服之；潰後膿清稀者，宜十全大補湯加牛膝，外以豆豉餅灸之。瘡口紫陷者，十全大補湯加附子服之，外換附子餅灸之。食少者，胃弱也，諸虛皆稟於脾胃，宜香砂六君子湯減去砂仁加當歸服之。俟胃口強盛，仍服十全大補湯。潰

面反痛者，氣血虛也，治宜峻補。始終外治法，俱按癰疽腫痛、潰瘍門。但環跳疽潰破，多成踡疾。

黃狗下頦方：黃狗下頦連舌皮毛，劈下，入罐內鹽泥封固，鐵盞蓋口，煅一炷香，覺煙清即止，務宜存性，取出色黑如炭為度。若帶白色，其性已過，則無用矣。用時研極細末。用下頦，宜於屠家已殺者製用，若生取特殺，恐反招不祥　豌豆粉　白薇末

三味各等份，共和勻。每服五錢，溫黃酒空心調服，外以此藥用香油調敷患處。服藥之後，出臭汗及熟睡為準。

方歌　黃狗下頦連舌皮，入罐泥封火煅宜，豌豆粉研加白薇，酒調臀腿疽盡醫。

內托黃耆湯　大防風湯：俱見附骨疽。
萬靈丹：見腫瘍門。
神應養真丹：見頭部遊風。
托裡透膿湯：見頭部侵腦疽。
十全大補湯　香砂六君子湯：俱見潰瘍門。
附子餅：見首卷灸法。

● **肚門癰　箕門癰**

肚門癰在股肚生，股內近膝箕門癰，二證紅腫焮熱痛，膀胱脾經濕熱成。

註　此二證俱屬濕熱凝結而成。肚門癰生於大腿肚，屬足太陽膀胱經；箕門癰生於股內近膝，屬足太陰脾經。

初起紅腫焮痛者，宜服神授衛生湯；若焮腫便秘，煩躁飲冷，脈數者，熱淫於內也，宜內疏黃連湯，或雙解貴金丸下之；若腫痛寒熱，脈沉而無力，胸腹脹滿，飲食如常者，宜服檳蘇散；如腫痛寒熱已止，即換服逍遙散；若腫痛色不變，寒熱，食少，體倦者，由肝虛濕痰下注也，宜補中益氣湯加茯苓、半夏、芍藥服之。若患此入房，腫硬，二便不通者，宜六味地黃丸加牛膝、車前子，俟二便通利，仍服補中益氣湯。餘治按癰疽腫瘍、潰瘍門。

檳蘇散：檳榔　紫蘇　香附　木瓜　陳皮　大腹皮各一錢　羌活五分　木香三分

生薑三片，蔥白三寸，水二盅，煎一盅，空心服。

方歌　檳蘇腹脹氣不舒，股內箕門癧可除，香附木瓜陳大腹，木香羌活檳榔蘇。

神授衛生湯　內疏黃連湯　雙解貴金丸：俱見腫瘍門。

逍遙散：見背部上搭手。

補中益氣湯：見潰瘍門。

六味地黃丸：見面部雀斑。

● **腿遊風**

腿遊風在繞腿生，赤腫如雲焮熱疼，榮衛風熱相搏滯，宜砭出血雙解清。

註　此證兩腿裡外忽生赤腫，形如堆雲，焮熱疼痛，由榮衛風熱相搏，結滯而成。凡遇此證，先施砭石，放出惡血，隨服雙解通聖散，次以當歸拈痛湯清解治之；外貼牛肉片，以拔風毒甚效。

當歸拈痛湯：當歸　羌活　茵陳蒿　蒼朮米泔水浸，炒　防風各一錢　苦參　白朮土炒　升麻各七分　葛根　澤瀉　人參　知母　黃芩　豬苓　甘草各五分　黃柏三分

水二盅，煎八分，食前服。

方歌　當歸拈痛腿遊風，羌活人參二朮升，茵陳葛草芩知柏，苦參風瀉共豬苓。

雙解通散：見唇部疽風。

● **青腿牙疳**

青腿牙疳何故生，只緣上下不交通，陽火炎熾陰寒閉，凝結為毒此病成。青腿如雲茄黑色，疲頑腫硬履難行，牙疳齦腫出臭血，穿破腮唇腐黑凶。

註　此證自古方書罕載其名，僅傳雍正年間，北路隨營醫官陶起麟頗得其詳。略云：軍中凡病腿腫色青者，其上必發牙疳；凡病牙疳腐血者，其下必發青腿，二者相因而至。推其原，皆因上為陽火炎熾，下為陰寒閉鬱，以至陰陽上下不交，各自為寒為熱，各為凝結而生此證也。相近內地，間亦有之，邊外雖亦有不甚多，惟內地人，初居邊外，得此證

者竟十居八九，蓋中國之人，本不耐邊外嚴寒，更不免坐臥濕地，故寒濕之痰①生於下，致腿青腫，其病形如雲片，色似茄黑，肉體頑硬，所以步履艱難也。又緣邊外缺少五穀，多食牛、羊等肉，其熱與濕合，蒸瘀於胃，毒火上薰，致生牙疳，牙齦腐腫出血，若穿腮破唇，腐爛色黑，即為危候。邊外相傳，僅有令服馬乳之法。麟初到軍營，診視青腿牙疳之證，亦僅知投以馬乳；閱歷既久，因悟馬腦之力，較馬乳為效倍速，令患者服之，是夜即能發出大汗，而諸病減矣！

蓋腦為諸陽之首，其性溫暖，且能流通故耳。兼服活絡流氣飲、加味二妙湯，宣其血氣，通其經絡，使毒不得凝結。外用砭法，令惡血流出，以殺毒勢；更以牛肉片貼敷，以拔出積毒，不數日而癒。蓋黑血出，則陰氣外洩，陽氣即隨陰氣而下降，兩相交濟，上下自安也。由是習為成法，其中活者頗多，因不敢自私，著之於書，以公於世，並將所著應驗諸方，備詳於後。

服馬乳法：治青腿牙疳。用青、白馬乳，早、午、晚隨擠隨服，甚效。如無青、白馬，雜色馬亦可。

服馬腦法：治青腿牙疳。用馬腦子一個，用竹刀挑去筋膜，放在碗內，先將馬腦攪勻，再用滾黃酒沖服，或一斤或半斤俱可。倘一次不能服盡，分作二次沖服亦可。

活絡流氣飲：一名和中既濟湯。蒼朮　木瓜　羌活　附子生　山楂肉　獨活　懷牛膝　麻黃各二錢　黃柏　烏藥　乾薑　檳榔　枳殼麩炒，各一錢五分　甘草八分

黑豆四十九粒，生薑三片，水四盅，煎一盅服，渣再煎，水三盅，煎八分。

如牙疳盛，減去乾薑、附子，加胡黃連二錢，龍膽草二錢。如牙疳輕而腿疼重，加肉桂二錢。如寒熱已退，減去羌活、麻黃，加威靈仙二錢，五加皮二錢。

方歌　活絡流氣去風強，青腿牙疳初服良，除濕清胃通

---

①痰：疑作疾。

經絡，加減臨時莫執方。蒼朮木瓜羌附子，山楂獨膝柏麻黃，烏藥乾薑榔枳草，引加黑豆與生薑。

加味二妙湯：黃柏生　蒼朮米泔浸，炒　牛膝各三錢　檳榔　澤瀉　木瓜　烏藥各二錢　當歸尾一錢五分

黑豆四十九粒，生薑三片，水三盅，煎一盅；再煎渣，水二盅半，煎八分。

方歌　加味二妙行步難，青腿牙疳齦腫宣，柏蒼牛膝歸榔瀉，木瓜烏藥豆薑煎。

砭刺出血法：此法用三棱扁針，形如錐挺者，向腿之青黑處，勿論穴道，量黑之大小，針一分深，或十針、二十針俱可，務令黑血流出；外以牛肉割片，貼針眼並黑處。次日再看，如黑處微退，仍針仍貼。如無牛肉，當頂刺破，用罐拔法。

搽牙牛黃青黛散：牛黃　青黛各五分　硼砂二錢　硃砂　人中白煅　龍骨煅，各一錢　冰片三分

共研細末，先以甘草湯將口漱淨，再上此藥。

方歌　牛黃青黛散硼砂，冰片硃砂中白加，龍骨共研為細末，牙疳腫腐此藥搽。

一方用煮馬肉湯燙洗。

一方用羊肝割片，貼黑處。

一方用芥菜子搗麵，燒酒調，敷黑腫處。

● **青腿牙疳不治證**

形氣衰敗，飲食不思者不治。

牙齒俱落，紫黑流血，腐潰穢臭者不治。

腿大腫腐爛，或細乾枯者不治。

膝　部

● **膝癰　楗疽**

膝癰焮腫色紅疼，疪疽如癰色不紅，宣軟為順堅硬逆，脾腎肝經邪所乘。

註　膝癰生於膝蓋，色紅、焮腫疼痛，屬氣血實；疪疽

亦生在膝蓋，腫大如瘤，其色不變，寒熱往來，屬氣血虛。宣軟為順，堅硬如石者為逆。《經》云：肉之小會為溪；溪者，二肘、二膝、四腕也。凡脾病在溪；腎有邪，其氣留於兩膝；凡筋病皆屬於節，筋乃肝之餘，故又屬肝，是以溪會有病，皆從脾、腎、肝三經邪氣乘之也。始終內、外治法，俱按癰疽腫瘍、潰瘍門，惟兩膝俱生屬敗證，不可治也。

● 膝眼風

膝眼風在鬼眼生，疼痛如錐胖腫形，下虛風濕寒侵襲，屈伸不遂溫散靈。

註 此證生於膝眼穴，又名鬼眼穴，在膝蓋之下，左右兩骨空陷中，由下焦素虛，外邪易於侵襲，先從膝眼隱隱作疼，如風勝，其痛則走注不定；寒勝，則痛如錐刺；濕勝，則外見胖腫。屈不能伸，其病在筋；伸不能屈，其病在骨；動移不遂，沉寒痼冷之候也，惟在臨證宜詳辨之。初服萬靈丹溫散之，其痛即止，次服獨活寄生湯宣補之。效遲者，兼用火針針膝眼穴，此轉重就輕之法也。單膝生者輕，雙膝生者重。若左膝方癒，復病右膝，右膝方癒，復病左膝者，名過膝風，屬險，治法同前。

獨活寄生湯：獨活　桑寄生如無真者，以川續斷代之　人參　茯苓　川芎酒洗　防風　桂心　杜仲薑汁，炒，去絲　牛膝　秦艽　細辛各一錢五分　當歸酒洗　白芍酒炒　熟地　甘草各一錢

生薑五片，水二盅，煎七分，食前服。

方歌　獨活寄生肝腎虛，寒濕注膝腫痛居，參苓四物防風桂，杜膝秦艽甘細宜。

萬靈丹：見腫瘍門。

● 鶴膝風

鶴膝風腫生於膝，上下枯細三陰虛，風寒濕邪乘虛入，痛寒攣風筋緩濕。

註 此證一名遊膝風，一名鼓捶風，痢後得者為痢風。單生者輕，雙生者最重。因循日久，膝腫粗大，上下股脛枯細。由足三陰經虛，風、寒、濕邪乘虛而入，為是病也。膝

內隱痛寒勝也，筋急而攣風勝也，筋緩無力濕勝也。

初腫如綿，皮色不變，亦無焮熱，疼痛日增，無論單雙，俱宜服五積散汗之；次服萬靈丹溫散之，外敷回陽玉龍膏；常服換骨丹或蚵蟉丸，以驅其邪。若日久不消，勢欲潰者，宜服獨活寄生湯，或大防風湯補而溫之，痛甚加乳香。

潰後時出白漿，浮皮腐，腫痛仍前，不可用蝕藥，只宜芙蓉葉、菊花葉各五錢，研末，大麥米飯拌勻貼之，亦可止疼。或用豆腐渣蒸熱捏作餅，貼之亦可。此證係外證中之敗證也，收功甚難。

換骨丹：蒼朮四兩　枸杞子二兩五錢　茄根洗，二兩　當歸　牛膝　敗龜板　防風　秦艽　獨活　萆薢　羌活　蠶沙　松節　虎骨酥炙，各一兩

共用酒浸，曬乾，研為細末，酒糊為丸，如梧桐子大，每服三錢，食前白滾水送下。

方歌　換骨丹歸膝枸蒼，龜板風艽獨薢羌，蠶沙松節茄根虎，鶴膝風生服最良。

蚵蟉丸：蚵蟉即全蠍生者，一個　白芷　桂心　安息香　阿魏以上各用童便、酒炒熟　威靈仙　白附子童便、酒炒　當歸　羌活　桃仁童便、酒炒　牛膝　北漏蘆　地骨皮　白芍酒炒，各一兩　乳香　沒藥二味用童便、酒炒，各七錢五分

共研末，煉蜜為丸，桐子大，每服三錢，空心溫酒送下。

方歌　蚵蟉丸治鶴膝風，芷桂安息魏威靈，白附歸羌桃乳沒，膝漏骨皮芍蜜成。

五積散：見內癰部腎癰。

大防風湯：見股部附骨疽。

萬靈丹　回陽玉龍膏：俱見腫瘍門。

獨活寄生湯：見本部膝眼風。

● **下石疽**

下石疽在膝上生，堅硬如石牽筋疼，皮色如常難潰斂，證由血滯外寒凝。

註　此證生於膝間，無論膝蓋及左右，俱可以生。堅硬

如石,牽筋疼痛,腫如雞卵,皮色不變,並無焮熱,難消難潰,既潰難斂,最屬疲頑。由身虛,寒邪深襲,致令血瘀凝結,而成腫潰。內外治法,俱與中石疽參考。但此證腫潰俱涼,若涼化為熱,見諸善證者始吉;仍見惡證者,難痊。

● 緩疽

緩疽血滯外寒凝,腫硬如饅膝上生,紫黯潰遲多焮熱,腫久漸腐爛皮疼。

[註] 此證由外寒深襲,血瘀凝滯而成。生於兩膝上,或生於膝兩旁,腫硬如饅,木痛日增,其色紫黯,積日不潰,證之情形,與下石疽相似,惟多焮熱,腫久則腐爛肌肉、皮膚。初服當歸拈痛湯,以宣通濕熱,次按中石疽治法,內宜溫補,外宜灸法。虛甚者,十全大補湯相兼治之。

當歸拈痛湯:見股部腿遊風。
十全大補湯:見潰瘍門。

● 委中毒

委中毒在膕紋生,屈伸木硬微腫紅,膽熱流入膀胱遏,速宜活血刺委中。

[註] 此證生委中穴,穴在膝後膕中央約紋,動脈陷中即是。約紋者,褶紋也,又名血郄,穴屬膀胱經,俗名腿凹,《經》曰:膕中,由膽經積熱,流入膀胱,壅遏不行而成。木硬腫痛、微紅,屈伸艱難。治宜速用活血散瘀湯,逐下惡血為效,緩則筋縮而成廢疾!諸書皆云:兼刺委中穴出血自消,然刺穴必兼有腰痛不能轉移者,方可刺之,即出血亦不可過多,多則令人身撲,面見脫色。其餘內外治法,俱按癰疽腫瘍、潰瘍門。亦有焮痛,色赤、潰速者,由濕熱凝結所致,治法亦按腫痛、潰瘍門。

活血散瘀湯:當歸尾　赤芍　桃仁去皮、尖　大黃酒炒,各二錢　川芎　蘇木各一錢五分　牡丹皮　枳殼麩炒　瓜蔞仁各一錢　檳榔六分
水二盅,煎八分,空心服;渣再煎服。

[方歌] 活血散瘀委中毒,皆因積熱腫其處,歸芍丹皮桃枳榔,瓜蔞大黃芎蘇木。

● 上水魚

上水魚生委中旁，褶紋兩梢疼埂昂，長若魚形瘀熱結，外施砭血敷二黃。

註　此證生委中褶紋兩梢，腫如高埂，長若魚形，色紫作痛，由血熱遇外寒稽留，則血瘀凝結而成。外用砭法，向腫埂上砭出惡血，兼用二黃散香油調，甚效。

二黃散：即顛倒散。見鼻部肺風粉刺。

● 人面瘡

膝肘瘡生如人面，自古傳來係孽因，流氣苦參敷貝母，從善改惡自察心。

註　此證自古傳來，乃奇病也。多生兩膝，或生兩肘，腫類人形，眉目口鼻皆具。《本事方》云：瘡口能飲食，施治諸藥，絕無所苦，惟敷貝母，其瘡皺眉閉口，自此，日用貝母末和水敷灌，數日瘡消結痂而愈。又諸書皆以為素積冤譴，須自清心懺悔。初宜服流氣飲，日久宜用大苦參丸。今據所用之藥，俱係辛熱疏散之品，其證或因風、寒、濕三氣，凝合之所化，亦未必盡由冤譴所致也，依古施治，諒可奏效。

大苦參丸：苦參二兩　蔓荊子　赤茯苓　山藥　白芷　荊芥　防風　白附子　川芎　山梔生　何首烏　白蒺藜　皂角　川烏炮　黃耆　赤芍　獨活　羌活各五錢　草烏炮，一錢五分

上為細末，麵糊和丸，如梧桐子大。每服五七十丸，空心黃酒送下，不飲酒者，以茶代之。

方歌　大苦參丸人面瘡，蔓苓山藥芷荊防，白附芎梔何蒺皂，川草烏耆芍獨羌。

流氣飲方：見背部痰注發。

股膝部癰疽證篇方藥的臨床新用

1. 艾灸法治療附骨疽36例療效初探

【治療方法】①局部艾灸：每日換藥前半小時開始，顯露創面，覆蓋一層無菌紗布，將點燃清艾條置放特製的灸架

上,或用手握住艾條的另一端,點燃的艾條約離開創面3~5cm以患者不感到灼痛為度。每次艾灸時間30~40分鐘,一日1~2次,灸後常規換藥。②全身治療:取足三里、脾俞、中脘、腎俞等穴,每次可取二穴,艾灸方法同上。

【治療結果】本組痊癒26例,佔72%,顯效8例,無效2例,總有效率94%。隨訪3年以上者26例,1例復發。(劉德春.安徽中醫臨床雜誌,1995,7(3):44)

2. 八妙湯治療附骨疽療效觀察

【治療方法】黃柏15g,蒼朮15g,薏苡仁15g,牛膝10g,黃耆15g,銀花30g,當歸10g,生甘草10g。加減應用:高熱心煩,患處腫痛加蒲公英、連翹、野菊花、紫花地丁、梔子;瘡腫疼痛未潰者加皂角刺、穿山甲;病久體虛者加重黃耆用量,再加黨參、山藥、天花粉;患處在上半身者去牛膝,加桑枝、桔梗。每日1劑,加水500ml,煎取藥液150ml左右,再加水300ml,煎取藥液150ml左右,兩次所取的藥液相合,早、午、晚各服100ml。

【治療結果】本組159例全部有效,治癒145例,佔91.2%,轉為慢性者14例,佔8.8%。

【典型病例】任某,男,18歲,平遙縣人,1991年4月25日入院。患者11歲時曾患右脛骨急性化膿性骨髓炎,在我處住院2個月治癒。1991年3月,因感冒未及時治療而復發,至某專科醫院治療。手術後瘡口腫痛加重,高熱不退。曾用青黴素、氨苄青黴素、先鋒黴素20天未見好轉,而轉我院治療。入院時,面色蒼白,疲乏無力,自汗不止,口乾渴不多飲,舌質紅、苔黃厚膩,脈滑數。瘡口為開放性,28cm×9cm×6cm,膿液色黃,質稀量多,有腥臭味,洗淨瘡口可見肉芽紅絳水腫,白骨外露。查體:體溫39.3℃,辨證屬濕熱下注,氣血雙虧。治以清熱解毒,燥濕排膿,扶正托毒。

【處方】黃柏15g,蒼朮15g,薏苡仁20g,牛膝10g,黃耆30g,當歸10g,銀花30g,連翹15g,蒲公英30g,黨參15g,野菊花15g,木通10g,生甘草10g。每日1劑,水煎2次,早、

午、晚3次分服。上方服3劑後，體溫降至37.8°C。又服3劑後，體溫降至37.2°C，膿液減少，患處腫痛減輕。服完10劑後，體溫36.6°C，膿液明顯減少，瘡周腫消過半已不疼痛，肉芽鮮紅。上方加減服18劑後已無膿液，肉芽紅活。改服益氣補血、活血通絡、補肝益腎之劑。至6月18日瘡口結痂癒合。（曲學英.山西中醫，1995，11(2)：20）

3. 中藥辨證治療鶴膝風

【治療方法】偏於寒濕重者，治以發汗行水、溫經通絡、散寒勝濕之法。

【處方】麻黃9g，桂枝12g，附子9g，蘇葉12g，浮萍30g，芙蓉葉18g，蒼朮9g，豨薟草15g，防己12g，土茯苓30g，生薑9g，懷牛膝15g，甘草15g。水煎服出汗。偏於濕邪化熱者，脈濡數，口渴，局部灼熱疼痛，治以清熱利濕之法。方藥：浮萍30g，蘇葉9g，薄荷6g，梔子9g，知母9g，黃柏9g，黃芩9g，木瓜9g，木通9g，澤瀉9g，土茯苓30g，甘草15g，蒼朮9g，豨薟草9g，黃連9g，懷牛膝9g。

【典型病例】黃某，女，38歲。主訴：因工作環境潮濕，以致時常腰腿痛，腿經常抽筋。於1999年因工作過勞，汗出浸衣著受寒涼，周身無力，精神疲倦，次日感到下肢疼痛，後來發現右膝關節腫大，並抽液數次，每次抽出約80ml，於2000年11月17日來我院門診治療，診為鶴膝風。

【治療】發汗利水，濕通經絡。處方：麻黃9g，桂枝15g，蘇葉12g，浮萍30g，芙蓉葉24g，豨薟草15g，防己12g，土茯苓30g，生薑3g，甘草15g，水煎服覆被出汗。次診：服藥後周身出汗，患處感到輕鬆，按原方去蘇葉、生薑，加附子、肉桂溫經去寒，加懷牛膝活血去瘀引藥下行，強筋骨利關節，連服7劑後，腫消1/2，自覺每次服藥後，右膝關節部感覺潮熱出汗，非常輕快，共服60餘劑，全部症狀消失，痊癒。隨訪半年未復發。（杜文平.中國民間療法，2001，9(11)：6）

4. 鶴膝風治方

(1) 白芥子60g，大蔥、生薑各30g。白芥子微炒先搗爛，

與蔥、薑共搗爛外包膝關節腫脹部位，連包2~3天，患處起泡破皮，不必害怕。

(2) 黑魚1條，羌活、防風、當歸、桂枝、川烏、麻黃、鑽地風、透骨草各15g，木瓜酒5斤。黑魚去腸雜切塊，同餘藥隔水煮1小時，蘸抹患處。

(3) 豆腐渣適量，蒸熟，乘熱貼敷患處，每日1換。

(4) 青風藤90g，麻黃6g（後下），水煎（或濃縮製成片劑），早晚分服。

(5) 大蒜頭（去皮）100g，李樹皮50g，生薑10g，蜂蜜6g。將大蒜頭搗成糊狀，李樹皮加水100ml，煎取20ml，生薑搗爛取汁，加蜂蜜6g調勻，以上諸藥調成糊狀，攤在塑膠布上，厚0.2cm，外敷關節周圍，用繃帶包紮固定，待局部有發熱、刺痛，30~50分鐘後除去敷藥，暴露患部即可

(6) 芙蓉葉、菊花葉各15g，拌大米飯適量，搗勻，貼敷患處，每日1換。

(7) 大戟100g，甘遂100g，大黃末適量。前2味共研細末，蜂蜜調敷雙膝，並蓋上鮮菜葉以保持敷藥濕潤。每天2次，敷8小時，腫痛減輕。3天後在原方餘末中按15%的比例加大黃末，再敷如前法，1週腫消。

| 卷七十一 |

脛　部

● 三里發

三里發腫牛眼形，膝眼之下冷痛凝，勞力傷筋兼胃熱，腫色青黑紫血膿。

註 此證生膝眼下三寸，外側前廉兩筋間。初腫形如牛眼，拘急冷疼，由勞力傷筋，胃熱凝結而成。漸增腫痛，其

色青黑，潰出紫血，次出稀膿，內外治法，俱按癰疽腫瘍、潰瘍門。

● **腓腨發**

腓腨發在小腿肚，憎寒煩躁積熱成，焮腫痛潰膿血吉，漫腫平塌清水凶。

[註] 此證發於腓腨，即小腿肚也。由腎水不足，膀胱積熱凝結而成，古方云不治。若焮赤高腫疼痛，潰出正膿而兼血者吉，為順；或漫腫平塌，紫黯礨痛，潰出清水者凶，為逆。初服仙方活命飲，潰服八珍湯。氣血虛者，服十全大補湯；下虛者，以桂附地黃丸補之。外治法同癰疽潰瘍門。

仙方活命飲：見腫瘍門。

八珍湯　十全大補湯：俱見潰瘍門。

桂附地黃丸：見面部頰瘍。

● **黃鰍癰**

黃鰍癰生腿肚旁，疼痛硬腫若鰍長，肝脾濕熱微紅色，順出稠膿逆敗漿。

[註] 此證生在小腿肚裡側，疼痛硬腫，長有數寸，形如泥鰍，其色微紅，由肝、脾二經濕熱凝結而成。應期潰破出稠膿者為順；若出污水敗漿者屬逆。初服五香流氣飲，其次內、外治法，俱按癰疽腫瘍、潰瘍門。

五香流氣飲：金銀花 二兩　小茴香　僵蠶 炒　羌活　獨活　連翹 去心　瓜蔞仁 各一兩五錢　藿香 五錢　丁香 二錢　木香　沉香　甘草 各一錢

分為十劑，水煎服。

[方歌] 五香流氣治黃鰍，流注結核也能瘳，丁木茴沉僵藿草，銀花羌獨翹瓜蔞。

● **青蛇毒**

青蛇毒生腿肚下，形長三寸紫塊僵，腎與膀胱濕熱結，急針蛇頭血出良。

[註] 此證又名青蛇便，生於小腿肚之下，形長二三寸，結腫，紫塊、僵硬，憎寒壯熱，大痛不食，由腎經素虛，膀

胱濕熱下注而成。蛇頭向下者，毒輕而淺，急刺蛇頭一半寸，出紫黑血，隨針孔搽拔疔散；外敷離宮錠，內服仙方活命飲，加黃柏、牛膝、木瓜。亦有蛇頭向上者，毒深而惡急，刺蛇頭一二寸，出紫黑血，針孔用白降丹細條插入五六分，外貼巴膏，餘腫敷太乙紫金錠，內服麥靈丹，俟毒減退，次服仙方活命飲調和之。若毒入腹，嘔吐腹脹，神昏脈躁，俱為逆證。

拔疔散：見齒部牙疔。

離宮錠　仙方活命飲　麥靈丹：俱見腫瘍門。

白降丹　巴膏：俱見潰瘍門。

太乙紫金錠：見胸部脾發疽。

● 接骨發

接骨發如核桃形，腿肚之下硬脹疼，色紅漫腫宜速潰，遲損筋脈缺踵行。

註　此證生於腿肚之下，接骨之上，脛骨與足後跟骨相接處，故名接骨發，屬膀胱經濕熱凝結而成。

初如核桃，其硬如物打磕踫之狀，急脹微疼，色紅漫腫，膿宜速潰，遲則膿毒損筋，筋脈既傷，腿缺踵行。踵行者，不能全足踐地，惟恃足指著力而行也。始終內、外治法，俱按癰疽腫瘍、潰瘍門。

● 附陰疽

附陰疽發內踝上，初如紅粟日增疼，堅硬赤腫漸如卵，三陰交會濕熱凝。

註　此證生內踝骨之上三寸，初如紅粟，疼痛日增，堅硬赤腫，漸如雞卵，係三陰交會濕熱積聚而成。始終內、外治法，俱按癰疽腫瘍、潰瘍門。但三陰交係純陰之穴，收斂遲緩，調養不可不慎。

● 內踝疽　外踝疽

內外踝疽濕寒成，血澀氣滯阻於經，三阻外側三陰裡，初用宣通蒜灸靈。

註　此二證生兩足踝近腕之處，在內踝者名走緩，又名

鞋帶疽；在外踝者名腳拐毒。蓋內踝骨屬三陰經脈絡也，外踝骨，屬三陽經脈絡也。俱由濕寒下注，血澀氣阻而成，其堅硬漫腫，皮色不變，時時隱痛，難於行立者，初服瘡科流氣飲加牛膝、木瓜、防己，以宣通之，外用蒜片灸法以消之。發三陰經者服內托黃耆湯；發三陽經者，服內托羌活湯。若虛弱將欲作膿，跳痛無時者，俱服十全大補湯，外敷烏龍膏。其腫潰法，俱按癰疽腫痛、潰瘍門。

瘡科流氣飲：見背部痰注發。
內托黃耆湯：見股部附骨疽。
內托羌活湯：見臀部上馬癰。
十全大補湯：見腫瘍門。
烏龍膏：見腫瘍門。

● **穿踝疽**

穿踝疽由脾濕寒，裡發串外踝骨間，有頭屬陽陰悶腫，潰出清水廢疾纏。

註　此證由脾經濕寒下注，血澀氣阻而成。先從裡踝骨發起，串及外踝，致令裡外通腫，以有頭為陽，易破；若惟悶腫無頭為陰，難潰。其證初起寒熱往來，有紅暈兼有熱也，宜服荊防敗毒散；皮色不變者，服萬靈丹。其餘腫潰治法，俱同內、外二踝疽。若潰出清水，或投方不應，纏綿日久者，必成廢疾，難治。

荊防敗毒散：見項部腦疽。
萬靈丹：見腫瘍門。

● **濕毒流注**（附：瓜藤纏）

濕毒流注腿脛生，頂如牛眼漫腫形，紫輕黑重膿水漬，寒濕暑熱在腠凝。

註　此證生於腿脛，流行不定，或發一二處，瘡頂形似牛眼，根腳漫腫，輕則色紫，重則色黑，潰破膿水浸漬，好肉破爛，日久不斂。由暴風疾雨，寒濕暑火，侵在腠理，而肌肉為病也。初覺急服防風通聖散，加木瓜、牛膝、防己、蒼朮消之；若腿脛至晚發熱者，宜服當歸拈痛湯，加牛膝。

外治初搽三妙散，腫痛全消，換搽輕粉散斂之即效。若繞脛而發，即名瓜藤纏，結核數枚，日久腫痛，腐爛不已，亦屬濕熱下注而成，治法同前。

輕粉散：輕粉一錢五分　黃丹　黃柏　密陀僧　高末茶　乳香各三錢　麝香五分

共研末，先用蔥熬湯洗患處，再搽此藥。

方歌　輕粉黃丹柏陀僧，末茶乳麝共研成，濕毒流注臁瘡證，化腐除濕又止疼。

防風通聖散：見頭部禿瘡。
當歸拈痛湯：見股部腿遊風。
三妙散：見腹部臍癰。

● **腎氣遊風**

腎氣遊風腿肚生，紅腫如雲火烘疼，證由腎火蘊於內，膀胱氣滯外受風。

註　此證多生於腎虛之人。腿肚紅腫，形如雲片，遊走不定，痛如火烘，由腎火內蘊，外受風邪，膀胱氣滯而成也。初服紫蘇流氣飲，次服檳榔丸；外用豆腐研調黃柏末，貼敷之，甚效。

紫蘇流氣飲：紫蘇　黃柏　木瓜　檳榔　香附　陳皮　川芎　厚朴薑炒　白芷　蒼朮米泔水浸，炒　烏藥　荊芥　防風　甘草　獨活　枳殼麩炒，等份

薑三片，棗一枚，水煎服。

方歌　紫蘇流氣柏瓜榔，香附陳芎厚芷蒼，烏藥荊防甘獨枳，腎氣遊風服最昌。

檳榔丸：檳榔　枳殼麩炒各二兩　木瓜一兩五錢　木香一兩　大黃四兩

共研細末，煉蜜為丸，如梧桐子大。每服三十丸，空心白滾湯送下，黃酒送下亦可。

方歌　檳榔枳殼木瓜研，木香大黃煉蜜丸，腎氣遊風紅腫痛，空心水送自然痊。

● 臁　瘡

臁瘡當分內外廉，外廉易治內難痊，外屬三陽濕熱結，內屬三陰虛熱纏。法宜搜風除濕熱，外貼三香夾紙餞。

註　此證生在兩脛內外廉骨，外廉屬足三陽經濕熱結聚，早治易於見效；內廉屬三陰有濕，兼血分虛熱而成，更兼廉骨皮肉澆薄，難得見效，極其纏綿。初發先癢後痛，紅腫成片，破津紫水。新起宜貼三香膏，色紫貼夾紙膏；日久瘡色紫黑，貼解毒紫金膏；又年久頑臁，瘡皮烏黑下陷，臭穢不堪者，用蜈蚣餞法，去風毒、化瘀腐，蓋貼黃蠟膏，漸效。初服黃耆丸，日久者服四生丸，下元虛冷者宜虎潛丸，常服甚效，但腿脛在至陰之下，生瘡者當戒勞動、發物，其證可癒，否則難痊。

三香膏：輕粉　乳香　松香各等份

共為末，香油調稠，用夾紙一面，以針密刺細孔，將藥夾搽紙內；先以蔥湯洗淨患處，將藥紙有針孔一面，對瘡貼之，三日一換。

方歌　三香輕粉乳松香，研末油調紙內藏，蔥湯洗患方貼藥，初起臁瘡用此良。

夾紙膏：黃丹炒　輕粉　兒茶　沒藥　雄黃　血竭　五倍子炒　銀朱　枯礬各等份

共為末，量瘡大小，剪油紙二張，夾藥於內，紙周圍用麵糊黏住，紙上用針刺孔；先將瘡口用蔥、椒煎湯洗淨拭乾，然後貼上，以帛縛之，三日一洗，再換新藥貼之。

方歌　夾紙膏貼臁瘡破，黃丹輕粉兒茶沒，雄黃竭倍銀朱礬，油紙夾貼腐可脫。

解毒紫金膏：明淨松香　皂礬煅赤各一斤

共研極細末，香油調稠；先用蔥、艾、甘草煎湯洗淨患處，再搽此藥，油紙蓋住，以軟布紮緊，三日一換，此藥又治楊梅結毒，腐爛作臭，膿水淋漓，用之甚效。

方歌　解毒紫金臁瘡爛，明淨松香皂礬煅，二味研末香油調，蔥艾草湯先洗患。

蜈蚣餞：蜈蚣　甘草　獨活　白芷各一錢

桐油二兩,將藥煎滾；先以米泔水洗淨臁瘡,水和白麵作圈,圍在瘡之四邊,勿令洩氣,將腿放平,以茶匙挑油,漸漸乘熱加滿,待油溫取下,已後風毒自散,腐肉漸脫,其功甚速。

方歌　蜈蚣餞治久臁瘡,皮黑下陷臭難當,桐油煎草獨活芷,白麵圈瘡油燙強。

黃蠟膏：血竭　赤石脂煅　龍骨煅,各三錢

共為細末,香油一兩,入血餘栗子大一團,枯去渣；再入黃蠟一兩,白膠香三錢,熔化盡離火,下血竭等末,攪勻候冷,瓷罐盛之,用時捏作薄片貼瘡上,絹帛縛定,三日後翻過貼之。

方歌　黃蠟血餘竭白膠,石脂龍骨入油調,蜈蚣餞後此膏蓋,肌肉能生痛自消。

黃耆丸：黃耆　川烏頭炮,去皮　赤小豆　蒺藜炒,去刺　地龍去土,炒　川楝子鹽水泡,去核　茴香炒　防風各一兩　烏藥五錢

上為細末,酒煮,麵糊為丸,如梧桐子大,每服十五丸,空心溫酒送下,鹽湯亦可,婦人用醋煎滾,候溫送下。

方歌　黃耆丸治臁瘡起,川烏赤豆共蒺藜,地龍川楝茴香炒,防風烏藥酒糊宜。

四生丸：地龍去土,炒　白附子　僵蠶炒　草烏去皮、尖,炮　五靈脂各等份

上為細末,米糊為丸,如梧桐子大。每服三四十丸,食前茶、酒任下。

方歌　四生臁瘡久纏綿,骨節多疼舉動難,地龍白附僵蠶炒,草烏靈脂米糊丸。

虎潛丸：敗龜板酥炙,四兩　知母　黃柏二味鹽、酒炒　熟地各三兩　牛膝酒蒸　白芍酒炒　陳皮鹽水潤,各二兩　鎖①陽酒潤　當歸酒洗,各一兩五錢　虎脛骨酥炙,一兩

---

①鎖：原作瑣,形近音同致誤。

共研末,羯羊肉酒煮爛搗膏,和入藥末內為丸,如梧桐子大。每服三錢,空心淡鹽湯送下,冬月加乾薑一兩。

方歌 虎潛丸療筋骨痿,下元虛冷精血虧,龜板鎖陽膝虎脛,知柏芍陳熟地歸。

● 鱔 漏

鱔漏生在腿肚間,孔如鑽眼津水綿,頗類濕瘡濕熱發,艾湯薰洗覺癢痊。

註 此證由濕熱而成。初起頗類濕瘡,生於腿肚,癢痛相兼,破津黃水,綿綿不已,其孔深如鑽眼,復受寒氣侵入瘡孔,以致口寒肌冷。法宜艾葉、老蔥熬湯,每日先薰後洗。瘡口發熱覺癢時,即貼黃蠟膏,收斂而癒。

黃蠟膏:見臁瘡。

● 四彎風

四彎風生腿腳彎,每月一發最纏綿,形如風癬風邪襲,搔破成瘡癢難堪。

註 此證生在兩腿彎、腳彎,每月一發,形如風癬,屬風邪襲入腠理而成。其癢無度,搔破津水,形如濕癬,法宜大麥一升熬湯,先薰後洗;次搽三妙散,滲濕殺蟲,其癢即止,緩緩取效。

三妙散:見腹部臍癰。

● 風 疽

風疽生脛曲凹中,癢搔皮損津汁濃,風邪留於血脈內,煩熱昏冒肌腫痛。

註 此證生脛骨及曲凹之處,癢搔皮損,津黃汁,極其黏濃。由風邪留於血脈相搏而成。因其根深,故有疽名。甚則身體煩熱,昏冒,而肌肉透紅,更增腫疼。宜服防風湯,外抹青竹大豆油,即效。

防風湯:防風　附子製　麻黃蜜炙　白芷　木通　柴胡　當歸焙　桔梗　甘草炙　羌活各五分

共為粗末,水一盅半,煎八分,澄去滓,食後服,臨睡再用一服。如欲出汗,俟空心,頭煎落滓,並一服之;後食稀

粥、生薑，食畢被覆臥取汗，避風。

[方歌] 防風湯療風熱搏，留於血脈津汁破，附子麻黃芷木通，柴胡歸桔甘羌活。

青竹大豆油： 青竹筒截三尺長，徑一寸半，筒內裝黑豆一升，以穀糠、馬糞二物燒火，當竹筒中炙之，以瓷碗兩頭接取油汁。先以清米泔水和鹽熱洗患處，拭乾，即塗豆油，不過三度極效。

[方歌] 青竹筒截三尺長，徑要寸半黑豆裝，穀糠馬糞燒炙筒，風疽搔癢油塗良。

足 部

● **足發背**

足發背屬膽胃經，七情六淫下注成，詳別善惡分順逆，細辨疽癰定死生。

[註] 此證一名足跗發。凡足背雖行三陽，而偏在膽胃二經居多。證由七情內鬱，或兼六淫外傷而成。《經》云：三背不宜生瘡。惟足背多筋多骨，肉少皮薄，又在至陰之下，發瘡疽者，升發遲慢，所以謂為險候也，宜別五善、七惡而分順逆。發背者，大瘡之通名也。須當細辨，或疽或癰，順逆即分，則生死定焉。初宜服仙方活命飲，及隔蒜灸之。令瘡速潰。餘與腫瘍、潰瘍門治同。

仙方活命飲： 見腫瘍門。
隔蒜灸法： 見首卷灸法。

● **湧泉疽**

湧泉疽發在足心，腎虛濕滯多屬陰，速破潰淺癰可治，黑陷為疽命難存。

[註] 此證生在足心湧泉穴，一名足心發，又名穿窟天蛇，俗名病穿板，屬足少陰，由腎經虛損，兼濕熱下注而成，若十四日內即潰，膿淺為癰，猶可調治，初服仙方活命飲，外用神燈照法。虛甚膿生遲者，十全大補湯；潰後兼用

桂附地黃丸服之。餘治按癧疽腫瘍、潰瘍門。若黑陷不疼，二十一日之內不潰膿者為疽，屬陰敗之證難救。

仙方活命飲：見腫瘍門。

神燈照法：見首卷。

十全大補湯：見潰瘍門。

桂附地黃丸：見面部頰瘍。

● **脫 疽**

脫疽多生足指間，黃疱如粟黑爛延，腎竭血枯五敗證，割切仍黑定歸泉。

註　此證多生足指之間，手指生者間或有之。蓋手足十指乃臟腑枝幹。未發疽之先，煩躁發熱，頗類消渴，日久始發此患。初生如粟，黃疱一點，皮色紫黯，猶如煮熟紅棗，黑氣侵漫，腐爛延開，五指相傳，甚則攻於腳面，痛如湯潑火燃，其臭氣雖異香難解。由膏粱藥酒，及房術丹石熱藥，以致陽精煽惑，淫火猖狂，蘊蓄於臟腑，消爍陰液而成。斯時血死心敗，皮死肺敗，筋死肝敗，肉死脾敗，骨死腎敗，此五敗證，雖遇靈丹亦難獲效。

初起宜服解毒濟生湯，外用大麥米煮飯，拌芙蓉葉、菊花葉各五錢，貼之止痛。消之不應者，必施割法，須患者情願，將死生付於度外，遵古法毒在肉則割，毒在骨則切。然割切之法，須宜早施，乘其未及延散時，用頭髮十餘根，緊纏患指本節盡處，繞縈十餘轉，毋令毒氣攻延好肉，隨用蟾酥餅放於初起黃疱頂上，加艾灸之，至肉枯瘡死為度；次日病指盡黑，方用利刀，尋至本節縫中，將患指徐順取下。血流不止者用如聖金刀散止之，餘腫以離宮錠塗之。次日倘有黑氣未盡，單用蟾酥餅研末撒之，用陀僧膏蓋貼，黑氣自退；患上生膿，兼貼生肌玉紅膏及生肌等藥，肌生護骨斂口，此為吉兆，內宜滋腎水、養氣血、健脾、安神之劑，如陰陽二氣丹、清神散、金液戊土丹俱可服之。若內、外始終無變證，十中可保三四；若割切之後，復生黑氣過節，侵漫好肉，疼痛尤甚者，屬逆。此證初起不痛者，宜雌雄霹靂火

灸之，其餘滋補、燙洗等法，俱按癰疽腫瘍、潰瘍門。

[按] 諸書論脫疽單生於足大指，而別指生者，俱名敦疽，此非確論。然脫疽偏生於屬陰經之指者居多，屢經如此，後之學者，宜詳審焉可也。

解毒濟生湯：當歸　遠志去心　川芎　天花粉　柴胡　黃芩　犀角鎊　麥冬去心　知母　黃柏　茯神　金銀花各一錢　紅花　牛膝　甘草生，各五分

水二盅，煎八分，入童便一杯，食前服。如生手指間，去牛膝加升麻。

[方歌] 解毒濟生歸遠芎，花粉柴芩犀麥冬，知柏茯銀紅膝草，脫疽初起煩熱攻。

如聖金刀散：松香七兩　生白礬　枯白礬各一兩五錢

共研極細末，瓷罐收貯，臨用時，撒於患處。

[方歌] 如聖金刀散刃傷，血流不止撒之良，白礬枯礬松香等，共研為末罐收藏。

陰陽二氣丹：天門冬去心　麥門冬去心　元參湯泡去粗皮，以上三味各搗膏　五味子炒　人中白生　黃柏各一兩　甘草生　澤瀉　枯白礬　青黛各三錢　冰片一錢

各研細末，同天門冬等膏，加煉蜜少許，再搗千餘下，軟硬得中，丸如梧桐子大，硃砂為衣。每服六十丸，童便、人乳各一酒盅，空心送下，安睡一時。

[方歌] 陰陽二氣丹脫疽，腎水枯乾燥熱欺，天麥元參甘瀉味，中白冰礬柏黛宜。

清神散：綠豆粉一兩　牛黃三分　甘草節五錢　冰片五分　硃砂三錢

上共為極細末，每服一錢，淡竹葉、燈心煎湯調服。

[方歌] 清神散治脫疽發，悶亂心煩調服佳，豆粉牛黃甘草節，研加冰片共硃砂。

金液戊土丹：茯神　胡黃連　烏梅肉　人中黃　五味子各一兩　硃砂　雄黃　硝石　遠志去心　石菖蒲各三錢　牛黃　冰片各一錢

各研細末，共合一處，再研千轉。於端午、七夕或春、秋二分，冬、夏二至吉辰，在淨室中，先將烏梅肉搗膏，和入藥末內，加煉蜜少許，搗千餘下，軟硬得中為丸，每丸重一錢，金鉑為衣。每服一丸，人乳、童便各一酒盅，隨病上下化服。修和之時，服藥之際，忌婦人、僧尼、孝服、雞犬等見之。此藥用蠟封固收藏，不洩藥味，愈久愈效。

方歌 金液戊土茯牛黃，朱雄硝遠片石菖，胡連梅肉中黃味，專治脫疽發背瘡。

雌雄霹靂火： 雌黃　雄黃　丁香各二錢　麝香一分

上為細末，用蘄艾茸二錢；將藥末搓入艾內，作豌豆大丸，安患上灸之，毋論癢痛，以肉焦為度。如毒已經走散，就紅暈盡處，排炷灸之，痛則至癢，癢則至痛，以瘡紅活為妙。

方歌 霹靂火治陰疽方，脫疽不疼灸更強，雌黃丁麝雄黃末，蘄艾茸搓藥末良。

蟾酥餅： 即蟾酥丸作餅。見疔瘡門。

離宮錠： 見腫瘍門。

陀僧膏　生肌玉紅膏： 俱見潰瘍門。

● **敦　疽**

敦疽多生足指疼，腫色紅活出血膿，血燥精竭無敗色，膏粱房勞脾腎經。

註 此證多生於足指，而手指亦間有生者，由膏粱太過則損脾，房勞太過則傷腎；脾既損則血生少，腎既傷則精必竭，更兼濕熱壅盛而成。

初起黃粟小疱，痛如湯潑火燃，其色紅活，腫無黑暈，潰破有膿，腐無敗色，此屬血脈未死之候。然此證雖無敗色，亦由臟腑發出，未可視為小毒也，法宜急服滋陰救燥、補血理脾之藥。初服解毒濟生湯、六味地黃湯，潰服人參養榮湯、桂附地黃湯。外初宜蚵蚾拔毒散塗之，將潰貼蟾酥餅，兼貼巴膏，潰腐之後，換搽生肌玉紅膏生肌斂口。初終禁用灸法。患者宜清心寡慾調理，庶免變證。

解毒濟生湯： 見脫疽。

六味地黃湯：見面部雀斑。

桂附地黃湯：見面部頰瘍。

人參養榮湯　巴膏　生肌玉紅膏：俱見潰瘍門。

蜞蚪拔毒散：見腫瘍門。

蟾酥餅：即蟾酥丸作餅。見疔瘡門。

● 甲　疽

甲疽多因剔甲傷，甲長侵肉破成瘡，胬肉高突痛難忍，消瘀化胬效非常。

註　此證因割嵌指甲傷肉，或剔甲傷肉，或甲長侵肉，穿窄小靴鞋，以致甲旁焮腫破爛，時津黃水，胬肉高突，疼痛難忍，不能著衣。原係好肉受傷，宜用鹽湯燙洗，外敷華佗累效散，白膏藥蓋貼，胬肉消盡即癒。

華佗累效散：乳香　硇砂各一錢　輕粉五分　橄欖核燒存性，三枚　黃丹三分

共研細末，香油調敷。

方歌　華佗累效敷嵌甲，黃丹輕粉乳硇砂，橄欖核燒同碾細，香油調濃患處搽。

白膏藥：見潰瘍門。

● 足跟疽

足跟疽生腳攣根，狀如兔咬紫紅焮，陽蹻積熱潰難斂，初宜隔蒜艾灸勤。

註　此證生足跟，俗名腳攣根，由臟腑積熱，汗出涉水，遠行傷筋而成。初腫紅紫疼痛，潰破膿水淋漓，狀如兔咬。《經》云：兔齧狀如赤豆，至骨急治，遲則害人。蓋謂毒之深惡也。屬足太陽膀胱經，穴名申脈，即陽蹻脈發源之所，又係腎經所過之路，瘡口久潰不合，陽蹻脈氣不能沖發，腎氣由此漏泄，以致患者益虛，初起宜隔蒜片灸之，服仙方活命飲加肉桂、牛膝；潰後宜補中益氣湯、人參養榮湯、桂附地黃丸隨證滋補治之。餘按癧疽潰瘍門。海藏云：兔嚙久不收斂，用鹽湯洗之，白朮研末撒之，兩日一易，謹戒一切勞碌即效。

隔蒜灸法：見首卷灸法。

仙方活命飲：見腫瘍門。

補中益氣湯　人參養榮湯：俱見潰瘍門。

桂附地黃丸：見面部頰瘍。

● 厲癰　四淫

厲癰勢小足旁生，四淫在足上下凝，三陰虧損為疽重，三陽濕熱發癰輕。

註　《靈樞》云：發於足上下，名曰四淫，其狀大癰，急治之，百日死；發於足旁，名曰厲癰，其狀不大，急治之，去其黑者，不消輒益，不治，百日死。此二證俱由足三陰經虧損，為疽者重；若兼足三陽經濕熱下注，而成癰者輕。若紅腫疼痛，潰破有膿，腐脫無黑氣浸漫，屬濕熱偏盛，順證易治；若微紅微腫，潰出膿水，屬陰氣凝結，不能化膿，險證難治；若黑黯漫腫，痛不潰膿，煩熱作渴，小水淋漓，為陰敗惡證，屬逆。四淫無邊沿，屬癰類敦疽，初俱宜仙方活命飲，外宜隔蒜灸，以宣壅毒。將潰宜服人參養榮湯，兼六味地黃丸以滋補之，若色黯不痛，即用桑柴烘法，以行壅滯助陽氣，更宜十全大補湯兼桂附地黃丸，壯脾滋水治之，或可成功。若妄用苦寒克伐之藥，多致不救，外治法同敦疽。

仙方活命飲：見腫瘍門。

隔蒜灸法：見首卷灸法。

人參養榮湯　十全大補湯：俱見潰瘍門。

六味地黃丸：見面部雀斑。

桑柴烘法：見首卷。

桂附地黃丸：見面部頰瘍。

● 臭田螺

臭田螺瘡最纏綿，腳丫瘙癢起白斑，搓破皮爛腥水臭，治宜清熱滲濕痊。

註　此證由胃經濕熱下注而生。腳丫破爛，其患甚小，其癢搓之不能解，必搓至皮爛，津腥臭水覺疼時，其癢方止，次日仍癢，經年不癒，極其纏綿。法宜甘草薏苡仁煎湯

洗之，嚼細茶葉塗之，乾則黃連膏潤之；破爛甚者，宜用鵝掌皮，煅存性，研末，香油調敷，甚效。

黃連膏：見鼻部鼻瘡。

● 牛程蹇

牛程蹇因奔走急，腳熱著水寒風襲，氣滯血凝起硬埂，法宜鴿糞滾湯漬。

註 此證生於足跟，及足掌皮內，頑硬腫起，高埂色黃，疼痛不能行履。由腳熱著冷水，或遇寒風襲於血脈，令氣滯血凝而成，法宜用盆一個，內安新磚，磚上安鴿糞，糞上合罩籬，以腳踏罩籬上；次以滾水從旁沖入，蒸之、浸漬之，冷則易之。或用新磚燒紅，韭菜汁潑之，將病足踏於其上燙之。早治或有消者，久則破裂，膿水津流，每日米泔水淨洗，搽牛角散，四圍頑皮浮起剪之，換搽生肌玉紅膏、月白珍珠散，生肌斂口自癒。

牛角散：松香　輕粉　水龍骨 即舊船底油石灰　牛角尖 燒灰

共為末，牛骨髓調搽。

方歌 牛角散治牛程蹇，久破膿水流不瘥，松香輕粉水龍骨，牛角燒灰須用尖。

生肌玉紅膏　月白珍珠散：俱見潰瘍門。

● 土　栗

土栗生在足跟旁，腫若琉璃亮色黃，行路崎嶇傷筋骨，急服仙方合五香。

註 此證又名琉璃疽，生在足跟之旁，形如棗栗，亮而色黃，腫若琉璃，由行崎嶇之路，勞傷筋骨血脈而成。急服五香湯及仙方活命飲，宣通壅滯；膿熟針之，膿少而多水者，以陀僧膏貼之。餘按癰疽潰瘍治法。

五香湯：乳香　藿香　丁香　沉香　青木香 各三錢半

水二盅，煎八分，服之。

方歌 五香湯善治土栗，行路勞傷血脈積，乳藿丁沉青木香，煎服舒壅功效極。

仙方活命飲：見腫瘍門。

陀僧膏：見潰瘍門。

● 冷疔

冷疔濕寒足跟生，疼痛徹骨紫疱形，黑爛深孔流血水，氣穢神燈照法靈。

[註] 此證生在足跟，由濕寒凝結而成。形如棗栗，起紫白疱，疼痛徹骨，漸生黑氣，腐爛孔深，時流血水。氣穢經久不斂者，宜神燈照法照之。鐵粉散敷之。初服內補十宣散，次按潰瘍治同。

鐵粉散：生鐵粉即鐵砂。如無，用黑鉛四兩，鐵勺化開，傾水中冷定取出，再化再傾，以鉛化盡為度，去水取末。三錢　黃丹飛　輕粉　松香各一錢　麝香一分

各研細末，共合一處再研勻；將患處以蔥湯洗去血水腐臭，香油調藥搽於患上，油紙蓋之，縶之。

[方歌] 鐵粉散醫足冷疔，能蝕黑腐肌肉生，黃丹輕粉松香麝，香油調搽紙蓋靈。

神燈照法：見首卷。

內補十宣散：見胸部痦癧癰。

● 腳氣瘡

腳氣瘡在足膝生，濕熱相搏風氣乘，壯熱腫痛津黃水，心神煩躁犀角靈。

[註] 此證生於足膝，由濕熱內搏，滯於膚腠，外為風乘，不得宣通，故令腳膝生瘡，癢痛作腫，破津黃水，形類黃水瘡，惟身體壯熱，心神煩躁，經久難瘥。宜服犀角散，外以漏蘆湯洗之，兼敷龍骨散甚效。

犀角散：犀角屑　天麻　黃耆　枳殼麩炒　白鮮皮　黃芩　防風　羌活　白蒺藜各七錢五分　檳榔一兩　烏梢蛇酒浸，二兩　甘草炙，五錢

上研粗末，每服八錢，水一盞半，生薑五片，煎一盞，去渣，不拘時溫服。

[方歌] 犀角散醫腳氣瘡，天麻耆枳白鮮榔，烏蛇芩草風羌活，蒺藜粗末引加薑。

漏蘆湯：漏蘆　甘草生　槐白皮　五加皮　白薇各一兩五錢　白蒺藜四兩

共為粗末，每用五兩，水八碗，煎五碗，去渣，淋洗。

方歌　漏蘆湯甘槐白皮，五加白薇白蒺藜，腳氣瘡疼癢津水，熬湯洗患散濕急。

龍骨散：白龍骨研　輕粉各二錢五分　檳榔研，一錢　豬糞新瓦上焙乾，再入火中燒之存性，取出研末，五錢

共研勻，先以口含薺水或溫鹽湯，洗令瘡淨見肉；卻用香油調藥，隨瘡大小敷之。未癒再敷。

方歌　龍骨散能去濕腐，腳氣瘡敷自然無，輕檳豬糞香油入，久遠惡瘡用亦除。

● 田螺疱

田螺疱在足掌生，裡濕外寒蒸鬱成，豆粒黃疱悶脹硬，破津臭水腫爛疼。

註　此證多生足掌，而手掌罕見。由脾經濕熱下注，外寒閉塞，或因熱體涉水，濕冷之氣蒸鬱而成，初生形如豆粒，黃疱悶脹，硬疼不能著地，連生數疱，皮厚難於自破，傳度三五成片濕爛；甚則足跗俱腫，寒熱往來，法宜苦參、石菖蒲、野艾熬湯熱洗，次用線針將疱挑破，放出臭水，加味太乙膏貼之。

又將疱皮剪去，宜用石膏、輕粉等份研末撒之，仍以加味太乙膏蓋貼，內服解毒瀉脾湯。更有經年不癒者，係下部濕寒，以金匱腎氣丸常服甚效。

解毒瀉脾湯：石膏煅　牛蒡子炒，研　防風　黃芩　蒼朮炒　甘草生　木通　山梔生，研，各一錢

水二盅，燈心草二十根，煎八分，服之。

方歌　解毒瀉脾芩蒡子，風膏蒼朮草通梔，田螺疱起宜煎服，清熱疏風又去濕。

加味太乙膏：見潰瘍門。

金匱腎氣丸：即桂附地黃丸加車前子、牛膝各一兩。見面部頰瘍。

● 肉　刺

　　肉刺證由纏腳生，或著窄鞋遠路行，步履艱難疼痛甚，玉簪根搗貼塗靈。

　　註　此證生在腳趾，形如雞眼，故俗名雞眼。根陷肉裡，頂起硬凸，疼痛步履不得。或因纏腳，或著窄鞋遠行，皆可生之。法宜貼加味太乙膏滋潤之，或用紫玉簪花根，搗爛貼塗，以油紙蓋之。又地骨皮、紅花等份研細，香油調敷俱效。

　　加味太乙膏：見潰瘍門。

脛足部癰疽證篇方藥的臨床新用

1. 辨證治療臁瘡54例臨床觀察

【一般資料】本組54例，其中男38例，女26例；年齡最小25歲，最大76歲，平均51歲，以中老年為多見；病程最短者2個月，最長者12年；發病部位均在小腿部位，雙側發病者23例，一側發病者31例。

【辨證分型】①濕熱下注型（35例）：症見瘡面色黯或上附膿苔，膿水浸淫，穢臭難聞，四周漫腫，伴有濕疹，痛癢時作，甚至形寒發熱，舌苔黃膩，脈數。②脾虛濕勝型（11例）：症見病程日久，瘡面色黯，黃水浸淫，患肢浮腫，納呆，腹脹，便溏，面色萎黃。局部皮膚色紫，小腿青筋迂曲怒張，脹痛不適。舌質紅、苔白，脈滑數。③氣虛血瘀型（8例）：症見潰經年，腐肉已脫，起白色厚邊，但瘡面肉色淡白，四周膚色黯黑，板滯木硬。舌質淡，苔白膩或見瘀斑脈細。

【治療方法】①濕熱下注型：治以清熱利濕，和營消腫。方以二妙丸合草薢化毒湯加減：蒼朮12g，黃柏、木瓜、澤瀉、滑石各10g，川牛膝、茯苓、草薢各15g，生薏苡仁、雞血藤、蒲公英各30g。熱重者加金銀花、連翹；濕重者加豬苓、車前子；瘀滯甚者加桃仁、紅花。②脾虛濕勝型：治以健脾利濕，活血化瘀。方以補中益氣湯合用三妙湯加減：人參、當

歸、白朮、黃柏、蒼朮、炮甲珠各10g，黃耆、柴胡、茯苓、丹參、川牛膝、赤芍各15g，雞血藤30g，升麻6g。熱重者加金銀花、蒲公英、紫花地丁；濕重者加瞿麥、豬苓；瘀滯重者加水蛭、桃仁、大黃。③氣虛血瘀型：治以補氣養血，活血化瘀。方以八珍湯加味：當歸、赤芍、白芍各15g，川芎、人參、白朮、炮甲珠、水蛭各10g，茯苓12g，黃耆24g，丹參、雞血藤各30g。

【外治法】根據病情的發展進行辨證分期外治。①早期（濕熱熾盛期）：局部紅腫疼痛，雖連成片，但皮膚未破潰者。外用三黃湯（大黃、黃柏、黃芩、苦參、五倍子、紅花、蒲公英等）。上藥煎湯後用紗布濕敷患處，每日1次。②中期（毒邪未盡，正氣已虛期）：久不收口，皮膚烏黑，傷口凹陷，時流污水。外用生肌玉紅膏（當歸、白芷、輕粉、血竭、紫草、乳香等，用香油與白蠟製成膏劑）。先洗乾淨創面，然後將生肌玉紅膏攤在消毒紗布上，繃縛患處，每日換1次。③後期（邪盡恢復期）：瘡面日漸縮小，肉芽新鮮，膿腐已盡者。外用橡皮生肌膏（橡皮粉、當歸、生地、爐甘石粉等，用香油、黃蠟製成膏劑）。清洗創面後，將橡皮生肌膏攤在消毒紗布上，繃敷患處，隔日換1次。

【治療結果】54例中，痊癒38例（佔70.4%），顯效11例（佔20.4%），有效4例（佔7.3%），無效1例（佔1.9%）。總有效率為98.1%。

【典型病例】王某，女，64歲，家庭婦女，1993年5月6日就診。雙小腿腫脹疼痛反覆潰爛10餘年。近半年右小腿下端破潰，經多方治療一直未癒，伴納呆、腹脹、便溏，面色萎黃。查：雙小腿腫脹，皮膚色紫，青筋迂曲怒張。右小腿下端外側見有約8cm×6cm大小潰瘍面，中央凹陷，表面肉芽灰白色，附著膿苔處，有淡黃色稀水滲出周邊皮膚發黑。舌質淡紅、苔白膩，脈沉細。證屬脾虛濕勝，脈絡瘀阻。治以健脾利濕，活血化瘀。方以補中益氣湯合三妙湯加減：黃耆15g，人參10g，當歸10g，升麻6g，柴胡10g，白朮10g，茯苓15g，

黃柏10g，牛膝15g，蒼朮10g，炮甲珠10g，丹參15g，雞血藤30g，赤芍15g。每日1劑，水煎服。傷口清洗後外敷生肌玉紅膏，隔日換藥1次。治療20天後患者面色紅潤有光澤，腹脹、便溏消失，納食好，下肢腫脹基本消退，創面縮小，且無分泌物，腐肉已脫，創面四周膚色黯黑，板滯木硬。內服八珍湯加黃耆、丹參、雞血藤、水蛭、炮甲珠，20劑。外用橡皮生肌膏，隔日換1次。調治10餘天後，創面完全癒合而出院。1996年5月隨訪，患者雙下肢腫脹基本消失，創面未見復發，能參加家務勞動。（白禎祥.山西中醫，1997，13(2)：22）

2. 神妙湯治療臁瘡83例

【治療方法】金銀花30g，連翹12g，茯苓12g，澤瀉9g，炒蒼朮9g，炒黃柏9g，生薏苡仁30g，牛膝9g，木防己9g，秦艽9g，當歸9g，赤芍9g。每日1劑，取2次水煎液約300ml混合，一次頓服或早晚分服。加減：癢甚加防風9g；潰瘍後期，膿盡而瘡面久不癒合者去澤瀉，加生黃耆18g。

【治療結果】83例中，治癒79例，佔95.2%；好轉4例，佔4.8%。服藥最多70劑，最少5劑。（李衛莉.山西中醫，1996，12(4)：6）

3. 中西醫結合治療臁瘡56例

【治療方法與結果】潰瘍瘡面經清洗消毒後，用輕粉、血竭、冰片、珍珠粉、煅石膏、鋅氧粉，按2：3：1：3：15：15組成，研細過100目篩成粉，適量均勻外撲，凡士林紗條敷蓋，每日換藥1~2次，瘡面存有厚痂或腐敗組織時，採取一次性創或蠶食法清創，同時換藥，待瘡面肉芽鮮嫩紅活，用生理鹽水500ml，配合慶大黴素64萬單位濕敷2小時，然後，於患者自體股部在利多卡因局部浸潤麻醉下，取點狀皮瓣，植至瘡面，皮瓣直徑及植皮間距以0.3~0.5cm為宜，適當使用抗生素。56例臁瘡患者經過治療後，均獲痊癒，總療程21~59天，平均31.5天，隨訪半年以上，未見復發病例。

【病案舉例】某患者，男，47歲，1999年1月24日因右小腿內前下有潰爛4年就診。患者素患右下肢大隱靜脈曲張，1995

年2月勞動中，不慎擦破右小腿內前下方皮膚，逐漸潰爛擴大形成潰瘍，難以收斂，前年春季行右側大隱靜脈剝術後，潰瘍仍難以收斂，就診時查見右脛內前下方潰瘍約10cm×8cm，表面紫暗無苔，周圍組織黧黑呈缸緣狀，經外用中藥治療2週，有新鮮肉芽生長，配合青黴素鈉靜滴治療3天，然後予以濕敷用藥，點狀植皮，術後12天創面已完全修復。隨訪至今，未見復發。（郭士榮.中西醫結合雜誌，2001，10(3)：256）

4. 活血化瘀法治療脫疽52例

【治療方法】以桃紅四物湯加減。基本方劑：桃仁15g，紅花15g，赤芍15g，丹參15g，川芎15g，黃耆25g，當歸15g，牛膝15g，水蛭10g，土鱉蟲5g。加減：痛甚者加穿山甲、地龍、乳香、沒藥；挾濕者，加蒼朮、黃柏。服藥30劑為1療程，一般2療程治癒。

【治療結果】治癒（患肢疼痛消失，皮色、膚溫恢復正常，步履活動自如，或趺陽脈可觸及）12例，佔23.%；好轉（疼痛基本消失，但步履活動不能持久）38例，佔27%；未癒（疼痛不能控制，或繼續發展）2例，佔3.84%。

【典型病例】李某，男，34歲，自訴左足發涼，疼痛2週，逐漸加重，來院就診。症見：左足發涼，疼痛，間歇性跛行，膚色由蒼白轉為暗紅，疼痛呈持續性加重，徹夜不眠，舌質暗紅，脈沉澀，趺陽脈消失。證屬血瘀。

【方藥】桃仁15g，紅花15g，丹參15g，黃耆20g，當歸15g，赤芍15g，牛膝15g，水蛭10g，土鱉蟲5g，乳香15g，沒藥15g，元胡15g。按此方加減共服30劑而告癒。（朱力.長春中醫學院學報，1995，11（50）：37）

5. 自擬丹參地丁飲治療脫疽30例

【臨床表現】30例中，兩下肢受損者4例，單側下肢受損者23例，一側上肢受損者3例。局部破潰者13例，其中手指破潰2例，雙足趾破潰2例，足趾壞死7例，足背壞死2例。

【治療方法】血瘀型口服丹參地丁飲I號方：丹參30g，紫花地

丁30g，忍冬藤30g，元參30g，白薇15g，當歸30g，甘草15g。上肢病變加桑枝30g，下肢病變加牛膝12g；熱毒型口服丹參地丁飲B號方：I號方去忍冬藤，元參減為20g，加銀花30g，生黃耆30g，赤芍15g，丹皮10g。

【治療效果】①疼痛及跛行體徵的改變：治療1個月，靜止痛改善率為85%，跛行體徵改善者佔23%。②創面癒合情況：13例局部破潰者，除3例由外科協助處理外，10例全部癒合。（謝宗昌.上海中醫藥雜誌，1996，1：40）

6. 中西醫結合治療脫疽30例

【中醫分期辨治】急性壞死期：症見壞疽瘡面界限不清，腐肉，分泌物多，疼痛劇烈，抱膝而坐，徹夜難眠，周圍組織紅腫，皮色蒼白、青紫。口乾、口苦、煩躁，大便乾結，舌紅、苔黃，脈弦數。表現為邪盛正虛階段，病情急，發展快。治以清解熱毒為主，輔以活血化瘀，方用四妙勇安湯加減。處方：當歸、蒲公英、赤芍、川牛膝各15g，金銀花、玄參、丹參各20g，地龍12g，甘草6g。每日1劑，水煎服。

熱毒緩解期：症見急性壞死基本控制，傷口已分界，腐肉大部分鬆軟溶解，尚未見肉芽組織增生及上皮組織再生，局部紅腫消退，疼痛減輕。表現為邪衰正虛階段，治以益氣養血，活血解毒法，以祛腐生新。方用顧步湯加減。處方：當歸、黃耆、黨參、懷牛膝、丹參、赤芍各15g，金銀花、玄參各20g，石斛12g，雞血藤30g，甘草6g。每日1劑，水煎服。

恢復期：此階段病情穩定，瘡面腐肉已清除乾淨，有肉芽組織增生以及上皮組織再生，分泌物不多。表現為邪去正未充階段，治以補氣養血，和營通絡法，使氣血充和，脈道通暢以促進傷口癒合。方用補氣養血湯加減。處方：川芎5g，茯苓、菟絲子、白芍、當歸各10g，黨參、黃精、五爪龍各15g。

【其他治療】①在整個壞死期內均要使用有效抗生素，必要時配合激素來控制感染或預防感染，對於壞疽潰瘍難以控制，病情有發展趨勢者，最好作分泌物細菌培養後再選用敏

感的抗生素。②應用祛聚、抗凝、抗栓、稀釋血液的藥物來促進側支循環建立，改善患肢缺血狀態。如使用脈絡寧20ml靜脈點滴，每日1次，14天為1療程。每療程相隔3~4天，連續使用3~4個療程。③使用止痛藥物來減輕病人的痛苦，以便更好地配合醫生治療用藥。④每天外用生理鹽水清潔傷口，外敷止痛生肌膏；傷口範圍大，壞死組織多的瘡面，需將腐敗鬆軟的組織清除，必要時需行腐骨清除術。

7. 自擬腳氣靈治療糜爛型腳氣病154例

【臨床資料】154例患者均為門診病人，男65例，女89例；年齡最大67歲，最小15歲，平均33歲；病程最短1個月，最長15年，平均2.5年；154例患者均為單側或雙側趾之屈側及趾間瘙癢難忍，夜間較劇，表面浸漬，嚴重者局部腫脹、疼痛，表面出現潰瘍，行走困難。

【治療方法】阿托品1.2g，制黴菌素500萬單，阿司匹林1.5g，苦參5g，千里光5g，滑石粉5g。上藥各研細末，混合均勻，密封於瓶內備用。患者於中午及晚間用溫清水浸泡洗腳，祛除局部表面乳白色腐爛組織，擦乾或晾乾雙腳，取適量藥粉均勻撒於患處。7天為1療程，2週後評定結果，用藥期間停用其他藥物治療。

【治療結果】痊癒98例，顯效42例，有效14例，31例治癒3個月病情再次復發，經再次用上藥治療痊癒，總有效率達100%。隨訪半年以上至今未復發。（潘寧松.中醫外治雜誌，1999，12(8)：6）

8. 皂角湯治癒86例手足癬療效觀察

86例手足癬患者均出現奇癢、脫皮，常有破潰並細菌感染。臨床上常用腳氣靈、益康唑、克米唑、達克寧霜等藥物治療，雖有效但易復發。皂角湯組成：皂角、大楓子、地骨皮、白礬各50g，粉碎加入乾醋1500ml，放入有蓋的容器中浸泡48小時。每晚將患肢放入皂角湯內浸泡半小時，涼乾，勿用水洗。連用7天為1療程，未癒者可間隔3天後再行第二療程。同時白天加用紅皮蒜搗碎塗患肢。手足癬併發細菌感染

者應先控制感染後再用皂角湯治療。

【治療結果】本組病例用皂角湯治療1~3個療程均獲痊癒，隨訪6個月至4年無復發，效果滿意。（郭敬英.臨沂醫專學報，1995，17）

| 卷七十二 |

發無定處（上）

● 疔　瘡

五臟皆可發疔瘡，現於形體細考詳，若論陰陽分上下，欲知經臟辨何方。

疔名火焰發心經，往往生於唇指中，心作煩時神恍惚，痛兼麻癢疱黃紅。

毒發肝經名紫燕，此患多於筋骨見，破流血水爛串筋，指青舌強神昏亂。

黃鼓由於脾發毒，多生口角與顴骨，疱黃光潤紅色纏，麻癢硬僵兼嘔吐。

毒發肺經名曰刃，白疱頂硬根突峻，易腐易陷多損腮，咳吐痰涎氣急甚。

從來黑靨發腎經，黑斑紫疱硬如釘，為毒極甚疼牽骨，驚悸沉昏目露睛。

以上五疔應五臟，又有紅絲疔一樣，初如小瘡漸發紅，最忌紅絲攻心上。

凡治療證貴乎早，三陰三陽更宜曉，在下宜灸上宜針，速醫即癒緩難保。

註　此數證俱名曰疔。蓋疔者，如丁釘之狀，其形小，其根深，隨處可生。由恣食厚味，或中蛇蠱之毒，或中疫死牛、馬、豬、羊之毒，或受四時不正疫氣，致生是證。夫疔

疔者，乃火證也，迅速之病，有朝發夕死，隨發隨死，三五日不死，一月半月亦必死，此係臟腑之乖逆，性情之激變，節候之寒溫肅殺，且毒中有淺深也，若一時失治，立判存亡。

有名為火焰疔者，多生於唇、口及手掌指節間，初生一點紅黃小疱，痛癢麻木；甚則寒熱交作，煩躁舌強，言語疏忽，此屬心經毒火而成也。有名為紫燕疔者，多生於手、足、腰、肋、筋骨之間，初生便作紫疱，次日破流血水，三日後串筋爛骨，甚則目紅甲青，邪視神昏、睡語驚惕，此屬肝經毒火而成也。有名為黃鼓疔者，初生黃疱，光亮明潤，四畔紅色纏繞，多生口角、腮、顴、眼胞上下及太陽正面之處，發時便作麻癢，重則噁心嘔吐，肢體木痛，寒熱交作，煩渴乾噦，此屬脾經毒火而成也。有名為白刃疔者，初生白疱，頂硬根突，破流脂水，癢痛兼作，多生鼻孔、兩手，易腐易陷，重則腮損咽焦，咳吐痰涎，鼻煽氣急，此屬肺經毒火而成也。有名為黑靨疔者，多生耳竅、牙縫、胸腹、腰腎偏僻之處，初生黑斑紫疱，毒串皮膚，漸攻肌肉，頑硬如丁，痛徹骨髓，重則手足青紫，驚悸沉困，軟陷孔深，目睛透露，此屬腎經毒火而成也。以上五疔，本於五臟而生。

又有紅絲疔，發於手掌及骨節間，初起形似小瘡，漸發紅絲，上攻手膊，令人寒熱往來，甚則噁心嘔吐，治遲者，紅絲攻心，常能壞人。又有暗疔，未發而腋下先堅腫無頭，次腫陰囊睪丸，突兀如筋頭，令人寒熱拘急，焮熱疼痛。又有內疔，先發寒熱腹痛，數日間，忽然腫起一塊如積者是也。又有羊毛疔，身發寒熱，狀類傷寒，但前心、後心有紅點，又如疹形，視其斑點，色紫黑者為老，色淡紅者為嫩。以上諸證，初起俱宜服蟾酥丸汗之。

毒勢不盡，憎寒熱仍作者，宜服五味消毒飲汗之。如發熱，口渴，便閉，脈沉實者，邪在裡也，宜服黃連解毒湯加生大黃一錢五分，蔥頭五個清之。凡證輕者，宜服化疔內消散；若疔毒將欲走黃，急服疔毒復生湯；已走黃者，令人心

煩昏潰，急用七星劍湯以救之。若手足冷，六脈暴絕者，係毒氣閉塞，元氣不能宣通，先宜蟾酥丸，隨服木香流氣飲行氣，其脈自見。若疔毒誤灸，煩躁譫語者，乃逼毒內攻也，宜服解毒大青湯。若潰後餘毒未盡，五心煩熱者，宜服人參清神湯，針後出膿之時，氣虛驚悸者，宜服內托安神散。若攻利太過，以致發渴、六脈虛大者，宜服補中益氣湯。若發汗之後，汗不止，熱不退，瘡不疼，便不利者，此屬裡虛，宜服八珍湯加黃耆、麥冬治之。凡疔潰後不宜補早，雖見真虛，只可平補，忌用溫補之藥。

外治用藥、針灸亦當循其次第。書云：疔瘡先刺血，內毒宜汗瀉，禁灸不禁針，怕綿不怕鐵，初覺貴乎早治，十證十全；稍遲者，十全五六；失治者，十壞八九。初發項以上者，三陽受毒，必用鈹針刺入瘡心四五分，挑斷疔根，令出惡血；隨用立馬回疔丹，或蟾酥條插入孔內，外以巴膏蓋之。如項以下生者，三陰受毒，即當艾灸以殺其勢，灸之不痛，亦須針刺出血，插蟾酥條，旁腫以離宮錠塗之。如旁腫頑硬，推之不動，用針亂刺頑硬之處，令多出惡血，否則必致走黃。挑法，先用針幹將毒頂焦皮刮開，針入疔根，堅硬如針者為順；若針刺入綿軟如瓜穰，而不知痛者為逆，百無一生。凡挑疔根，先出紫黑血，再挑刺至鮮血出，以知痛為止；隨填拔疔散令滿，以萬應膏蓋之，過三四時，撥去舊藥，易以新藥；若藥乾無水不痛者，此挑法未斷疔根也，再深挑之，必以上藥知痛，藥入水流為率；三四日後，瘡頂乾燥，以琥珀膏貼之，令疔根托出，換九一丹撒之，黃連膏抹之，外蓋白膏藥生肌斂口。若初起失治，或房勞、夢遺損氣，以致毒氣內攻，走黃不住者，其瘡必塌陷，急當隨走黃處，按經找尋，有一芒刺直豎，即是疔苗，急當用鈹針刺出惡血，即在刺處用艾灸三壯，以宣餘毒。若身面漫腫，神昏悶亂，乾嘔心煩作渴，遍身起疱抽搐者，俱為逆證。惟紅絲疔於初起時，急用磁針於紅絲盡處，砭斷出血；尋至初起疔上挑破，即用蟾酥條插入，萬應膏蓋之，隨服黃連解毒湯。

再暗、內二疔，不用挑法，先以蟾酥丸含化令盡，以冷水漱去毒涎，再用三丸嚼蔥白三寸，裹藥黃酒送下，蓋臥出汗；少時無汗，再飲熱酒催之；仍無汗，係毒熱滯結，急用霹靂火法令汗出，毒熱隨之而解。次用雙解貴金丸下之自效。若暗、內二疔初起，牙關緊急者，用蟾酥丸三五粒，蔥頭煎湯研化灌之；俟稍蘇，治法如前。

至羊毛疔，先將紫黑斑點，用衣針挑出如羊毛狀，前後心共挑數處，用黑豆、蕎麥研粉塗之，即時汗出而癒。一法：用明雄黃末二錢，青布包紮，蘸熱燒酒於前心擦之，自外圈入內，其毛即奔至後心，再於後心擦之，其羊毛俱拔出於布上，埋之，忌茶水一日。

再諸疔部位、形色，亦有急緩，生於頭項、胸背者最急，生於手、足骨節之間者稍緩。一疔之外別生一小瘡，名曰應候；四圍赤腫而不散漫者，名曰護場；四旁多生小瘡者，名曰滿天星；有此者緩，無此者急。疔證初起，至四五日間，由白色而至青紫色，疔頭潰膿，形似蜂窩，內無七惡等證者為順；若初起似疔非疔，灰色頂陷，如魚臍，如蠶斑，青紫黑疱，軟陷無膿，內見七惡等證者逆。

凡疔毒俱由火毒而生，忌服辛熱之藥，恐反助其邪也；忌敷寒涼之藥，恐逼毒攻裡也。再膏藥不宜早貼，惟在將潰已潰時貼之，呼膿長肉，以避風寒。初潰時，忌用生肌藥，恐毒未除，反增潰爛。生項以上者，屬三陽經，不宜灸。若火日生疔，亦禁灸，犯之或為倒陷，或至走黃。俱忌椒、酒、雞、魚、海味、鵝肉、豬首、辛辣、生冷等物，氣怒、房勞、諸香並孝眼、經婦、僧道、雞犬等項，犯之必致反覆，慎之。

蟾酥丸： 蟾酥酒化，二錢　輕粉　銅綠　枯礬　寒水石煅　膽礬　乳香　沒藥　麝香各一錢　硃砂三錢　雄黃二錢　蝸牛二十一個

以上各為末，稱準，於端午日午時，在淨室中先將蝸牛研爛，同蟾酥合研稠黏，方入各藥共搗極勻，丸如綠豆大。每服三丸，用蔥白五寸，令患者嚼爛，吐於手心內，男用左手，女

用右手，將藥丸裹入葱泥內，用無灰熱酒一茶盅送下；被蓋約人行五六里路，病者出汗為度；甚者再用一服。如外用之法，搓條作餅，隨證用之。修合時，忌婦人、雞犬等見之。

方歌 蟾酥丸治諸疔毒，初起惡瘡皆可逐，外用化腐又消堅，內服驅毒發汗速。硃砂輕粉麝雄黃，銅綠枯礬寒水入，膽礬乳沒共蝸牛，丸如綠豆葱酒服。

五味消毒飲： 金銀花 三錢　野菊花　蒲公英　紫花地丁　紫背天葵子 各一錢二分

水二盅，煎八分，加無灰酒半盅，再滾二三沸時，熱服。渣如法再煎服，被蓋出汗為度。

方歌 五味消毒療諸疔，銀花野菊蒲公英，紫花地丁天葵子，煎加酒服發汗靈。

化疔內消散： 知母　貝母 去心，研　穿山甲 炙，研　蚤休　白及　乳香　天花粉　皂角刺　金銀花　當歸　赤芍　甘草 生，各一錢

酒、水各一盅，煎一盅，去渣，量病上下服之。

方歌 化疔內消知貝甲，蚤休及乳草天花，皂刺銀花歸芍酒，疔證毒輕服更佳。

疔毒復生湯： 金銀花　梔子 生，研　地骨皮　牛蒡子 炒，研　連翹 去心　木通　牡蠣 煅　生大黃　皂角刺　天花粉　沒藥　乳香 各八分

酒、水各一盅，煎一盅，食遠服。不能飲者，只用水煎，臨服入酒一杯，和服亦效。脈實便秘者，加朴硝。

方歌 疔毒復生欲走黃，頭面腫浮毒內傷，銀梔骨蒡翹通蠣，黃刺天花沒乳香。

七星劍： 蒼耳頭　野菊花　豨薟草　地丁香　半枝蓮 各三錢　蚤休 二錢　麻黃 一錢

用好酒一斤，煎至一碗，澄去渣熱服，被蓋出汗為度。

方歌 七星劍嘔熱兼寒，疔毒走黃昏憒添，麻黃蒼耳菊豨薟，地丁香蚤半枝蓮。

木香流氣飲： 當歸　白芍 酒炒　川芎　紫蘇　桔梗　枳實 麩

炒　烏藥　陳皮　半夏製　白茯苓　黃耆　防風　青皮各一錢　大腹皮　檳榔　枳殼麩炒　澤瀉　甘草節　木香末,各五分

生薑三片,紅棗肉二枚,水煎服,下部加牛膝。

方歌　木香流氣宣氣滯,歸芍芎蘇桔枳實,烏藥二陳耆大腹,風榔青枳瀉煎之。

解毒大青湯：大青葉　木通　麥門冬去心　人中黃　梔子生,研　桔梗　元參　知母　升麻　淡竹葉　石膏煅,各一錢

水二盅,燈心二十根,煎八分,食遠服。大便秘加大黃,悶亂加燒人糞。

方歌　解毒大青通麥門,中黃梔子桔元參,知升竹葉石膏煅,疔瘡誤灸毒內侵。

人參清神湯：人參　陳皮　白茯苓　地骨皮　麥門冬去心　當歸　白朮土炒　黃耆　遠志去心,各一錢　柴胡　黃連　甘草炙,各五分

水二盅,粳米一撮,煎八分,食遠服。

方歌　人參清神療毒潰,陳苓地骨麥冬歸,朮耆柴遠黃連草,益氣除煩熱可推。

內托安神散：人參　麥門冬去心　茯神　黃耆　白朮土炒　元參　陳皮各一錢　石菖蒲　甘草炙　酸棗仁炒,研　遠志去心　五味子研,各五分

水二盅,煎八分,臨服入硃砂末三分和勻,食遠服。

方歌　內托安神多驚悸,疔瘡針後元氣虛,參麥茯菖耆朮草,元參棗遠味陳皮。

立馬回疔丹：輕粉　蟾酥酒化　白丁香　硇砂各一錢　乳香六分　雄黃　硃砂　麝香各三分　蜈蚣炙一條　金頂砒注末卷,五分

共為細末,麵糊搓如麥子大。凡遇疔瘡,以針挑破,用一粒插入孔內,外以膏蓋,追出膿血疔根為效。

方歌　立馬回疔輕蟾酥,白丁香乳麝雄朱,硇蜈金頂砒研末,疔瘡用此根自除。

九一丹：石膏煅,九錢　黃靈藥一錢

共研極細,撒於患處。

| 方歌 | 九一丹醫療破後，根除用此把膿搜，煅石膏對黃靈藥，清熱生肌患自瘳。

霹靂火：鵝石燒紅，安鐵勺內，勺安桶內，以醋淬石，令患者將患處覆桶上，厚衣密蓋，勿令洩氣，熱氣微再添紅石，加醋淬之，薰瘡頭及腫處，使熱氣薰蒸至汗出，其毒減半。

黃連解毒湯：見耳部黑疔。

補中益氣湯　八珍湯　巴膏萬應膏　白膏藥　黃靈藥：俱見潰瘍門。

離宮錠　雙解貴金丸：俱見腫瘍門。

拔疔散：見牙齒部牙疔。

琥珀膏：見頭部髮際瘡。

黃連膏：見鼻部鼻瘡。

● 流　注

流注原有證數般，濕痰瘀風汗後寒，發無定處連腫漫，潰近骨節治難痊，此證本由脾胃弱，留結肌肉骨筋間。

| 註 | 此證名雖無殊，其原各異，蓋人之血氣，每日周身流行，自無停息，或因濕痰，或因瘀血，或因風濕，或因傷寒汗後餘毒，或因慾後受寒，稽留於肌肉之中，致令氣血不行，故名流注。

諸家書云：流者流行，注者住也，發無定處，隨在可生，初發漫腫無頭，皮色不變，凝結日久，微熱漸痛，透紅一點，方是膿熟，即宜用針開破，若濕痰化成者，膿色黏白；瘀血化成者，膿色金黃；黏水風濕化成者，膿色稀白如豆汁；汗後入邪化成者，膿色或黃或黑，稀膿臭穢。以上四證，發在肉厚處可癒，發在骨節及骨空處難痊，淫慾受寒化成者，膿色稀白而腥，其水中有豬脂水油之狀，此為敗漿膿也，諸書雖有治法，終成敗證。

初起濕痰所中者，木香流氣飲導之；產後瘀血所中者，通經導滯湯通活之；跌仆傷損瘀血所中者，宜散瘀葛根湯逐之；風濕所中者，萬靈丹、五積散加附子溫散之；汗後餘邪發腫者，人參敗毒散散之；房慾後外寒侵襲者，初宜服五積

散加附子，次服附子餘物湯溫之；又有室女、孀婦鬱怒傷肝，思慮傷脾而成者，宜服歸脾湯加香附、青皮散之，此皆流注初起將成之法，一服至三四服皆可。外俱用烏龍膏或沖和膏敷貼，皮肉不熱者，雷火神針針之，輕者即消，重者其勢必潰；將潰時俱宜服托裡透膿湯，已潰俱服人參養榮湯；久潰膿水清稀，飲食減少，不能生肌收斂者，俱宜服調中大成湯；久潰膿水清稀，精神怯少，漸成漏證者，俱宜服先天大造丸。潰後其餘治法，俱按癰疽潰瘍門參考。

通經導滯湯：當歸　熟地　赤芍　川芎　枳殼麩炒　紫蘇　香附　陳皮　丹皮　紅花　牛膝各一錢　獨活　甘草節，各五分

水二盅，煎八分，入酒一杯，食前服。

方歌　通經導滯產後疾，敗血流瘀腫痛積，四物枳蘇香附陳，丹皮獨草紅花膝。

散瘀葛根湯：葛根　川芎　半夏製　桔梗　防風　羌活　升麻各八分　細辛　甘草生　香附　紅花　蘇葉　白芷各六分

水二盅，蔥三根，薑三片，煎八分，不拘時服。

方歌　散瘀葛根瘀血凝，皆因跌仆流注成，芎半桔風羌細草，香附紅花蘇芷升。

附子八物湯：附子製　人參　白朮土炒　白茯苓　當歸　熟地　川芎　白芍酒炒，各一錢　木香　肉桂　甘草炙，各五分

水二盅，薑三片，紅棗肉一枚，煎八分，食遠服。

方歌　附子八物醫流注，房慾傷陰外寒入，木香肉桂八珍湯，薑棗水煎食遠服。

調中大成湯：人參二錢　白朮土炒　白茯苓　黃耆　山藥炒　丹皮　當歸身　白芍酒炒　陳皮各一錢　肉桂　附子製，各八分　遠志去心　藿香　縮砂仁　甘草炙，各五分

水二盅，煨薑三片，紅棗肉二枚，煎八分，食遠服。

方歌　調中大成四君者，山藥丹皮歸芍宜，遠藿縮砂陳桂附，能醫流注潰膿稀。

木香流氣飲：見疔瘡門。

萬靈丹　烏龍膏　沖和膏：俱見腫瘍門。

五積散：見內癰部腎癰。

人參敗毒散：即荊防敗毒散減去荊防，見項部腦疽。

歸脾湯：見乳部乳中結核。

雷火神針：見股部附骨疽。

托裡透膿湯：見頭部侵腦疽。

人參養榮湯：見潰瘍門。

先天大造丸：見臀部鸛口疽。

● 瘿 瘤

　五瘿屬陽六瘤陰，瘿別血氣肉石筋，瘤氣血肉脂筋骨，惟脂開潰不傷身，瘿蒂細小紅不緊，瘤根漫大亮白新，證由內外嵐水氣，療治須當戒怒嗔。

　[註] 瘿瘤二證，發於皮膚血肉筋骨之處，瘿者，如纓絡之狀；瘤者，隨氣留住，故有是名也。多外因六邪，榮衛氣血凝鬱；內因七情，憂恚怒氣，濕痰瘀滯山嵐水氣而成，皆不痛癢，瘿證屬陽，色紅而高突，皮寬不急，蒂小而下垂；瘤證屬陰，色白而漫腫，皮嫩而光亮，頂小而根大。瘿有五種：肉色不變者為肉瘿；其筋脈現露者，名筋瘿；若赤脈交絡者，名血瘿；隨喜怒消長者，名氣瘿；堅硬推之不移者，名石瘿；五瘿皆不可破，破則膿血崩潰，多致傷生。

　瘤有六種：堅硬紫色，累累青筋，盤曲若蚯蚓狀者，名筋瘤，又名石瘤；微紫微紅，軟硬間雜，皮膚中隱隱若紅絲糾纏，時時牽痛，誤有觸破，而血流不止者，名血瘤；或軟如綿，或硬如饅，皮色如常，不緊不寬，始終只似覆肝，名肉瘤；軟而不堅，皮色如常，隨喜怒消長，無寒無熱者，名氣瘤；日久化膿流出，又名膿瘤也；形色紫黑，堅硬如石，疙瘩疊起，推之不移，昂昂堅貼於骨者，名骨瘤；軟而不硬，皮色淡紅者，名脂瘤，即粉瘤也。六瘤之形色如此。

　凡瘿多生於肩項兩頤，瘤則隨處有之。夫肝統筋，怒氣動肝，則火盛血燥，致生筋瘿、筋瘤，宜清肝解鬱，養血舒筋，清肝蘆薈丸主之。心主血，暴戾太甚，則火旺逼血沸騰，復被外邪所搏，致生血瘿、血瘤，宜養血涼血、抑火滋

陰、安斂心神、調和血脈，苓連二母丸主之。脾主肌肉，鬱結傷脾，肌肉淺薄，土氣不行，逆於肉裡，致生肉瘿、肉瘤，宜理脾寬中、疏通戊土、開鬱行痰、調理飲食，加味歸脾丸主之。肺主氣，勞傷元氣，腠理不密，外寒搏之，致生氣瘿、氣瘤。宜清肺氣，調經脈、理勞傷、和榮衛，通氣散堅丸主之。腎主骨，恣慾傷腎，腎火鬱過，骨無榮養，致生石瘿、骨瘤，石瘿海藻玉壺湯主之，骨瘤尤宜補腎散堅、行瘀利竅，調元腎氣丸主之。瘿瘤諸證，用藥緩緩消磨，自然縮小；若久而膿血崩潰，滲漏不已者，皆為逆證不可輕用刀針決破，以致出血不止，立見危殆。惟粉瘤可破，其色粉紅，多生耳項前後，亦有生於下體者，全係痰凝氣結而成，治宜鈹針破去脂粉，以白降丹捻子插入，數次將內膜化淨，用生肌玉紅膏貼之自癒。

又有一種黑砂瘤，多生臀腿，腫突大小不一，以手攝起，內有黑色即是，亦用針刺出黑砂有聲，軟硬不一。又有髮瘤，多生耳後髮下寸許，軟小高突，按之不痛，亦用針刺之，粉髮齊出。又有虱瘤，發後其癢徹骨，開破出虱無數，內有極大一虱出，其虱方盡。黑砂、髮、虱三瘤，外治皆同粉瘤之法，其口方收。又有蟲瘤，每生脇下，治法當按癰疽腫瘍、潰瘍門，但本憂思化成，每難獲效。諸證形狀各異，皆五臟濕熱邪火濁瘀，各有所感而成，總非正氣之所化也。

清肝蘆薈丸：當歸　生地酒浸，搗膏　白芍酒炒　川芎各二兩　黃連　青皮　海粉　牙皂　甘草節　昆布酒炒　蘆薈各五錢

上為細末，神麴糊丸，如梧桐子大，每服八十丸，白滾水量病上下，食前後服之。

方歌　清肝蘆薈怒傷肝，筋結瘿瘤血燥原，四物黃連青海粉，牙皂甘昆麴糊丸。

黃芩二母丸：黃芩　黃連　知母　貝母去心　當歸　白芍酒炒　羚羊角鎊　生地　熟地　蒲黃　地骨皮　川芎各一兩　甘草生，五錢

上為末，側柏葉煎湯，打寒食麵糊為丸，如梧桐子大。每

服七十丸，燈心草煎湯送下。

方歌 芩連二母血瘤瘦，血沸寒凝微紫紅，歸芍羚羊生熟地，蒲黃地骨草川芎。

加味歸脾丸：香附　人參　酸棗仁炒　遠志去心　當歸　黃耆　烏藥　陳皮　茯神　白朮土炒　貝母去心，各一兩　木香　甘草炙，各三錢

上為細末，合歡樹根皮四兩煎湯，煮老米糊為丸，如梧桐子大，每服六十丸，食遠，白滾水送下。

方歌 加味歸脾香附參，棗遠歸耆烏藥陳，茯神朮草木香貝，消瘦除瘤脾鬱伸。

通氣散堅丸：人參　桔梗　川芎　當歸　天花粉　黃芩酒炒　枳實麩炒　陳皮　半夏製　白茯苓　膽南星　貝母去心　海藻洗　香附　石菖蒲　甘草生，各一兩

上為細末，荷葉煎湯為丸，如豌豆大，每服一錢，食遠，燈心草、生薑煎湯送下。

方歌 通氣散堅氣瘦瘤，參桔芎歸花粉投，芩枳二陳星貝藻，香附石菖患漸瘳。

海藻玉壺湯：海藻洗　陳皮　貝母去心　連翹去心　昆布　半夏製　青皮　獨活　川芎　當歸　甘草節各一錢　海帶洗五分

水二盅，煎八分，量病上下，食前後服之。

方歌 海藻玉壺湯石瘦，陳貝連翹昆半青，獨活芎歸甘海帶，化硬消堅最有靈。

調元腎氣丸：生地酒煮，搗膏，四兩　山萸肉　山藥炒　丹皮　白茯苓各二兩　澤瀉　麥冬去心，搗膏　人參　當歸身　龍骨煅　地骨皮各一兩　知母童便炒　黃柏鹽水炒，各五錢　縮砂仁炒　木香各三錢

共研細末，鹿角膠四兩，老酒化稠，加蜂蜜四兩同煎，滴水成珠，和藥為丸，如梧桐子大。每服八十丸，空心溫酒送下。忌蘿蔔、火酒、房事。

方歌 調元腎氣縮砂仁，六味地黃知麥參，歸柏木香龍地骨，骨瘤服此又滋陰。

白降丹　生肌玉龍膏：俱見潰瘍門。

● **多骨疽**

多骨疽由腎虛源，瘡久腫潰復受寒，落草患此胎元結，名為骨脹治一般。

[註] 此證一名剩骨，一名朽骨，無論老少，皆有生者，多在腮䫁牙床、眼胞頦下手足、腿膊等處，有因腎虛之人，生瘡久潰，腫硬不退，口不收斂，外被寒邪襲入，與膿毒凝結，借人之氣血化成多骨者；又有初生落草，身肉之中，按之有如脆骨，由胎元受之精血交錯而致，迨其人長大後，必於脆骨所生之處，突然發腫生疽，及潰破後，多骨脫出，其口方收。有多骨出之不休者，名曰骨脹，難癒。

以上二因，治法皆同，俱宜隔附子餅艾灸，以宣寒凝，令骨速脫。蓋骨屬腎，遇寒則凝，故從熱治也。若朽骨內含，或出臭膿，或出涎泡，宜撒黃靈藥、陀僧膏蓋貼，令朽骨出盡，其口始易斂也，腎虛微寒者，服六味地黃丸；虛而寒甚者，桂附地黃丸常服可癒。由胎元結成者，稟賦身虛，不可強取多骨，候自破則取之。

附子餅灸法：見首卷灸法。
黃靈藥　陀僧膏：俱見潰瘍門。
六味地黃丸：見面部雀斑。
桂附地黃丸：見面部頰瘍。

● **結　核**

結核即同果核形，皮裡膜外結凝成，或由風火氣鬱致，或因怒火濕痰生。

[註] 此證生於皮裡膜外，結如果核，堅而不痛，由風火氣鬱，結聚而生，初發令人寒熱往來，有表證者，荊防敗毒散解之；表既解，即服連翹消毒飲，若濕痰氣鬱凝結者，宜行氣化痰，以五香流氣飲、《千金》指迷丸辛涼之藥治之，其核自消；若誤投苦寒之劑，必至潰破，或服之而反甚者，其勢將潰，不可強消，以耗其氣，宜用透膿散。潰而不癒者，屬氣虛，宜用補中益氣湯平補之。外治按癧疽腫瘍、潰瘍門。

《千金》指迷丸：半夏製，四兩　白茯苓　枳殼麩炒，各三兩　風化硝三錢

共研為末，河水煮糊為丸，如梧桐子大，每服二錢，白滾水送下。

方歌　《千金》指迷丸半夏，茯苓枳殼硝同硏，河水煮糊作成丸，消堅去核結痰化。

荊防敗毒散：見項部腦疽。

連翹消毒飲：見背部酒毒發。

五香流氣飲：見脛部黃鰍癰。

透膿散：見腫瘍門。

補中益氣湯：見潰瘍門。

● 痼　發

痼發皆由外感生，伸縮動處每成形，漫腫無頭寒熱作，四肢沉重渴煩增。

註　此證體虛之人，感受天地不正之厲氣而生，非由內作也。多生於手足掌心，或腰、腿、臀下伸縮動處，疼如痛風，而兼漫腫無頭，其色淡紅，憎寒發熱，四肢沉重。煩渴初起，宜服萬靈丹發汗解表，腫仍不消，必欲作膿者，宜托裡消毒散，兼琥珀蠟礬丸間服；已潰者，按癰疽潰瘍門治法。

萬靈丹　托裡消毒散　琥珀蠟礬丸：俱見腫瘍門。

● 瘭　疽

瘭疽本由煙瘴起，小如粟豆大梅李，初發紅點次變黑，腐爛筋骨疼無已。

註　此證一名蛇瘴，起川、廣煙瘴地面有之，初起紅點，次變黑色，其形小者如粟豆，大者如梅李，隨處可生，疼痛應心不止，腐爛筋骨，潰破膿如豆汁，今日拭淨，次日膿汁復滿，癒而復發，初起宜貼蟾酥餅，寒熱交作，宜服黍米寸金丹，或奪命丹亦可，紅腫遊走不定者，離宮錠塗之，兼神燈照薰照之。破後脾虛，食少作嘔者，補中益氣湯加黃連、麥冬；補而不應，或出稀水穢汁者逆。

蟾酥餅：見疔瘡。

黍米寸金丹　離宮錠：俱見腫瘍門。

奪命丹：見背部陰陽二氣疽。

補中益氣湯：見潰瘍門。

神燈照法：見首卷。

● 烏白癩

烏白癩由中惡風，犯解忌害亦能成，麻癢徹骨刺不痛，除風養血即收功。

註　此二證，俱由惡風侵襲皮膚血分之間，火鬱耗血，及犯觸忌害而成。有烏、白二種：烏者初覺皮毛變黑，發若癮疹，癢若蟲行，手足頑麻，針刺不痛，目視物若垂絲，心常驚而妄語，凡飲食言語之時，開口出氣而鳴，宜服蝟皮丸，外搽大黑神膏；白癩皮色漸變白斑，語聲嘶嗄，目視不明，四肢頑疼，身體大熱，心常懊惱，手腳緩縱，背脊拘急，肉如針刺，鼻生息肉，瞳生白沫，宜服白花蛇散，外搽斑螫膏，二證俱常飲苦參酒。白癩便秘者，先宜服醉仙散，次服通天再造散，利下惡物即效。

蝟皮丸：蝟皮燒，存性　蚺蛇頭燒，存性　魁蛤各一枚　紅娘子去頭、足、翅　蠐螬焙乾　虵蟲去頭、足、翅　水蛭糯米炒熟　蜘蛛焙　斑蝥去心、足、翅，各三個　桂心　大黃　黃連　龍骨煅研　麝香研　汞即水銀　川椒炒，各五錢　芒硝　石膏煅，各一兩　穿山甲炙，三片　枯白礬　滑石研，水飛　甘遂與胡麻同炒，以胡麻熟為度，去麻用甘遂，各二錢五分　蜈蚣炙，一條半　附子泡，去皮、臍，二枚　巴豆去皮、膜、心、油　雷丸各五十粒

上為細末，煉蜜為丸，如小豆大。每服一丸，滾白水送下，空心臨臥各一服。如未覺，每服加一丸；如莖中痛，即有蟲下，細觀形狀皆死矣。痛多減一丸，痛少服二丸，以瘥為度。此藥乃攻毒取蟲之峻劑，非灼知臟腑有蟲及精神可勝攻下者，不可輕服。

方歌　蝟皮膚黑成烏癩，心驚視物若垂毫，癢似蟲行手足痹，紅娘魁蛤汞礬蠐，螬桂硝黃虵蛭甲，黃連龍骨麝蜘

膏，川椒滑附蜈巴豆，雷丸甘遂共斑螯。

大黑神膏：頭髮雞子大一團　川芎　黃連　黃柏　防己去皮　川烏　升麻　藜蘆各五錢　巴豆　杏仁各十四粒

用豬脂油二斤，將藥炸至頭髮化盡為度，撈去渣；再用雌黃、雄黃、白礬、鉛粉各五錢，松脂一塊如雞子大，同研末，入油內攪勻。先以熱鹽湯洗淨患處，次搽藥，日三次，勿令入口。

方歌　大黑神膏烏癩塗，髮芎連柏己川烏，雌雄巴豆礬松脂，鉛粉升麻杏藜蘆。

白花蛇散：白花蛇酒浸，炙　槐子　天麻　枳殼麩炒　蔓荊子　防風　羌活　威靈仙　白鮮皮　晚蠶蛾去頭、足、翅，各一兩　甘草炙，五錢

共研細末，每服二錢，溫酒調下，不拘時，時用二服。

方歌　白花蛇散體多熱，刺痛聲嘶白癩疥，槐子天麻鮮枳蔓，風羌威草晚蠶蛾。

斑螯膏：斑螯十四枚　大蝮蛇頭尾全者，曬乾，一條

黃酒七碗，同藥入瓶內，用糠火煨酒至一碗，濾去渣收貯。每用薄薄塗於患上。

方歌　斑螯膏搽白癩風，蝮蛇黃酒入瓶中，糠火煨酒取塗患，以毒攻惡癩自平。

苦參酒：苦參五斤　露蜂房五兩　刺蝟皮酥炙一具

共研粗末，用水三斗，煎湯至一斗，去渣，浸細麴五斤、炊黍米三斗，拌如常醞法，酒熟，壓去糟，每於食前，溫飲一小盞。

方歌　苦參酒治烏白癩，露蜂房與刺蝟皮，煎湯浸麴炊黍米，釀酒飲之惡疾離。

醉仙散　通天再造散：俱見大麻風。

疔瘡流注瘰瘤等證篇方藥的臨床新用

1. 中西醫結合治療蛇腹疔31例臨床觀察

【治療方法】用仙方活命飲合五味消毒飲加減，每日1劑，

水煎，分3~4次服。外治：手術切開前，用金黃膏加鮮豬膽汁外敷；Ⅰ、Ⅱ期行手術切開並清創，3%過氧化氫、碘復沖洗消毒後，創面用紅油膏紗布填塞並敷蓋橡皮膏肌膏，體溫38.5℃以上，全身症狀明顯者，靜點有效抗生素。

【治療結果】本組31例，潛在感染期5例，全部治癒；Ⅰ期17例，治癒10例，顯效4例，有效2例，無效1例；Ⅱ期8例，治癒3例，顯效3例，有效1例，無效1例；Ⅲ期1例，有效。結論：本法清熱解毒，托毒透膿，療效滿意。（馬學元.青海醫藥雜誌（中醫藥專輯），1999，11(29)：32）

2. 地丁飲治療疔毒癰瘡

【方藥組成】紫花地丁30~50g，當歸30g，金銀花30~60g，明礬10g，生甘草10g，生於頭部可選加川芎、白芷各10g；生於眼部加桑葉、菊花各10g；頂部加葛根30g；手部加桑枝10g；足部加牛膝10g。水煎服，日1劑，早晚2次分服。

體會：臨證用之每獲良效。（鄧守儉.山東中醫雜誌，2000，19(3)：156）

3. 柳枝膏外用治療癰疽疔瘡療效

【治療方法】柳枝（帶葉）2000g，洗淨切碎後水煎2次，去渣，藥汁合兌，再煎成濃汁為膏。治療時取藥膏適量塗於患處即可，每日2次。

【治療結果】取得了較滿意的療效。（周光.中國民間療法，2002，10(9)：61）

4. 中醫藥治療頸部瘦瘤腫塊100例臨床觀察

【方藥組成】蒲公英30g，連翹30g，玄參20g，山豆根10g，夏枯草30g，山慈姑15g，生地30g，枳殼15g，野菊花15g，僵蠶10g，蜈蚣2條，半枝蓮30g，白芍30g，麥冬20g，炒白芥子10g，天葵子10g，生牡蠣40g，鱉甲20，丹參20g，生甘草10g，海藻20g。加減：氣陰兩虛加生黃耆30g，太子參15g。心經有熱心煩心悸火眼加黃連6g，夜交藤30g，炒遠志20g，柏子仁15g。

【治療結果】治療組70例，治癒38例，佔54.28%；顯效9

例，佔12.8%；有效18例，佔25.7%；無效5例，佔7%。總有效率為92.77%。（張吉升.內蒙古中醫藥，1999，2：12）

5. 內服外敷治療瘰癧25例

【內服方】海藻玉壺湯為基礎方，昆布15g，海藻15g，大貝15g，法半夏15g，陳皮15g，茯苓30g，牡蠣30g，白朮10g，當歸15g，鬱金15g。水煎服，每日1劑。

【外敷方】輕粉30g，黃丹30g，乳香30g，沒藥30g，穿山甲15g。研末，先用水調敷，皮膚未見過敏，改用酒調敷，2日換1次。

【治療結果】本組25例中，痊癒5例，好轉16例，無效4例，總有效率為84%。療程最短1個月，最長3個月。（程惠賢.湖南中醫雜誌，1997，13(5)：5）

6. 散結消癭湯治療甲狀腺囊腫78例小結

本病以活血化痰軟堅散結為主，輔以滋補肝腎為法。

散結消癭湯組成：連翹20g，夏枯草15g，生牡蠣30g，海藻15g，半夏10g，貝母15g，熟地15g，桃仁10g，紅花10g。心慌氣短者加太子參15g，麥冬10g，五味子10g；痰多胸悶者加柴胡10g，青皮10g，海浮石15g；頸部疼痛，煩躁加黃芩10g，僵蠶10g；病史較久，腫塊質較硬者加三棱10g，莪朮10g，瓦楞子20g。個別病例在治療期間均加服小金片3片，一日2次，知柏地黃丸9g，一日2次。總有效率95.8%。（許進林.甘肅中醫，1998，2：8）

7. 加味消瘰湯治療淋巴結結核36例

臨床症見淋巴結腫大，單發或多發，有些相互融合成團塊，質較硬，活動稍差，一般無痛或微痛，部分病變的淋巴結形成寒性膿腫。本病多因肝鬱氣結、脾失健運、痰熱內生；或因肺腎陰虛、痰火凝結等因素，致使痰聚成核而為病。治療應疏肝解鬱、化痰軟堅。

【處方組成】海藻30g，生甘草10g，全蠍5~10g，蜈蚣1~2條，夏枯草15~30g，僵蠶10g。服藥方法：上藥水煎服，每日1劑。總有效率為91.6%。（張廣生.等，中國農村醫學，1995，11：53）

卷七十三

發無定處（中）

● 大麻風

麻風總屬毒癘成，其因有三五損風，五死證見真惡候，初病能守或可生。

註 此證古名癘風，癘風者有毒之風也。《經》云：脈風成為癘。又云：癘者有營氣熱腐，其氣不清，故使其鼻柱壞而色敗，皮膚瘍潰，毒風客於脈而不去，名曰癘風，今人呼為大麻風。一因風土所生，中國少有此證，惟煙瘴地面多有之；一因傳染，或遇生麻風之人，或父母、夫妻、家人遞相傳染，或在外不謹，或糞坑、房室、床鋪、衣被不潔；一因自不調攝，洗浴乘涼，希圖快意，或露臥當風，睡眠濕地，毒風襲入血脈。其因名雖有三，總屬天地癘氣，感受不覺，未經發洩，積久而發。遍身麻木，次起白屑紅斑，蔓延如癬，形若蛇皮，脫落成片，始發之時，自上而下者順，自下而上者逆；漸來可治，頓發難醫。風毒入裡，化生為蟲，蟲蝕五臟，則形有五損：肺受病，先落眉毛；肝受病，面起紫疱；腎受病，腳底先穿；脾受病，遍身如癬；心受病，先損其目，此為險證。又有五死，證發麻木不仁者，為皮死；割切不痛者，為肉死；潰爛無膿者，為血死；手足脫落者，為筋死；鼻梁崩塌，眼弦斷裂，唇翻聲啞者，為骨死。若五死見一，即為敗惡不治之候也。

此證初覺，即服萬靈丹汗之。次宜神應消風散、追風散、磨風丸，次第服之。牙齦出血，用黃連、貫眾等份煎湯漱之。外搽《類聚》祛風散，兼用地骨皮、荊芥、苦參、細辛各二兩，河水煎湯，浸浴薰洗。若遇損敗之證，在上部則服醉仙散，在下部則服通天再造散；若鼻梁塌壞，用換肌散服之。患者稍露虛象，即以補氣瀉榮湯服之，兼用何首烏酒飲之。若能清心寡慾，戒口早治或有可生；若口味不能清

淡，色慾不能斷絕，即癒後仍不免再發，終於不救。

神應消風散：全蠍　白芷　人參各一兩

上研細末，每用二錢，勿食晚飯，次日空心溫酒調服，覺身微躁為效。

方歌　神應消風散癘風，身麻白屑起斑紅，蠍芷人參各一兩，空心酒服麻木平。

遍風散：錦紋大黃六兩　川鬱金炒，一兩八錢　皂角刺一兩五錢

共研細末，每用五錢，加大風子油一錢五分，朴硝一錢，五更空心溫酒調服，直待辰時，又如前調藥，加熟蜜少許服之，又蜜解口。切不可臥，良久痛瀉數次不妨，以稀粥補之。如第一日服消風散，第二日即服此藥，第三日服磨風丸，周而復始，又如此服之。瘦弱者，十日內追風散只用一服，老弱者勿服。

方歌　追風散用川鬱金，皂刺大黃研末勻，初服消風次用此，風油硝酒調服神。

磨風丸：豨薟草　牛蒡子炒　麻黃　蒼耳草　細辛　川芎　當歸　荊芥　蔓荊子　防風　車前子　威靈仙　天麻　何首烏　羌活　獨活各一兩

共為細末，酒打麵糊為丸，如梧桐子大。每服六七十丸，溫酒送下，日用二服。

方歌　磨風丸薟蒡麻黃，蒼細芎歸荊蔓防，車威天麻何羌獨，追風服後用此方。

《類聚》祛風散：硫黃　寒水石　枯白礬　貫眾各二兩　蛇床子一兩　朴硝五錢

共研細末，臘月豬脂搗爛調敷。

方歌　《類聚》祛風散硫黃，寒水枯礬硝蛇床，貫眾細研豬脂搗，專搽遍體癘風瘡。

醉仙散：牛蒡子炒　胡麻　枸杞子　蔓荊子各一兩　苦參　白蒺藜　防風　天花粉各五錢

共研細末，每服一錢，加輕粉一分二釐，研勻，茶清調服，晨、午、晚各一服。五七日後先於牙縫內出臭黃涎，渾身

疼悶如醉，然後利下膿血惡物、臭氣，病根乃去矣。

> 方歌　醉仙上部癩風重，牛蒡胡麻枸蔓荊，苦參蒺藜防花粉，服加輕粉用茶清。

通天再造散：大黃煨，一兩　皂角刺一兩五錢　鬱金五錢　白牽牛頭末，半生，半炒，六錢

共研細末，每服二錢或三錢，早晨面東，醇酒調下，當日利下惡物或膿或蟲，為效。

> 方歌　通天再造治癩風，敗證先從下部攻，鬱金大黃牽牛刺，晨服酒調面向東。

換肌散：烏梢蛇　白花蛇　蚯蚓去土，各一兩　細辛　木鱉子　白芷　天麻連莖者　赤芍　蔓荊子　當歸　威靈仙　荊芥穗　甘菊花　不灰木　紫參　苦參　沙參　何首烏　石菖蒲　木賊　天門冬去心　川芎　白蒺藜　甘草炙　胡麻仁　蒼朮米泔水浸，炒　草烏湯泡，去皮，各三錢五分

共研細末，每服五錢，溫酒調下，酒多更妙。紫參、不灰木雖無亦可。

> 方歌　換肌散治大風瘡，毒攻眉脫壞鼻梁，烏梢白花蛇蚓細，鱉芷天麻芎蔓當，威靈荊菊不灰木，紫苦沙參何首菖，木賊天冬芎蒺草，胡麻蒼朮草烏強。

補氣瀉榮湯：連翹去心　升麻各六分　桔梗五分　黃芩　生地各四分　黃連　蚯蚓酒炒，去土　當歸　黃耆　蘇木　全蠍各三分　人參　白豆蔻各二分　甘草生，一分

水二盅，酒一盅，煎至一盅，去渣；又用胡桐淚一分，水蛭炒、虻蟲炒各三個，麝香五釐，桃仁三個研泥，共為細末，入藥湯內，煎至七分，飯後服之。

> 方歌　補氣瀉榮癩虛宜，芩連參桔蚓歸耆，蘇地升蠍翹蔻草，桐淚蛭虻麝桃泥。

何首烏酒：何首烏四兩　當歸身　當歸尾　穿山甲炙　生地黃　熟地黃　蛤蟆各一兩　側柏葉　松針　五加皮　川烏湯泡，去皮　草烏湯泡，去皮，各四錢

將藥入夏布袋內，紮口；用黃酒二十斤，同藥袋入壇內封

固，重湯煮三炷香，埋窨七日。開壇口取酒，時時飲之，令醺醺然，作汗，避風。

方歌 何首烏酒大風疾，歸甲松針生熟地，側蝨五加川草烏，酒者滋榮毒自息。

萬靈丹：見腫病門。

● 楊梅瘡

楊梅瘡生有二般，精化氣化是其源，精化淫慾氣傳染，氣宜發汗精下痊。

註 此證一名廣瘡，因其毒出自嶺南；一名時瘡，以時氣乖變，邪氣湊襲之故；一名棉花瘡，因其纏綿不已也，一名翻花楊梅，因窠粒破爛，肉反突於外，如黃蠟色；一名天泡瘡，因其夾濕而生白疱也。有形如赤豆嵌於肉內，堅硬如鐵，名楊梅痘；有形如風疹作癢，名楊梅疹；先起紅暈，後發斑點者，名楊梅斑；色紅作癢，其圈大小不一，二三相套，因食穢毒之物入大腸而發，名楊梅圈。其名形雖異，總不出氣化、精化二因。但氣化傳染者輕，精化欲染者重。

氣化者，或遇生此瘡之人，鼻聞其氣，或誤食不潔之物，或登圊受梅毒不潔之氣，脾、肺受毒，故先從上部見之，皮膚作癢，筋骨微疼，其形小而且乾也。精化者，由交媾不潔，精洩時，毒氣乘肝腎之虛而入於裡，此為慾染，先從下部見之，筋骨多痛，或小水澀淋、瘡形大而且堅。氣化者毒在表，未經入裡，稍有萌動，宜急服透骨搜風散；元氣實者，楊梅一劑散汗之。精化者毒在裡，深伏骨髓，未透肌膚，宜服九龍丹，通利大、小二便，以瀉骨中之毒，甚者二服，降下毒物，以土深壓之。行瀉之後體實者，升麻解毒湯；體虛者，歸靈內托散，服至筋骨不疼，瘡色淡白，內毒已解，再用金蟾脫殼酒一料掃餘毒，以絕其源。

如梅毒初發，服表藥時，恐上攻頭面，宜預服護面散；或瘡勢已發於面，癒後斑痕不退，宜翠雲散點之，以滅痕跡。若梅瘡潰爛時，膿穢浸淫成片而痛者，以鵝黃散撒之。又翻花楊梅，亦以本方加雄黃末，香油調敷之。外有護從

丸，於發瘡時，令侍從人服之可免傳染。

梅瘡初起，頭不痛，筋骨不疼，小水通利，瘡形碎小色鮮，頭面稀少，口角無瘡，胸背稠密，穀道清楚者為順；若先發下疳，次生便毒、魚口，便覺筋骨疼痛，而梅瘡隨發，色紫堅硬，手足多生，形如湯潑起疱者為險。總之始終調治得法，輕者半年，重者一載，始得痊癒。若患者不遵正法醫治，欲求速效，強服輕粉、水銀、白粉霜劫藥等類，妄用薰、擦、哈、吸等法，以致餘毒含藏骨髓，復為倒發結毒，輕則累及妻子，甚則腐爛損形，不可不慎。

透骨搜風散： 透骨草[白花者，陰乾]　生脂麻　羌活　獨活　小黑豆　紫葡萄　槐子　白糖　六安茶　核桃肉[各一錢五分]

生薑三片，紅棗肉三枚，水三盅，煎一盅；露一宿，空心熱服被蓋出汗，避風。

方歌　透骨搜風散梅毒，筋骨微疼癢皮膚，脂麻羌獨豆葡萄，槐子糖茶核桃肉。

楊梅一劑散： 麻黃[蜜炙，一兩]　威靈仙[八錢]　大黃[七錢]　羌活　白芷　皂角刺　金銀花　穿山甲[炙，研]　蟬蛻[各五錢]　防風[三錢]

山羊肉一斤，河水煮熟，取清湯三碗，用黃酒一碗，將藥煎至一碗；令患者空心將羊肉淡食令飽，隨後服藥，蓋被出汗，避風。

方歌　楊梅一劑元氣壯，上部生毒氣化瘡，麻黃羌芷威靈刺，銀花風甲蟬大黃。

升麻解毒湯： 升麻　皂角刺[各四錢]　土茯苓[一斤]

水八碗，煎四碗，作四次，一日服盡。每次燉熱，加香油三茶匙和勻，量病上下，食前後服之。

如瘡生項上，加白芷。咽內，加桔梗。胸腹，加白芍。肩背，加羌活。下部，加牛膝。

方歌　升麻解毒筋骨疼，梅毒纏綿壯服靈，土苓皂刺香油服，按部須加藥引經。

歸靈內托散： 人參　木瓜　白朮[土炒]　金銀花　防己　天花粉　白鮮皮　薏苡仁[各一錢]　當歸　熟地　白芍[酒炒]　川芎[各一錢]

土茯苓二兩　威靈仙六分　甘草五分

水三盅，煎二盅，作二次，隨病上下服之，渣再煎服。

下部，加牛膝五分。元氣虛者，倍加參、歸。毒氣盛者，倍金銀花，加蒲公英。外以麥冬五錢去心，薏苡仁五錢，土茯苓一兩，煎湯常服以代茶。

方歌　歸苓內托參木瓜，朮銀四物己天花，土苓鮮薏威靈草，梅瘡體弱服堪誇。

金蟬脫殼酒：醇酒五斤，大蛤蟆一個，土茯苓五兩浸酒內，瓶口封嚴，重湯煮二炷香時取出。待次日飲之，以醉為度。無論冬夏，蓋暖出汗為效，餘存之酒，次日隨量飲之，酒盡瘡癒。又治結毒筋骨疼痛諸藥不效者，更妙。服酒七日後，禁見風為效，忌口及房慾。

護面散：女人頭髮煅，存性　明雄黃各三分

共研細，香油半酒盅調匀，滾黃酒沖服，一日三服。

方歌　護面散醫梅瘡現，預服毒不攻頭面，香油調藥黃酒沖，只用雄黃頭髮煅。

翠雲散：輕粉一兩　石膏煅，一兩　膽礬　銅綠各五錢

共研極細末，濕瘡乾撒，乾瘡以公豬膽汁調濃點之，每日三次，斑痕自退。

方歌　翠雲散去瘡後斑，輕粉石膏共膽礬，銅綠共研濕乾撒，豬膽汁調能潤乾。

鵝黃散：輕粉　石膏煅　黃柏炒，各等份

共為末，乾撒患處，即可生痂，再爛再撒，毒盡即癒。

方歌　鵝黃散治梅瘡爛，膿穢多疼浸成片，輕粉石膏黃柏研，乾撒止疼解毒驗。

護從丸：雄黃　川椒各五錢　杏仁炒，去皮、尖，一百粒

共研末，燒酒打飛羅麵糊為丸，如梧桐子大。每服十五丸，白滾水送下。

方歌　護從丸避梅瘡患，雄黃川椒各五錢，杏仁百粒酒糊入，從人服之毒不傳。

九龍丹：見下部懸癰。

● 楊梅結毒

結毒楊梅毒結生，原於誤服劫藥成，日久逢虛始倒發，腦鼻喉目任蝕攻。

[註] 此證因生楊梅方熾，誤服水銀升煉悍燥劫藥，希圖速效，瘡痂盡落，一時僥倖而癒，不知貽害久遠，引毒潛藏骨髓關竅之中，其毒積久，因經虛外攻，故名結毒倒發，其始先從筋骨疼痛，隨處結腫，皮色如常；將爛時，色方紫紅，腐臭不堪，以致腦頂塌陷，腮唇鼻梁損壞，穿喉蝕目，手足拘攣等患，終成痼疾。初起結腫，筋骨疼痛時，宜服搜風解毒湯；若遍身破爛臭穢，而兼筋骨疼痛，氣實毒盛者，宜服化毒散；氣衰者，豬胰子湯主之；若結毒腫塊，經年難癒，諸法罔效者，宜西聖復煎丸主之；若結毒攻於口鼻者，宜五寶散主之。年久臭爛，鼻破損壞者，宜服結毒紫金丹；若入巔頂，頭痛如破者，內服天麻餅子，鼻吸碧雲散；若鼻塞不通，宜吹通鼻散，甚效；毒攻咽喉，腐爛臭蝕者，宜服硫黃不二散，兼吹結毒靈藥，兌人中白；若結毒筋骨疼痛，朝輕夜重，喜熱手按揉者，係犯寒涼，宜鉛回散主之；結毒臭爛不斂，宜貼解毒紫金膏，兼撒結毒靈藥。壯實者，以解毒為主；虛弱者，以兼補為法。

以上之證，各隨次第，如法調治，重者一年，輕者半年，自然可痊，永無後患，慎勿妄求速效，以自貽誤也。

搜風解毒湯： 土茯苓一兩　白鮮皮　金銀花　薏苡仁　防風　木通　木瓜各五分　皂角子四分

水二盅，煎一盅服之，一日三服。

氣虛，加人參七分。血虛，加當歸七分。忌清茶、牛、羊、雞、鵝、魚肉、燒酒、房慾等件。

[方歌] 搜風解毒湯倒發，初腫拘急骨痛加，土苓白鮮銀花薏，皂角防風通木瓜。

化毒散： 生大黃一兩　穿山甲炙　當歸尾各五錢　白僵蠶炒三錢　蜈蚣炙黃，一條

共研末，每服二錢，溫酒調下，一日二服。

方歌 化毒散醫結毒盛，破穢氣實筋骨疼，大黃山甲僵歸尾，蜈蚣研末酒調成。

豬胰子湯：豬胰子切碎，一兩　黃耆鹽水炒　金銀花各三錢　當歸　白芍酒炒，各一錢五分　天花粉　貝母去心研　穿山甲炙，研　白鮮皮　青風藤　白芷　木瓜　皂角刺　甘草節各一錢　黃瓜蔞連仁研爛，一個　防己七分　䗪蟲　胡麻炒，研，二錢

白色土茯苓四兩，河水四大碗，煎湯三碗，去滓，將群藥入湯內，煎一大碗，通口服；胃弱者分為二服。日三服。

方歌 豬胰湯治結毒虛，歸芍天花蔞貝耆，胡麻銀甲鮮藤芷，木瓜己刺草苓宜。

西聖復煎丸：乳香　沒藥　孩兒茶　丁香各一兩　血竭　阿魏　白花蛇各四錢　飛羅麵炒焦黃色，一斤

共研細，煉蜜六兩，煎滾香油四兩，大棗肉二十枚，搗膏共和為丸，如彈子大，每服一丸；土茯苓二兩，水二盅，煎至一盅；將藥丸入內，再煎至半盅，澄去渣溫服。

方歌 西聖復煎丸結毒，腫塊經年服自無，乳沒兒茶丁血竭，阿魏白蛇麵炒胡。

結毒紫金丹：龜板放炭火上炙焦，用白酒漿塗之再炙，以焦黃為度，研末，二兩　硃砂六錢　石決明用九孔大者，煅紅，童便淬一次，六錢

各研極細末，共和勻，爛米飯為丸，麻子大。每服一錢，量病上下，食前後服之。筋骨疼痛酒下，腐爛者土茯苓湯下。

方歌 結毒紫金丹龜板，石決硃砂米飯丸，年久毒攻鼻損破，土苓湯服臭爛痊。

天麻餅子：天麻　薄荷　甘松　白附子去皮　白芷　蒼朮米泔水浸，炒　川芎　川烏湯泡，去皮　草烏湯泡，去皮　防風　細辛　甘草生，各一錢　雄黃　全蠍各三錢

上為細末，寒食麵打糊為丸，如豌豆大，捻作餅子。每服二三十餅，蔥白煎湯送下。

方歌 天麻餅子薄甘松，雄黃白附芷蒼芎，川草烏蠍防細草，結毒攻巔頭痛平。

通鼻散：葫蘆殼燒灰　石鐘乳　膽礬　冰片各等份

共為末,吹入鼻內,出黃水,日吹二三次,二三日即通。

<u>方歌</u> 通鼻散吹結毒證,毒塞鼻中息不通,石鐘乳與葫蘆殼,膽礬冰片等份同。

硫黃不二散:硫黃一錢　靛花一分

共研細,用涼水一酒盅調服。

<u>方歌</u> 硫黃不二毒攻喉,腐臭爛蝕痛不休,涼水調服疼立止,靛花少兒不須憂。

結毒靈藥:水銀一兩　硃砂　硫黃　雄黃各三錢

共研細,入陽城罐內,泥固鐵盞,梁兜固緊封口,其火候俱按紅升丹之煉法,火畢,次日取出盞底靈藥約有一兩五六錢。治尋常腐爛之證,靈藥五錢、輕粉五錢,同研細,小罐盛收,以紗封之;臨用時,甘草湯洗淨患處,將罐倒懸,紗眼內篩藥患上,油紙蓋之。男婦咽喉爛者,靈藥一錢,加人中白二分,研細吹之,日用三次。

<u>方歌</u> 結毒靈藥化腐方,水銀硃砂碗雄黃,共研入罐用泥固,兜緊火升三炷香。

鉛回散:黑鉛銅勺化開,傾入水汽,取起再化再傾,以鉛化盡為度,澄去水,將鉛灰傾在三重紙上,下用灰收乾水氣,鉛灰日中曬乾,半斤　硫黃各等份,

共研細,每服一錢,溫酒調服,至重者,不過三次即效。

<u>方歌</u> 鉛回散療筋骨痛,寒觸結毒夜間重,鉛化成灰兌硫黃,每服五錢酒調送。

五寶散:方見下部疳瘡。

碧雲散:見頭部風傷目。

結毒紫金膏:方見脛部臁瘡。

● 赤白遊風

赤白遊風如粟形,浮腫焮熱癢兼疼,表虛風襲怫鬱久,血赤氣白熱化成。

<u>註</u> 此證發於肌膚,遊走無定,起如雲片,浮腫焮熱,痛癢相兼,高累如粟。由脾肺燥熱,而兼表虛腠理不密,風邪襲入,怫鬱日久,與熱相搏,則化熱益盛而成。滯於血分者,則發赤色;滯在氣分者,則發白色,故名赤白遊風也。

初俱宜荊防敗毒散疏解之。赤者次服四物消風飲；白者次服補中益氣湯，加防風、蟬蛻、僵蠶、生何首烏治之。初俱用牛肉片貼之，豬羊俱可。遊走太速者，砭之；定停者，以真君妙貼散雞子清調敷。其看順逆之法，與丹毒門參考。忌魚腥、雞、鵝、動風燥血之物，犯則難癒。

四物消風飲：生地三錢　當歸二錢　荊芥　防風各一錢五分　赤芍　川芎　白鮮皮　蟬蛻　薄荷各一錢　獨活　柴胡各七分

紅棗肉二枚，水二盅，煎八分，去渣服。

方歌　四物消風飲調榮，血滋風減赤色平，荊防鮮蟬兼獨活，柴薄紅棗水煎濃。

荊防敗毒散：見項部腦疽。
補中益氣湯：見潰瘍門。
真君妙貼散：見腫瘍門。

● 紫白癜風

紫白癜風無癢痛，白因氣滯紫血凝，熱體風侵濕相搏，毛竅閉塞發斑形。

註　此證俗名汗斑，有紫、白二種。紫因血滯，白因氣滯。總熱體風邪、濕氣，侵入毛孔，與氣血凝滯，毛竅閉塞而成。多生面項，斑點遊走，延蔓成片，初無痛癢，久之微癢。初起宜萬靈丹汗之，次以胡麻丸常服；外用密陀僧散搽患處，令汗出，風濕自解。古今治法雖多，取效甚少。得此證者當忌魚腥、煎炒、火酒、動風發物。

胡麻丸：大胡麻四兩　苦參　防風　石菖蒲　威靈仙各二兩　白附子　獨活各一兩　甘草生，五錢

上為細末，白酒漿和丸，如綠豆大。每服二錢，形瘦者一錢五分，食後臨臥白滾水送下。

方歌　胡麻丸治紫白癜，除去風濕不致延，苦參白附防風草，菖蒲獨活威靈仙。

密陀僧散：雄黃　硫黃　蛇床子各二錢　密陀僧　石黃各一錢　輕粉五分

共研末，醋調搽患上。

方歌 密陀僧散風濕患，入膝成癖紫白斑，雄硫輕粉蛇床子，石黃共末醋搽痊。

萬靈丹：見腫瘍門。

● **白駁風**

白駁風生面頸間，風邪相搏白點斑，甚延遍身無痛癢，治宜消風塗脂痊。

註 此證白面及頸項，肉色忽然變白，狀類斑點，並不癢痛，由風邪相搏於皮膚，致令氣血失和。施治宜早，若因循日久，甚者延及遍身。初服浮萍丸，次服蒼耳膏，外以穿山甲片先刮患處，至燥痛，取鰻鱺魚脂，日三塗之。一方取樹孔中水溫洗，洗後搗桂心、牡蠣等份為末，麵油調塗，日三夜一俱效。

浮萍丸：紫背浮萍取大者洗淨，曬乾。

研細末，煉蜜為丸，如彈子大。每服一丸，豆淋酒送下。

豆淋酒法：黑豆半升，炒煙起，沖入醇酒三斤，浸一日夜，去豆，用酒送藥。

方歌 浮萍丸治白駁應，曬乾紫背大浮萍，蜜丸彈狀豆酒服，專能發表散邪風。

蒼耳膏：蒼耳鮮者，連根帶葉取五七十斤，洗淨。

切碎，入大鍋內煮爛，取汁，絹濾過，再熬成膏，瓷罐盛之。用時以桑木匙挑一匙，噙口內，用黃酒送下。服後，有風處必出小瘡如豆粒大，此風毒出也，刺破出汁盡即癒。忌豬肉。

方歌 蒼耳風邪侵皮膚，氣血失和白駁生，連根帶葉鮮蒼耳，洗淨熬膏酒服靈。

● **癧瘍風**

癧瘍風從皮膚生，頸項胸腋無癢疼，紫白點點不開大，皮膚風邪熱結成。

註 此證發於皮膚，多生頸項胸腋，其色紫白，點點相連亦無癢疼，較白駁形圓，不延蔓開大。由風邪鬱熱皮膚，居久不散而成斯疾。宜服烏蛇散，外用羊蹄草根，共硫黃蘸

醋於鏽鐵片上研濃汁，日塗二三次效。

烏蛇散：烏蛇酒浸三兩　羌活　防風　黃芩　苦參各二兩　人參　沙參　丹參　元參　梔子仁生　桂心　秦艽　木通　犀角屑　白蒺藜　升麻　枳殼麩炒　白鮮皮　川芎各一兩

共研細末，每二錢，食遠溫酒調服。忌雞、豬、魚、蒜、麵食、熱物之類。

方歌　烏蛇癧瘍風熱淫，羌活防風芎五參，梔桂秦艽通犀角，蒺藜升枳白鮮芩。

● 丹　毒

丹毒名多雲片形，風火濕寒肉分凝，胸腹四肢分順逆，清火消風砭敷靈。

註　孫真人云：丹毒一名天火，肉中忽有赤色，如丹塗之狀，其大如掌，甚者遍身，有癢有痛，而無定處，丹名雖多，其理則一也。形如雞冠，名雞冠丹；若皮澀起如麻豆粒者，名茱萸丹。亦有水丹，遍身起疱，遇水濕搏之，透露黃色，恍如有水在皮中，此雖小疾，能令人死，須當速治，不可忽也。色赤者，諸書謂之赤遊丹；色白者，為水丹，小兒多生之。但有乾、濕、癢、痛之殊，有夾濕、夾風、夾寒之別。諸丹總屬心火、三焦風邪而成，如色赤而乾，發熱作癢，形如雲片者即名赤遊丹，屬血分有火而受風也。

毒盛者，服藍葉散；毒輕者宜導赤湯加薄荷葉、獨活服之，如初起白斑，漸透黃色，光亮脹墜，破流黃水，濕爛多痛者，名水丹，又名風丹，多生腿膝，屬脾肺有熱而夾濕也，宜防己散主之。亦有起白斑，無熱無痛，遊走不定者，由火毒未發，肌膚外受寒鬱，名為冷瘼，宜服烏藥順氣散，外用薑搽。凡丹形初見，即用牛、羊精肉片貼之，甚則用砭法，令出紫血；色重不散者，以柏葉散敷之。又方：薹薑（油菜）葉研末，靛青調敷甚效。諸丹本於火邪，其勢暴速，自胸腹走於四肢者順；從四肢攻於胸腹者逆。

藍葉散：藍葉曬乾　川芎　赤芍　知母　生地　白芷　川升麻　柴胡　葛根　杏仁炒，去皮、尖　甘草生，各一錢　石膏煅　梔子

仁各五分

共搗粗末，每用八錢，新汲水二盅，煎八分，去渣服。熱甚，加黃芩、元參。

方歌 藍葉散卻赤遊丹，皆因血熱風邪纏，芎芍知膏生地芷，升麻柴葛杏梔甘。

防己散：防己三兩　朴硝一兩　犀角鎊　川芎　黃芩　黃耆　川升麻各一錢

共搗粗末，每用五錢，加竹葉三十片，新汲水二盅，煎八分服。

方歌 防己丹毒始白斑，漸黃亮痛濕熱原，朴硝犀角芎芩共，耆與升麻竹葉煎。

烏藥順氣散：烏藥　橘紅各二錢　枳殼麩炒　白芷　桔梗　防風　僵蠶炒　獨活　川芎生五分

水二盅，生薑三片，煎八分服。

方歌 烏藥順氣枳橘紅，芷桔風僵獨草芎，冷瘼遊行無熱痛，因毒未發受寒風。

導赤湯：見口部口糜。

柏葉散：見腰部纏腰火丹。

● 粟瘡作癢

粟瘡癢證屬火生，風邪乘皮起粟形，風為火化能作癢，通聖苦參及消風。

註 凡諸瘡作癢，皆屬心火。火邪內鬱，表虛之人，感受風邪，襲入皮膚，風遇火化作癢，致起瘡瘍形如粟粒，其色紅，搔之愈癢，久而不瘥，亦能消耗血液，膚如蛇皮。

初服防風通聖散加枳殼、蟬蛻，血燥遇晚癢甚，夜不寐者，宜服消風散，外敷二味拔毒散。若年深日久，膚如蛇皮者，宜常服皂角苦參丸，外用豬油二兩、苦杏仁一兩搗泥，抹之自效。

皂角苦參丸：苦參一斤　荊芥十二兩　白芷　大風子肉　防風各六兩　大皂角　川芎　當歸　何首烏生　大胡麻　枸杞子　牛蒡子炒　威靈仙　全蠍　白附子　蒺藜炒，去刺　獨活　川牛膝

各五兩 草烏湯泡，去皮　蒼朮米泔水浸，炒　連翹去心　天麻　蔓荊子　羌活　青風藤　甘草　杜仲酥炙，各三兩　白花蛇切片，酥油炙黃　縮砂仁炒，各二兩　人參一兩

共研細末，醋打老米糊為丸，如梧桐子大。每服三四十丸，溫酒食前後任下。避風忌口為要。

方歌　皂角苦參粟瘡癢，久似蛇皮膚難當，芎歸何首胡麻芷，大風枸杞草烏蒼，翹蒡威靈蠍白附，蒺藜天麻獨蔓羌，白蛇風藤甘杜仲，人參牛膝縮荊防。

防風通聖散：見頭部禿瘡。
消見散：見項部紐扣風。
二味拔毒散：見腫瘍門。

● **枯筋箭**

枯筋箭由肝失榮，筋氣外發赤豆形，破突筋頭如花蕊，或繫或灸便成功。

註　此證由肝失血養，以致筋氣外發。初起如赤豆，枯則微槁，日久破裂，鑽出筋頭，蓬鬆枯槁，如花之蕊，多生於手足胸乳之間。根蒂細小者，宜用藥線齊根繫緊，七日後其患自落，以月白珍珠散摻之，其疤收斂，根大頂小者，用銅錢一套疣子上，以草紙穰代艾連灸三壯，其患枯落，疣形若大，用草紙蘸濕，套在疣上灸之。

藥線：見臀部痔瘡。
月白珍珠散：見潰瘍門。

丹毒等證篇方藥的臨床新用

1. 半枝蓮治療丹毒34例

【治療方法】將半枝蓮於鐵鍋內文火焙乾呈黃褐色，研細末過100目篩，其粉裝瓶備用，用時將粉末與食醋調成糊狀，敷在病變紅腫明顯部位，藥厚4mm左右，外用無菌紗布覆蓋包紮，每日換藥1次，個別全身徵象明顯的病人加用青黴素靜滴。

【治療結果】34例患者全部治癒，其中29例敷藥1次局部徵

象好轉，敷藥2~3次，全身徵象及局部紅腫消失26例，有8例敷藥4~5次，局部徵象消失。其中2例在敷藥中皮膚出現破潰滲液，經換藥痊癒。未見其他併發症。

【典型病例】劉某，男，32歲，農民，因右小腿皮膚紅熱，燒灼樣痛，全身畏寒發熱2天，在當地醫院抗感染治療無效入我院。檢查：體溫38.9℃，右小腿外側皮膚有一15cm×6cm片狀鮮紅色斑疹，邊緣清楚稍隆起，局部發熱有壓痛。診斷：右小腿丹毒，局部外敷半枝蓮藥粉與食醋調成的藥膏，外用無菌紗布覆蓋包紮，敷藥24小時後，局部徵象明顯好轉。用藥3次，局部及全身徵象基本消失。（張經中.前衛醫藥雜誌，1994，11(3)：177）

2. 金花膏外敷治療丹毒50例療效觀察

【治療方法】取煅石膏500g，廣丹30g，研成細粉（過80目篩），加冰片適量（0.5g）混合調勻。另加茶油少許調配成膏劑。用藥方法：將金花膏外敷患處，厚度約0.2~0.3mm，抬高患肢，每日用藥1~2次，連續外敷1週左右，對有潰瘍的創面，先按常規清除腐爛壞死組織。有水疱者，應穿刺抽吸疱內液體，併發足癬感染者對症相應治療。同時配合龍膽瀉肝湯內服每日1劑，分2次煎服，連續用藥2~3天。

【治療結果】治癒（持續外敷金花膏3天，局部紅腫疼痛，腫脹感消失，潰瘍面癒合，全身症狀消退）47例，好轉（經外敷金花膏3~6天，局部疼痛消失，皮色恢復，創面乾淨）3例。

【典型病例】董某，女，48歲，以左下肢紅腫疼痛，寒熱3天，伴嘔吐為主訴，於1994年10月11日入院。患者就診前3天因足癬感染，左下肢足掌底頻頻脫屑、瘙癢伴有滲液繼出現畏冷、發熱，左腹股溝淋巴結腫大。查體：左脛前明顯腫脹，可見大片紅斑，範圍約18cm×12cm，小腿內側可見散在蚓曲狀腫物隆起，足趾間皮膚灰白，有少量滲液，舌質紅、苔黃膩，脈數。證屬濕熱內蘊，邪鬱肌膚，以致經絡阻塞，氣血瘀滯而成，即以金花膏外敷，每日1~2次。同時用龍膽瀉肝湯加減化裁內服。配合達克寧霜外用，用藥2天後紅腫疼痛減

輕,足趾間滲液減少,5天後諸症消退而癒。(張端文.海峽藥學,1995,7(3)：100)

3. 銀黃敗毒湯治療丹毒的療效觀察

[方藥組成]銀花30g,紫花地丁20g,車前草、川牛膝各10g,丹皮15g,川草薢、黃芩、生薏苡仁各12g。

〔臨床觀察〕

①火毒兼風型:清火解毒、疏風散邪。張某,男,32歲,1989年5月初診。右側面部發紅伴發熱,頭痛1天半。2天前,因右側面部瘙癢,繼之抓破,日漸加重。自覺面部灼熱、疼痛,惡寒發熱。檢查:右顏面部大片潮紅、腫脹,上至髮際、耳邊,下至頜角,邊緣清楚,扣之灼熱感。附近淋巴結可捫及,脈浮數,舌質紅、苔黃膩。屬風熱化火,故用清火解毒、疏風散邪。用上方加防風、蟬蛻各10g,服3劑後,繼用上方加生地10g,服3劑而癒。

②肝脾濕火型:清熱瀉火、疏肝利濕。程某,男,40歲,1990年6月診。患者3天前覺右季肋面部發熱,繼則畏寒、低熱,第二天起發熱處出現紅斑,發熱加重,即來診治。檢查:右上腹部及季肋有紅斑15cm×10cm,局部灼熱,邊緣清楚,同時伴有口乾苦、目赤,小便短赤、大便乾燥。脈滑數,舌質紅、黃膩苔。實為肝經火旺,脾經濕熱相感而成。治用清熱瀉火、疏肝利濕。用上方加龍膽草、柴胡各10g,生大黃5g(後下)。服2劑後,疼痛及灼熱感減輕,紅斑隱退大半,其「火」證現象亦減輕;繼用前方去大黃,加生地20g,再服2劑。第三診來時,再服3劑而癒。

③濕熱化火型:清熱利濕、通脈解毒。王某,女,63歲,1991年6月診。患者於5日前右下肢脛前至足背發紅、熱痛,表面光亮,不能行走。周身痛楚、頭痛、發熱、口渴而不思飲已2天,精神不振,小便短赤、大便乾燥。脈象滑數,舌質光剝無苔,是為濕熱下注,熱毒互結於經脈,致使腫痛。用清熱利濕、通脈解毒之品。用上方加紫丹參15g,生大黃5g(後下),服1劑。第二天複診,下肢熱痛已減,腫脹亦消,

同時亦能進食。另照原方服2劑，服完再診，患者精神振作，下肢腫脹已消，自行走動，繼用前法去生大黃加茯苓12g，服完痊癒。隨訪2年，未復發。（王隆川.新疆中醫藥，1998，16(3)：20）

4. 自擬消白丸治療白癜風52例

【治療方法】外用：補骨脂100g浸泡於75%酒精500ml中，1週後可外擦皮損處，1日3次。內服藥方為：（消白丸）蛇床子50g，牛膝、淫羊藿、川斷、白芍、蜂房、枸杞子、生黃耆、丹參各30g，柴胡、山茱萸、鹿角、當歸各20g，酸棗仁、水蛭、雄蠶蛾、香附各15g，蜈蚣、附子、甘草各10g。以上共碾為細末，蜜煉為丸，如綠豆大小，根據患者年齡，每次9g，1日2次，溫水送服。

【結果】總有效率95%。（譚利華.陝西中醫，2005，6(26)：563）

5. 自製複方補骨脂酊治療白癜風56例

自製複方補骨脂酊，藥用：補骨脂、刺蒺藜各50g，薄荷10g，置於白酒中浸泡7天。外塗白斑處，每天2次，隱蔽部位的白斑要求配合適當的日光照射，連續治療3個月。總有效率78.57%。（竺炯.遼寧中醫雜誌，2005，32(2)：127）

6. 自擬養血活血通絡解毒湯治療癬病36例

內服自擬養血活血通絡解毒湯：當歸15g，赤芍、穿山甲、金銀花、皂角刺各12g，熟地20g，絲瓜絡、生黃耆各30g。大便燥結者加大黃9~15g，小便赤澀者加木通15g，心煩急躁者加焦梔子10g，舌苔白膩明顯者加生薏苡仁30g。每日1劑，水煎分2次服。總有效率達98.32%。（張翠月.四川中醫，8：76）

7. 四黃苦蓮湯外洗治療膿皰瘡40例

【治療方法】用川黃連、乾蟾皮各10g，川黃柏、炒黃芩、肥苦參各15g，生大黃、穿心蓮各30g，水煎外洗，日2次，3日為1療程。

【治療結果】本組40例，用1~2個療程，均痊癒。結論：本

方清熱解毒，抗菌消炎，燥濕止癢，療效滿意。（葉長榮.中醫外治雜，1998，6：742）

卷七十四

發無定處（下）

● 疥瘡

疥瘡乾濕蟲砂膿，各經蘊毒風化成，治論上下分肥瘦，清風利濕兼殺蟲。

註 此證有乾、濕、蟲、砂、膿之分，其形雖有五種，總由各經蘊毒，日久生火，兼受風濕，化生斯疾，或傳染而生。凡疥先從手丫生起，繞遍周身，瘙癢無度。如肺經燥盛，則生乾疥，瘙癢皮枯，而起白屑；如脾經濕盛，則生濕疥，瞥腫作痛，破津黃水，甚流黑汁；如肝經風盛，則生蟲疥，瘙癢徹骨，撓不知疼；如心血凝滯，則生砂疥，形如細砂，焮赤癢痛，抓之有水；如腎經濕熱，則生膿窠疥，形如豆粒，便利作癢，膿清淡白；或脾經濕盛，亦生膿窠疥，但頂含稠膿，癢疼相兼為異。疥雖有餘之證，而體虛之人亦生，以便秘為實，便利為虛。亦有虛而便燥者，如風秘則便燥，血分枯燥則便澀。又在瘡形色重色淡，及脈息之有力、無力辨之。初起有餘之人，俱宜防風通聖散服之，虛者服荊防敗毒散發之。及形勢已定，則無論虛實，乾疥服消風散，濕疥服蒼朮膏，蟲疥服蘆薈丸，砂疥服犀角飲子，膿窠疥服秦艽丸，經久不癒血燥者，服當歸飲子。

外治：乾疥者，擦繡球丸；濕者，擦臭靈丹，潤燥殺蟲俱效。疥生上體多者，偏風熱盛；下體多者偏風濕盛。肥人多風濕，瘦人多血熱，詳辨治之。

蒼朮膏：南蒼朮切片，入沙鍋內水煮減半，取汁再加水煮如前，以朮無味為

度，並汁一處，用小沙鍋再煎，如乾一寸加汁一寸，煎成膏，加蜂蜜四兩和勻，十斤

每服二羹匙，空心，白滾水調服。

[方歌] 蒼朮膏醫濕疥瘡，切片入鍋煮取湯，熬膏加蜜空心服，濕除熱散勝群方。

犀角飲子：犀角鎊　赤芍　甘菊花　元參　木通　赤小豆炒　石菖蒲各一錢五分　甘草生，一錢

生薑三片，水二盅，煎八分服。

[方歌] 犀角飲子砂疥生，癢疼色赤出心經，芍菊元參通赤豆，菖蒲薑草水煎成。

秦艽丸：秦艽　苦參　大黃酒蒸　黃耆各二兩　防風　漏蘆　黃連各一兩五錢　烏蛇肉酒浸，焙乾，五錢

共為細末，煉蜜為丸，如梧桐子大。每服三十丸，食後溫酒送下。

[方歌] 秦艽丸服膿疥癒，清熱癢除瘡自去，苦參大黃風漏蘆，烏蛇黃連耆蜜聚。

當歸飲子：當歸　生地　白芍酒炒　川芎　何首烏　荊芥　防風　白蒺藜各一錢　黃耆　甘草生，各五分

水二盅，煎八分，食遠服。

[方歌] 當歸飲子膿疥久，癢添血燥不能除，四物黃耆何首草，荊防蒺入風自疏。

繡球丸：川椒　輕粉　樟腦　雄黃　枯白礬　水銀各二錢　大風子肉另研，一百枚

共研細末，同大風子肉再碾勻，加柏油一兩，化開和藥，攪勻作丸，以二掌合搓，如圓眼大。先以鼻聞，次擦患處。

[方歌] 繡球丸用椒輕粉，樟腦雄黃礬水銀，大風子研柏油兌，乾疥搓擦效如神。

臭靈丹：硫黃末　油核桃　生豬脂油各一兩　水銀一錢

搗膏，用擦患外。

[方歌] 臭靈丹擦膿濕疥，硫黃末共油核桃，生豬脂油各一兩，水銀一錢同搗膏。

防風通聖散：見頭部禿瘡。

荊防敗毒散：見項部腦疽。
消風散：見項部紐扣風。
蘆薈丸：見牙齒部牙䘌。

● **癬**

癬證情形有六般，風熱濕蟲是根源，乾濕風牛松刀癬，春生桃花面上旋。

註　此證總由風熱濕邪，侵襲皮膚，鬱久風盛，則化為蟲，是以搔癢無休也。其名有六：一曰乾癬，搔癢則起白屑，索然凋枯；二曰濕癬，搔癢則出黏汁，浸淫如蟲形；三曰風癬，即年久不癒之頑癬也，搔則痹頑，不知痛癢；四曰牛皮癬，狀如牛領之皮，厚而且堅；五曰松皮癬，狀如蒼松之皮，紅白斑點相連，時時作癢；六曰刀癬，輪廓全無，縱橫不定。

總以殺蟲滲濕，消毒之藥敷之。輕者羊蹄根散，久頑者必效散搽之。亦有脾、肺風濕過盛腫而痛者，宜服散風苦參丸，解散風濕，其腫痛即消，又有面上風癬，初如痦癟，或漸成細瘡，時作痛癢，發於春月，又名吹花癬，即俗所謂桃花癬也，婦女多有之。此由肺、胃風熱，隨陽氣上升而成，宜服疏風清熱飲，外用消風玉容散，每日洗之自效。

羊蹄根散：羊蹄根末，八錢　枯白礬二錢
共研勻，米醋調搽癬處。
　方歌　羊蹄根散敷諸癬，羊蹄根共枯白礬，二味研末加米醋，搽患滲濕癢可痊。

必效散：川槿皮四兩　海桐皮　大黃各二兩　百藥煎一兩四錢　巴豆去油，一錢五分　斑蝥全用，一個　雄黃　輕粉各四錢
共研極細末，用陰陽水調藥，將癬抓損，薄敷，藥乾必待自落。
　方歌　必效大黃百藥煎，川槿海桐巴豆斑，雄黃輕粉陰陽水，調搽諸癬久年頑。

散風苦參丸：苦參四兩　大黃炒香　獨活　防風　枳殼麩炒　元參　黃連各二兩　黃芩　梔子生　菊花各一兩

共研細末，煉蜜為丸，如梧桐子大，每服三十丸，食後白滾水送下，日用三服，茶酒任下。

方歌 散風苦參風濕盛，癬瘡多癢腫痛兼，大黃芩獨防風枳，元參梔子菊黃連。

疏風清熱飲：苦參酒浸，蒸曬九次，炒黃，二錢　全蠍土炒　皂角刺　豬牙皂角　防風　荊芥穗　金銀花　蟬蛻炒，各一錢

酒、水各一盅，加蔥白三寸，煎一盅，去渣，熱服，忌發物。

方歌 疏風清熱風癬患，時作痛癢極纏綿，苦參蠍刺豬牙皂，防風荊芥銀花蟬。

消風玉容散：綠豆麵三兩　白菊花　白附子　白芷各一兩　熬白　食鹽五錢

共研細末，加冰片五分，再研勻收貯。每日洗面以代肥皂。

方歌 消風玉容綠豆麵，菊花白附芷食鹽，研加冰片化肥皂，風除癬去最為先。

● **黃水瘡**

黃水瘡如粟米形，起時作癢破時疼，外因風邪內濕熱，黃水浸淫更復生。

註 此證初如粟米，而癢兼痛，破流黃水，浸淫成片，隨處可生。由脾胃濕熱，外受風邪，相搏而成。宜服升麻消毒飲，熱甚外用青蛤散敷之，濕盛碧玉散敷之即效，痂厚用香油潤之，忌見水洗。

升麻消毒飲：當歸尾　赤芍　金銀花　連翹去心　牛蒡子炒　梔子生　羌活　白芷　紅花　防風　甘草生　升麻　桔梗

每味用二錢為大劑，一錢五分為中劑，一錢為小劑。

水二盅，煎八分，食遠熱服。

如瘡生頭面，減去歸尾、紅花。

方歌 升麻消毒卻風濕，歸芍銀花翹蒡梔，羌芷紅花防草桔，黃水浸淫服漸失。

青蛤散：見鼻部鼻䘌瘡。

碧玉散：見面部燕窩瘡。

● 暑令瘍毒小癤

暑令瘍癤焮腫疼，頭暈口苦背肌紅，較之癰疽發熱異，不分日夜似火攻。

註　此證係暑令所生瘍毒小癤。初發背心肌膚紅暈，次生腫痛，發熱無時，日夜不止，兼頭目暈眩，口苦舌乾，心煩背熱，肢體倦怠。初宜荊防敗毒散加藿香、黃連、石膏服之，外治按癰疽腫瘍、潰瘍門。

荊防敗毒散：見項部腦疽。

● 瘴　疽

瘴疽因受山瘴毒，伏藏久痛附筋骨，初黑次青如拳打，急砭惡血後膿熟。

註　此證因受山嵐瘴氣，伏藏筋骨之間，年月久遠，令人痛附筋骨，始發黑色，頑痹如木石。其毒附著於筋骨，重按方知微痛，五七日後毒勢湧出浮腫，次變青色，如拳打之狀，寒戰似瘧，頭顫口偏，手足厥逆黑睛緊小。始見黑色時，急用砭法，令出惡血，隨服不換金正氣散加羚羊角以泄邪毒，次按癰疽腫瘍、潰瘍治法。膿熟潰黃白膿為順，出黑汁者險。

不換金正氣散：蒼朮 米泔水浸，炒　厚朴 薑製　陳皮　藿香　半夏麴 炒，各二錢　甘草 炙，一錢

水二盅，生薑五片，紅棗二枚，煎一盅，去渣，稍熱服。忌生冷、油膩。

方歌　正氣散因山瘴感，伏久生疽身戰寒，平胃散加半夏麴，藿香薑棗服平安。

● 產後癰疽

產後癰疽最屬險，七情之傷六淫感，瘀血稽留成癰疽，勢潰托裡不宜緩。

註　此證因產後氣血經絡俱虛，或因七情所傷，或因六淫所感，與瘀血相稽而成，最屬險候，法宜大補，扶助根本，兼活瘀生新為要，其客病以末治之。初服生化湯，隨證

加減，以消毒；有表邪服清魂散，有裡熱服回生丹。勢欲潰膿時，急宜托裡，遲則恐毒內陷，藥味宜和平純善，最忌汗下峻劑。其餘腫潰治法，俱按癰疽腫瘍、潰瘍門。

生化湯：當歸八錢　川芎四錢　薑炭　甘草炙，各四分　桃仁去皮、尖，研泥，十粒

水一盅半，煎六分，加無灰酒一小杯和服。

方歌　生化湯宜產後疴，通滯和榮又補虛，歸芎薑炭炙甘草，桃仁酒服善消瘀。

清魂散：荊芥一錢　川芎五分　人參　甘草炙　澤蘭葉各三分

為末，黃酒調服。

方歌　清魂產後風邪侵，荊芥川芎與人參，炙甘澤蘭同作劑，能疏表證效通神。

回生丹：黑豆煮熟取汁，三碗，去豆，三升　紅花炒黃色，入醇酒，大壺同煮三五滾，去紅花用汁，三兩　生大黃研末，一斤　蘇木銼，用河水五碗煎汁三碗，去渣，二兩

先將大黃末，以好米醋三四碗攪勻，文武火熬成膏，如此二遍；次下紅花酒、蘇木湯、黑豆汁共熬成膏，離火再入後藥：當歸　熟地　川芎　白茯苓　延胡索　烏藥　香附　蒲黃　牛膝　桃仁另研　蒼朮米泔水浸，炒，各二兩　白芍酒炒　甘草炙　羌活　山萸肉酒浸　三棱　陳皮　地榆　木香　五靈脂各五錢　人參　白朮土炒　青皮　木瓜各三錢　良薑四錢　乳香　沒藥各一錢

共研細末，用大黃膏為丸，如彈子大。每服一丸，黃酒燉化，通口服。

方歌　回生產後存惡露，致發癰疽服可逐，除熱活瘀榮衛和，紅花大黃豆蘇木，八珍羌萸棱延胡，烏藥青陳榆香附，乳沒蒲黃良膝瓜，木香靈脂桃蒼朮。

● **翻花瘡**

翻花瘡因潰後生，頭大蒂小胬菌形，雖無痛癢觸流血，血燥肝虛怒氣成。

註　此證因生瘡潰後，胬肉自瘡口突出，其狀如菌，頭大蒂小，愈胬愈翻，雖不大痛、大癢，誤有觸損，流血不

往，往久則虧虛。總由肝虛、怒氣血燥而成。宜服逍遙散，外用烏梅煅灰、輕粉各等份，研末撒之；或馬齒莧煅灰，豬脂調敷，俱效。

逍遙散：見背部上搭手。

● **血風瘡**

血風瘡證生遍身，粟形搔癢脂水淫，肝肺脾經風濕熱，久鬱燥癢抓血津。

註　此證由肝、脾二經濕熱，外受風邪，襲於皮膚，鬱於肺經，致遍身生瘡。形如粟米，搔癢無度，抓破時，津脂水浸淫成片，令人煩躁、口渴、搔癢，日輕夜甚。宜服消風散，外敷雄黃解毒散。若日久風邪鬱在肌膚，則耗血生火，搔癢倍增，夜不得寐，撓破津血，心煩，大便燥秘，咽乾不渴，此屬火燥血短。宜服地黃飲，外搽黃連膏、潤肌膏，合而用之悉效。兼忌椒、酒、雞、鵝、動風等物。

雄黃解毒散：雄黃　寒水石煅，各一兩　白礬生，四兩

共研細末，滾水調敷。

方歌　雄黃解毒寒水石，白礬四兩共研之，血風瘡生粟米癢，滾水調敷滲毒濕。

地黃飲：生地　熟地　何首烏生，各三錢　當歸二錢　丹皮　玄參　白蒺藜炒，去刺　僵蠶炒，各一錢五分　紅花　甘草生，各五分

水煎，早晚服。

方歌　地黃飲治血風瘡，癢盛不眠血燥傷，首烏丹皮生熟地，玄參歸蒺草紅僵。

消風散：見項部紐扣風。
黃連膏：見鼻部鼻瘡。
潤肌膏：見頭部白屑風。

● **痦㾦**

痦㾦汗出中邪風，狀類豆瓣扁瘤形，日癢秦艽湯宜服，夜重當歸飲服寧。

註　此證俗名鬼風疙瘩。由汗出受風。或露臥乘涼，風邪多中表虛之人，初起皮膚作癢，次發扁疙瘩，形如豆瓣，

堆累成片。日癢甚者，宜服秦艽牛蒡湯；夜癢重者，宜當歸飲子服之。外用燒酒浸百部，以藍布蘸酒搽之，謹避風涼自效。

秦艽牛蒡湯：秦艽一錢五分　牛蒡子炒，研　枳殼麩炒　麻黃蜜炙　犀角鎊　黃芩　防風　甘草生　玄參　升麻各一錢

水二盅，煎八分服。

方歌　秦艽牛蒡風留膚，痦瘟生如麻豆形，枳殼麻黃犀角鎊，黃芩風草玄參升。

當歸飲子：見疥瘡。

● **浸淫瘡**

浸淫瘡發火濕風，黃水浸淫似疥形，蔓延成片癢不止，治宜清熱並消風。

註　此證初生如疥，搔癢無時，蔓延不止，抓津黃水，浸淫成片，由心火、脾濕受風而成。《經》云：歲火太過，甚則身熱，肌膚浸淫。仲景云：從口流向四肢者順，四肢流入口者逆。初服升麻消毒飲加蒼朮、川黃連。抓破津血者，宜服消風散；外搽青蛤散即愈。若脈遲不食，黃水不止，此屬脾敗，不治之證也。

升麻消毒飲：見黃水瘡。
消風散：見項部紐扣風。
青蛤散：見鼻部鼻䘌瘡。

● **火赤瘡**

火赤瘡由時氣生，燎漿水疱遍身成，治分上下風濕熱，瀉心清脾自可寧。

註　此證由心火妄動，或感酷暑時臨，火邪入肺，伏結而成。初起小如芡實，大如棋子，燎漿水疱，色赤者為火赤瘡；若頂白根赤，名天疱瘡。俱延及遍身，燉熱疼痛，未破不堅，疱破毒水津爛不臭，上體多生者，屬風熱盛，宜服解毒瀉心湯；下體多生者，屬濕熱盛，宜服清脾除濕飲，未破者，俱宜蝌蚪拔毒散敷之；已破者，俱宜石珍散撒之，清其濕熱，破爛自乾，甚效。

解毒瀉心湯：黃芩　黃連　牛蒡子炒,研　知母　石膏煅　梔子生　防風　玄參　荊芥　滑石各一錢　木通　甘草生,各五分

水二盅，燈心草二十根，煎八分，食遠服。

方歌　解毒瀉心湯火赤，芩連牛蒡木通知，石膏梔子防風草，玄參荊芥與滑石。

清脾除濕飲：赤茯苓　白朮土炒　蒼朮米泔浸,炒　黃芩　生地黃　麥冬去心　梔子生,研　澤瀉　甘草生　連翹去心　茵陳蒿　枳殼麩炒　元明粉各一錢

水二盅，竹葉二十片，燈心草二十根，煎八分，食前服。

方歌　清脾除濕天疱疾，赤苓二朮芩生地，麥冬梔瀉草連翹，茵陳元明同作劑。

石珍散：輕粉　石膏煅,各一兩　黃柏末　青黛各三錢

共研勻，先以甘草湯洗淨瘡處，再用此藥撒之。

方歌　石珍散去火邪害，天疱破撒自康泰，一兩輕粉煅石膏，三錢黃柏加青黛。

蝌蚪拔毒散：見腫瘍門。

● **貓眼瘡**

貓眼瘡名取象形，痛癢不常無血膿，光芒閃爍如貓眼，脾經濕熱外寒凝。

註　此證一名寒瘡，每生於面及遍身，由脾經久鬱濕熱，復被外寒凝結而成。初起形如貓眼，光彩閃爍，無膿無血，但痛癢不常，久則近脛。宜服清肌滲濕湯，外敷真君妙貼散，兼多食雞、魚、蒜、韭，忌食鯰魚、蟹、蝦而癒。

清肌滲濕湯：蒼朮米泔水浸,炒　厚朴薑汁炒　陳皮　甘草生　柴胡　木通　澤瀉　白芷　升麻　白朮土炒　梔子生　黃連各一錢

水二盅，生薑三片，燈心草二十根，煎至八分，溫服。

方歌　清肌滲濕瘡貓眼，脾濕熱鬱外寒纏，平胃柴胡通瀉芷，升麻白朮梔黃連。

真君妙貼散：見腫瘍門。

● **魚脊瘡**

魚脊瘡由虛人成，感受濕熱皮間凝，虛寒發緩疱津水，灸

變稠膿陽氣生。

[註] 此證形如魚脊，由陽氣虛寒之人，復感濕熱結滯而成。多生筋骨之間，以陽氣虛寒，故發長緩慢，只在皮膚堅凝礜痛。初起白疱，漸長狀如魚脊，破津黃水，正膿生遲。初治無論已破未破，宜蒜片艾灸，以通陽氣，外用真君妙貼散，香油調敷，宜服內補十宣散，得稠膿色鮮者為順，若灸之不應，色黯腐爛，出臭水者逆。其次內、外治法，俱按癰疽潰瘍門。

真君妙貼散：見腫瘍門。
內補十宣散：見胸部痎瘲癧。

● 骨痿瘡

骨痿瘡開粟豆紅，漸如梅李火毒成，膿血不出痛不止，治同疔法即成功。

[註] 此證初生，形如粟豆，色紅漸大，如梅如李，由火毒而成。血不出，膿不生，痛亦不止，久則延及遍身。內、外治法與疔門參考。

● 風疳

風疳證如風癬形，破流黃水癢微疼，由於風濕客穀道，如聖膏搽功即成。

[註] 此證由風濕客於穀道而成，形如風癬作癢，破流黃水，浸淫遍體，微疼，宜用如聖膏搽之即癒。

如聖膏：當歸五錢　巴豆去殼三錢

香油八兩，將二藥炸枯，去渣；入黃蠟三兩，化盡離火，絹濾淨，將凝，入輕粉二錢，攪勻搽之。

[方歌] 如聖膏用歸巴豆，二味一同入香油，炸枯加蠟添輕粉，凝搽風疳功即收。

● 血疳

血疳形如紫疥瘡，痛癢時作血多傷，證因風熱閉腠理，消風散服功最強。

[註] 此證由風熱閉塞腠理而成，形如紫疥，痛癢時作，血燥多熱，宜服消風散。

消風散：見項部紐扣風。

● 白 疕

白疕之形如疹疥，色白而癢多不快，固由風邪客皮膚，亦由血燥難榮外。

註 此證俗名蛇虱。生於皮膚，形如疹疥，色白而癢，搔起白皮，由風邪客於皮膚，血燥不能榮養所致。初服防風通聖散，次服搜風順氣丸，以豬脂、苦杏仁等份共搗，絹包擦之俱效。

搜風順氣丸：大黃酒浸，蒸九次，五兩　車前子酒炒　山萸肉　山藥炒　牛膝酒浸　菟絲子酒煮　獨活　火麻仁微火焙，去殼　檳榔　枳殼麩炒　鬱李仁滾水浸，去皮，各二兩　羌活一兩

上為末，煉蜜和丸，如梧桐子。每服三十丸，茶、酒任下，早、晚各一服。

方歌　搜風順氣車前子，萸藥大黃膝菟絲，羌獨火麻榔枳鬱，服去風邪血燥滋。

防風通聖散：見頭部禿瘡。

● 漆 瘡

漆瘡感受漆毒生，腠理不密腫焮紅，初發覺癢後發疹，皮破流水更兼疼。

註 此證由人之腠理不密，感漆辛熱之毒而生。初發面癢而腫，抓之漸似癮疹，色紅，遍傳肢體焮痛，皮破爛斑流水，甚者寒熱交作。宜韭菜汁調三白散塗之，內服化斑解毒湯。忌浴熱水，戒油膩厚味發物。或用神麴研為末，生蟹黃調塗患處尤效。

三白散：鉛粉一兩　輕粉五錢　石膏煅，三錢

共研勻，韭菜汁調敷，紙蓋。如無韭菜汁，涼水調亦可。

方歌　三白散敷漆瘡消，輕粉鉛粉煅石膏，去熱解毒攻效速，研勻須用韭汁調。

化斑解毒湯：見肋部內發丹毒。

● 血 箭

血箭毛孔射出血，心火熾迫血亂行，桃花散用涼水敷，再

塗金墨即能停。

註 此證一名肌衄，由心肺火盛，逼血從毛孔中射出如箭。宜服涼血地黃湯，外用桃花散，以涼水調敷；或用金墨研末，醋調涼塗，其血即止。

涼血地黃湯： 生地三錢　黃連　當歸各一錢五分　甘草　梔子生，研　元參各一錢　黃芩二錢

水二盅，煎八分，量病上下服之。

方歌 涼血地黃心火盛，毛孔血溢不歸經，黃連歸草芩梔子，元參煎服效通靈。

桃花散： 白石灰半升，用水潑成末，與大黃片一兩五錢同炒，以灰變紅色為度；去大黃，將石灰篩細，用涼水調敷。

方歌 桃花止血最為良，一兩五錢生大黃，半升石灰相並炒，去軍研篩水調強。

● 血 痣

血痣初起似痣形，漸大如豆其色紅，揩破外皮流鮮血，肝經怒火鬱血成。

註 此證由肝經怒火、鬱血而成。初起如痣色紅，漸大如豆，觸破時流鮮血，用花蕊石散撒之。血已止，宜冰螄散枯去本痣，以月白珍珠散搽，太乙膏蓋貼，生皮即癒。血出甚者，服涼血地黃湯，兼戒厚味發物。

花蕊石散： 花蕊石火煅，入童便淬之七次，五錢　草烏　南星　白芷　厚朴　紫蘇　羌活　沒藥　輕粉　龍骨煅　細辛　檀香　蘇木　乳香　蛇含石火煅，童便淬三次　當歸　降真香各二錢　麝香三分

共為細末，罐收；臨用時，撒於患處。

方歌 花蕊石散止血強，草烏星芷厚蘇羌，沒輕龍骨細檀麝，蘇木乳歸含降香。

冰螄散： 即冰螺捻研末。見乳部乳岩。

月白珍珠散： 見潰瘍門。

涼血地黃湯： 見血箭。

太乙膏： 見潰瘍門。

● 胺　痛

胺痛本於寒氣侵，鬱在肌膚痛連心，衣觸手捼無皮狀，法官椒酒綿溻溫。

註　此證係暴寒侵襲肌膚之中，寒鬱不行，偶犯衣觸或以手捼；疼痛連心，似乎如無皮之狀。法官宜胡椒四錢，燒酒四兩，共入瓷碗內，重湯燉煮，以軟綿蘸酒，溫溻熨痛處即效。

● 瘡口誤入毒水

瘡潰誤入污水毒，或傷諸刺痛至骨，金蟬散煅敷瘡內，毒水流盡刺亦出。

註　瘡潰誤入皂角、驢馬尿糞，一切污穢毒水入瘡，或木刺傷著於瘡內，焮腫疼痛至骨者，先以溫水洗拭乾，再用金蟬散煅煉妥協，撒於瘡內，外以加味太乙膏蓋之，良久毒水流盡，有刺亦自出矣。

金蟬散：大乾蛤蟆一個　胡椒十五粒　皂角子七粒

上用乾鍋，入藥在內，瓦蓋鍋口，慢火煅至煙盡，取出存性，研為細末取用。

方歌　金蟬潰瘡受毒水，腫痛或因木刺傷，蛤蟆胡椒皂角子，火煅煙盡研撒良。

加味太乙膏：見潰瘍門。

● 諸瘡生蠅蛆

夏月諸瘡臭腐爛，蠅眾生蛆治勿慢，蟬花散服可除之，蛆化為水蠅畏散。

註　夏月諸潰爛腐臭，或孤單及懶惰之人，失於洗浴，積膿污穢，蒼蠅聞穢叢聚，以致生蛆，宜急服蟬花散，蛆盡化水而出，蠅亦不敢近瘡。嬰兒痘爛生疽者，亦服前藥，外用寒水石細末摻之，又治瘡膿忽臭。有冬月潰瘡生蛆者，係陰濕之所化也。宜海參為末撒之，或皂礬飛過為末撒之，其蛆亦化為水。

蟬花散：蛇蛻火燒存性，研末，一兩　蟬蛻　青黛各五錢　細辛二錢五分

上為末，每服三錢，黃酒調服，日用二服。

方歌　蟬花散療諸瘡穢，夏月生蛆蠅近圍，蛇蛻細辛蟬蛻黛，酒調蛆化蠅畏飛。

疥癬等證篇方藥的臨床新用

1. 連杏膏治療黃水瘡藥物組成

【藥物組成】黃連20g，杏仁20g，黃豆20g，黃丹10g。香油適量。

【製用法】黃連焙乾，杏仁、黃豆炒黃，共研成細麵，加入黃丹用香油調成糊狀，塗患處，每日3~5次。

【典型病例】劉某，男，7歲。1994年7月面部起膿疱奇癢，抓破淌黃水，經縣醫院診斷為傳染性膿疱病，給予抗生素，磺胺類藥物服後無效，且蔓延於整個面部。經用連杏膏治療1週痊癒。（王麗軍.河南中醫，1995，15(6)：375）

2. 愈疥湯治療疥瘡112例

【治療方法】愈疥湯由生石膏60g，生地40g，蛇床子、荊芥各20g，白鮮皮、地膚子、連翹、丹皮、浮萍各15g，蒼耳子、青蒿、梔子、黃芩各12g，蟬蛻9g，甘草6g組成，服後反胃噁心者，蛇床子減量或減去。每日1劑，水煎2次，兌勻，早、晚各半溫服，小兒劑量酌減，繼發感染者，配合抗炎治療。

【治療結果】連服6~12劑痊癒88例，好轉18例，無效6例，有效率94.64%。（高維軍、陝西中醫，1996，11(17)：508）

3. 敗醬草洗浴治療痱毒48例

【治療方法】用敗醬草30g，加水2~3升，浸泡半小時後煎沸10分鐘，濾出藥液洗浴患處，自上而下反覆浸洗2~3次，每次10~20分鐘。水溫一般以皮膚感覺舒適為宜。1~2日1劑藥。

【治療結果】本組48例，均在3日內治癒，1例復發，再用上藥仍能治癒。

【結論】本品清熱解毒，消癰排膿，活血化瘀，療效滿意。（趙海峰.中醫外治雜誌，1999，2(8)：14）

4. 中西醫結合治療頑固性手足甲癬114例

【藥物組成】蛇床子、土大黃、苦參、野菊花各15g，黃柏10g。癢重加花椒、大蒜秆子；濕重滲液加蒼朮、枯礬；表皮增厚加紅花、食醋。加水250ml，煎5分鐘；每晚1次浸泡患處≥30分鐘。並用清河癬藥水（土大黃加50%酒精）搽患處，日2次。乾後用抗真菌軟膏（市售達克寧霜或咪康唑、克黴唑軟膏）用力搽患處，日2~3次。指（趾）甲增厚可用銳器削薄病甲後再塗藥。7日為1療程。用1~3個療程。

【治療結果】痊癒108例，好轉6例。（張友高.中國民間療法，1996，6：27）

5. 清熱燥濕方浸洗治療掌跖部皮疹68例

【一般資料】治療組68例中，掌跖膿胞病12例，手癬感染6例，足癬感染36例，手部濕疹9例，汗疱疹5例。

【治療方法】治以清熱燥濕，解毒袪風，藥用黃柏、苦參、馬齒莧、白鮮皮各30g，感染較甚者加銀花、野菊花，滲液較多者加龍膽草、青黛，治療後期皮損表現為以角化皸裂為主加當歸、雞血藤等，水煎15分鐘，取汁1000ml浸洗患處，日2次，每次15~20分鐘。

【治療結果】治療組痊癒38例，顯效24例，有效5例，無效1例。總有效率92.74%，平均療程10天。（陳量.上海中醫藥雜誌，1996，5：34）

6. 自擬足癬洗劑治療頑固性足癬200例

【治療方法】足癬洗劑方：黃連、當歸各20g，苦參、土茯苓、蒲公英各50g，白鮮皮30g，玄參25g，日1劑，水煎取汁1000ml趁熱泡患足，2次/日，1小時/次，7天為1療程，隨症加減。

【治療結果】治療組200例治療1療程後，痊癒160例，顯效32例，好轉8例。總有效率100%。（張曉琴，中國中醫藥科技.1999，3(9)：168）

國家圖書館出版品預行編目 (CIP) 資料

《醫宗金鑒》心法精要 /(清) 吳謙　等原著，
盧祥之　余瀛鰲　李佳瑜　盧紫曄編選
―初版―臺北市，大展出版社有限公司，2025.09
　　面；21 公分―(中醫經典古籍；15)
　　ISBN 978－986－346－519－5 (平裝)
　　1.CST：中醫典籍
　　413.1　　　　　　　　　　　114011625

版權所有，不得轉載、複製、翻印，違者必究，
本書若有裝訂錯誤、破損，請寄回本公司更換。

《醫宗金鑒》心法精要

原　　　　著	(清) 吳謙　等
編　　　　選	盧祥之　余瀛鰲　李佳瑜　盧紫曄
主　　　　編	王培軍
責 任 編 輯	壽亞荷
發 　行　 人	蔡森明
出 　版　 者	大展出版社有限公司
社　　　　址	台北市北投區 (石牌) 致遠一路 2 段 12 巷 1 號
電　　　　話	(02)28236031・28236033・28233123
傳　　　　真	(02)28272069
郵 政 劃 撥	01669551
網　　　　址	www.dah-jaan.com.tw
電 子 郵 件	service@dah-jaan.com.tw
登 　記　 證	局版臺業字第 2171 號
承 　印　 者	傳興印刷有限公司
裝　　　　訂	佳昇興業有限公司
排 　版　 者	ERIC 視覺設計
授 　權　 者	遼寧科學技術出版社
初版 1 刷	2025 年 9 月
定　　　　價	720 元

編選委員會

主　　編	盧祥之	余瀛鰲	李佳瑜	盧紫曄
編　　委	張晉峰	李慶生	王宏芬	李文泉
	盧祥生	王仁娟	趙英鵬	陳曉雷
	湯　楠	李　薇	楊　果	齊　放
	宋孝瑜	常德增	張東杰	
本冊主編	王培軍			
副 主 編	劉　峰	王軍強	王春燕	
編寫人員	張文娟	王軍強	馬　東	譚　紅
	成德照			